# 感染性疾病诊疗护理与防控

主编　孟广菊　孙　宁　胡秀霞　董　伟
　　　张　慧　褚文平　姜　霞

四川科学技术出版社

图书在版编目（CIP）数据

感染性疾病诊疗护理与防控/孟广菊等主编. —成都：四川科学技术出版社，2024.6
ISBN 978 - 7 - 5727 - 1381 - 1

Ⅰ.①感…　Ⅱ.①孟…　Ⅲ.①感染—疾病—防治
Ⅳ.①R4

中国国家版本馆 CIP 数据核字（2024）第 111255 号

感染性疾病诊疗护理与防控

GANRANXING JIBING ZHENLIAO HULI YU FANGKONG

主　编　孟广菊　孙　宁　胡秀霞　董　伟　张　慧　褚文平　姜　霞

出 品 人　程佳月
责任编辑　李　栎
封面设计　刘　蕊
责任出版　欧晓春
出版发行　四川科学技术出版社
　　　　　成都市锦江区三色路 238 号　邮政编码 610023
　　　　　官方微博：http://weibo.com/sckjcbs
　　　　　官方微信公众号：sckjcbs
　　　　　传真：028 - 86361756
成品尺寸　185mm×260mm
印　　张　21.25
字　　数　500 千
印　　刷　成都博众印务有限公司
版　　次　2024 年 6 月第 1 版
印　　次　2024 年 6 月第 1 次印刷
定　　价　88.00 元

ISBN 978 - 7 - 5727 - 1381 - 1

邮　　购：成都市锦江区三色路 238 号新华之星 A 座 25 层　邮政编码：610023
电　　话：028 - 86361770

# 本书编委会

**主　编**　孟广菊　孙　宁　胡秀霞　董　伟　张　慧　褚文平　姜　霞
**副主编**　刘　惠　田丽姗　杨玉丛　孟丽娜　张俊英　武方翠　宿晓卿
**编　委**　（排名不分先后）

孟广菊　泰安市中心医院（青岛大学附属泰安市中心医院、
　　　　　泰山医养中心）
孙　宁　利津县中心医院
胡秀霞　聊城市传染病医院
董　伟　青州市人民医院
张　慧　国药医疗潍坊医院
褚文平　滨州市沾化区滨海镇卫生院
姜　霞　乳山市夏村镇卫生院
刘　惠　滨州市沾化区利国乡卫生院
田丽姗　海军青岛特勤疗养中心
杨玉丛　滨州医学院附属医院
孟丽娜　滨州医学院附属医院
张俊英　滨州市沾化区第二人民医院
武方翠　滨州医学院附属医院
宿晓卿　海军青岛特勤疗养中心
李　志　海军青岛特勤疗养中心
宋艳娟　日照市疾病预防控制中心
林　琳　日照市疾病预防控制中心

# 前　言

　　近年来，感染性疾病正在发生新的变化，经典性传染病在流行，许多新的传染病又在不断出现，打乱了社会和经济生活秩序，造成了严重的经济损失和社会负担。这些都在警示我们，感染性疾病的防治任重道远，临床医务工作者还应不断学习，加强研究，努力提高对病原微生物所致疾病的诊断治疗水平。为及时反映感染性疾病研究的最新成果，编者们结合自己的临床经验，共同编写了本书，以促进这一领域的发展，提高人民群众的健康水平。

　　本书着重论述了感染过程的一般规律及医院内感染的控制；常见感染性疾病的病因、发病机制、临床表现、诊断和鉴别诊断、治疗、护理及预防控制等。本书编者用于综合医院、社区医院医护人员、基层医务工作者。尽管已竭尽所能，但因学识有限和经验不足，书中纰漏和不当之处在所难免，恳请广大读者及同道批评指正。

编　者

2023 年 12 月

# 目 录

# 第一章 概　论

由朊毒体、病毒、立克次体、细菌、真菌、螺旋体以及人体寄生虫（包括原虫和蠕虫）等病原体引起的疾病称为感染性疾病。感染性疾病不一定有传染性，有传染性的疾病则称为传染病。

# 第一节　感染与免疫

## 一、感染的概念

感染是病原体和人体之间相互作用的过程。在漫长的生物进化过程中，有些病原体（如寄生物）与人体（宿主）之间达到了互相适应、互不损害对方的共生状态，但这种平衡是相对的，当某些因素导致宿主的免疫功能受损（如艾滋病）或机械损伤使寄生物离开其固有寄生部位而到达新的寄生部位时，平衡就不复存在，进而引起宿主的损伤，即可产生机会性感染。

## 二、感染性疾病感染过程的各种表现

病原体通过各种途径进入人体后就开始了感染过程，从而产生各种不同的感染谱，即感染过程的各种不同表现。感染后的表现主要取决于病原体的致病力和机体的免疫功能，也和来自外界的干预如药物、劳累和放射治疗等有关。

（一）病原体被清除

病原体进入人体后，可被处于机体防御第一线的非特异性免疫屏障如胃酸所清除（如霍乱弧菌），同时，也可由被事先存在于体内的特异性被动免疫（来自母体或人工注射的抗体）所中和或特异性主动免疫（通过预防接种或感染后获得的免疫）所清除。

（二）隐性感染

隐性感染又称亚临床感染，是指病原体侵入人体后仅诱导机体产生特异性的免疫应答，不引起或只引起轻微的组织损伤，因而在临床上不显现出任何症状、体征，甚至无生化改变，只能通过免疫学检查才可被发现。在大多数传染病中，隐性感染最常见，其数量远远超过显性感染。隐性感染过程结束后，大多数人获得不同程度的特异性主动免疫，病原体被清除；少数人转变为病原体携带状态，病原体持续存在于患者体内，这种情况称为无症状携带者，如部分伤寒、细菌性痢疾（菌痢）、乙型病毒性肝炎（简称乙型肝炎）等。

（三）显性感染

显性感染又称临床感染，是指病原体侵入人体后，通过病原体、毒素和机体变态反应的作用，导致机体出现病理及病理生理改变，并出现特有的临床表现。显性感染结束后大多数人获得不同程度的特异性免疫，少数人可转为病原携带状态。显性感染只占全部受感染者的一小部分。

（四）病原携带状态

包括病毒携带者、细菌携带者及原虫携带者。这些病原体侵入机体后，存在于机体的一定部位，虽可有轻度的病理损害，但不出现临床症状。病原携带有两种状态，一是无症状携带，即客观上不易察觉的、有或无轻微临床表现的携带状态；二是恢复期携带，亦称病后携带，一般临床症状已消失，病理损伤得到修复，而病原体仍暂时或持续寄生于体内，按其携带时间长短（一般以 3 个月为限）分为暂时携带者和慢性携带者两种。由于病原携带者可向外排出病原体，故其是重要的感染源。

（五）潜伏性感染

病原体侵入人体后，潜伏在一定部位，人体与病原体相互作用保持暂时平衡状态，病原体既不被消灭也不向外排出，不出现临床表现，当人体免疫功能下降时，病原体则可乘机活跃增殖引起显性感染，可见于疟疾、结核、带状疱疹等。

以上五种表现形式在一定条件下可以相互转化，以隐性感染比例最高，其次为病原携带状态，显性感染比例最少，但临床上最易于识别。

### 三、感染过程中病原体的作用

病原体侵入人体后能否引起疾病，取决于病原体的致病能力和机体的免疫功能。病原体的致病能力取决于病原体侵入机体并在机体内扩散的能力，即侵袭力以及病原体的毒力（内毒素、外毒素和毒力因子）、数量及变异性。其中毒力因子包括穿透能力（钩虫丝状蚴）、侵袭能力（痢疾杆菌）、溶组织能力（溶组织内阿米巴原虫）等。病原体变异后可使致病能力增强或减弱，也可逃避机体的特异性免疫防御而继续致病。

### 四、感染过程中免疫应答的作用

机体的免疫应答对感染过程的表现和转归具有重要作用。免疫应答是一把双刃剑，可分为有利于机体抵抗病原体入侵与破坏的保护性应答、促进病理生理过程及组织损伤的变态反应两大类。保护性免疫应答又分为非特异性和特异性免疫应答两类。变态反应都是特异性免疫应答。

（一）非特异性免疫

非特异性免疫是机体对进入机体内异物的一种清除过程，在抵御感染时它首先发挥作用。对机体来说病原体也是一种异物。非特异性免疫包括：

1. 天然屏障

天然屏障包括外部屏障和内部屏障。外部屏障，如皮肤、黏膜及其分泌物；内部屏障，如血—脑屏障、胎盘屏障等。

2. 吞噬作用

单核—吞噬细胞系统包括血液中的游走大单核细胞和肝、脾、淋巴结与骨髓中固定的吞噬细胞和各种粒细胞，它们均能清除体液中的颗粒状病原体。

3. 体液因子

体液因子包括各种存在于体液中的补体、溶菌酶、备解素及各种细胞因子（如干扰素、白细胞介素等）。

（二）特异性免疫

特异性免疫是由于对抗原特异性识别而产生的免疫。感染后的免疫都是特异性免疫，而且通常只针对一种传染病，通过细胞免疫（T 细胞）和体液免疫（B 细胞）作用而产生主动免疫。

1. 细胞免疫

致敏 T 细胞与相应抗原再次相遇时，通过细胞毒性和淋巴因子杀伤病原体及其所寄生的细胞。细胞免疫在对抗病毒、真菌、原虫、立克次体和寄生于细胞内的细菌［如伤寒杆菌、布氏杆菌、结核分枝杆菌（简称结核杆菌）等］感染中起重要作用。T 细胞还具有调节体液免疫的作用。

2. 体液免疫

致敏 B 细胞受抗原刺激后转化为浆细胞，产生能与抗原结合的抗体，即免疫球蛋白（Ig），如 IgG、IgM、IgA、IgE 等，各具不同的功能。感染后最早出现的是 IgM，故有早期诊断价值；IgG 在恢复期出现，并持续时间较长；IgA 是存在于呼吸道和消化道黏膜的局部抗体；IgE 则主要见于原虫和蠕虫感染。

3. 变态反应

许多病原体通过变态反应导致组织损伤而产生各种临床表现。最常见的是Ⅲ型变态反应和Ⅳ型变态反应。

（武方翠）

# 第二节　感染性疾病的发生机制

## 一、感染性疾病的发生与发展

感染性疾病的发生与发展有一个共同的特点，就是疾病发展的阶段性。发病机制的阶段性与临床表现的阶段性大多是互相吻合的。

（一）入侵门户

病原体入侵门户适当，病原体才能定居、繁殖及引起病变。

（二）机体内定位

入侵的病原体在入侵部位繁殖、分泌毒素引起其他部位病变（如白喉和破伤风），或进入血液循环后再定位于某一靶器官引起该脏器的病变（如病毒性肝炎），或经过一系列的生活史阶段，最后在某脏器中定居（如蠕虫病）。病原体的机体内定位与其组织亲和性密切相关，如肝炎病毒对肝脏的亲和性、人类免疫缺陷病毒（HIV）对 CD4$^+$T 细胞的亲和性。

（三）排出途径

排出途径即排出病原体的途径，是感染源造成感染的重要因素。有些病原体排出途径是单一的，有些是多方面的，排出的持续时间也有长有短，因而不同的感染性疾病有不同的感染期。

## 二、组织损伤的发生机制

组织损伤和功能受损是疾病发生的基础。感染导致组织发生损伤的机制有下列3种。

### （一）直接损伤

病原体入侵宿主组织的第一步是黏附作用。以 HIV 为例，首先由 HIV 产生的黏附素 gp120 蛋白和 T 细胞表面的 CD4 受体结合，然后通过蛋白酶的作用改变 gp120 的结构，让 gp41 的氨基末端插入 $CD_4^+$ 细胞膜内而导致病毒包膜和细胞膜相互融合，使病毒的内容物进入细胞内。

此外，病原体还可通过分泌蛋白酶（溶组织内阿米巴原虫）直接破坏组织，或通过细胞病变而使细胞溶解（如脊髓灰质炎病毒），或通过诱发炎症反应而引起组织坏死（如鼠疫耶尔森菌）。

### （二）毒素作用

毒素分内毒素与外毒素。内毒素由革兰阴性菌产生，如志贺菌释放的内毒素；外毒素由革兰阳性菌产生，如破伤风毒素。

其他毒力因子：包括克服正常菌群的毒力因子、入侵体表的毒力因子、对抗体液免疫的毒力因子、对抗吞噬细胞的毒力因子。

### （三）免疫机制

许多感染性疾病的发病机制与免疫应答有关。有些病原体能抑制细胞免疫（如麻疹）或直接破坏了细胞免疫（如艾滋病），更多的病原体通过变态反应而导致组织损伤，其中以Ⅲ型变态反应（见于流行性出血热等）及Ⅳ型变态反应（见于结核病、血吸虫病等）最为常见。免疫介导的发病机制又称免疫发病机制。

## 三、重要的病理生理变化

### （一）发热

发热是感染性疾病的重要表现之一，炎症、肿瘤和免疫介导的疾病亦能引起发热。当机体发生感染、炎症或受到抗原刺激时，病原体及其产物、免疫复合物、异性蛋白、大分子化合物等外源性致热原作用于单核吞噬细胞系统，使之释放内源性致热原，通过血流到达第三脑室周围的血管器官（OVLT），与毛细血管内皮细胞相互作用而产生大量地诺前列酮（前列腺素 $E_2$，$PGE_2$），后者作用于下丘脑的体温调节中枢，提高恒温点，使产热超过散热而引起体温升高。同时，下丘脑触发肌肉频繁收缩、震颤产生更多的热，临床上表现为寒战。

### （二）急性期改变

感染、创伤、炎症等过程发生的几小时或几天之后，可诱发一系列宿主应答，伴有特征性的代谢改变，包括蛋白代谢、糖代谢、水和电解质代谢异常以及内分泌改变等。

（武方翠）

# 第三节 感染性疾病的流行过程

感染性疾病在人群中发生、发展和转归的过程，称为感染性疾病的流行过程。

## 一、感染性疾病流行过程的基本条件

### （一）传染源

传染源是指病原体已在体内生长繁殖并能将其排出体外的人和动物。包括下列4个方面。

1. 患者

急性感染者可通过一些症状（如咳嗽、呕吐、腹泻）促进病原体的播散；慢性感染者可长期污染环境；轻型患者数量多而不易被发现。在不同感染性疾病中不同类型患者的流行病学意义各异。

2. 隐性感染者

在某些传染病（如脊髓灰质炎）中，隐性感染者是重要传染源。

3. 病原体携带者

慢性病原体携带者无明显症状而长期排出病原体，在某些传染病（如伤寒、细菌性痢疾）中有重要的流行病学意义。

4. 受感染的动物

某些动物间的传染病，如狂犬病、鼠疫等，也可传给人类，引起严重疾病。还有一些传染病如血吸虫病，受感染的动物是传染源中的一部分。

### （二）传播途径

传播途径是指病原体离开传染源后到达另一个易感者的途径。某一种传染病可以由一种或多种途径传播。如通过空气、飞沫、尘埃可传播呼吸道传染病（如麻疹、猩红热、流行性脑脊髓膜炎）；通过水、食物或苍蝇等媒介传播的有消化道传染病（如痢疾、伤寒、霍乱）；通过手、用具、玩具等日常生活接触也可传播消化道或呼吸道传染病；吸血节肢动物，如蚊、白蛉、虱、蚤、螨等叮咬可传播虫媒传染病（如流行性乙型脑炎、疟疾、斑疹伤寒等）；通过血液、体液、血制品可引起血源性传染病（如乙、丙型肝炎，艾滋病等）；通过母体的胎盘、分娩或哺乳等方式传播给婴儿某种传染病称为母婴传播（如乙型肝炎、艾滋病、梅毒）；某些病原体的芽孢（如破伤风、炭疽）、幼虫（如血吸虫尾蚴、钩虫）污染土壤或水，易感者一旦接触也可染病。

### （三）人群易感性

对缺乏特异性免疫力的人称为易感者。易感者在某一特定人群中的比例决定该人群的易感性。易感者增多而又有传染源和合适的传播途径时，就容易造成传染病的流行。广泛推行人工自动免疫干预，可使人群易感性下降至最低水平，可防止传染病的流行。

自然因素和社会因素对传染病的流行也有重要影响。自然因素包括地理、气象及生态环境等；社会因素包括社会制度、经济状况、生活条件、文化素养等。改变自然环境和社会环境可有效防止传染病的流行。

## 二、影响流行过程的因素

### （一）自然因素

自然环境中的各种因素，包括地理、气象和生态环境等条件对流行过程的发生和发展发挥着重要的影响。传染病的地区性和季节性与自然因素有密切关系，自然因素可直接影响病原体在外环境中的生存能力，也可通过降低机体的非特异性免疫力而促进流行过程的发展。某些自然生态环境为传染病在野生动物之间的传播创造了良好条件，如鼠疫、恙虫病、钩端螺旋体病等，人类进入这些地区时亦可受感染而发病，称为自然疫源性传染病或人畜共患病。

### （二）社会因素

社会因素包括社会制度、经济状况和生活条件以及文化水平等，对传染病流行过程有决定性的影响。如传染性非典型肺炎流行期间由于政府高度重视并采取了有效措施，使其流行得到了有效控制。

（武方翠）

# 第四节 感染性疾病的特征

## 一、基本特征

感染性疾病与其他疾病的区别在于有以下四个基本特征，也是确定感染性疾病的基本条件。

### （一）病原体

每种感染性疾病都是由某种特异性病原体引起的，包括各种病原微生物和寄生虫。历史上许多感染性疾病常是先认识其临床表现和流行病学特征，而后才认识其病原体（如霍乱、伤寒、肾综合征出血热等）。目前有些传染病的病原体仍不十分清楚。

### （二）传染性

部分感染性疾病具有传染性，这是与其他感染性疾病的主要区别。这表明病原体可以通过某种途径感染他人。

### （三）流行病学特征

这一特征体现在有流行性、季节性和地方性上。根据流行的数量分为散发性发病、流行、大流行和暴发流行；在时间上常有季节性，如夏秋季常见消化道传染病，冬春季常见呼吸道传染病；在空间上，有些传染病与自然地理因素有关，如血吸虫病仅流行于我国长江中下游地区。另外，不同年龄、性别、职业也有不同的疾病谱。

（四）感染后免疫

感染性疾病痊愈后，人体能产生程度不等的特异性、保护性免疫。感染后免疫属主动免疫，通过抗体转移而获得的免疫属被动免疫。不同的感染性疾病病后免疫状态有所不同，有的人患病一次后可建立终身免疫，有的人免疫力较低或短暂，易于发生重复感染。

## 二、临床特征

（一）病程发展的阶段性

急性传染病的发生、发展及转归可分为以下几个阶段。

1. 潜伏期

从病原体侵入人体起，至最初临床症状出现的这段时间，相当于病原体在体内繁殖、转移、定位及引起组织损伤和功能改变而导致临床症状出现之前的感染过程。不同传染病其潜伏期长短各异，短者可为数小时，长者可达数年。同一种传染病，各患者的潜伏期长短也不尽相同。通常细菌感染潜伏期短于蠕虫病。潜伏期对传染病的检疫与诊断有重要意义。

2. 前驱期

从起病至症状明显出现之前的这段时间。临床表现通常是非特异性的，如发热、头痛、乏力、食欲减退、全身酸痛、皮疹等。潜伏期末至发病期前，一般持续 1～3 天，有些传染病前驱期可不明显。

3. 症状明显期

指不同传染病出现特有的症状、体征及实验室检查所见，如发热的热型、不同的中毒症状、特征性的皮疹及其他特殊的表现等，对临床诊断极为重要。随着病情发展，症状由轻而重，由少而多，逐渐或迅速达到疾病高峰，严重者可危及生命。随机体免疫力的产生与提高，病情减轻进入恢复期。此期易出现并发症。

4. 恢复期

当机体的免疫力增长至一定程度，病原体完全或基本被消灭，病变修复，临床症状和体征逐渐消失，直至完全康复。少数患者可转为慢性或留有后遗症。

5. 复发与再燃

传染病已转入恢复期或接近痊愈，体温已经正常，发热等初发症状再度出现称为复发。当病程进入缓解期，体温尚未正常时，发热等症状再度加重，称为再燃。复发与再燃可见于伤寒、斑疹伤寒、疟疾等，与病原体未被彻底消灭，再度繁殖有关。

6. 后遗症

后遗症是指有些患者在恢复期结束后，机体功能仍未能恢复正常称为后遗症，多见于中枢神经系统感染性疾病（如脊髓灰质炎、脑炎、脑膜炎等），可分别留有不同程度的肢体瘫痪与畸形、意识障碍、痉挛、吞咽困难、失语、动眼神经麻痹、耳聋及失明、痴呆、精神失常、癫痫、脑积水等后遗症。

（二）常见的临床表现

1. 发热

感染性疾病的发热过程可分为三个阶段：

1）体温上升期

体温可骤然上升至39℃以上，通常伴有寒战，见于疟疾、登革热等；亦可缓慢上升，呈现梯形曲线，见于伤寒、副伤寒等。

2）极期

体温上升至一定高度，然后持续数天至数周。

3）体温下降期

体温可缓慢下降，几天后降至正常，如伤寒、副伤寒；亦可在1天之内降至正常，如间日疟和败血症，此时多伴有大量出汗。

热型是感染性疾病重要特征之一，具有鉴别诊断意义。

2. 发疹

许多感染性疾病在发热的同时伴有发疹，称为发疹性感染。发疹包括皮疹（外疹）和黏膜疹（内疹）两大类。疹子的出现时间和先后次序对诊断和鉴别诊断有重要参考价值。如水痘、风疹多发生于病程第1日，猩红热发生于第2日，天花发生于第3日，斑疹伤寒发生于第5日，伤寒发生于第6日等。水痘的疹子主要分布于躯干；天花的疹子多分布于面部及四肢；麻疹有科氏斑（又称麻疹黏膜斑），皮疹先出现于耳后、面部，然后向躯干、四肢蔓延等。

3. 毒血症状

病原体的各种代谢产物，包括细菌毒素在内，可引起除发热以外的其他症状，如疲乏、全身不适、厌食、头痛、肌肉和骨骼疼痛等。

4. 单核—吞噬细胞系统反应

在病原体及其代谢产物的作用下，单核—吞噬细胞系统可出现增生等反应，临床上表现为肝、脾和淋巴结的肿大。

（武方翠）

# 第五节　感染性疾病的诊断

感染性疾病的早期诊断是使患者得以及时、有效治疗的必要条件，也是早期隔离、防止扩散所必需的。感染性疾病的诊断应从下列三个方面进行综合分析。

**一、流行病学资料**

流行病学资料在感染性疾病的诊断中具有重要价值。包括患者的年龄、居住地、职业、旅居地、发病季节、生活习惯、接触同类患者史、既往史及预防接种史等。如流行性乙型脑炎有严格的季节性、血吸虫病有严格的地方性、布氏杆菌病常有牛羊接触史等。

## 二、临床资料

详细询问病史和认真细微的全面体格检查对诊断极为重要，尤其对某些感染性疾病有诊断价值的症状和体征更应注意收集。有鉴别诊断意义的阴性症状和体征也应注意描述和了解。

## 三、实验室检查及其他检查

某些实验室检查可为感染性疾病的诊断提供重要依据或具有确诊价值，应予重视。

（一）一般实验室检查

包括血液、大便、小便的常规检查和生化检查。血液常规检查中以白细胞计数和分类的用途最广。白细胞计数显著增多常见于化脓性细菌感染，如流行性脑脊髓膜炎（简称流脑）、败血症、猩红热和菌痢等。但革兰阴性杆菌感染时白细胞计数往往升高不明显甚至减少，例如布氏菌病、伤寒及副伤寒等。病毒性感染时白细胞计数通常减少或正常，如流行性感冒、登革热和病毒性肝炎等。原虫感染时白细胞计数也常减少。蠕虫感染时嗜酸性粒细胞通常增多，如钩虫、血吸虫、肺吸虫感染等。嗜酸性粒细胞减少则常见于伤寒、流脑等。

尿常规检查有助于钩端螺旋体病和流行性出血热的诊断；大便常规检查有助于蠕虫病和感染性腹泻的诊断；生化检查有助于病毒感染性疾病的诊断。

（二）病原学检查

1. 直接检出病原体

许多感染性疾病可通过显微镜或肉眼检出病原体而得以确诊，如血或骨髓涂片中检出疟原虫和利什曼原虫，血涂片中检出微丝蚴及回归热螺旋体，粪涂片中发现各种寄生虫卵及阿米巴原虫等。血吸虫毛蚴经孵化法可用肉眼发现，绦虫节片也可在粪便中用肉眼发现。

2. 病原体分离培养

经人工培养基、动物接种或组织培养的方法分离出病原体，以此为依据，感染性疾病得以确诊。细菌、螺旋体和真菌通常可用人工培养基分离培养，立克次体需要动物接种或组织培养，病毒分离多需组织培养。采集标本最好在应用抗生素前，并尽早将标本送检和避免污染。

3. 分子生物学检测

分子生物学检测是利用被生物素或放射性核素标记的分子探针，用斑点杂交或原位杂交技术，检测体液或组织中特异性病原体的核酸或毒素。最为常用的核酸体外扩增法是聚合酶链反应（PCR），PCR 是利用人工合成的核苷酸序列作为"引物"，在耐热DNA 聚合酶的作用下，通过变化反应温度扩增目的基因，把标本中的 DNA 分子扩增100 万倍以上，用于检测体液、组织中相应核酸的存在。PCR 又分为普通 PCR、反转录PCR（RT－PCR）及原位 PCR（IS－PCR）。RT－PCR 可用于检测标本中的 RNA，IS－

PCR 可用于组织中原位检出低拷贝的 DNA，原位反转录 PCR（IS－RT－PCR）可用于检测组织中的 RNA。PCR 敏感性极高，操作不慎易产生假阳性结果，应严格操作，避免检测失误。

（三）免疫学检查

免疫学检查是目前最常用于感染性病诊断和流行病学调查的特异性检测技术。可用已知抗原检查未知抗体，也可用已知抗体检查未知抗原。

1. 特异性抗体检测

在感染性疾病早期，特异性抗体在血清中尚未出现或滴度很低，而在恢复期或后期抗体滴度有显著升高。故在急性期及恢复期双份血清检测其抗体由阴性转为阳性或滴度升高 4 倍以上时往往有重要的意义。

2. 特异性抗原检测

病原体特异性抗原的检测有助于在病原体直接分离培养不成功的情况下提供病原体存在的直接证据。其诊断意义往往较抗体检测更为可靠。

3. 免疫标记技术

免疫标记技术包括：①酶标记技术；②免疫荧光技术；③放射免疫测定；④非放射标记技术；⑤印迹术。

4. 皮肤试验

用特异性抗原做皮内注射，可通过皮肤反应了解受试者对该抗原的变态反应，常用于结核病和血吸虫病的流行病学调查。

5. 免疫球蛋白检测

血清免疫球蛋白检测有助于判断体液免疫功能。

6. T 细胞亚群检测

用单克隆抗体检测 T 细胞亚群可了解各亚群的 T 细胞数和比例，常用于艾滋病的诊断、治疗效果观察及预后判断。

（四）其他检查

活体组织检查对某些感染性疾病确诊有重要意义。内镜检查、影像学检查〔如 X 线检查、放射性核素扫描检查、电子计算机断层扫描（CT）、磁共振成像（MRI）等〕也对多种感染性疾病有一定辅助诊断价值。

（武方翠）

# 第六节 感染性疾病的治疗

## 一、治疗原则

感染性疾病的治疗不仅是要治愈患者，还要控制感染源，防止感染进一步传播和扩散。因此，对感染性疾病要坚持综合治疗的原则，即治疗、护理与隔离、消毒并重，对症治疗与特效治疗并重。

## 二、治疗方法

### （一）一般疗法及支持治疗

一般疗法包括隔离、护理和心理治疗。隔离是将具有传染性的患者和病原携带者限制于不能向外传播的条件中，并对其进行治疗，使传染源无害化。良好的护理及心理治疗是使患者安心休养、各项诊疗措施及时落实、提高患者战胜疾病信心的有力保障。支持疗法包括适当的营养，维持较好的水、电解质及酸碱平衡，改善机体的免疫功能等，对改善患者的一般状况有重要作用。

### （二）病原体或特效治疗

针对病原体的治疗具有清除病原体的作用，达到根治和控制传染源的目的。常用药物有抗生素、化学药物和血清免疫制剂等。针对细菌、真菌、螺旋体、立克次体等的药物主要为抗生素和化学药物。针对病毒的药物，如干扰素、利巴韦林等。各种针对某些毒素的免疫学制剂，如白喉抗毒素等。针对原虫和蠕虫病常应用各种化学药物。

### （三）对症治疗

对症治疗不但有减轻患者痛苦的作用，而且通过调整患者各系统的功能，可达到减少机体消耗，保护重要器官，使损伤减低至最低限度。例如在高热时采取的各种降温措施，脑水肿时采取的各种脱水疗法，抽搐时采取的镇静措施，昏迷时采取的苏醒措施，心力衰竭时采取的强心措施，休克时采取的改善微循环措施，严重毒血症时采用糖皮质激素疗法等。

### （四）复康治疗

某些感染性疾病如脊髓灰质炎和脑膜炎等可引起一定程度后遗症，需要采取针灸、理疗等疗法促进康复。

### （五）中医中药

中医中药对调整患者各系统功能具有相当重要的作用，某些中药如黄连、鱼腥草、板蓝根等还有抗微生物作用。

（孟广菊）

# 第七节 感染性疾病的预防与护理

《中华人民共和国传染病防治法》（简称《传染病防治法》）规定，国家对传染病实行预防为主的方针，要依靠科学、依靠群众认真做好防治结合、分类管理工作。传染病的预防也是传染病工作者的一项重要任务，作为传染源的传染病患者总是由临床工作者首先接诊和发现，及时报告疫情和隔离患者，防止传染病传播和流行也是临床工作者不可推卸的责任。预防工作应针对传染病流行的三个基本环节进行。

## 一、管理传染源

### （一）严格执行传染病报告制度

对疑似及确诊的传染病均应按《传染病防治法》的规定及时上报。传染病防治法规定管理的传染病分为甲、乙、丙三类共 40 种（甲类 2 种，乙类 27 种，丙类 11 种）。

甲类传染病是指：鼠疫、霍乱。为强制管理的传染病，城镇要求发现后 6 小时内、农村不超过 12 小时，上报给当地疾病控制部门。

乙类传染病是指：传染性非典型肺炎、艾滋病、病毒性肝炎、脊髓灰质炎、人感染高致病性禽流感、人感染 H7N9 禽流感、麻疹、流行性出血热、狂犬病、流行性乙型脑炎、登革热、炭疽、细菌性和阿米巴性痢疾、肺结核、伤寒和副伤寒、流行性脑脊髓膜炎、百日咳、白喉、新生儿破伤风、猩红热、布鲁氏菌病、淋病、梅毒、钩端螺旋体病、血吸虫病、疟疾、新型冠状病毒感染。为严格管理的传染病，要求发现后 12 小时内上报给当地疾病控制部门。

丙类传染病是指：流行性感冒、流行性腮腺炎、风疹、急性出血性结膜炎、麻风病、流行性和地方性斑疹伤寒、黑热病、包虫病、丝虫病，除霍乱、细菌性和阿米巴性痢疾、伤寒和副伤寒以外的感染性腹泻病、手足口病。为监测管理的传染病。

对乙类传染病中传染性非典型肺炎、炭疽中的肺炭疽和人感染高致病性禽流感按甲类传染病对待和处理。

早期隔离是防止传染病蔓延的必要措施。对传染病的接触者，应区别情况采取检疫措施、密切临床观察及药物预防或预防接种。

## 二、切断传播途径

对于消化道传染病、虫媒传染病以及多数寄生虫病来说，切断传播途径是起关键作用的预防措施，其中以爱国卫生运动和除四害（老鼠、臭虫、苍蝇、蚊子）为中心的卫生措施为重点。

消毒也是切断传播途径的重要措施。广义的消毒包括消灭传播媒介（杀虫）及污染环境的病原体。

### 三、保护易感人群

加强身体锻炼，改善营养，提高人群抵抗力，有重点、有计划地进行预防接种，能够提高人群非特异性和特异性免疫力。人工自动免疫是有计划地对易感者进行疫苗、菌苗、类毒素的接种，接种后免疫力在 1~4 周出现，持续数月至数年。国内儿童计划免疫的普遍实施，使传染病发病率明显下降。人工被动免疫是在紧急需要时，给人体注射抗毒血清、特异性高效价免疫球蛋白或人血丙种球蛋白，能够迅速中和进入人体的病原体和毒素，使人体获得特异性被动免疫保护作用，但免疫力持续时间短暂，一般维持 1~2 个月即失去作用。对某些细菌性感染和原虫感染也可服用药物预防，如进入疟疾疫区可服用抗疟药预防，流行性脑脊髓膜炎和猩红热流行时易感者可服用抗菌药物预防。

（孟广菊）

# 第二章　传染性疾病

# 第一节 病毒性肝炎

病毒性肝炎（简称肝炎）是由多种肝炎病毒引起的，以肝脏发炎和坏死病变为主的一组常见传染病。临床上以乏力、食欲减退、肝区疼痛、肝大、肝功能异常为主要表现，部分病例出现黄疸和发热，常见无症状感染。主要通过粪—口、血液或体液而传播。按病原分类，肝炎分为甲、乙、丙、丁、戊、庚型6种。近年还发现第7种肝炎病毒，暂定名为输血传播病毒（TTV），其致病性尚未明确。其中甲型和戊型主要表现为急性肝炎，乙、丙、丁型主要表现为慢性肝炎并可发展为肝硬化和肝细胞癌。此外，还有一些病毒如巨细胞病毒、EB病毒等也可引起肝炎，但不列入肝炎病毒范畴。

## 一、病原学

肝炎的病原种类较多，目前已确定的有甲、乙、丙、丁、戊、庚型肝炎病毒和输血传播病毒等，亦不排除仍有未明肝炎病毒存在的可能。巨细胞病毒、EB病毒、单纯疱疹病毒、风疹病毒、黄热病毒等亦可引起肝脏炎症，但这类病毒所致的肝炎是全身感染的一部分，故不包括在"病毒性肝炎"范畴内。

### （一）甲型肝炎病毒

甲型肝炎病毒（HAV）直径27 nm，小球形颗粒，无包膜，核酸为一条线状正股RNA。根据形态和生物学特性，HAV属于微小RNA病毒科的肠道病毒72型。HAV的特点：①嗜肝性；②耐热，在60℃温度1小时仍有传染性；③在细胞培养中生长缓慢，病毒复制并不伴有细胞的溶解；④病毒位于细胞内，很少释放至细胞外。

HAV对福尔马林、高浓度漂白粉液和其他含氯消毒剂和紫外线较为敏感，加热至100℃时，持续5分钟亦可将其杀灭。

### （二）乙型肝炎病毒

乙型肝炎病毒（HBV）为去氧核糖核酸（DNA）病毒，与鸭肝炎病毒、地松鼠肝炎病毒及土拨鼠肝炎病毒同属嗜肝DNA病毒。HBV颗粒呈球形，直径42 nm，曾称之为丹氏颗粒。其外膜结构复杂，由三种蛋白组成：①主要蛋白，即表面抗原HBsAg；②中蛋白，包括HBsAg和前$S_2$抗原；③大蛋白，包括HBsAg、前$S_2$抗原和前$S_1$抗原。外膜内部为核心蛋白，有核心抗原（HBcAg）和e抗原（HBeAg）双重抗原性，其中含乙肝病毒核酸（HBV-DNA）及与HBV复制有关的HBV-DNA多聚酶等。

HBV对外界的抵抗力很强、能耐受60℃的温度4小时及一般消毒剂。煮沸10分钟、高压蒸汽消毒和环氧乙烷气体消毒可将其灭活。化学消毒剂以戊二醛、甲醛和含氯消毒剂消毒效果较好，其次为过氧乙酸。

### （三）丙型肝炎病毒

丙型肝炎病毒（HCV）为黄病毒科丙型肝炎病毒属病毒。HCV是一个大小为30～

80 nm 的单股正链 RNA 病毒，基因组长度为 9.4 kb。基因组两侧分别为 5′ 和 3′ 非编码区。基因的结构基因从 5′ 端依次为核蛋白（C）区、基质（M）区和包膜（E）区，它们参与病毒颗粒的组装。非结构（NS）区，含 NS1、NS2、NS3、NS4、NS5 基因。

目前认为，HCV – RNA 的 C 基因最保守，5′ – 非编码区次之，E 基因 3′ 端和 NS1 基因 5′ 端变异性最大。目前，已发现 10 个以上的 HCV 基因型和一些亚型；我国主要是 Ⅱ 型，其次为 Ⅲ 型和混合型，其他型较少见。

猩猩和一些猴科动物对 HCV 易感，接种 HCV 后 13 ~ 32 周可出现抗 HCV。人感染 HCV 后在肝细胞和血液中可检出 HCV – RNA，在血液中可检出抗 HCV。用一般化学消毒剂或加热至 100℃，持续 5 分钟可使 HCV 灭活。

### （四）丁型肝炎病毒

丁型肝炎病毒（HDV）是一种缺陷病毒，必须有 HBV 或其他嗜肝 DNA 病毒的辅助才能复制、表达抗原及引起肝损害。HDV 基因组为单股环状闭合负链 RNA，长 1 679 个核苷酸。HDV 可与 HBV 同时感染人体，但大部分情况下是在 HBV 感染的基础上引起重叠感染。

HDV 的抗原抗体系统：

HDAg：是 HDV 唯一的抗原成分，因此 HDV 仅有一个血清型。

HDV – RNA：血清或肝组织中 HDV – RNA 是诊断 HDV 感染最直接的依据。

### （五）戊型肝炎病毒

戊型肝炎病毒（HEV）是 α 病毒亚组的成员。HEV 为二十面对称体圆球形颗粒，无包膜，直径 27 ~ 34 nm。HEV 在碱性环境下较稳定，对高热、氯仿、氯化铯敏感。

HEV 基因组为单股正链 DNA，全长 7.2 ~ 7.6 kb。从世界各地分离出的 HEV 株核苷酸序列有很大差异。根据同源性可将 HEV 分为至少两个基因型，分别以 HEV 缅甸株和 HEV 墨西哥株作为代表，中国新疆分离的 HEV 株与缅甸株属同一亚型。

HEV – RNA：戊型肝炎患者发病早期粪便和血液中存在 HEV，此时用 RT – PCR 法可检测到 HEV – RNA，但持续时间不长。

### （六）庚型肝炎病毒

庚型肝炎病毒（HGV）为单股正链 RNA 病毒，属黄病毒科，基因组全长为 9.2 kb。

### （七）输血传播病毒

输血传播病毒（TTV）是一种无包膜的单股 DNA 病毒，基因组全长为 3.7 kb。

加热至 100℃，持续 5 分钟，紫外线照射 1 小时，1:4 000 甲醛溶液在 37℃ 作用 72 小时，均可使 HAV 灭活。煮沸 10 分钟或高压蒸汽消毒可使 HBV 灭活。1:1 000 甲醛溶液在 37℃ 作用 96 小时，加热至 100℃，持续 5 分钟或 60℃1 小时，皆可使 HCV 灭活。

## 二、流行病学

我国为甲型、乙型肝炎的高发区。全世界 HBsAg 携带者约 3.5 亿人，其中我国约 1.2 亿人。全球 HCV 现症感染者约 1.7 亿人，我国 3 000 多万人。我国甲型肝炎人群流行率约 80%，戊型肝炎为 20%。

（一）甲型肝炎

1. 传染源

传染源为急性期患者和隐性感染者。粪便排毒期在起病前 2 周至血清丙氨酸氨基转移酶（ALT）高峰期后 1 周，少数患者可延长至起病后 30 天。

2. 传播途径

HAV 主要由粪—口途径传播。水源或食物污染可致暴发流行，如 1988 年上海约 31 万人的特大流行主要由食用经 HAV 污染的未煮熟的毛蚶引起。日常生活接触多为散在发病，输血后 HAV 极罕见。

3. 易感人群

抗 HAV 阴性者。人类对 HAV 普遍易感。在我国，大多在幼儿、儿童、青少年时期获得感染，以隐性感染为主，成人抗 HAV - IgG 的检出率达 80%。HAV 的流行率与居住条件、卫生习惯及受教育程度有密切关系，农村高于城市，发展中国家高于发达国家。随着社会发展和卫生条件的改善，有感染年龄后移的趋向。感染后可产生持久免疫。

（二）乙型肝炎

1. 传染源

传染源主要是急、慢性乙型肝炎患者和病毒携带者。急性乙型肝炎患者在潜伏期末及急性期有传染性。慢性乙型肝炎患者和病毒携带者作为传染源的意义最大，其传染性与体液中 HBV - DNA 含量呈正比关系。

2. 传播途径

人类因含 HBV 的体液或血液经破损的皮肤或黏膜进入机体而获得感染，具体传播途径主要有下列几种。

1）母婴传播：包括宫内感染、围生期传播、分娩后传播。宫内感染主要经胎盘获得，约占 HBsAg 阳性母亲的 5%，可能与妊娠期胎盘轻微剥离有关。经精子或卵子传播的可能性未被证实。围生期传播或分娩过程是母婴传播的主要方式，婴儿因破损的皮肤或黏膜接触母血、羊水或阴道分泌物而传染。分娩后传播主要由于母婴间密切接触。虽然母乳中可检测到 HBV，但有报道显示人工喂养与母乳喂养对婴儿 HBV 感染差别不大。在我国，母婴传播显得特别重要，患病人群中 40% ~50% 是由其传播积累而成。

2）血液、体液传播：血液中 HBV 含量很高，微量的污染血进入人体即可造成感染，如输血及血制品、注射、手术、针刺、共用剃刀和牙刷、血液透析、器官移植等均可传播。由于筛选方法灵敏度的限制以及注射毒品的传播方式不容易在短期内消灭，目前经血液、注射传播仍将占重要地位。随着一次性注射用品的普及，医源性传播有下降趋势。虽然对供血员进行严格筛选，但不能筛除 HBsAg 阴性的 HBV 携带者。现已证实唾液、汗液、精液、阴道分泌物、乳汁等体液含有 HBV，密切的生活接触、性接触等亦是获得 HBV 感染的可能途径。

3）其他传播途径：虽然经破损的消化道、呼吸道黏膜或昆虫叮咬在理论上有可能，但实际意义未必重要。

3. 易感人群

抗 HBs 阴性者。婴幼儿时期是获得 HBV 感染的最危险时期。高危人群包括 HBsAg 阳性母亲的新生儿、HBsAg 阳性者的家属、反复输血及血制品者（如血友病患者）、血液透析患者、多个性伴侣者、静脉药瘾者、接触血液的医务工作者等。感染后或疫苗接种后出现抗 HBs 者有免疫力。

4. 流行特征

1）有地区性差异：我国属高流行区，据 1992 年全国性肝炎流行病学调查，发现 HBV 总感染率为 57.6%，HBsAg 阳性率为 9.75%，乡村高于城市。西欧、北美为低流行区，HBsAg 阳性率小于 1%。

2）与年龄、性别、家族有关：婴幼儿感染多见，男性患者多于女性，有家庭聚集现象。以散发为主，无明显季节性。

（三）丙型肝炎

1. 传染源

急、慢性患者和无症状病毒携带者。病毒携带者有更重要的传染源意义。我国人群抗 HCV 阳性者达 3.2%。

2. 传播途径

类似乙型肝炎，但传播方式较乙型肝炎局限，主要通过肠道外途径传播。

1）输血及血制品传播：输血及血制品传播是最主要的传播途径。

2）注射、针刺、器官移植、血液透析传播：国内报道 80% 以上静脉毒隐者为抗 HCV 阳性。血液透析者及骨髓移植者亦是高危人群。

3）生活密切接触传播：散发的 HCV 感染者中大部分由生活密切接触传播。

4）性传播：精液和唾液中存在 HCV，性接触传播不容忽视。

5）母婴传播：母亲为 HCV 感染者的婴儿，感染 HCV 的概率约为 10%。

3. 易感人群

人类对 HCV 普遍易感。抗 HCV 并非保护性抗体，感染后对不同株无保护性免疫。

（四）丁型肝炎

丁型肝炎传染源和传播途径与乙型肝炎相似。与 HBV 以同时感染或重叠感染形式存在，以重叠感染形式为主。抗 HDV 不是保护性抗体。

（五）戊型肝炎

戊型肝炎传染源和传播途径与甲型肝炎相似，但有如下特点：①暴发流行均由于粪便污染水源所致；②隐性感染多见；③原有 HBV 感染者或晚期孕妇感染 HEV 后病死率高；④有春冬季高峰；⑤抗 HEV 多在短期内消失，少数可持续 1 年以上。抗 HEV 不是保护性抗体。

**三、发病机制与病理解剖**

（一）发病机制

病毒性肝炎的发病机制尚未完全明了，目前认为：

1. 甲型肝炎

HAV 经口感染后，可能先在肠道黏膜增殖后进入血流，引起短暂的病毒血症，1周后定位于肝细胞并复制，2 周后由胆汁排出体外。HAV 在肝内复制的同时，亦进入血液循环引起低浓度的病毒血症，一般持续 7 ~ 10 天。由于 HAV 大量增殖，使肝细胞轻微破坏，随后通过一系列免疫反应导致肝细胞损伤。

2. 乙型肝炎

HBV 进入人体后迅速通过血流到达肝脏，除在肝细胞内复制外，还可在胰腺、胆管、脾、肾、淋巴结、骨髓等肝外组织复制。HBV 进入肝细胞后即开始其复制过程，HBV – DNA 进入细胞核形成共价闭合环状 DNA（cccDNA），以 cccDNA 为模板合成前基因组 mRNA，前基因组 mRNA 进入胞质作为模板合成负链 DNA，再以负链 DNA 为模板合成正链 DNA，两者形成完整的 HBV – DNA。

HBV 并不直接导致肝细胞病变，肝细胞病变主要由细胞免疫反应所致，免疫反应攻击的靶抗原主要是 HBcAg，效应细胞主要是特异性细胞毒性 T 淋巴细胞（CTL），人类白细胞抗原（HLA）作为识别功能亦参与其中。其他靶抗原如 HBsAg、肝细胞膜特异性脂蛋白（LSP）、各种细胞因子、非 T 细胞亦可能起一定作用。

机体免疫反应不同，导致临床表现各异。当机体处于免疫耐受状态时，如围生期获得 HBV 感染，由于小儿的免疫系统尚未成熟，不发生免疫应答，多成为无症状携带者；当机体处于免疫功能正常时，多表现为急性肝炎，大部分患者可彻底清除 HBV 而痊愈，多见于成年人；当机体处于免疫功能低下、不完全免疫耐受、自身免疫反应产生、HBV 基因突变逃避免疫清除等情况下，不能产生足够的具有保护作用的抗 HBs 而可导致慢性肝炎；当机体处于超敏反应状态时，大量抗原—抗体复合物产生并激活补体系统，以及在肿瘤坏死因子（TNF）、白细胞介素 – 1（IL – 1）、白细胞介素 – 6（IL – 6）、内毒素、微循环障碍等因素参与下，导致大量肝细胞坏死而发生重型肝炎。成人在急性乙型肝炎恢复后长期携带 HBsAg 则可能与遗传因素有关。乙型肝炎的肝外损伤（如伴发肾小球肾炎、肾病综合征、结节性多动脉炎、关节炎等）可能是由免疫复合物沉积并激活补体所致。

近年来有研究证明 HBV 的变异与临床关系密切，不同免疫状态不仅取决于感染者本身的遗传素质，亦与病毒的分子状态有关。人体感染变异病毒与感染原型病毒（或称野毒）后所产生的免疫应答不同。不同的毒株可能引起不同的细胞病变，也可能不同程度地逃避宿主的免疫攻击，因而变异是发病机制的重要因素。例如，许多急性重型乙型肝炎是由于 A83 变异毒株缺乏 HBsAg 的免疫调节所致。

3. 丙型肝炎

肝细胞损伤有下列因素的参与。①HCV 直接杀伤作用：HCV 在肝细胞内复制干扰细胞内大分子的合成，增加溶酶体膜的通透性而引起细胞病变。②宿主免疫因素：肝组织内存在 HCV 特异性细胞毒性 T 淋巴细胞（CD8$^+$T 细胞），可攻击 HCV 感染的肝细胞。另外，CD4$^+$Th 细胞被致敏后分泌的细胞因子，在协助清除 HCV 的同时，也导致了免疫损伤。③自身免疫：HCV 感染者常伴有自身免疫改变，如胆管病理损伤与自身免疫性肝炎相似，提示有自身免疫机制的参与。④细胞凋亡：正常人肝组织无 Fas 分子的表达，HCV 感染肝细胞有较大量 Fas 分子表达，同时，HCV 可激活 CTL 表达 FasL，Fas 和 FasL 是一对诱导细胞凋亡的膜蛋白分子，二者结合导致肝细胞凋亡。

HCV 感染慢性化的可能机制。主要有：①HCV 的高度变异性。HCV 在复制过程中由于依赖 RNA 的 RNA 聚合酶缺乏校正功能，复制过程容易出错；同时由于机体免疫压力，使 HCV 不断发生变异，甚至在同一个体出现准种毒株，来逃避机体的免疫监视，导致慢性化。②HCV 对肝外细胞的泛嗜性。特别是存在于外周血单核细胞（PBMC）中的 HCV，可能成为反复感染肝细胞的来源。③HCV 在血液中滴度低，免疫原性弱，机体对其免疫应答水平低下，甚至产生免疫耐受，造成病毒持续感染。

4. 丁型肝炎

HDV 的复制效率高，感染肝细胞内含大量 HDV。目前观点认为 HDV 本身及其表达产物对肝细胞有直接作用，但尚缺乏确切证据。另外，丁型肝炎病毒抗原（HDAg）的抗原性较强，有资料显示是特异性 CD8$^+$T 细胞攻击的靶抗原，因此，宿主免疫反应参与了肝细胞的损伤。

5. 戊型肝炎

发病机制尚不清楚，可能与甲型肝炎相似。细胞免疫是引起肝细胞损伤的主要原因。

（二）病理解剖

1. 基本病变

以肝损害为主，肝外器官可有一定损害。各型肝炎的基本病理改变表现为弥漫性的肝细胞变性、坏死，同时伴有不同程度的炎症细胞浸润，间质增生和肝细胞再生。

2. 各型肝炎的病理特点

1）急性肝炎：肝脏肿大，肝细胞气球样变和嗜酸性变，形成点、灶状坏死，汇管区炎症细胞浸润，坏死区肝细胞增生，网状支架和胆小管结构正常。

2）慢性肝炎：病理诊断主要按炎症活动度（G）进行分级、按纤维化程度（S）进行分期（表 2－1）。

表 2－1　慢性肝炎分级、分期标准

| 炎症活动度（G） | | | 纤维化程度（S） | |
|---|---|---|---|---|
| 级 | 门管区及周围 | 小叶内 | 期 | 纤维化程度 |
| 0 | 无炎症 | 无炎症 | 0 | 无 |
| 1 | 门管区炎症 | 变性及少数点、灶状坏死 | 1 | 门管区纤维化扩大，但局限于窦周及小叶内 |
| 2 | 轻度碎屑状坏死 | 变性，点、灶状坏死或嗜酸性小体 | 2 | 门管区周围纤维化，纤维间隔形成，小叶结构保留 |
| 3 | 中度碎屑状坏死 | 变性、融合坏死或见桥接坏死 | 3 | 纤维间隔伴小叶结构紊乱，无肝硬化 |
| 4 | 重度碎屑状坏死 | 桥接坏死范围广，多个小叶坏死 | 4 | 早期肝硬化 |

病理诊断与临床诊断的关系：

（1）轻度慢性肝炎：G1～G2，S0～S2。表现为：肝细胞变性，点、灶状坏死，嗜酸性小体；门管区有或无炎症细胞浸润，扩大，可见轻度碎屑状坏死；小叶结构完整。

（2）中度慢性肝炎：G3，S1～S3。表现为：门管区炎症明显，伴中度碎屑状坏死；小叶内炎症重，伴桥接坏死；纤维间隔形成，小叶结构大部分保存。

（3）重度慢性肝炎：G4，S2～S4。表现为：门管区炎症重或伴重度碎屑状坏死；桥接坏死范围广泛，累及多个小叶；多数纤维间隔，致小叶结构紊乱，或形成早期肝硬化。

3）重型肝炎

（1）急性重型肝炎：发病初肝脏无明显缩小，1周后肝细胞呈大块坏死或亚大块坏死或桥接坏死，坏死肝细胞占2/3以上，周围有中性粒细胞浸润，无纤维组织增生，亦无明显的肝细胞再生。肉眼观察肝体积明显缩小，由于坏死区充满大量红细胞而呈红色，残余肝组织因淤胆而呈黄绿色，故称之为红色或黄色肝萎缩。

（2）亚急性重型肝炎：肝细胞呈亚大块坏死，坏死面积小于1/2。肝小叶周边可见肝细胞再生，形成再生结节，周围被增生胶原纤维包绕，伴小胆管增生，淤胆明显。肉眼观察肝脏表面见大小不等的小结节。

（3）慢性重型肝炎：在慢性肝炎或肝硬化病变背景上出现亚大块或大块坏死，大部分病例尚可见桥接及碎屑状坏死。

4）肝炎肝硬化：可分为①活动性肝硬化，肝硬化伴明显炎症，假小叶边界不清。②静止性肝硬化：肝硬化结节内炎症轻，假小叶边界清楚。

5）淤胆型肝炎：除有轻度急性肝炎变化外，还有毛细胆管内胆栓形成，肝细胞内胆色素滞留，肝细胞内出现小点状色素颗粒，严重者肝细胞呈腺管状排列，吞噬细胞肿胀并吞噬胆色素。汇管区水肿和小胆管扩张，中性粒细胞浸润。

6）慢性无症状携带者：携带者中肝组织正常者约占10%；轻微病变占11.5%～48.2%不等，又称为非特异性反应炎症，以肝细胞变性为主，伴轻微炎症细胞浸润。

### 四、病理生理

（一）黄疸

以肝细胞性黄疸为主。肝细胞膜通透性增加及胆红素的摄取、结合、排泄等功能障碍可引起黄疸，大多数病例有不同程度的肝内梗阻性黄疸。

（二）肝性脑病

1. 血氨及其他毒性物质的蓄积

目前认为这是肝性脑病产生的主要原因。大量肝细胞坏死时，肝脏解毒功能降低；肝硬化时门—腔静脉短路，均可引起血氨及其他有毒物质如短链脂肪酸、硫醇、某些氨基酸（如色氨酸、蛋氨酸、苯丙氨酸等）的蓄积，导致肝性脑病。

2. 支链氨基酸/芳香氨基酸（支/芳）比例失调

正常时支/芳比值为3.0～3.5，肝性脑病时支/芳比值为0.6～1.2。重型肝炎时表现为芳香氨基酸（如苯丙氨酸、酪氨酸等）显著升高，而支链氨基酸（如缬氨酸、亮氨酸、异亮氨酸等）正常或轻度减少；肝硬化时则表现为芳香氨基酸升高和支链氨基酸减少。

3. 假性神经递质假说

某些胺类物质（如羟苯乙醇胺）由于肝功能衰竭不能被清除，通过血—脑脊液屏障，取代正常的神经递质，从而导致脑病。

利尿引起的低钾和低钠血症、消化道大出血、高蛋白饮食、合并感染、使用镇静剂、大量放腹水等都可诱发肝性脑病发生。

（三）出血

肝细胞坏死使多种凝血因子合成减少，肝硬化时脾功能亢进使血小板减少，重型肝炎时 DIC 导致凝血因子和血小板消耗等因素可引起出血。

（四）急性肾功能不全

急性肾功能不全又称功能性肾衰竭。在重型肝炎或肝硬化时，由于内毒素血症、肾血管收缩、肾缺血、前列腺素 $E_2$ 减少、有效血容量下降等因素导致肾小球滤过率和肾血浆流量降低，从而引起急性肾功能不全。

（五）腹水

重型肝炎和肝硬化时，由于肾皮质缺血，肾素分泌增多，刺激肾上腺皮质分泌过多的醛固酮，导致钠潴留。利钠激素的减少也导致钠潴留。

**五、临床表现**

各型肝炎的临床表现大致相似，但潜伏期不同：甲型肝炎 2 ~ 6 周；乙型肝炎 6 周至 6 个月；丙型肝炎 2 ~ 26 周；丁型肝炎常与乙型肝炎同时存在；戊型肝炎 15 ~ 75 天。

临床上将病毒性肝炎分为急性肝炎（包括黄疸型和无黄疸型）、慢性肝炎（包括活动性和迁延性）、重型肝炎（包括急性、亚急性、慢性）、淤胆型肝炎、肝炎肝硬化等。

（一）急性肝炎

1. 急性黄疸型肝炎

急性黄疸型肝炎病程 2 ~ 4 个月。

1）黄疸前期：甲型、戊型肝炎起病较急，有畏寒、发热。乙型、丙型、丁型肝炎常缓慢起病，多无发热，但皮疹、关节痛等血清病样表现较甲型、戊型肝炎常见。此期常见症状为乏力、食欲减退、明显厌油、恶心、呕吐、腹胀、便秘、便稀等，少数伴有腹痛。部分患者出现失眠、记忆力减退、精神不集中等。本期黄疸尚未出现，肝脏也未肿大，或可能有肝区叩压痛。肝细胞的损害最早表现为血清 ALT、天冬氨酸氨基转移酶（AST）增高，本期持续数天至 2 周，一般 1 周。

2）黄疸期：首先尿色加深，尿胆红素可呈阳性。先巩膜黄染而后皮肤出现黄染，经数天至 2 周达黄疸极期，黄疸初期有发热，消化道症状有短期加重，待黄疸极期后，上述症状减轻，热退，食欲常有明显好转。黄疸较重者可有皮肤瘙痒。少数患者因血管渗透性增加及肝功能障碍而出现鼻衄等出血现象。肝脏肿大，软或韧，伴有压痛及叩痛。部分患者有脾大。重症黄疸在极期时大便可呈白土色，极期过后渐转黄色。此点可与梗阻性黄疸鉴别。此期肝功能试验大多有明显改变。黄疸期一般持续 2 ~ 6 周。

3）恢复期：随着机体免疫力逐渐增加，病变不断被修复，而进入恢复期。黄疸消失较早，肝功能随之恢复，而后肝脏缓慢缩小，一般需要 1 ~ 2 个月或更久，肝脏病理改变恢复最晚，临床症状完全恢复后，汇管区的炎细胞浸润常残留一个时期，绝大多数人这些病变最后消失，个别演变为慢性肝脏疾病。

2. 急性无黄疸型肝炎

急性无黄疸型肝炎患者病前半年内有与确诊的病毒性肝炎患者密切接触史；或接受输血、血制品及消毒不严格的注射或针刺史；透析疗法或脏器移植史等；或本单位有肝炎流行。临床特点为近期内出现持续几天以上无其他原因可解释的明显乏力、食欲减退、恶心、厌油、腹胀、稀便、肝区痛等。小儿尚多见恶心、呕吐、腹痛、腹泻、精神不振及发热。临床检查肝大且有动态性变化，并有压痛、叩痛。部分患者可有轻度脾大。小儿肝大较明显、脾大较多见。

（二）慢性肝炎

1. 慢性迁延性肝炎

慢性迁延性肝炎病程超过半年，临床上仍有乏力、食欲缺乏、腹胀、肝痛、肝大等症状，肝功能轻度损害或正常，部分患者可出现神经症症状。慢性迁延性肝炎的病程可持续1年至数年。

2. 慢性活动性肝炎

慢性活动性肝炎（简称慢活肝）既往有肝炎史，或急性肝炎病程迁延，超过半年而目前有较明显的肝炎症状，如乏力、食欲差、腹胀、便溏等。体征：肝大，质地中等硬度以上。可伴有蜘蛛痣、肝病面容、肝掌或脾大，而排除其他原因者。实验室检查：血清 ALT 活力反复或持续升高伴有浊度试验（麝浊、锌浊）长期异常或血浆白蛋白减低，或白/球蛋白比例异常，或丙种球蛋白增高，或血清胆红素长期或反复增高。有条件时做免疫学检查测定，如 IgG、IgM、抗核抗体、抗平滑肌抗体、抗细胞膜脂蛋白抗体、类风湿因子循环免疫复合物。若这些检查结果阳性，则有助于慢活肝诊断；肝外器官表现：如关节炎、肾炎、脉管炎、皮疹或干燥综合征等。

（三）重型肝炎

1. 急性重型肝炎

急性重型肝炎发病急骤，病情发展快。有高热、严重的消化道症状（如厌食、频繁呕吐、腹胀或呃逆等），极度乏力。在发病后3周以内迅速出现精神、神经症状（嗜睡、烦躁不安、行为反常、性格改变、神志不清、昏迷等）而排除其他原因者。有出血倾向（呕血、便血、淤斑等）。小儿可有尖声哭叫、反常的吸吮动作和食欲异常等表现。肝浊音区进行性缩小，黄疸出现后迅速加深（但病初黄疸很轻或尚未出现）。

2. 亚急性重型肝炎

急性黄疸型肝炎在发病后3周以上，具备以下指征者：黄疸迅速加深，高度乏力，食欲明显减退或恶心、呕吐，重度腹胀及腹水，可有明显的出血现象（对无腹水及无明显出血现象者，应注意是否为本型的早期）。可出现程度不等的意识障碍，以致昏迷。后期可出现肾功能衰竭（简称肾衰竭）及脑水肿。

3. 慢性重型肝炎

临床表现同亚急性重型肝炎，但有慢性活动性肝炎或肝炎后肝硬化病史、体征及严重肝功能损害。

（四）淤胆型肝炎

起病类似急性黄疸型肝炎，但自觉症状较轻，常有明显肝大、皮肤瘙痒、大便灰白，肝功能检查血清胆红素明显升高且以结合胆红素为主，表现为阻塞性黄疸如碱性磷酸酶、γ-转肽酶、胆固醇均有明显增高。阻塞性黄疸持续3周以上，并排除其他肝内外阻塞性黄疸者，可诊断为急性淤胆型肝炎。在慢性肝炎的基础上发生上述临床表现者可诊断为慢性淤胆型肝炎。

（五）肝炎肝硬化

早期肝硬化临床上常无特异性表现，很难确诊，须依靠病理诊断，B超、CT及腹腔镜等检查有参考诊断意义。

凡慢性肝炎患者具有肯定门静脉高压证据（如腹壁及食管静脉曲张、腹水），影像学诊断肝脏缩小、脾脏增大、门静脉增宽，且排除其他引起门静脉高压原因者均可诊断为肝硬化。

（六）慢性 HBsAg 携带者

HBsAg 持续阳性6个月以上、肝功能正常、无任何临床症状和体征者，称为慢性 HBsAg 携带者。又称为乙肝病毒携带者，以前曾称其为"HBsAg 健康携带者"，后经肝穿刺活组织学检查证实肝组织正常者仅占少数，而且电镜下也不能排除肝炎病变。全世界乙肝病毒携带者约有3亿人，我国有1.2亿~1.3亿人。

（七）特殊人群肝炎的表现

1. 小儿肝炎

小儿肝炎以甲型肝炎为主，一般起病较急，黄疸前期较短，消化道和呼吸道症状较明显，肝、脾大较显著，黄疸消退较快，病程较短。婴儿肝炎病情常较重，易发展为急性重型肝炎。因小儿免疫系统发育不成熟，感染 HBV 后易呈免疫耐受状态，多成为隐性感染或成为无症状 HBV 携带者。

2. 老年肝炎

老年肝炎黄疸较深且持续时间较长，淤胆型较多见，合并症较多，重型肝炎比例高，预后较差。

3. 妊娠期肝炎

妊娠期肝炎病情重，尤其以妊娠后期为严重。其特点为：消化道症状较明显，产后大出血多见，重型肝炎比例高，病死率较高，对胎儿可有影响（早产、死胎、畸形），如孕妇为 HBV 或 HCV 感染者，可垂直传播给胎儿。

**六、并发症**

肝内并发症多发生于 HBV 和 HCV 感染，主要有肝硬化、肝细胞癌、脂肪肝。肝外并发症包括胆道炎症、胰腺炎、胃炎、糖尿病、甲状腺功能亢进、再生障碍性贫血、溶血性贫血、心肌炎、肾小球肾炎、肾小管性酸中毒、关节炎等。重型肝炎可发生肝性脑病、消化道出血、肝肾综合征、肝肺综合征、感染等严重并发症。

### 七、实验室检查

（一）血常规

急性肝炎患者的白细胞计数常稍低或正常，淋巴细胞相对增多，偶可见异型淋巴细胞，急性重型肝炎的白细胞计数及中性粒细胞均可增高。

（二）肝功能检查

1. 血清酶的测定

血清 ALT 升高，如大于正常值 3 倍、持续时间长，则对肝炎的诊断价值很大。碱性磷酸酶、γ - 谷氨酰转肽酶在阻塞性黄疸时明显升高，有一定诊断意义，但不能区别肝内和肝外梗阻。胆碱酯酶活力明显降低对诊断重型肝炎有一定价值。

2. 蛋白代谢功能试验

脑磷脂胆固醇絮状试验、麝香草酚絮状和浊度试验、锌浊度试验可有轻度异常，丙种球蛋白和 IgG 明显升高常支持慢性活动性肝炎的诊断。

3. 色素代谢功能试验

尿胆红素、尿胆元、血清黄疸指数及凡登白试验、血清胆红素等测定有助于各种性质黄疸的鉴别。磺溴酞钠滞留试验对肝功能其他指标均正常的患者有一定的诊断价值。

4. 其他

凝血酶原时间、糖耐量试验、胆固醇等在某些类型的肝炎常出现异常。

（三）病原学检查

1. 甲型肝炎

1）急性肝炎患者血清抗 HAV - IgM 阳性。

2）急性期和恢复期双份血清抗 HAV 总抗体滴度升高≥正常 4 倍。

3）急性期粪便免疫电镜找到 HAV 颗粒或用 ELIS 法检出甲型肝炎病毒抗原（HAAg）。

4）血清或粪便中检出 HAV - RNA。

具有以上任何 1 项阳性，即可确诊为 HAV 近期感染。

2. 乙型肝炎

1）HBsAg 与抗 HBs：HBsAg 在感染 HBV 两周后即可阳性。HBsAg 阳性反映现症 HBV 感染，阴性则不能排除 HBV 感染。抗 HBs 为保护性抗体，阳性表示对 HBV 有免疫力，见于乙型肝炎恢复期、过去感染及乙肝疫苗接种后。HBV 感染后可出现 HBsAg 和抗 HBs 同时阴性，即所谓窗口期，此时 HBsAg 已消失，抗 HBs 仍未产生，少部分病例始终不产生抗 HBs。HBsAg 和抗 HBs 同时阳性可出现在 HBV 感染恢复期，此时 HBsAg 未消失，抗 HBs 已产生；另一情形是 S 基因区发生变异，野生株抗 HBs 不能将其清除；或抗 HBs 阳性者感染了免疫逃避株。

2）HBeAg 与抗 HBe：急性 HBV 感染时 HBeAg 的出现时间略晚于 HBsAg，HBeAg 持续存在预示趋向慢性。在慢性 HBV 感染时 HBeAg 是重要的免疫耐受因子，大部分情况下其存在表示患者处于高感染低应答期。HBeAg 与 HBV - DNA 有良好的相关性，因此，HBeAg 的存在表示病毒复制活跃且有较强的传染性。HBeAg 消失而抗 HBe 产生称为血清转换。抗 HBe 阳转后，病毒复制多处于静止状态，传染性降低。长期抗 HBe 阳性者并不代表病毒复制停止或无传染性，研究显示 20% ~50% 仍可检测到 HBV - DNA，部分可能由于前 C 区基因变异，导致不能形成 HBeAg。

3）HBcAg 与抗 HBc：游离 HBcAg 在血清中含量极少，常规方法不能检出。血清中 HBcAg 主要存在于 Dane 颗粒的核心，通常用二巯基乙醇及 NP - 40 先裂解蛋白外壳，再进行检测。HBcAg 与 HBV - DNA 呈正相关，HBcAg 阳性表示血清中存在 Dane 颗粒，HBV 处于复制状态，有传染性。抗 HBc IgM 在发病第一周即出现，持续时间差异较大，多数在 6 个月内消失。高滴度的抗 HBc IgM 为急性乙型肝炎诊断依据。由于抗 HBc IgM 的检测受类风湿因子（RF）的影响较大，低滴度的抗 HBc IgM 应注意假阳性。抗 HBc IgM 不是反映病毒复制的灵敏指标。HBcAg 有很强的免疫原性，HBV 感染者几乎均可检出抗 HBc IgG，除非感染者有免疫缺陷。抗 HBc IgG 在血清中可长期存在。单一抗 HBc IgG 阳性者可以是过去感染，亦可以是低水平感染，特别是高滴度者。

4）HBV - DNA：是病毒复制和传染性的直接标志。可用分子杂交和 PCR 方法进行检测。分子杂交敏感性较低，但稳定，重复性好。PCR 技术灵敏，但易因实验污染出现假阳性。HBV - DNA 尚可定量，方法包括分支链信号扩大技术（bDNA）、荧光定量技术等。HBV - DNA 定量对于判断病毒复制程度、传染性大小、抗病毒药物疗效等有重要意义。HBV - DNA 检测方面，还有前 C 区变异、S 区变异和多聚酶基因 YMDD 变异等检测。

5）组织中 HBV 标志物的检测：可用免疫组织化学方法检测肝组织中 HBsAg、HBeAg 的存在及分布；原位杂交或原位 PCR 方法检测组织中 HBV - DNA 的存在及分布。除可判定病毒是否处于复制状态外，对血清中 HBV 标志物阴性患者的诊断也有一定意义。由于需要肝组织活检，技术要求较高等使其应用受到局限。

乙型肝炎血清病毒学标志及其临床意义见表 2 - 2。

表 2 - 2　乙型肝炎血清病毒学标志及其临床意义

| HBsAg | 抗 HBs | HBeAg | 抗 HBe | 抗 HBc | HBV - DNA | 临 床 意 义 |
|---|---|---|---|---|---|---|
| + | - | + | - | - | + | 急性 HBV 感染早期，HBV 复制活跃 |
| + | - | + | - | + | + | 急慢性 HBV 感染，HBV 复制活跃 |
| + | - | - | - | + | + | 急慢性 HBV 感染，空窗期 |
| + | - | + | + | + | | 异型慢性乙型肝炎 |
| + | - | - | + | + | - | 急慢性 HBV 感染，HBV 复制极低或停止 |
| - | - | - | - | + | - | HBV 既往感染或复制极低 |
| - | - | - | + | + | - | 抗 HBs 出现前阶段，HBV 复制低 |
| - | + | - | + | + | - | HBV 感染恢复阶段，已获免疫力 |
| - | + | - | - | + | - | HBV 感染恢复阶段，已获免疫力 |
| + | + | + | - | + | + | 不同亚型 HBV 感染 |
| + | - | - | - | - | - | HBV - DNA 整合 |
| - | + | - | - | - | - | 病后或接种疫苗后获得免疫力 |

3. 丙型肝炎

1) 抗 HCV - IgM 和抗 HCV - IgG：HCV 抗体不是保护性抗体，是 HCV 感染的标志。抗 HCV - IgM 在发病后即可检测到，一般持续 1~3 个月，因此抗 HCV - IgM 阳性提示现症 HCV 感染。抗 HCV - IgM 的检测受较多因素的影响，如球蛋白、RF 等，稳定性不如抗 HCV - IgG。抗 HCV - IgG 阳性提示现症感染或既往感染。抗 HCV 阴转与否不能作为抗病毒疗效的指标。

2) HCV - RNA：HCV 在血液中含量很少，常采用巢式 PCR 以提高检出率。HCV - RNA 阳性是病毒感染和复制的直接标志。HCV - RNA 定量方法包括 bDNA 探针技术、竞争 PCR 法、荧光定量法等，定量测定有助于了解病毒复制程度、抗病毒治疗的选择及疗效评估等。

3) HCV 基因分型：HCV - RNA 基因分型方法较多，国内外在抗病毒疗效考核研究中，应用 Simmonds 等 1~6 型分型法最为广泛。HCV - RNA 基因分型结果有助于判定治疗的难易程度及制订抗病毒治疗的个体化方案。

4) 组织中 HCV 标志物的检测基本同 HBV，可检测 HCV 抗原及 HCV - RNA。

4. 丁型肝炎

1) HDAg、抗 HD - IgM 及抗 HD - IgG：HDAg 是 HDV 颗粒内部成分，阳性是诊断急性 HDV 感染的直接证据。HDAg 在病程早期出现，持续时间平均为 21 天，随着抗 HD 的产生，HDAg 多以免疫复合物形式存在，此时检测 HDAg 为阴性。在慢性 HDV 感染中，由于有高滴度的抗 HD，HDAg 多为阴性。抗 HD - IgM 阳性是现症感染的标志，当感染处于 HDAg 和抗 HD - IgG 之间的窗口期时，可仅有抗 HD - IgM 阳性。抗 HD - IgG 不是保护性抗体，高滴度抗 HD - IgG 提示感染的持续存在，低滴度提示感染静止或终止。

2) HDV - RNA：血清或肝组织中 HDV - RNA 是诊断 HDV 感染最直接的依据。可采用分子杂交和 RT - PCR 方法检测。

5. 戊型肝炎

1) 抗 HEV - IgM 和抗 HEV - IgG：抗 HEV - IgM 在发病初期产生，是近期 HEV 感染的标志，大多数在 3 个月内阴转。抗 HEV - IgG 在急性期滴度较高，恢复期则明显下降。如果抗 HEV - IgG 滴度较高，或由阴性转为阳性，或由低滴度升为高滴度，或由高滴度降至低滴度甚至阴转，均可诊断为 HEV 感染。抗 HEV - IgG 持续时间报道不一，较多认为于发病后 6~12 个月阴转，亦有报道持续几年甚至十多年。少数戊型肝炎患者始终不产生抗 HEV - IgM 和抗 HEV - IgG，两者均阴性时不能完全排除戊型肝炎。

2) HEV - RNA：采用 RT - PCR 法在粪便和血液标本中检测到 HEV - RNA，可明确诊断。

（四）其他检查

B 型超声、CT、MRI 有助于肝硬化、阻塞性黄疸、脂肪肝及肝内占位性病变的诊断。肝组织病理检查是明确诊断、衡量炎症活动度、纤维化程度及评估疗效的金标准。还可在肝组织中原位检测病毒抗原或核酸，以助确定病毒复制状态。

### 八、诊断

（一）流行病学资料

1. 甲型肝炎

病前是否在甲肝流行区，有无进食未煮熟的水产如毛蚶、蛤蜊及饮用污染水。

2. 乙型肝炎

输血及血制品、不洁注射史，与 HBV 感染者密切接触史，家庭成员有无 HBV 感染者，特别是婴儿母亲是否 HBsAg 阳性等有助于乙型肝炎的诊断。

3. 丙型肝炎

有输血及血制品、静脉吸毒、血液透析等病史的肝炎患者应注意丙型肝炎。

4. 丁型肝炎

同乙型肝炎，我国以西南部感染率较高。

5. 戊型肝炎

基本同甲型肝炎，暴发以水传播为多见。多累及成年人。

（二）临床诊断

1. 临床分型

1）急性肝炎：①急性无黄疸型；②急性黄疸型。

2）慢性肝炎：①轻度；②中度；③重度。

3）肝衰竭（重型肝炎）：①急性肝衰竭；②亚急性肝衰竭；③慢加急性（或亚急性）肝衰竭；④慢性肝衰竭。

4）淤胆型肝炎。

5）肝炎肝硬化。

2. 各型肝炎的临床诊断依据

1）急性肝炎

（1）急性无黄疸型肝炎：急性无黄疸型肝炎应根据流行病学史、临床症状、体征、化验及病原学检测结果综合判断，并排除其他疾病。①流行病学史：如密切接触史和注射史等。密切接触史是指与确诊病毒性肝炎患者（特别是急性期）同吃、同住、同生活或经常接触肝炎病毒污染物（如血液、粪便），或有性接触而未采取防护措施者。注射史是指在半年内曾接受输血、血液制品及用未经严格消毒的器具注射药物、免疫接种和针刺治疗等。②症状：指近期内出现的、持续几天以上但无其他原因可解释的症状，如乏力、食欲减退、恶心等。③体征：指肝大并有压痛、肝区叩击痛，部分患者可有轻度脾大。④实验室检查：主要指血清 ALT 升高，病原学检测阳性。

凡实验室检查阳性且流行病学史、症状和体征三项中有两项阳性或实验室检查及体征均明显阳性，并排除其他疾病者可诊断为急性无黄疸型肝炎。

凡单项血清 ALT 升高，或仅有症状、体征，或有流行病学史及②③④三项中有一项阳性者，均为疑似病例。

疑似病例如病原学诊断阳性且除外其他疾病者可确诊。

（2）急性黄疸型肝炎：凡符合急性肝炎诊断条件，血清胆红素 >17.1 μmol/L，或尿胆红素阳性并排除其他原因引起的黄疸，可诊断为急性黄疸型肝炎。

2）慢性肝炎：急性肝炎病程超过半年，或原有乙型、丙型、丁型肝炎或 HBsAg 携带史，本次又因同一病原再次出现肝炎症状、体征及肝功能异常者可诊断为慢性肝炎。发病日期不明或虽无肝炎病史，但肝组织病理学检查符合慢性肝炎，或根据症状、体征、实验室检查及 B 超检查综合分析，亦可做出相应诊断。

为反映肝功能损害程度，慢性肝炎临床上可分为：

（1）轻度：临床症状、体征轻微或缺如，肝功能指标仅 1 项或 2 项轻度异常。

（2）中度：症状、体征、实验室检查居于轻度和重度之间。

（3）重度：有明显或持续的肝炎症状，如乏力、食欲缺乏，腹胀、尿黄、便溏等，伴有肝病面容、肝掌、蜘蛛痣、脾大并排除其他原因且无门静脉高压症者。实验室检查血清 ALT 和 AST 反复或持续升高，白蛋白降低或 A/G 比值异常，丙种球蛋白明显升高。除前述条件外，凡白蛋白≤32 g/L、胆红素大于 5 倍正常值上限、凝血酶原活动度（PTA）60% ~40%、胆碱酯酶<2 500 U/L，四项检测中有一项达上述程度者即可诊断为重度慢性肝炎。

慢性肝炎肝功能分度参考指标见表 2 - 3。

表 2 - 3　慢性肝炎肝功能分度参考指标

| 项　目 | 轻　度 | 中　度 | 重　度 |
|---|---|---|---|
| ALT 和（或）AST（U/L） | ≤正常 3 倍 | >正常 3 倍 | >正常 3 倍 |
| 胆红素（μmol/L） | ≤正常 2 倍 | >正常 2 ~5 倍 | >正常 5 倍 |
| 白蛋白（g/L） | ≥35 | <35 ~ >32 | ≤32 |
| A/G | ≥1.4 | 1.0 ~1.4 | ≤1.0 |
| 电泳 γ 球蛋白（%） | ≤21 | 21 ~26 | ≥26 |
| PTA（%） | >70 | 70 ~61 | 40 ~60 |
| 胆碱酯酶（CHE，U/L） | >5 400 | 4 500 ~ >5 400 | ≤4 500 |

3）肝衰竭（重型肝炎）

（1）急性肝衰竭：急性起病，2 周内出现Ⅱ度及以上肝性脑病（按Ⅳ度分类法划分）并有以下表现者：①极度乏力，并有明显厌食、腹胀、恶心、呕吐等严重消化道症状；②短期内黄疸进行性加深；③出血倾向明显，PTA≤40%，且排除其他原因；④肝脏进行性缩小。

（2）亚急性肝衰竭：起病较急，15 天至 26 周出现以下表现者：①极度乏力，有明显的消化道症状；②黄疸迅速加深，血清总胆红素大于正常值上限 10 倍或每日上升≥17.1 μmol/L；③凝血酶原时间明显延长，PTA≤40%并排除其他原因者。

（3）慢加急性（或亚急性）肝衰竭：在慢性肝病基础上，短期内发生急性肝功能失代偿的主要临床表现。

（4）慢性肝衰竭：在肝硬化基础上，肝功能进行性减退和失代偿。诊断要点为：①有腹水或其他门静脉高压表现；②可有肝性脑病；③血清总胆红素升高，白蛋白明显降低；④有凝血功能障碍，PTA≤40%。

4）淤胆型肝炎：起病类似急性黄疸型肝炎，但自觉症状常较轻，皮肤瘙痒，粪便灰白，常有明显肝大，肝功能检查血清胆红素明显升高，以直接胆红素为主，PTA＞60%或应用维生素 K 肌内注射后一周可升至 60% 以上，血清胆汁酸、γ-谷氨酰转肽酶、碱性磷酸酶、胆固醇水平可明显升高，黄疸持续 3 周以上，并排除其他原因引起的肝内外梗阻或黄疸者，可诊断为急性淤胆性肝炎。

在慢性肝炎基础上发生上述临床表现者，可诊断为慢性淤胆型肝炎。

5）肝炎肝硬化

（1）肝炎肝纤维化：主要根据组织病理学检查结果诊断，B 超检查结果可供参考。B 超检查表现为肝实质回声增强、增粗，肝脏表面不光滑，边缘变钝，肝脏、脾脏可增大，但肝表面尚无颗粒状，肝实质尚无结节样改变。肝纤维化的血清学指标如透明质酸（HA）、Ⅲ型前胶原（PC-Ⅲ）、Ⅳ型胶原（Ⅳ-C）、层粘连蛋白（LN）四项指标，与肝纤维化分期有一定相关性，但不能代表纤维沉积于肝组织。

（2）肝炎肝硬化：是慢性肝炎发展的结果，肝组织病理学表现为弥漫性肝纤维化及结节形成，两者必须同时具备才能诊断。①代偿性肝硬化：指早期肝硬化，一般属 Child-Pugh A 级。虽可有轻度乏力、食欲减少或腹胀症状，但无明显肝功能衰竭表现。血清白蛋白降低，但仍≥35 g/L，胆红素＜35 μmol/L，PTA 多大于 60%。血清 ALT 及 AST 轻度升高，AST 可高于 ALT，γ-谷氨酰转肽酶可轻度升高。可有门静脉高压症，如轻度食管静脉曲张，但无腹水、肝性脑病或上消化道出血。②失代偿性肝硬化指中晚期肝硬化，一般属 Child-Pugh B、C 级。有明显肝功能异常及失代偿征象，如血清白蛋白＜35 g/L，A/G＜1.0，明显黄疸，胆红素＞35 μmol/L，ALT 和 AST 升高，PTA＜60%。患者可出现腹水、肝性脑病及门静脉高压症引起的食管、胃底静脉明显曲张或破裂出血。

根据肝脏炎症活动情况，可将肝硬化区分为①活动性肝硬化：慢性肝炎的临床表现依然存在，特别是 ALT 升高；黄疸、白蛋白水平下降，肝质地变硬，脾进行性增大，并伴有门静脉高压征。②静止性肝硬化：ALT 正常，无明显黄疸，肝质地硬，脾大，伴有门静脉高压征，血清白蛋白水平低。

（三）病原学诊断

1. 甲型肝炎

有急性肝炎临床表现，并具备下列任何一项均可确诊为甲型肝炎：抗 HAV-IgM 阳性；抗 HAV-IgG 急性期阴性，恢复期阳性；粪便中检出 HAV 颗粒或抗原或 HAV-RNA。

2. 乙型肝炎

急性乙型肝炎现已少见。慢性 HBV 感染可分为：

1）慢性乙型肝炎

（1）HBeAg 阳性慢性乙型肝炎：血清 HBsAg、HBV-DNA 和 HBeAg 阳性，抗 HBe 阴性，血清 ALT 持续或反复升高，或肝组织学检查有肝炎病变。

（2）HBeAg 阴性慢性乙型肝炎：血清 HBsAg 和 HBV-DNA 阳性，HBeAg 持续阴

性，抗 HBe 阳性或阴性，血清 ALT 持续或反复异常，或肝组织学检查有肝炎病变。

根据生化学试验及其他临床和辅助检查结果，上述两型慢性乙型肝炎可进一步分为轻度、中度和重度。

2）HBV 携带者

（1）慢性 HBV 携带者：血清 HBsAg 和 HBV – DNA 阳性，HBeAg 或抗 HBe 阳性，但 1 年内连续随访 3 次以上，血清 ALT 和 AST 均在正常范围，肝组织学检查一般无明显异常。

（2）非活动性 HBsAg 携带者：血清 HBsAg 阳性、HBeAg 阴性、抗 HBe 阳性或阴性，HBV – DNA 检测不到（PCR 法）或低于最低检测限，1 年内连续随访 3 次以上，ALT 均在正常范围。肝组织学检查显示 Knodell 肝炎活动指数（HAD）＜4 或其他的半定量计分系统病变轻微。

3）隐匿性慢性乙型肝炎：血清 HBsAg 阴性，但血清和（或）肝组织中 HBV – DNA 阳性，并有慢性乙型肝炎的临床表现。患者可伴有血清抗 HBs、抗 HRe 和（或）抗 HBc 阳性。另约 20% 隐匿性慢性乙型肝炎患者除 HBV – DNA 阳性外，其余 HBV 血清学标志均为阴性。诊断需排除其他病毒及非病毒因素引起的肝损伤。

3. 丙型肝炎

抗 HCV – IgM 和（或）IgG 阳性，HCV – RNA 阳性，可诊断为丙型肝炎。无任何症状和体征，肝功能和肝组织学正常者为无症状 HCV 携带者。

4. 丁型肝炎

有现症 HBV 感染，同时血清丁型肝炎抗原测定（HDVAg）或抗 HDV – IgM 或高滴度抗 HDV – IgG 或 HDV – RNA 阳性，或肝内 HDVAg 或 HDV – RNA 阳性。可诊断为丁型肝炎。低滴度抗 HDV – IgG 有可能为过去感染。不具备临床表现，而血清 HBsAg 和 HDV 血清标记物阳性时，可诊断为无症状 HDV 携带者。

5. 戊型肝炎

急性肝炎患者抗 HEV – IgG 高滴度，或由阴性转为阳性，或由低滴度到高滴度，或由高滴度到低滴度甚至阴转，或血 HEV – RNA 阳性，或粪便 HEV – RNA 阳性或检出 HEV 颗粒，均可诊断为戊型肝炎。抗 HEV – IgM 阳性可作为诊断参考，但须排除假阳性。

（四）确立诊断

凡临床诊断为急性、慢性、重型、淤胆型肝炎或肝炎肝硬化病例，经病原学或血清学特异方法确定为某一型的肝炎时即可确诊。两种或两种以上肝炎病毒同时感染者称为同时感染。在已有一种肝炎病毒感染基础上，又感染另一型肝炎病毒称为重叠感染。

确诊的肝炎病例命名是以临床分型与病原学分型相结合，肝组织病理学检查结果附后。例如：

1）病毒性肝炎，甲型（或甲型和乙型同时感染），急性黄疸型（或急性无黄疸型）。

2）病毒性肝炎，乙型（或乙型和丁型重叠感染），慢性（中度）。G2、S3。

3）病毒性肝炎，丙型，亚急性重型，腹水型，早期（或中期或晚朝）。

4）HBsAg 携带者近期感染另一型肝炎病毒时可命名如下：①病毒性肝炎，甲型，急性黄疸型；②HBsAg 携带者。对甲、乙、丙、丁、戊五型肝炎病毒标志均阴性者可诊断为：①急性肝炎，病原未定；①慢性肝炎，病原未定。

此外，近年来国内外肝病学界已达成共识，慢性乙型肝炎应根据 HBeAg 是否阳性分为：

1. HBeAg 阳性慢性乙型肝炎

血清 HBsAg、HBV – DNA 和 HBeAg 阳性，抗 HBe 阴性，血清 ALT 持续或反复升高，或肝组织学检查有肝炎病变。

2. HBeAg 阴性慢性乙型肝炎

血清 HBsAg 和 HBV – DNA 阳性，HBeAg 持续阴性，抗 HBe 阳性或阴性，血清 ALT 持续或反复异常，或肝组织学检查有肝炎病变。

根据生化检验及其他临床和辅助检查结果，上述两型慢性乙型肝炎也可进一步分为轻度、中度和重度。

## 九、鉴别诊断

（一）其他原因引起的黄疸

1. 溶血性黄疸

溶血性黄疸常有药物或感染等诱因，表现为寒战、高热、腰痛、贫血、网织红细胞升高、血红蛋白尿。黄疸大多较轻，主要为间接胆红素升高。治疗后（如应用激素）黄疸消退快。

2. 肝外梗阻性黄疸

肝外梗阻性黄疸有原发病症状、体征，肝功能损害轻，以直接胆红素为主。影像学检查可见肝内外胆管扩张和局部占位性病变。

（二）其他原因引起的肝炎

1. 其他感染性、中毒性肝炎

巨细胞病毒、EB 病毒、汉坦病毒等非肝炎病毒感染和伤寒沙门菌、立克次体、钩端螺旋体、溶组织内阿米巴、血吸虫等感染后均可引起肝损害，根据原发病的临床特点和病原学、血清学检查结果进行鉴别。

2. 药物性、乙醇性肝损害

有使用肝损害药物或长期大量饮酒的历史，停药或停止酗酒后肝功能可逐渐恢复。肝炎病毒标志物检测阴性。

3. 自身免疫性肝炎

主要有原发性胆汁性肝硬化和自身免疫性慢性活动性肝炎。前者主要累及肝内胆管，后者主要破坏肝细胞。诊断主要依靠自身抗体的检测和肝组织学检查。

4. 脂肪肝及妊娠急性脂肪肝

脂肪肝大多继发于肝炎后或身体肥胖者。血中甘油三酯多增高，B 超有较特异的表现。妊娠急性脂肪肝多以急性腹痛起病或并发急性胰腺炎，黄疸深，肝缩小，严重低血糖及低蛋白血症，尿胆红素阴性。

## 十、治疗

对病毒性肝炎目前尚无特效治疗。治疗原则以适当休息、合理营养为主，辅以药物，禁酒，避免过度劳累和使用对肝脏有损害的药物。

（一）急性肝炎

以一般及支持治疗为主，应卧床休息，给予清淡、营养、易消化食物。对临床症状较重或黄疸较深的患者，宜静脉补充葡萄糖液、维生素等。

患急性丙型肝炎时，应争取早期用干扰素抗病毒治疗，以达到清除 HCV 的目的。

（二）慢性肝炎

1. 一般治疗

宜高蛋白饮食，但不强调高糖和高脂肪饮食，以防发生脂肪肝或糖尿病。禁止饮酒。病情活动时应以静养为主；病情稳定时注意动静结合，可考虑从事力所能及的轻工作；症状消失，肝功能恢复正常 3 个月以上者，可恢复正常工作，但应避免过劳，且须定期复查。病情活动，进食过少者，可静脉给予葡萄糖液和补充维生素。

2. 药物治疗

1）减轻肝脏炎症，保护肝细胞，防止肝纤维化

（1）维生素类：包括维生素 C、维生素 $B_1$、维生素 $K_1$、复合维生素 B 等，有参与氧化还原过程，参与糖类代谢，增加食欲，防止出血作用等。

（2）复方益肝灵：有促进肝细胞的修复，降酶等作用。用法：2 片，每日 3 次。

（3）马洛替脂：有抗肝损害，抑制肝纤维化，增加肝细胞蛋白的合成，对患者血清白蛋白、胆碱酯酶和凝血酶原时间均有明显改变。用法：2 片，每日 3 次，饭后服。

（4）支链氨基酸：含有人体所必需氨基酸，促进肝脏恢复，预防亚急性肝衰竭的发生。用法：250 ml，静脉滴注，每日 1 次，疗程视病情而定。

（5）促肝细胞生长素：有促肝细胞再生，防止肝纤维化，增加蛋白质的合成。用法：80～120 mg，加入 5%～10% 葡萄糖液 250～500 ml 中静脉滴注，每日 1 次，1 个月为 1 个疗程。

（6）血清白蛋白：是从健康人鲜血中提取，含有高白蛋白，运用于低蛋白血症者。

（7）强力宁和甘利欣：本品具有抗炎、抗过敏、抗病毒、保护膜结构、免疫调节、促进胆色素代谢和抗纤维化等多种药理作用。治疗急性肝炎，用强力宁 120～160 mg，加入 10% 葡萄糖液 250 ml，静脉滴注，每日 1 次，30 天为 1 个疗程。对改善症状、退黄疸和降转氨酶疗效确切，对慢性迁延性肝炎与急性肝炎疗效相仿，为了巩固疗效，疗程可延长至 45 天。对慢性活动性肝炎的疗效相差较大，而且出现反跳现象的病例多，原因可能与剂量小、疗程短、停药过早有关。

甘利欣用法：150 mg，加入 5%～10% 葡萄糖液 250 ml 中静脉滴注，1 日 1 次。

（8）肝得健：有促进肝脏修复，防止肝纤维化，预防脂肪肝，增加蛋白等作用。用法：2 粒，每日 3 次，饭后服，3 个月为 1 个疗程。也可静脉用药。

（9）水飞蓟素

利加隆：机制是稳定肝细胞膜，保护肝脏免受不良影响，使已受损的肝细胞恢复活

力，从而减轻消化道症状，增进食欲，改善肝病症状，使肝功能指标恢复正常。用法：治疗初期及病情严重时，服本品每次 1 粒，每日 3 次。

西利宾胺：具有改善肝功能，稳定肝细胞膜的作用，主要用于治疗急、慢性肝炎，初期肝硬化，肝中毒等症。用法：1 次 2 片，每日 3 次，口服。

水林佳：用于急、慢性肝炎，脂肪肝的肝功能异常的恢复。用法：每次 2～4 粒，每日 3 次。

（10）腺苷蛋氨酸（思美泰）：有研究证明体内蛋氨酸累积可导致其降解产物（如硫醇、甲硫醇）在血中的浓度升高，而这些降解产物在肝性脑病的发病机制中起重要作用。由于腺苷蛋氨酸可以使巯基化合物合成增加，但不增加血液循环中蛋氨酸的浓度。给肝硬化患者补充腺苷蛋氨酸可以使一种在肝病时生物利用度降低的必需化合物恢复其内源性水平。此外，肝内胆汁淤积可并发于各种病因的急性和慢性肝病，此时胆汁分泌减少因而造成经胆汁排泄的物质特别是胆红素、胆盐及酶类在血中积聚。腺苷蛋氨酸可以克服腺苷蛋氨酸合成酶活性降低所致的代谢障碍，因而补充腺苷蛋氨酸还可以恢复机体防止胆汁淤积的生理机制。本品用于治疗肝硬化前和肝硬化所致肝内胆汁郁积，治疗妊娠期肝内胆汁郁积。用法：初始治疗，采用腺苷蛋氨酸粉针剂进行初始治疗，最初两周每天肌内或静脉注射 500～1 000 mg。维持治疗，采用腺苷蛋氨酸 500 mg 肠溶片进行维持治疗，每天口服 1 000～2 000 mg。

（11）还原型谷胱甘肽（古拉定，GSH）：还原型谷胱甘肽是人类细胞质中自然合成的一种肽，由谷氨酸、半胱氨酸和甘氨酸组成，含有巯基（—SH），有重要的生理功能。通过巯基与体内的自由基结合，可以转化成容易代谢的酸类物质，从而加速自由基的排泄。通过转甲基及转丙氨基反应，GSH 还能保护肝脏的合成、解毒、灭活激素等功能，并促进胆酸代谢、有利于消化道吸收脂肪及脂溶性维生素（A、D、E、K）。主要用于病毒性、药物毒性、乙醇毒性及其他化学物质毒性引起的肝脏损害。用法：400 mg，每日 3 次，12 周为 1 个疗程。

（12）山豆根注射液：降低转氨酶，提高机体免疫力。用于慢性、活动性肝炎。用法：肌内注射，一次 2 ml，每日 1～2 次，2～3 个月为 1 个疗程。

（13）苦参碱注射液：本品有清热利湿，利尿退黄，解毒，改善病理性肝炎症状与体征，降酶作用，抑制乙型肝炎 HBeAg 的复制。可用于恢复慢性活动性肝炎和慢性迁延性肝炎患者之 ALT 及胆红素异常。用法：一次 150 mg（一次 3 支），每日 1 次，2 个月为 1 个疗程。临用前用 10% 的葡萄糖液 500 ml，稀释后缓慢静脉滴注。

（14）茵栀黄注射液：具有清热解毒，利湿退黄作用。用于肝胆湿热，面目悉黄，胸胁胀痛，恶心呕吐，小便黄赤。急性、迁延性、慢性肝炎，属上述证候者。用法：一次 10～20 ml，用 10% 葡萄糖液 250～500 ml 稀释后静脉滴注；症状缓解后可改用肌内注射，每日 2～4 ml。少数患者使用本品出现过敏性皮疹、荨麻疹、皮肤瘙痒等过敏现象时，需立即停止用药。对本品有过敏或严重不良反应病史者禁用。

（15）复方鳖甲软肝片：软坚散结，化瘀解毒，益气养血。用于慢性肝炎肝纤维化，以及早期肝硬化属瘀血阻络，气血亏虚，兼热毒未尽证。用法：口服。一次 4 片，每日 3 次，6 个月为 1 个疗程。

（16）护肝片：疏肝理气，健脾消食。具有降低转氨酶作用。用于慢性肝炎及早期肝硬化等。用法：口服，一次4片，每日3次。

（17）门冬氨酸钾镁：本品是人体内重要的氨基酸之一，可促进肝细胞内三羧酸循环，是代谢中许多酶的活性催化剂，使肝细胞恢复与再生，从而有利于退黄及降酶。有人用本品治疗各型病毒性肝炎15例。用法：10%门冬氨酸钾镁注射液20～40 ml加入10%葡萄糖液500 ml中静脉滴注，每日1次，疗程13～60天，平均28.9天，结果临床痊愈13例。无明显副作用。

（18）复方氨基酸：有人用本品每日250 ml静脉滴注治疗慢活肝21例，有效率85.71%；对照组有效率52.38%，有显著性差异（$P < 0.05$）。本品有防止肝细胞坏死、促进肝细胞再生的作用，能提高血浆白蛋白，降低麝香草酚浊度试验（TTT）值。

（19）联苯双酯：对慢性肝炎、肝炎后肝硬化、中毒性肝病引起的转氨酶升高确有降酶作用，具有降酶幅度大、速度快、副作用小的特点，较其他降酶剂为优。服药后临床症状及体征均有所改善，维持用药时间需半年以上，并且应在转氨酶降至正常后逐渐减量，否则易出现反跳现象。但再用药仍有效。用法：每次150 mg，每日3次，连续用至转氨酶恢复正常后，逐渐减少药量。该药不宜用于治疗黄疸肝炎，尤其是重型肝炎，以避免掩盖病情，带来不良后果。

2）慢性乙型肝炎的抗病毒和调节免疫的治疗

（1）治疗时机：根据HBV感染自然史的研究资料，慢性HBV感染过程可分为4个阶段。

第一阶段为免疫耐受阶段，临床表现为无症状HBV携带。此期患者体内HBV复制活跃，HBeAg阳性，HBV-DNA强阳性，但无肝炎活动的表现，这一阶段可持续十数年至数十年（一般在20年左右）。

第二阶段为免疫清除阶段，临床表现为慢性乙型肝炎。此期患者有明显肝功能损害，而HBV-DNA水平则有下降趋势，这一阶段通常持续数年至十数年（平均10年左右）。

第三阶段为免疫控制阶段，临床表现为非活动性HBsAg携带。此期患者HBV-DNA阴性（核酸杂交法）、HBeAg阴性、抗HBe阳性或阴性，肝功能生化指标正常。

第四阶段为免疫逃逸阶段，临床表现为肝炎再活动。

从治疗时机来看，第一阶段患者处于免疫耐受期，抗病毒治疗难以奏效；第三阶段病毒趋于清除，没有必要给予抗病毒治疗。而第二和第四阶段，均有病毒复制及机体免疫系统的激活，大量循证医学证据表明，这两个阶段是抗病毒治疗的最佳时机。

（2）治疗目标：应用现有抗病毒药物治疗慢性乙型肝炎的目标是：①抑制HBV复制；②减轻肝脏炎症；③减轻肝脏纤维化；④减少肝细胞癌的发生。

（3）治疗适应证：①HBV-DNA≥$10^5$拷贝/ml（HBeAg阴性者为≥$10^4$拷贝/ml）；②ALT≥正常上限2倍（2×ULN），如用干扰素治疗，ALT应≤正常上限10倍（10×ULN），血总胆红素水平应<2×ULN；③虽ALT<2×ULN，但肝组织学显示Knodell HAI≥4，或≥G2炎症坏死；④具有①并有②或③的患者应进行抗病毒治疗。

对达不到上述治疗标准者，应监测病情变化，如持续HBV-DNA阳性，且ALT异常，也应考虑抗病毒治疗。应注意排除由药物、乙醇和其他因素所致的 ALT 升高，也应排除因应用降酶药物后 ALT 暂时性恢复正常。在一些特殊病例如肝硬化，其 AST 水平可高于 ALT，对此种患者可参考 AST 水平。

（4）抗病毒治疗的应答类型和标准

①单项应答

a. 病毒学应答：指血清 HBV－DNA 检测不到（PCR 法）或低于检测下限，或较基线下降≥2 $\log_{10}$IU/ml。

b. 血清学应答：指血清 HBeAg 转阴或 HBeAg 血清学转换或 HBsAg 转阴或 HBsAg 血清学转换。

c. 生化学应答：指血清 ALT 和 AST 恢复正常。

d. 组织学应答：指肝脏组织学炎症坏死或纤维化程度改善达到某一规定值。

② 时间顺序应答

a. 初始或早期应答：治疗 12 周或 24 周时应答。

b. 治疗结束时应答：治疗结束时的应答。

c. 持久应答：治疗结束后随访 6 个月或 12 个月以上，疗效维持不变，无复发。

d. 维持应答：在抗病毒治疗期间表现为 HBV－DNA 检测不到（PCR 法）或低于检测下限，或 ALT 正常。

e. 反弹：达到了初始应答，但在未更改治疗的情况下，HBV－DNA 水平重新升高，或一度转阴后又转为阳性，可有或无 ALT 升高。有时也指 ALT 和 AST 复常后，在未更改治疗的情况下再度升高，但应排除由其他因素引起的 ALT 和 AST 升高。

f. 复发：达到了治疗结束时应答，但停药后 HBV－DNA 重新升高或阳转，有时亦指 ALT 和 AST 在停药后再度升高，但应排除由其他因素引起的 ALT 和 AST 升高。

③联合应答

a. 完全应答（CR）：HBeAg 阳性的慢性乙型肝炎患者，治疗后 ALT 恢复正常，HBV－DNA 检测不到（PCR 法）和 HBeAg 血清学转换；HBeAg 阴性的慢性乙型肝炎患者，治疗后 ALT 恢复正常，HBV－DNA 检测不到（PCR 法）。

b. 部分应答（PR）：介于完全应答与无应答之间。如 HBeAg 阳性慢性乙型肝炎患者，治疗后 ALT 恢复正常，HBV－DNA < $10^5$ 拷贝/ml，但无 HBeAg 血清学转换。HBeAg 阴性慢性乙型肝炎患者，治疗后 ALT 恢复正常或 HBV－DNA 检测不到（PCR 法）。

c. 无应答（NR）：未达到以上应答者。

（5）治疗药物及方法

①干扰素（IFN）：IFN 可用于慢性乙型肝炎和丙型肝炎抗病毒治疗，它主要通过诱导宿主产生细胞因子起作用，在多个环节抗病毒，包括阻止病毒进入细胞，降解病毒 mRNA，抑制病毒蛋白转录，抑制病毒增强子活性，抑制病毒包装等。干扰素疗效与病例选择有明显关系，以下是有利于提高干扰素疗效的因素：肝炎处于活动期，ALT 升高；病程短；女性；HBV－DNA 滴度低；HCV 非 lb 基因型；组织病理有活动性炎症存在等。

IFN－α 治疗慢性乙型肝炎适应证：有 HBV 复制（HBeAg 阳性及 HBV－DNA 阳性）同时 ALT 异常者。

有下列情况之一者不宜用 IFN－α：a. 血清胆红素＞正常值上限 2 倍；b. 失代偿性肝硬化；c. 有自身免疫性疾病；d. 有重要器官病变（严重心、肾疾患，糖尿病，甲状腺功能亢进或低下以及神经精神异常等）。治疗方案（成年）：每次 3～5 MU，推荐剂量为每次 5 MU，每周 3 次，皮下或肌内注射，疗程 4～6 个月，根据病情可延长至 1 年。

不良反应：a. 类流感综合征，通常在注射后 2～4 小时发生，可给予解热镇痛剂等对症处理，不必停药。b. 骨髓抑制，表现为粒细胞及血小板计数减少，一般停药后可自行恢复。当白细胞计数＜$3.0 \times 10^9$/L 或中性粒细胞＜$1.5 \times 10^9$/L，或血小板＜$40 \times 10^9$/L 时，应停药。血象恢复后可重新恢复治疗，但需密切观察。c. 神经精神症状，如焦虑、抑郁、兴奋、易怒、精神病。出现抑郁及精神症状应停药。d. 失眠、轻度皮疹、脱发，视情况可不停药。e. 诱发自身免疫性疾病，如甲状腺炎、血小板减少性紫癜、溶血性贫血、风湿性关节炎、1 型糖尿病等，亦应停药。

②拉米夫定：拉米夫定是一种反转录酶抑制剂，具有较强的抑制 HBV 复制的作用，可竞争性抑制 HBV－DNA 聚合酶，并参与到 HBV－DNA 合成过程中，阻止新链合成，使 HBV－DNA 水平下降或阴转、ALT 复常、改善肝组织病变。

拉米夫定虽然可抑制病毒复制，但不能清除细胞核内 cccDNA，停药后 cccDNA 又启动病毒复制循环。长期使用后还可导致 HBV 发生 YMDD 变异而产生耐药性。适合治疗对象为慢性乙型肝炎患者，年龄大于 12 岁，ALT 高于正常，胆红素低于 50 μmol/L，并有 HBV 活动性复制；a. HBeAg 阳性，HBV－DNA 阳性；b. HBeAg 阴性，抗 Hbe 阳性，HBV－DNA 阳性者，考虑有前 C 区变异情况也适于治疗。有自身免疫性肝病，遗传性肝病，骨髓抑制，明显心、脑、神经、精神病和不稳定糖尿病患者不适合作为治疗对象。用法：100 mg/d，顿服，疗程至少 1 年，然后根据疗效来决定继续服药或停药。治疗 1 年无效者、治疗期间发生严重不良反应者、患者依从性差不能坚持服药者应停止治疗。停药后应随访观察 6～12 个月，每 3～6 个月复查 HBV－DNA、HBeAg、ALT、AST 等。HBV－DNA 阴转，ALT 正常，HBeAg 血清转换称为完全应答；HBV－DNA、ALT、HBeAg 三项均无应答者称为无应答；介于完全应答和无应答之间者称为部分应答。

部分患者在发生病毒耐药变异后会出现病情加重，少数甚至发生肝功能失代偿，部分患者停药后会出现 HBV－DNA 和 ALT 水平升高甚至肝功能失代偿，故对拉米夫定的停药应慎重：疑有病毒变异时，ALT 在正常上限 5 倍以内，HBV－DNA 低于治疗前水平可继续使用拉米夫定，并密切观察病情，加强保肝治疗；治疗超过 6 个月，ALT 在正常上限 5 倍以内，但 HBV－DNA 高于治疗前水平或持续下降，可停用拉米夫定或改用其他有效治疗。ALT 大于正常上限 5 倍，或合并总胆红素等生化指标明显异常，出现肝脏失代偿迹象者，不宜轻易停药，应进行对症保肝治疗。

③阿德福韦酯：阿德福韦酯是 5′－单磷酸脱氧阿糖腺苷的无环类似物。目前临床应用的阿德福韦酯是阿德福韦的前体，在体内水解为阿德福韦发挥抗病毒作用。本药对拉米夫定耐药变异的代偿期和失代偿期肝硬化患者均有效。用法：每日 10 mg，顿服。在

较大剂量时有一定肾毒性，主要表现为血清肌酐的升高和血磷的下降，但每日 10 mg 剂量对肾功能影响较小。对应用阿德福韦酯治疗者，应定期监测血清肌酐和血磷。其耐药发生率在 HBeAg 阳性慢性乙型肝炎 1 ~ 5 年分别为 0、3%、11%、18%、29%；HBeAg 阴性者 1、2、3 年的耐药发生率分别为 0、3.0% 和 5.9% ~ 11%。

④恩替卡韦：恩替卡韦是环戊酰鸟苷类似物。用法：成人每日口服 0.5 mg 能有效抑制 HBV – DNA 复制；对发生 YMDD 变异者将剂量提高至每日 1 mg 能有效抑制 HBV – DNA 复制。对初治患者治疗 1 年时的耐药发生率为 0，但对已发生 YMDD 变异患者治疗 1 年时的耐药发生率为 5.8%。

⑤替比夫定：替比夫定是一种合成的胸腺嘧啶核苷类似物，具有抑制 HBV – DNA 聚合酶的作用。本品可迅速降低患者 HBV 病毒载量，治疗第 52 周和第 104 周获得的治疗应答率均高于拉米夫定，ALT 升高两倍的患者，治疗第 104 周可获得 HBeAg 血清转换率 30%，而耐药率或导致的病毒学反弹较拉米夫定少见。用法：用于乙型肝炎的剂量为 600 mg，每天一次口服，不受进食影响，肾功能不全的患者必须减量。

替比夫定具有良好的安全性和耐受性。常见的不良反应（发生率 1% ~ 10%）有头晕、头痛、疲劳、腹泻、恶心、皮疹、血淀粉酶升高、脂肪酶升高、ALT 升高和血肌酸激酶升高。美国食品药品监督管理局（FDA）药物妊娠安全性分类为 B 级药物，在动物试验中无致畸性。

⑥氧化苦参碱：氧化苦参碱目前纯度已可达 98%，对 e 抗原阴转及降低血清 ALT 均有一定作用，目前已有口服、肌注、静脉滴注三种制剂，用法：600 mg/d，值得进一步研究。

⑦胸腺素 $\alpha_1$：胸腺素 $\alpha_1$ 是 28 个氨基酸的合成多肽，用法：1.6 mg，皮下注射，每周 2 次，疗程 6 个月。国产胸腺素各厂家质量不一。

⑧膦甲酸钠（PFA）：最近有报道，用该药 3 g，静脉滴注，每日两次，共 12 周，对 HBV – DNA 有较好的抑制作用。

其他尚有各种中草药及其制剂（如猪苓多糖注射液、广豆根注射液等）、卡介苗合用双嘧达莫（潘生丁）、治疗性乙肝疫苗（包括 DNA 疫苗）、基因治疗（反义核酸等），均需进一步研究。

目前看来，单用以上各种疗法的疗效均不令人满意，因此，试用作用于病毒的不同靶位点和（或）不同机理的各种联合疗法及序贯疗法值得大力研究。

3）丙型肝炎的抗病毒治疗

（1）治疗时机和对象：主要是 HCV 复制活跃且肝功能异常的慢性丙型肝炎患者。由于急性丙型肝炎容易慢性化，故也主张积极抗病毒治疗。预期能获得较好疗效的患者包括：①HCV – RNA 水平较低；②非 HCV1 型病毒株感染；③无肝硬化；④肝组织中铁含量低；⑤HCV – NS5b 区基因存在突变。

（2）治疗目标：抑制 HCV 复制；减轻肝脏炎症；减轻肝脏纤维化；减少肝细胞癌的发生。

（3）抗病毒治疗的有效药物：IFN – α 是抗 HCV 的最有效药物，包括普通 α – 干扰素（IFNα）、复合干扰素和聚乙二醇（PEG）化 α – 干扰素（PEG – IFNα）。复合 IFN9 μg 相当于普通 IFNα3 MU。PEG - IFNα 与利巴韦林联合应用是目前最有效的抗 HCV 治疗方案，其次是普通 IFNα 或复合 IFN 与利巴韦林联合疗法，均优于单用 IFNα。

（4）各型丙型肝炎的抗病毒治疗

①急性丙型肝炎的抗病毒治疗：IFNα 治疗能显著降低急性丙型肝炎的慢性化率，因此，如检测到 HCV - RNA 阳性，即应开始抗病毒治疗。目前对急性丙型肝炎的治疗尚无统一方案，建议给予普通 IFNα3 MU，隔日 1 次肌内或皮下注射，疗程为 24 周，应同时服用利巴韦林 800 ~ 1 000 mg/d。

② 慢性丙型肝炎的抗病毒治疗：a. 血清 HCV - RNA 阳性，ALT 或 AST 持续或反复升高，或肝组织学有明显炎症坏死（G≥2）或中度以上纤维化（S≥2）者，易进展为肝硬化，应给予积极治疗。b. 血清 HCV - RNA 阳性，ALT 持续正常者大多数肝脏病变较轻，应根据肝活检病理学结果决定是否治疗。对已有明显纤维化（S2、S3）者，无论炎症坏死程度如何，均应给予抗病毒治疗；对轻微炎症坏死且无明显纤维化（S0、S1）者，可暂不治疗，但每隔 3 ~ 6 个月应检测肝功能。与慢性乙型肝炎不同，ALT 水平并不是预测患者对 IFNα 应答的重要指标。

③慢性丙型肝炎的治疗方案：治疗前应进行 HCV - RNA 基因分型（1 型和非 1 型）和血中 HCV - RNA 定量，以决定抗病毒治疗的疗程和利巴韦林的剂量。

HCV - RNA 基因为 1 型，或（和）HCV - RNA 定量 $\geq 2 \times 10^6$ 拷贝/ml 者，可选用下列方案：a. PEG - IFNα 联合利巴韦林治疗方案，目前为疗效最佳的治疗方案。PEG - IFNα - 2a 180 μg，或 PEG - IFNα - 2b 1.5 μg/kg，每周 1 次，皮下注射，联合口服利巴韦林 1 000 mg/d，至 12 周时检测 HCV - RNA，如果 HCV - RNA 定性检测为阴转，或低于 PCR 定量法的最低检测限，继续治疗至 48 周；HCV - RNA 未转阴，但下降 $\geq 2 \log_{10}$ IU/ml，则继续治疗到 24 周。24 周时 HCV - RNA 转阴，可继续治疗到 48 周；如果 24 周时仍未转阴，则停药观察；如果 HCV - RNA 下降幅度 $< 2 \log_{10}$ IU/ml，则考虑停药。b. 普通 IFNα 联合利巴韦林治疗方案：IFNα3 ~ 5 MU，隔日 1 次肌内或皮下注射，联合口服利巴韦林 1 000 mg/d，建议治疗 48 周。c. 不能耐受利巴韦林者的治疗方案：可单用普通 IFNα、复合 IFN 或 PEG - IFN 治疗，方法同上。

HCV - RNA 基因为非 1 型，或（和）HCV - RNA 定量 $< 2 \times 10^6$ 拷贝/ml 者，可采用以下治疗方案。a. PEG - IFNα 联合利巴韦林治疗方案：此治疗方案疗效最佳。PEG - IFNα - 2a 180 μg，或 PEG - IFNα - 2b 1.5 μg/kg，每周 1 次，皮下注射，联合应用利巴韦林 800 mg/d，治疗 24 周。b. 普通 IFN 联合利巴韦林治疗方案：IFNα3 MU，每周 3 次，肌内或皮下注射，联合应用利巴韦林 800 ~ 1 000 mg/d，治疗 24 ~ 48 周。c. 不能耐受利巴韦林者的治疗方案：可单用普通 IFNα 或 PEG - IFNα 治疗。

④对于治疗后复发或无应答患者的治疗：对于初次单用 IFNα 治疗后复发的患者，采用 PEG - IFNα - 2a 或普通 IFNα 联合利巴韦林再次治疗，可获得较高的 SVR 率（47%，60%）；对于初次单用 IFNα 无应答的患者，采用普通 IFNα 或 PEG - IFNα - 2a 联合利巴韦林再次治疗，其持续病毒应答率（SVR）较低（分别为 12% ~ 15% 和 34% ~ 40%）。对于初次应用普通 IFNα 和利巴韦林联合疗法无应答或复发期的患者，可试用 PEG - IFNα - 2a 与利巴韦林联合疗法。

⑤丙型肝炎肝硬化的治疗：a. 代偿期肝硬化（Child – Pugh A 级）患者，尽管对治疗的耐受性和效果有所降低，但为使病情稳定、延缓或阻止失代偿期肝硬化、肝功能衰竭和原发性肝细胞癌（HCC）等并发症的发生，建议在严密观察下给予抗病毒治疗。b. 失代偿期肝硬化患者，多难以耐受 IFNα 治疗的不良反应，有条件者应行肝脏移植术。

⑥肝移植后丙型肝炎复发的治疗：HCV 相关的肝硬化或 HCC 患者经肝移植后，HCV 感染复发率很高。IFNα 治疗对此类患者有一定效果，但有促进对移植肝排斥反应的可能，可在有经验的专科医生指导和严密观察下进行抗病毒治疗。

⑦儿童和老年丙型肝炎患者的治疗：有关儿童慢性丙型肝炎患者的治疗经验尚不充分。初步临床研究结果显示，IFNα 单一治疗的 SVR 似高于成人，对药物的耐受性也较好。65 岁或 70 岁以上的老年患者原则上也应进行抗病毒治疗，但一般对治疗的疗效和耐受性较差。因此，应根据患者的年龄、对药物的耐受性、并发症（如高血压、冠心病等）及患者的意愿等因素全面衡量，以决定是否给予抗病毒治疗。

⑧酗酒及吸毒丙型肝炎患者的治疗：慢性乙醇中毒及吸毒可能促进 HCV 复制，加剧肝损害，从而加速发展为肝硬化甚至 HCC。由于酗酒及吸毒患者对于抗病毒治疗的依从性、耐受性和 SVR 均较低，因此，治疗丙型肝炎必须同时戒酒及戒毒。

⑨丙型肝炎合并 HBV 或 HIV 感染者的治疗：合并 HBV 感染会加速慢性丙型肝炎向肝硬化或 HCC 的进展。对于 HCV – RNA 阳性及 HBV – DNA 阴性者，先给予抗 HCV 治疗；对于两种病毒均呈活动性复制者，建议首先以 IFNα 加利巴韦林清除 HCV，对于治疗后 HBV – DNA 仍持续阳性者可再给予抗 HBV 治疗。对此类患者的治疗尚需进行深入研究，以确定最佳治疗方案。合并 HIV 感染也可加速慢性丙型肝炎的进展，抗 HCV 治疗主要取决于患者的 CD4$^+$ 细胞计数和肝组织的纤维化分期。CD4$^+$ 淋巴细胞 $\geqslant 2 \times 10^8/$L、尚无即刻进行高效抗反转录病毒治疗（HAART）指征者，应首先治疗 HCV 感染；正在接受 HAART 治疗、肝纤维化呈 S2 或 S3 期的患者，需同时给予抗 HCV 治疗；但要特别注意观察利巴韦林与抗 HIV 核苷类似物相互作用引起毒性的可能性，包括乳酸酸中毒等。对于严重免疫抑制者（CD4$^+$ 淋巴细胞 $< 2 \times 10^8/$L），应首先给予抗 HIV 治疗，待免疫功能重建后，再考虑抗 HCV 治疗。

⑩慢性丙型肝炎伴有慢性肾衰竭患者的治疗：对于慢性丙型肝炎伴有肾衰竭且未接受透析者，不应进行抗病毒治疗。已接受透析且组织病理学尚无肝硬化的患者（特别是准备行肾移植的患者），可单用 IFNα 治疗（应注意在透析后给药）。由于肾功能不全的患者可发生严重溶血，因此，一般不用利巴韦林联合治疗。

（5）干扰素和利巴韦林的禁忌证：干扰素治疗的绝对禁忌证包括妊娠、精神病史（如严重抑郁症）、未能控制的癫痫、未戒断的酗酒或吸毒者、未经控制的自身免疫性疾病、失代偿期肝硬化、有症状的心脏病、治疗前中性粒细胞计数 $< 1.0 \times 10^9/$L 和治疗前血小板计数 $< 50 \times 10^9/$L。干扰素治疗的相对禁忌证包括：甲状腺疾病、视网膜病、银屑病、既往抑郁症史、未控制的糖尿病、未控制的高血压、总胆红素 $> 51$ μmol/L。利巴韦林治疗的绝对禁忌证包括：妊娠、严重心脏病、肾功能不全、血红蛋白病。利巴韦林治疗的相对禁忌证包括：未控制的高血压、未控制的冠心病、血红蛋白 $< 100$ g/L。

（6）抗病毒治疗应答的类型和标准：可分为生化学应答、病毒学应答及组织学应答。

①生化学应答：ALT 和 AST 恢复正常。

②病毒学应答：a. 早期病毒学应答（EVR），指治疗 12 周时血清 HCV－RNA 定性检测阴性（或定量检测小于最低检测限），或定量检测降低 2 $\log_{10}$ IU/ml 以上。有早期 EVR 者易获得持久病毒学应答（SVR），无 EVR 者不易获得 SVR，因此 EVR 可作为预测 SVR 的指标。b. 治疗结束时病毒学应答（ETVR），即治疗结束时定性检测 HCV－RNA 为阴性（或定量检测小于最低检测限）。c. 持久病毒学应答（SVR），即治疗结束至少随访 24 周时，定性检测 HCV－RNA 阴性（或定量检测小于最低检测限）。d. 无应答（NR），指从未获得 EVR、ETVR 及 SVR 者。e. 复发，指治疗结束时定性检测 HCV－RNA 为阴性（或定量检测小于最低检测限），但停药后 HCV－RNA 又变为阳性。f. 治疗中反弹，治疗期间曾有 HCV－RNA 载量降低或阴转，但尚未停药即出现 HCV－RNA 载量上升或阳转。

③组织学应答：是指肝组织炎症坏死和纤维化的改善情况，可采用国内外通用的肝组织分级（炎症坏死程度）、分期（纤维化程度）或半定量计分系统来评价。

（7）抗病毒治疗应答的影响因素：慢性丙型肝炎的抗病毒治疗应答受多种因素的影响。下列因素有利于取得 SVR：

① HCV 基因型 2、3 型。

②病毒水平 <$2 \times 10^6$ 拷贝/ml。

③年龄 <40 岁。

④ 女性。

⑤感染 HCV 时间短。

⑥ 肝脏纤维化程度轻。

⑦对治疗的依从性好。

⑧无明显肥胖者。

⑨无合并 HBV 及 HTV 感染者。

⑩治疗方法：以 PEG－IFNα 与利巴韦林联合治疗为最佳。

（三）淤胆型肝炎的治疗

淤胆型肝炎的治疗同急性黄疸型肝炎。在护肝治疗的基础上，可试用泼尼松（每日 30～60 mg 分次口服）或地塞米松（每日 10～20 mg 静脉滴注），2 周后如血清胆红素显著下降，可逐步减量，并于 2 周后停药。如果经 2 周治疗胆红素无明显下降，则停药。

（四）重型肝炎的治疗

应强调早期诊断，绝对卧床休息，及时采取以护肝治疗为基础的综合治疗措施。

1. 一般治疗及支持疗法

强调卧床休息；减少饮食中蛋白，以减少肠道内氨的来源；可静脉输注白蛋白、血浆等；注意保持水和电解质平衡，防止和纠正低血钾。静脉点滴葡萄糖，补充维生素 C、$K_1$。

2. 促进肝细胞再生的措施

可选用肝细胞生长因子或胰高血糖素—胰岛素（G－I）疗法等。

3. 对症治疗

1）出血的防治：①可使用止血药物；②输入新鲜血液或凝血因子复合物补充凝血因子；③必要时，使用环状十四氨基酸或八肽合成类似物的生长抑素；④使用 $H_2$ 受体药物雷尼替丁、法莫替丁等防止出血。

2）肝性脑病的防治

（1）氨中毒的防治：①低蛋白饮食；②口服诺氟沙星（氟哌酸）抑制肠道细菌；③口服乳果糖酸化和保持大便通畅；④静脉使用醋谷胺或谷氨酸钠降低血氨。

（2）恢复正常神经递质：左旋多巴静脉点滴或保留灌肠，可进入大脑转化为多巴胺，取代假性神经递质如羟苯乙醇胺等，起到苏醒作用。

（3）维持氨基酸比例平衡：使用肝安静脉滴注。

（4）防治脑水肿：用甘露醇快速静脉点滴，必要时加用呋塞米，以提高脱水效果。

3）继发感染的防治：重型肝炎常伴有肝胆系感染、自发性腹膜炎等，革兰阴性菌感染为多。使用杀菌力强的广谱抗生素时间过长时，易出现二重感染，后者以真菌感染最为常见。治疗可选用半合成青霉素如哌拉西林、二代或三代头孢菌素如头孢西丁、头孢噻肟。有厌氧菌感染时可用甲硝唑。合并真菌感染时，应加用氟康唑等抗真菌药物。

4）肝肾综合征的防治：①避免引起血容量降低的各种因素；②少尿时应扩张血容量，可选用低分子右旋糖酐、血浆或白蛋白；③使用扩张肾血管药物，如小剂量多巴胺，可增加肾血流量；④应用利尿药物如使用呋塞米等。

4. 抗病毒治疗

乙肝病毒引起的重症肝炎，若仍有病毒复制，即血中可检测到 HBV－DNA，可给予贺普丁治疗。100 mg，每天 1 次。

5. 人工肝支持治疗

1）适应证

（1）各种原因引起的肝衰竭早、中期，PTA 在 20% ~40% 和血小板 $> 50 \times 10^9/L$ 为宜；晚期肝衰竭患者也可进行治疗，但并发症多，应慎重；未达到肝衰竭诊断标准，但有肝衰竭倾向者，也可考虑早期干预。

（2）晚期肝衰竭肝移植术前等待供体、肝移植术后排异反应、移植肝无功能期。

2）相对禁忌证

（1）严重活动性出血或弥散性血管内凝血（DIC）者。

（2）对治疗过程中所用血制品或药品如血浆、肝素和鱼精蛋白等高度过敏者。

（3）循环功能衰竭者。

（4）心脑梗死非稳定期者。

（5）妊娠晚期。

3）并发症：人工肝治疗的并发症有过敏反应、低血压、继发感染、出血、失衡综合征、溶血、空气栓塞、水电解质及酸碱平衡紊乱等。随着人工肝技术的发展，并发症发生率逐渐下降，一旦出现，可根据具体情况给予相应处理。

6. 肝移植

肝移植是治疗晚期肝衰竭最有效的治疗手段。

1）适应证

（1）各种原因所致的中晚期肝衰竭，经积极内科和人工肝治疗疗效欠佳。

（2）各种类型的终末期肝硬化。

2）禁忌证

（1）绝对禁忌证：①难以控制的全身性感染。②肝外有难以根治的恶性肿瘤。③难以戒除的酗酒或吸毒。④合并严重的心、脑、肺等重要脏器器质性病变。⑤难以控制的精神疾病。

（2）相对禁忌证：①年龄大于65岁。②肝脏恶性肿瘤伴门静脉主干癌栓或转移。③合并糖尿病、心肌病等预后不佳的疾病。④胆道感染所致的败血症等严重感染。⑤获得性人类免疫缺陷病毒感染。⑥明显门静脉血栓形成等解剖结构异常。

7. 肝细胞及肝干细胞或干细胞移植

肝细胞移植（HCT）是将正常成年肝细胞、不同发育阶段肝细胞、肝潜能细胞、修饰型肝细胞以及相关生长刺激因子，通过不同途径移植到受体适当的靶位，使之定居、增殖、重建肝组织结构，以发挥正常肝功能的肝组织工程。优点：价廉、移植细胞易获取、能冷冻保存、操作简便、并发症少、能介导基因治疗。移植细胞的种类包括：成体肝细胞、胎肝细胞、异种肝细胞、永生化肝细胞、肝干细胞。

成体肝细胞是肝细胞移植的一种良好选择，尤其适用于急性肝衰竭的细胞移植，美国PDA已批准用于临床。其特点是：分化良好、功能完善、肝脏受损时，能进行1~2周期的复制、一个供体肝脏可给多个受体提供肝细胞，冷冻复苏后细胞活力下降、供体仍有限和免疫排斥。

胎肝细胞是肝细胞移植的重要细胞来源，胎肝细胞免疫源性相对较弱，分裂、增生能力较强，移植后细胞数量增加相对较多、迅速，能抵抗冻存导致的损伤，来源较成人肝细胞容易，但涉及伦理问题，难以推广应用。

异种肝细胞是除人源性肝细胞以外的动物肝细胞，其细胞来源广泛，细胞数量可以满足临床需要，但有免疫排斥及发生动物性疾病的风险，难以在临床开展。

永生化肝细胞有可能成为HCT的一种细胞供体，其增殖优势，可体外培养成株，应用最多的是SV40大T抗原基因转染的永生化肝细胞。但具备癌基因的表达，安全性受到质疑。

肝干细胞是指具有自我更新能力和向多种细胞分化能力的细胞，分为肝源性和非肝源性两类，包括：肝源性的卵圆细胞及非肝源性的胚胎干细胞、骨髓间充质干细胞、造血干细胞及胰腺上皮细胞等。

细胞修复肝脏工程是一项非常有前景的工程，但仍需进一步的临床实践和深入的基础研究。

（五）防止急性肝炎转为慢性

如急性期充分休息，恢复期避免过劳，饮食营养足够，成分平衡，禁忌烟、酒，合理用药，预防感冒、肠炎、妊娠，可使急性肝炎转为慢性肝炎机会减少。

（六）肝炎肝硬化的治疗

肝炎肝硬化的治疗可参照慢性肝炎和重型肝炎的治疗，有脾功能亢进或门静脉高压明显时可选用手术或介入治疗。

（七）慢性乙型和丙型肝炎病毒携带者

慢性乙型和丙型肝炎病毒携带者可照常工作，但应定期复查，随访观察，并动员其做穿刺检查，以便进一步确诊和做相应治疗。

（八）中医中药

中医认为，本病的主要病因为湿热与疫疠。外感湿热之后，湿邪不能外泄，郁蒸而助热，热邪不能宣达，蕴结而助湿，湿与热蕴蒸不解而产生本病。《沈氏尊生书》说："天行疫疠以致发黄者，俗称之瘟黄，杀人最急。"认识到引发本病的病因是一种传染性物质——疫疠。其具有热毒的特性，热毒壅盛，邪入营血，内陷心包，多为急黄险症。慢性期以外邪缠绵，脉络瘀阻，肝郁脾虚，肝肾不足等虚实夹杂为主，但病程日久，阴损及阳，又可导致肾阳亏虚。

1. 辨证论治

1）肝胆湿热

右胁胀痛，脘腹满闷，身黄或无黄，小便黄赤。舌胖大，苔黄腻，脉弦滑或濡缓。

治法：清热利湿，凉血解毒为主。

方药：茵陈蒿汤加味。

茵陈蒿 60 g（包），山栀 12 g，陈皮 6 g，生大黄、半夏各 9 g，金钱草、田基黄、板蓝根各 30 g。

2）肝郁脾虚

胁肋胀满，面色萎黄，精神抑郁或烦急，纳差，脘痞，腹胀。舌质或稍暗、苔薄白、边有齿印，脉沉濡或沉弦。

治法：疏肝解郁，健脾和中为主。

方药：逍遥散加减。

柴胡、当归各 9 g，白术、茯苓各 12 g，党参 15 g，郁金 10 g，丹参 20 g，陈皮、木香各 6 g，砂仁 3 g。

乏力，加黄芪 30 g；肝区痛，加香附、元胡各 9 g；纳呆，加内金 9 g，山楂 12 g，谷麦芽各 10 g。

3）肝肾阴虚

头晕耳鸣，两目干涩，口燥咽干，失眠多梦，五心烦热，腰膝酸弱。舌红苔少，脉弦细等。

治法：滋养肝肾。

方药：一贯煎化裁随证加减。

生地、麦冬各 10 g，白芍 15 g，女贞子、当归、五味子、川楝子、枸杞各 9 g。

午后低热，加丹皮 9 g，地骨皮 15 g；口干、食少，加沙参、石斛各 15 g；眩晕重者，加白蒺藜 10 g；失眠，加夜交藤、炒枣仁各 12 g，腰腿酸痛甚者，加桑寄生 12 g，木瓜 15 g。

4）气滞血瘀

面色晦暗，肝脾大、质硬，蜘蛛痣，肝掌。舌质紫暗，或有瘀点、瘀斑，苔腻，脉弦。

治法：调气活血，化瘀通络。

方药：化瘀汤加减。

当归、丹参各 12 g，郁金 10 g，桃仁、红花、穿山甲①片、赤芍各 9 g，青皮 6 g，牡蛎 30 g（先煎）。

5）脾虚湿困

面色苍黄，肢体困倦，胁腹胀满不适或隐痛，纳差便溏，苔腻舌质淡，脉濡缓。多见于慢性迁延性或活动性肝炎。

治法：健脾化湿。

方药：香砂六君子汤加减。

党参、白术、半夏各 9 g，茯苓、淮山药、生熟薏苡仁各 12 g，陈皮、木香各 6 g，砂仁 3 g（研后下），谷麦芽各 15 g。

6）热毒炽盛

起病急骤，猝然壮热，黄疸迅速加深，其色如金，胁痛腹满，神昏谵语，或见衄血、便血，或肌肤出现瘀斑。舌质红绛，苔黄燥，脉弦滑数。多见于重症肝炎。

治法：清热解毒，凉营开窍。

方药：犀角散加减。犀角②（磨冲）、黄连各 3 g，升麻、山栀、丹皮、赤芍、生甘草各 9 g，生大黄 6 g，茵陈（先煎）、鲜生地各 30 g。

7）肾阴亏虚

胁痛隐隐，缠绵不休，面萎或黧黑，腰膝酸软，畏寒肢冷，或遗精带下。舌淡苔薄白，脉细尺弱。多见于慢性活动性肝炎后期，或乙肝病毒表面抗原阳性的病例。

治法：温养苦泄。

方药：二仙汤化裁。

党参、仙茅、仙灵脾、苍术、苦参各 9 g，小蓟草、虎杖各 15 g，平地木 30 g，川连、胡黄连各 3 g。

2. 中成药

1）龙胆泻肝丸：口服，每次 6 ~ 9 g，每日 2 ~ 3 次。用于肝胆湿热引起的头晕目眩，口苦目赤，黄疸等症。

2）茵陈五苓丸：口服，每次 6 g，每日 2 次。用于温热黄疸初起，全身尽黄，小便短赤。

3）肝舒乐冲剂：口服，每次 1 袋，每日 2 次。用于肝经湿热所致的黄疸，胁肋胀痛，食欲缺乏，舌苔黄腻。

4）复方垂盆草糖浆：口服，每次 50 ml，每日 2 次。用于急性肝炎、慢性迁延性肝

---

① 穿山甲现已不用，可用同类药物代替。下同。

② 犀角现已禁用，可用水牛角代替，剂量加倍。下同。

炎及慢性活动性肝炎。

5）茵栀黄注射液：每次 4 ml，每日 2 次，肌内注射。用于湿热黄疸，肌肤黄染，胁痛纳减，小便黄赤，舌苔黄腻，以及热毒炽盛之高热，躁动，神昏之急黄证候。

6）肝炎冲剂：口服，每次 1 袋，每日 2 次。用于湿热蕴蒸所致的黄疸或无黄疸，胁下胀痛，肝脏肿大，食欲缺乏，舌苔黄腻等。

7）田鸡黄注射液：每次 2~4 ml，每日 1 次，肌内注射。

8）黄疸茵陈冲剂：口服，每次 1 袋，每日 2 次。用于湿热熏蒸所致的肌肤黄染，头重身疼，倦怠乏力，脘闷不饥，小便黄赤，舌苔黄腻。

9）舒肝丸：口服，每丸 9 g，1 次 1 丸，每日 2 次。用于肝郁气滞引起的胸胁胀满，胃脘疼痛，嗳气吞酸，饮食乏味等。

10）肝泰冲剂：口服，每日 3 次，开水冲服。用于急慢性无黄疸性肝炎之胁肋胀痛，嗳气纳少等。

11）舒肝和胃丸：口服，每次 9 g，每日 2 次。用于治疗肝炎证属肝胃气滞，症见胁肋胀痛，脘腹胀满等。

12）安宫牛黄丸：口服，每次 1 丸，每日 2 次。用于温邪入里，逆传心包引起的高热惊厥，烦躁不安，神昏谵语等。

13）紫雪散：口服，每次 1~3 g，每日 2 次。适用于邪热内陷心包而见高热烦躁，神昏谵语，抽搐惊厥，口渴喜饮，唇焦舌干，尿赤便秘等。

14）清开灵注射液：每次 40~80 ml，每日 1~2 次，肌内注射或静脉滴注。用于治疗急性重症肝炎，高热神昏，黄疸明显者。

15）牛黄清热散：口服，每次 1.5 g，每日 2 次。适用于温邪入里引起的高热惊厥，四肢抽搐，烦躁不安，痰浊壅盛。

16）肝炎春冲剂：口服，每次 15 g，每日 3 次。用于甲、乙型肝炎及各种慢性肝炎所引起的疲乏无力，质油腻，纳呆食少，口苦恶心等症。

3. 单方、验方

1）田基黄全草 45 g。水煎，加白糖适量，分 2 次服，每日 1 剂，15 日为 1 个疗程，必要时延长。对肝炎有效。

2）鲜三叶人字草（鸡眼草）100 g。加水煎 20~30 分钟去渣，分 3 次服，儿童减半。对肝炎有效。

3）虎杖根 30 g。水煎，分早、晚服，每日 1 剂。对急性无黄疸型肝炎有效。

4）鲜虎杖根 30 g，鲜垂柳（柳树）叶 150 g，鲜小飞扬全草 90 g。加水煎取药液 2 次，共约 200 ml，分 3 次服，每日 1 剂，连服 10~15 剂。对急性黄疸型肝炎有效，预防用可每日 1 剂连服 5~7 天。

5）茵陈 30~60 g，威灵仙、丹参各 30 g，大黄 6~15 g。水煎服，每日 1 剂。本方对急性黄疸型肝炎有较好疗效。一般最短 6 日，最长 14 日即可退黄，降酶时间最短 10 日，最长 18 日。

6）凤尾草全草、白芍各 30 g。水煎，分 3~4 次服，每日 1 剂，儿童酌减，或鲜车前草全草 150 g 加水煎成 600 ml，分 2 次服，每日 1 剂。对急性黄疸型肝炎有效。

7）路边菊（鸡儿肠）全草、车前草全草各500 g，茵陈250 g。加水过药面，煮沸后慢火煎两小时过滤，浓缩至1 000 ml，装瓶煮沸消毒备用。3～5岁每次15 ml，6～10岁每次20 ml，11～14岁每次30 ml，每日服3次，服至黄疸消退，肝功能恢复正常，肝脾不肿大为止。本方对小儿急性黄疸型肝炎有效。

8）茵陈、白芍、菊花各20 g，佛手、橘红各12 g，茅根、鸡骨草、金钱草各30 g，甘草10 g，泽泻15 g。水煎服，每日1剂。此方适于较重肝炎而且有黄疸者。

### 十一、护理

1）按消化道或血液传染病隔离。病室要安静，空气新鲜，温度与光线适宜。用过的注射器、针头及冲洗液，必须用高压蒸汽灭菌或煮沸消毒30分钟，食具、大小便器和大小便，均须按规定消毒。

2）卧床休息，重症肝炎应绝对卧床休息，给予清淡、适合口味的饮食。食欲好转后给予富营养、易消化饮食，不能进食和给予静脉补液。疑有肝昏迷者则应限制蛋白摄入。有水肿、腹水者给予低盐或无盐饮食。有食管静脉曲张者，防止尖硬食物刺破食管血管，引起上消化道大出血。

3）做好皮肤及口腔的护理，昏迷及大量腹水者要勤翻身，防止压疮及坠积性肺炎。

4）加强心理护理，消除患者悲观、焦虑等不良情绪，积极配合治疗。

5）注意饮食、腹胀情况、黄疸深浅及体温变化。重症肝炎应注意患者呼吸气味，有无精神萎靡、嗜睡、淡漠；是否有昏迷前驱症状，如烦躁、恐惧、抓空、扑翼样震颤。

6）患者烦躁不安、惊厥时，要慎用镇静剂，发现脑水肿的早期症状，瞳孔、呼吸、血压有改变时，要及时报告医生，并协助处理。观察皮肤、黏膜、粪便等有无出血倾向；记录尿量，了解腹水有多少；密切注意意识、瞳孔、脉搏、呼吸、血压、水和电解质及酸碱平衡等变化。做好抢救准备工作，如输血的准备，准备三腔管及抢救药品等。如消化道出血，应立即将患者面部侧向一边，防止血液逆流入呼吸道而引起窒息。鼻衄者可用0.1%肾上腺素或1%麻黄碱棉球填塞止血。

7）一般急性肝炎护士应协助做各项有关检查，注意观察药物疗效。重型肝炎应密切配合治疗，如建立静脉通道、准备输血及急救药品、安定患者紧张的情绪。昏迷者随时将口腔内血液吸出，观察血压、脉搏变化，详细记录出血量。血氨增高时，注意禁用含氮药物，保持大便通畅，用醋酸保留灌肠时，尽量争取长时间保留，记录保留时间。禁用肥皂水灌肠。有DIC使用肝素治疗时，应准确及时给药。注射肝素过程中严密观察有无出血现象加重和其他反应。如出现鼻衄、针孔渗血、柏油便，立即减慢滴速，通知医生。

### 十二、防控

（一）管理好传染源

急性及慢性肝炎患者在活动期或恶化时，应隔离治疗；疑似肝炎及密切接触者，应医学观察；要定期对炊事员、保育员及饮食业服务人员进行健康检查和观察，发现有肝炎者，应立即调离原来工作岗位，并进行隔离治疗。HBsAg 阳性者不得献血。

（二）切断传播途径

如提高个人卫生水平；加强饮食、饮水、环境卫生管理；加强托幼卫生；各服务行业的公用茶具、面巾和理发、刮脸、修脚用具，均应做好消毒处理；防止医源性传播；各级综合医院均应建立肝炎专科门诊，积极创造条件建立肝炎病房，有关医务人员应相对固定；加强母婴传播的阻断工作；加强血液制品的管理。

（三）易感人群的保护

如市售人血丙种球蛋白和人胎盘血丙种球蛋白对甲型肝炎接触者有一定保护作用，主要适用于接触甲型肝炎患者的易感儿童。剂量 0.02 ~ 0.05 ml/kg，注射时间越早越好，不宜迟于接触后 14 天。乙型肝炎免疫球蛋白：主要用于母婴传播的阻断，可与乙型肝炎疫苗联合使用；其次可用于意外事故的被动免疫。乙型肝炎血源疫苗或基因工程乙型肝炎疫苗：主要用于阻断母婴传播和新生儿预防。其他高危人群接种疫苗时，则需经 HBsAg、抗 HBs 和抗 HBe 检查筛选，证明是易感者后方可使用。

（孟广菊）

# 第二节　流行性乙型脑炎

流行性乙型脑炎简称乙脑，是由乙脑病毒引起的以脑实质炎症为主要病变的中枢神经系统急性传染病。乙脑病毒经蚊虫叮咬后侵入人体，在单核—巨噬细胞内增殖，继而进入血流，引起病毒血症。如不侵入中枢神经系统则大多呈隐性感染或为轻型病例；当机体防御功能降低或病毒数量多、毒力强时，病毒可通过血—脑屏障侵入中枢神经系统，在神经细胞中增殖而发生脑炎。脑实质和脑膜充血、水肿，神经细胞变性、坏死、软化灶形成、胶质细胞增生等病理改变。病变范围较大，以大脑皮质、间脑和中脑病变最为严重。

## 一、病原学

乙脑病毒属虫媒病毒 B 组，是一种 RNA 病毒，病毒颗粒呈球形，直径 20 ~ 30 nm，外层有脂蛋白套膜，其表面含有血凝素刺突。病毒可在动物、鸡胚和组织培养细胞中生长繁殖。

乙脑病毒抵抗力不强，常用消毒剂均能将它杀灭。不耐酸，对乙醚、乙醇、丙酮亦较敏感。加热至 56℃，持续 30 分钟即可灭活，但耐低温，在 50% 甘油中 4℃ 条件下可保存 3 个月之久。

### 二、流行病学

#### （一）传染源

人和动物（包括猪、牛、羊、马、狗、鸭、鸡等）均可成为传染源，但人感染乙脑病毒后，病毒血症期短且病毒数量少，故患者和隐性感染者不是本病的主要传染源。在乙脑流行区，家禽、家畜的感染率很高，其中猪感染率高达100%，且血中病毒数量多，病毒血症时间长，故猪是本病的主要传染源，其中尤以未过夏天的幼猪最为重要。一般在人类乙脑流行前2~4周先在家畜中流行，因而在人群乙脑发生流行前，检查猪的乙脑病毒感染率，便可预测当年乙脑在人群中的流行程度。

#### （二）传播途径

本病主要通过蚊虫（库蚊、伊蚊、按蚊）叮咬而传播。在温带地区，三带喙库蚊是主要的传播媒介。蚊虫感染病毒后，可带毒越冬或经卵传代，成为乙脑病毒的长期储存宿主。此外，受感染的螨、蝙蝠也是乙脑病毒的长期储存宿主。

#### （三）人群易感性

人对乙脑病毒普遍易感，感染后多数呈轻型或隐性感染，乙脑患者与隐性感染之比为1:（1 000~2 000）。母体传递的抗体对婴儿有一定的保护作用，患病者大多为10岁以下儿童，以2~6岁儿童发病率最高，可能与血—脑屏障功能不健全有关。感染后可获较持久的免疫力，第二次发病者罕见。

#### （四）流行特征

本病流行于亚洲东部的热带和温带区，我国除东北北部、青海、新疆和西藏外均有本病流行，大部分集中于7、8、9三个月。近些年由于儿童广泛接种乙脑疫苗，总的发病率下降，但成人和老年人发病相对增多。发病呈高度散发性、家庭成员中少有同时发病者。

### 三、发病机制和病理

人被带病毒的蚊虫叮咬后，病毒进入人体，先在单核—巨噬细胞内繁殖，随后进入血流，引起病毒血症。病毒若未侵入中枢神经系统则呈隐性感染或为轻型病例。仅在少数情况下，当机体防御功能减弱，病毒可通过血—脑屏障进入中枢神经系统而发生脑炎。有报道，患者如注射百日咳菌苗后，或原有脑囊虫病、癫痫等，可降低血—脑屏障功能，促使乙脑发病。

乙脑病毒在人的脑、淋巴结、骨髓、脾和肾等组织增殖，出现病毒血症。中枢神经系统中脑、脊髓是它的主要靶器官，其中大脑皮质、中脑和间脑病变最为严重，尸检见脑膜血管充血，脑实质明显充血水肿，脑沟变浅，颅内压升高，出现脑疝。脑部出现粟粒状软化灶，散在或融合。在切片上可见血管扩张充血、神经细胞变性和坏死、神经胶质细胞增生和炎症细胞浸润，脑实质坏死灶形成。

### 四、临床表现

潜伏期4~21日，一般10~14日。

（一）典型的临床经过

可分为三期。

1. 初期

病程第 1~3 日，突然发热（体温在 1~2 日高达 40℃）、头痛、恶心、呕吐，多有嗜睡或精神倦怠，可有颈部强直及抽搐。

2. 极期

病程第 4~10 日，主要为脑实质损害表现，少数患者死于该期。

1）高热：体温在 40℃ 或以上，多呈稽留热，高热一般持续 7~10 日，轻者 3~4 日，重者 3 周。

2）意识障碍：意识障碍是本病的主要表现。表现为嗜睡、昏睡、昏迷、谵妄等。昏迷是意识障碍最严重的程度，昏迷越深，持续时间越长，病情愈重。意识障碍通常持续 1 周，重者可在 1 个月以上。

3）抽搐：抽搐是病情严重的表现。先出现面部、眼肌、口唇等局灶性小抽搐，继之出现单肢、双肢的阵挛性抽搐，重者出现全身强直性或阵挛性抽搐，历时数分钟至数十分钟不等，均伴有意识障碍。频繁抽搐导致发绀、呼吸暂停。

4）呼吸衰竭：呼吸衰竭是本病死亡的主要原因。其多见于重症患者，主要为中枢性呼吸衰竭。表现为呼吸表浅、双吸气、叹息样呼吸、抽泣样呼吸、潮式呼吸、间停呼吸、呼吸停止。出现脑疝时除有上述呼吸改变外，尚有脑疝本身的表现。枕骨大孔疝表现为昏迷加深、瞳孔散大、肌张力增高、上肢多呈内旋、下肢呈伸直性强直。小脑幕切迹疝表现为昏迷加深，患侧瞳孔散大，对光反射消失，眼球外固定或外展，对侧肢体瘫痪。

周围性呼吸衰竭多由脊髓病变致呼吸肌麻痹或呼吸道阻塞、肺部继发感染等所致。其表现为呼吸先快后慢，胸式或腹式呼吸减弱，发绀，但呼吸节律整齐。

5）其他：在病程 10 日内可出现生理反射改变、脑膜刺激征、锥体束征、单瘫、偏瘫、吞咽困难、语言障碍、大小便失禁等。

3. 恢复期

极期后 1~2 周体温逐渐下降，神志逐渐清醒，神经和精神症状好转。凡神经、精神症状在半年未恢复者应视为后遗症。

（二）临床类型

临床分型对乙脑的诊治很重要，根据病情轻重和神经系统损害分为四型：

1. 轻型

体温在 38℃ 左右，神志清楚，仅有轻度头痛、呕吐、嗜睡，无惊厥，可无（或有）脑膜刺激征。病程约 1 周。

2. 普通型

体温 39~40℃，上述症状加重，并有昏睡或浅昏迷，有惊厥和脑膜刺激征，恢复期可有神经、精神症状。病程 1~2 周。

3. 重型

起病急，初期短而极期长，体温迅速升高，剧烈头痛，随即昏迷，反复惊厥，部分病例可有后遗症。病程 2～4 周。

4. 极重型

来势凶险，体温骤升，可在 41℃ 以上，迅速进入深昏迷，反复或持续惊厥，常在极期死于呼吸、循环衰竭或脑疝，幸存者常有严重的后遗症。

（三）老年人乙脑

国内报道，近年来老年人乙脑患病率较前显著增加。临床表现为重型及极重型的比例大，并发症较多，以慢性呼吸道感染、心血管疾病、败血症及消化道出血等最为常见。

（四）并发症

发生率为 10% 左右，以支气管肺炎最常见，其次为肺不张、金葡菌败血症、大肠杆菌所致的尿路感染等。近年来压疮、角膜炎、口腔炎等并发症已少见。

### 五、实验室及其他检查

（一）血象

白细胞计数常在（10～20）×$10^9$/L，中性粒细胞在 0.80 以上，可有核左移。

（二）脑脊液

压力增高，外观清亮或微浊。白细胞数多在（0.05～0.5）×$10^9$/L，少数近于正常或在 1×$10^9$/L 以上。早期中性粒细胞偏高，1 周后以淋巴细胞为主；蛋白稍高；糖正常或偏高；氯化物正常。一般于 2～3 周脑脊液恢复正常。在病程 12 周内脑脊液 AST 活性增高，提示脑组织有较严重损害，与预后有一定关系。

（三）病毒分离

在 1 周内死亡病例脑组织中分离到病毒，也可用免疫荧光技术在脑组织中找到病毒抗原。

（四）血清学检查

测定患者双份血清特异性抗体，恢复期抗体效价比急性期升高 4 倍以上有诊断价值。应用酶联免疫吸附试验或微量免疫荧光等检测特异性 IgM，阳性率达 90%，有重要诊断意义。

### 六、诊断

本病于夏秋季节，尤以 7、8、9 三个月发病为多。临床特点为起病急、头痛、高热、呕吐、意识障碍、抽搐、呼吸衰竭等。辅助检查白细胞计数及中性粒细胞均增高；脑脊液压力增高、白细胞增多、蛋白轻度升高、糖和氯化物正常；特异性 IgM 抗体早期出现阳性。

### 七、鉴别诊断

（一）中毒型菌痢

中毒型菌痢一般无脑膜刺激征，脑脊液检查正常。做肛拭子或用生理盐水灌肠取便镜检，可发现大量脓细胞。

（二）结核性脑膜炎

结核性脑膜炎多有结核病病史或颅外结核病灶。发病无明显季节性，起病缓慢，病程长。脑脊液中蛋白明显升高，糖和氯化物明显降低，能查到结核分枝杆菌。

（三）化脓性脑膜炎

流脑多发生于冬春季节，皮肤黏膜有淤点、淤斑，可有感染性休克表现。其他化脓性脑膜炎发病无季节性，可查到原发感染灶；脑脊液呈脓性，白细胞计数在 $1.0 \times 10^9$/L 以上，以中性粒细胞为主，糖和氯化物降低；细菌学检查可查到致病菌。

（四）其他病毒性脑炎

单纯疱疹病毒、柯萨奇病毒、埃可病毒、腮腺炎病毒、麻疹病毒等均可引起脑炎，临床表现及脑脊液变化与乙脑相似，但临床症状相对较轻，确诊有赖于免疫学检查。

## 八、治疗

本病无特效疗法，一般采用中西医结合治疗，把好高热、惊厥、呼吸衰竭等危症的处理，是降低病死率的关键。加强护理，预防呼吸道痰液阻塞、缺氧窒息及继发感染，注意营养及加强全身支持疗法。

（一）一般治疗

住院隔离治疗。病室应安静、清洁，备有防蚊、通风、降温设备。室温宜维持在30℃以下。良好的护理是减少并发症、降低病死率和后遗症的重要环节。护理应注意患者的体温、神志、血压、呼吸、瞳孔及肌张力的变化。对昏迷、痰多者应定时翻身、拍背、吸痰。应及时补充营养及热量，注意水及电解质平衡，重症者应补充足量液体，成人每日 1 500～2 000 ml，小儿每日 50～80 ml/kg，主要用葡萄糖液，1/4 量可用含钠液，并注意补钾。对昏迷伴脑水肿者，应适当控制液量和钠盐。

（二）对症治疗

1. 高热

对持续高热39℃以上者，应使体温降低在38.5℃以下，其方法有：①物理降温，头颈部、腋下放置冰袋，冷水灌肠；②药物降温，吲哚美辛（消炎痛）25～50 mg/次口服。幼儿可用安乃近滴鼻。③亚冬眠疗法，氯丙嗪及异丙嗪各 25～50 mg，每 4～6 小时肌内注射 1 次。安宫牛黄丸口服。

2. 抽搐与惊厥

按抽搐原因采取相应措施，如高热所致，则以降温为主；如为呼吸不畅缺氧所致，则以吸氧、吸痰等为主；如因颅内高压，则应积极降低颅内压；如为代谢紊乱或水与电解质平衡失调，宜迅速予以纠正。

3. 呼吸衰竭

呼吸衰竭为本病致死的主要原因。首先要保持呼吸道通畅，深昏迷者常有分泌物积聚，伴异常呼吸时要及早做气管切开，延髓受累影响呼吸，可用呼吸兴奋剂尼可刹米（可拉明），成人 0.375～0.75 g，小儿 5～10 mg/kg，肌注。洛贝林，成人 3～9 mg，小儿 0.15 mg/kg，肌注。阿托品、莨菪碱可改善微循环，减轻脑水肿，兴奋呼吸中枢。近年来用以抢救中枢性呼吸衰竭有一定效果。东莨菪碱，成人每次 0.2～0.5 mg，小儿每次 0.02 ~ 0.06 mg/kg；山莨菪碱，成人每次 20 mg，小儿每次 0.5 ~ 1 mg/kg，静脉注射；阿托品首次 0.5 ~ 1 mg，以后每次 0.5 mg 静脉注射，15 ~ 30 分钟 1 次。上述药物可交替应用。

### 4. 脑水肿及脑疝的治疗

可给予脱水剂 20% 甘露醇或 25% 山梨醇，每次 1 ~ 2 g/kg，静脉快速推入，每 4 ~ 6 小时可重复 1 次，疗程 2 ~ 4 天。并见脑疝者，脱水剂用量加倍，加用呋塞米或依他尼酸，另加用氢化可的松每日 100 ~ 300 mg，或用地塞米松 5 ~ 15 mg，静脉滴注。

### 5. 心功能不全和循环衰竭的治疗

心功能不全可用毛花苷 C 或毒毛旋花子苷 K 等快速洋地黄化。循环衰竭应根据不同病因给予恰当处理，如脑水肿、脑疝所致脑性休克，主要用脱水剂、东莨菪碱或山莨菪碱以降低颅内压，兴奋呼吸、循环中枢；因高热、脱水过度等造成血容量不足及水电解质紊乱所致，应以补充血容量和纠正电解质紊乱为主。

### （三）抗病毒治疗

近年来，临床观察下列药物具有抑制病毒繁殖、缓解临床症状、缩短病程、减少并发症和后遗症及降低死亡率之效。

### 1. 利巴韦林（病毒唑）

利巴韦林是人工合成的广谱抗病毒药物，对 RNA 和 DNA 病毒均有明显抑制作用，它能阻断肌苷酸变为鸟苷酸而抑制病毒核酸合成，阻止病毒复制，从而达到治疗的目的。剂量：10 mg/kg，每日 1 次静脉滴注，治疗至体温正常，3 日后停药。利巴韦林治疗可减轻临床症状，缩短病程，防止后遗症发生，降低病死率。

### 2. 山豆根注射液

据文献报道，在传统及对症治疗的同时加用山豆根注射液 0.1 ml/kg，每日 2 次肌注，3 日为 1 个疗程。结果表明，山豆根可缓解临床症状，缩短病程，减少并发症、后遗症及降低死亡率。与对照组比较有显著差异（$P < 0.05$）。机理是山豆根注射液可直接抑制病毒复制，降低免疫复合物，阻止脂质过氧化损伤，减轻脑部毛细血管内皮细胞充血水肿及血浆与有形成分的渗出，从而减轻脑部病变，降低颅内压，达到治疗作用。

### 3. 甘草甜素

方法是在常规治疗的同时，加甘草甜素，每日 2 ml/kg 加入 10% 葡萄糖液 250 ml 静脉滴注，疗程 4 ~ 7 日。

### 4. 聚肌胞

天津市传染病医院用聚肌胞治疗 73 例，结果存活 67 例（91.8%），死亡 6 例（8.2%），与近几年该院乙脑逐年总死亡率 16% ~ 19% 相比，聚肌胞组死亡率明显降低。原解放军第 302 医院实验观察，聚肌胞对乙脑小鼠模型有明显的保护作用。

### 5. 阿糖胞苷

文献报道，在常规治疗的同时加用阿糖胞苷治疗乙脑，发现其降温作用相当可靠，疗效优于对照组。方法：阿糖胞苷，每日 2 mg/kg 加 5% 葡萄糖液 250 ml，每日 1 次静脉滴注。

6. 干扰素

肌内注射，每日 5 ml（$10^5 \sim 10^6$ U/ml），3 ~ 5 日为 1 个疗程。

（四）其他治疗

1. 免疫增强剂

用转移因子（每日成人 2 次，儿童 1 次，每次 1 支，共用 5 日，轮注于两上臂内侧或腹股沟皮下淋巴结远心侧）、胸腺素、特异性核糖核酸治疗本病，对症状有所改善。有人认为早期用于普通型患者，可使病程缩短，但对神经病理和体征的恢复不理想，与辅酶 Q10 合用有可能提高疗效。

2. 环磷酰胺

文献报道，对 45 例乙脑在传统的治疗基础上调整机体免疫功能，即以环磷酰胺（CTX）、左旋咪唑与辅酶 Q10 治疗；另 100 例仍以传统综合治疗为对照。结果治疗组治愈 88.9%，死亡 4.4%，近期后遗症 6.7%，疗效较满意。而对照组治愈 56.0%，死亡 20%，近期后遗症 22%，与治疗组比较有显著差异。

3. 山莨菪碱

山莨菪碱具有促进免疫和辅助抗感染的药理特性，有协助内源性干扰素、诱生剂聚肌胞对抗乙脑病毒感染作用。此外尚有解除脑血管痉挛、扩张支气管平滑肌、改善脑细胞代谢等作用。早期应用山莨菪碱辅助治疗极重型乙脑，具有一定的疗效。方法：山莨菪碱，每次 1 ~ 2 mg/kg，静脉注射，每 30 分钟 1 次，至面色红润，血压、呼吸、脉搏稳定及抽搐减少，持续时间缩短，间隙时间延长，后再逐渐减量及延长给药时间。

4. 苯巴比妥钠

国内报道，在传统治疗的基础上加用苯巴比妥钠治疗重型乙脑 4 例（重型 3 例，极重型 1 例），结果重型中 2 例儿童和 1 例极重型均痊愈出院，未留有神经精神症状，1 例重型成人出院时仅留有握力减退伴同侧下肢跛行。进行性脑水肿是导致乙脑发生呼吸衰竭和死亡的重要原因之一，因而积极防治脑水肿是降低乙脑死亡率和后遗症的关键。近年来发现苯巴比妥钠能迅速降低颅内压，对改善重型乙脑的预后有重要作用。用法：除传统治疗外，给予苯巴比妥钠 2 ~ 4 mg/kg，以生理盐水或注射用水溶解成 10% 溶液每 6 小时静脉注射 1 次，直至抽搐停止或刺激后不再引起伸肌反应，然后将剂量减半后肌内注射，每 8 小时 1 次，延用 1 日后停药，一般疗程为 2 ~ 4 日。

5. 激素

地塞米松每日 10 ~ 20 mg 或氢化可的松每日 100 ~ 300 mg。气管切开患者要慎用。

6. 抗生素

用于合并细菌感染，如青霉素、氨苄西林、先锋霉素和头孢类抗生素等。

7. 苏醒剂

昏迷患者可使用苏醒剂促使早日苏醒，并防止并发症及后遗症，如甲氯芬酯、醒脑静、脑合素等。

（五）恢复期及后遗症处理

要注意进行功能训练（包括吞咽、语言和肢体功能锻炼），可用理疗、针灸、按摩、体疗、高压氧治疗等，对智力、语言和运动功能的恢复有较好疗效。

（六）中医中药

中医认为，本病的发生是感受了暑热之气，因夏月暑气当令，气候炎热。夏令雨湿较多，因天暑下逼，地湿上蒸，暑热与湿邪互相熏灼为患。严重者热盛耗伤阴液而动风，热盛化火，风盛生痰，痰盛生惊，故临床可见高热、抽风、痰鸣、昏迷等危重证候。

1. 辨证论治

1）急性期

（1）卫气型

多见于轻型、普通型和重型的初期。症见发热或恶寒，头痛，嗜睡，自汗出，口渴，烦躁或有项强及轻度惊厥。苔薄白、白腻或微黄，脉浮数或滑数。

治法：透表解毒。

方药：银翘散加减。

金银花、连翘、大青叶、板蓝根各 30 g，豆豉 12 g，薄荷、竹叶各 10 g，贯众 15 g，芦根 60 g。

（2）气营型

多见于普通型与重型。症见壮热不退，头痛项强，神志昏迷，反复抽搐，唇口焦干，小便短赤，大便秘结。舌质红绛，苔黄厚而燥，脉数。

治法：清气泄热，凉营解毒。

方药：石膏知母汤合清营汤加减。

生石膏 60 g，大青叶、板蓝根各 30 g，玄参 12 g，麦冬、知母各 10 g，紫草、生地各 15 g，连翘、竹叶、丹皮各 9 g，甘草 5 g，犀角粉（冲服）1 g。

便秘加生大黄 6 g，玄明粉（冲服）4 g；昏迷加郁金 6 g，石菖蒲 9 g；喉内痰鸣加鲜竹沥 10 ml；反复惊厥加天麻 6 g，钩藤、地龙干各 9 g，菊花 5 g。

（3）营血型

相当于极重型。症见高热，深度昏迷，抽搐，严重者频繁抽搐，全身强直，角弓反张，痰声辘辘或出现面灰唇青，肢冷汗出，吐血，便血。舌质红绛或紫绛，舌苔干黄或光滑无苔，脉细数。

治法：清热凉血，解毒镇痉。

方药：清瘟败毒饮加减。

犀角尖、黄连各 3 g，生石膏（先煎）180 g，知母 15 g，生地 30 g，山栀、玄参各 12 g，丹皮、赤芍、黄芩各 9 g，竹叶、生甘草各 6 g。

若邪毒损阴耗阳，使阴液枯而阳气脱，则转拟益气养阴，敛肺固脱，用生脉散合参附汤，并加六神丸鼻饲。

2）恢复期

（1）肝肾阴虚

肢体强直或震颤，失语，咬牙，潮热颧红。舌质红绛，脉细数。

治法：滋养肝肾，育阴潜阳。

方药：大定风珠加减。

龟板（先入）、鳖甲（先入）、龙骨（先入）、牡蛎（先入）各 30 g，麦冬 15 g，杭芍、阿胶（烊化冲服）、红花、桃仁、地龙各 9 g。

（2）气阴两虚

轻度发热或午后潮热，倦怠乏力，自汗或盗汗，四肢强直或瘫痪。舌质红嫩少苔，脉细数无力。

治法：清气生津，益气和胃。

方药：竹叶石膏汤加减。

太子参、制半夏、青蒿各 9 g，麦冬 12 g，生石膏（先煎）30 g，竹叶 6 g。

（3）痰热蒙窍

烦躁不安，喉间痰鸣，语謇，精神异常。舌质红，苔黄厚腻，脉细数。

治法：清心豁痰开窍。

方药：导痰汤加减。

陈胆星、陈皮、天竺各 6 g，半夏、枳实、菖蒲、郁金各 9 g，茯苓 12 g，黄连 3 g。

2. 中成药

1）六神丸：六神丸中麝香、蟾酥有兴奋呼吸中枢和血管运动中枢作用，并对支气管痉挛有保护、镇咳、祛痰等作用。故对暴发型乙脑呼吸衰竭患者因痰涎壅盛、喉部分泌物过多而致喉头阻塞症状有回苏急救之效，早期应用六神丸能起到治疗和预防呼吸衰竭的效果。方法：在综合治疗基础上用六神丸，每次 20 粒，每日 3 次。

2）地龙注射液：0.5 ~ 1 ml，取丰隆、中脘、膻中穴等注射。用于痰多者。

3）人参注射液：0.5 ~ 1 ml，取膻中、中府、肺俞等穴注射。用于呼吸衰竭。

4）板蓝根冲剂：具有清热解毒作用。用治多种病毒感染性疾病。每次 1 ~ 2 袋，每日 3 次。

5）银黄口服液：具有清热解毒之功。用治多种感染性疾病。每次 1 支，每日 3 次。

6）复方大青叶冲（针）剂：具有清热解毒，解表清热之功。用治多种急性热病卫气同病者，每次 1 袋，每日 3 次，或每日注射 2 次，每次 2 ml。

7）牛黄清宫丸：具有清瘟解毒，镇惊化痰作用。用治温邪里热引起的头痛身热，口渴咽干，肢体抽搐等。每次 2 丸，每日 2 次。

8）安宫牛黄丸：具有清热开窍，镇惊安神之功。用治温邪入里，逆传心包引起的高热惊厥，烦躁不安，神昏谵语等。每丸重 3 g，口服每次 1 丸。

3. 单方、验方

1）采集淡红色的鲜活地龙（又名蚯蚓，绿色而蜷曲者不宜用），以冷水洗净，不必剖开，每 100 g 加开水约 50 ml，炖汤内服，重复炖 2 次，30 日为 1 个疗程。小儿用量每次 100 ~ 200 g。用本法治疗乙脑后遗症，在病后 6 个月内效果较好。

2）取牛筋草全草 90 g，加水 600 ml，浓煎成 50 ~ 100 ml 分 3 次服，每日 1 剂，7 ~ 10 日为 1 个疗程（药液忌与糖同服，可加些食盐）。治疗乙脑效佳。

3）板蓝根 30 g。水煎，分 2 次服，每日 1 剂，也有效验。

4）云母（金精石或银精石）15 g，连翘、贯众各 30 g。角弓反张、抽搐者加当归、钩藤各 12 g；前额痛者加石膏 30 g；腹痛加白芍、陈皮各 12 g；呕吐甚者加法半夏

10 g；便秘加大黄5 g（兼证消失后则分别停用加味药）。水煎服，每日服1剂（方中云母用食盐泡水，洗净泥沙后加入药）疗效较好。

5）白花蛇舌草、白马骨、地耳草各30 g，七叶一枝花9 g。每日1剂，2次分服。适用于乙脑急性期。

6）生石膏40 g，板蓝根、大青叶各30 g，生地、连翘各20 g，紫草12 g，黄芩9 g。适用于乙脑急性期。

7）板蓝根30 g，沙参20 g，天花粉12 g，莱菔子、郁金各9 g，陈曲6 g，谷麦芽各10 g。适用于乙脑恢复期。

8）石膏、大青叶、板蓝根、野菊花、六月雪各30 g，鹅不食草6 g，金银花藤、海金沙各15 g。适用于乙脑急性期。

9）沙参20 g，天花粉12 g，板蓝根30 g，莱菔子、郁金各9 g，神曲6 g，谷麦芽10 g。每日1剂，适用于乙脑恢复期。

10）瓜蒌仁、豆豉各15 g，黄连4.5 g，炒枳实、金银花、郁金各6 g，玄参、连翘各9 g，鲜芦根24 g，紫雪丹3 g（冲），葱白10 cm。水煎服。适用于乙脑证属伏暑夹湿又感寒而发者。

11）大青叶100 g。水煎，分2次服。

12）伸筋草、透骨草各50 g，干姜数片。水煎、熏蒸及浸泡用，治肢挛缩。

13）止痉散，用于抽搐的患者，每次服0.5~1 g，每日2~4次，严重抽搐时，1次服3 g，以后每4~6小时服0.5~1 g。

4. 针灸治疗

1）体针：风池、大椎、曲池、足三里。高热加刺十宣放血；昏迷加刺人中、内关；抽搐加刺合谷、太冲；痰多加刺天突、丰隆；呕吐加刺内关；牙关紧闭加刺颊车。针刺用泻法，可配合梅花针点刺夹背。

2）耳针：神门、脑、肾上腺、内分泌、心点。每次选2~3穴，埋针3~4天。

3）后遗症的治疗

（1）智力障碍：内关、心俞、大椎、百会、风府。

（2）失语：哑门、哑奇、廉泉、三阴交、涌泉。

（3）口眼歪斜：合谷、颊车、太阳、承浆、人中。

（4）上肢瘫痪：曲池、肩髃、阳池、外关透内关、合谷透劳宫。

（5）下肢瘫痪：环跳、肾俞、风市、阳陵泉、委中、足三里、解溪、昆仑透太溪谷。


**九、护理与防控**

1）人畜居地分开，对幼猪进行疫苗接种。

2）灭越冬蚊和早春蚊，消灭蚊虫滋生地，采取各种措施避免蚊虫叮咬。

3）对儿童注射流行性乙型脑炎疫苗。

4）对乙脑患者住院隔离治疗。清醒患者可给予清凉饮料（如西瓜汁或西瓜皮、荷叶、竹叶、茅根等煎汤）及流质饮食，不能进食者可鼻饲高热量流质饮食。亦可通过静脉补充足量的液体，成人 1 500 ~ 2 000 ml/d，儿童 50 ~ 80 ml/kg，注意补钾。加强护理，定时吸痰，保持呼吸道通畅，防止吸入性肺炎；定时翻身，清洁皮肤，防止压疮发生。

（张俊英）

# 第三节 脊髓灰质炎

脊髓灰质炎又称小儿麻痹症，是由脊髓灰质炎病毒引起的小儿急性传染病，多发生在 <5 岁小儿，尤其是婴幼儿。自从口服脊髓灰质炎减毒活疫苗投入使用后，发病率已明显降低。

## 一、病原学

脊髓灰质炎病毒是属于小核糖核酸病毒科的肠道病毒，病毒呈球形，直径 20 ~ 30 nm，核衣壳为立体对称 20 面体，有 60 个壳微粒，无包膜。根据抗原不同分为 I、II、III 型，I 型易引起瘫痪，各型间很少交叉免疫。脊髓灰质炎病毒对外界因素抵抗力较强，但加热至 56℃ 以上、甲醛、2% 碘酊、升汞和各种氧化剂如过氧化氢、漂白粉、高锰酸钾等均能使其灭活。

## 二、流行病学

（一）传染源

人是脊髓灰质炎唯一的传染源，其中隐性感染者及无症状病毒携带者占 90% 以上，其因带毒期为数周而成为本病的主要传染源。

（二）传播途径

粪—口途径传播是本病的主要传播方式。粪便排毒时间较长，在整个病程中或病后数周仍可排出病毒，通过污染食物、用具、玩具、手等而传播。鼻咽分泌物在病初数天可以带病毒，因而也可通过飞沫传播，但为时短暂。苍蝇和蟑螂亦有可能成为传播媒介。

（三）易感人群

人群普遍易感，感染后可获得同型病毒持久的免疫力。新生儿得自母体的免疫力至生后 3 ~ 4 月降至最低水平，5 岁以上儿童及成人均多通过感染而获免疫。血液中最早出现特异性 IgM，2 周后出现 IgG 和 IgA，特异性 IgG 可通过胎盘、分泌型 IgA 通过母乳自母体传给新生儿。

（四）流行特征

本病遍及全球，终年可见，以夏秋季为多，可散发或流行。发病年龄以 6 个月至 5 岁发病率最高，占 90% 以上。6 个月以下的婴儿很少发病，成人少见。在应用脊髓灰质炎减毒活疫苗预防的地区，发病率显著下降。发病年龄有逐渐增高趋势，使成人患者有所增多。

### 三、发病机制和病理

本病毒经口进入人体，在咽部扁桃体及肠道淋巴组织内繁殖，此时多无症状，并可刺激机体产生特异性抗体而形成隐性感染。病毒可进入血液循环形成病毒血症，可侵犯呼吸道、消化道、心、肾等非神经组织，而引起前驱期症状，此时体内中和抗体产生，病毒被清除可使疾病停止发展（顿挫型感染），而不发生神经系统病变。如感染病毒量大、毒力强或机体免疫力差，则病毒可通过血—脑屏障侵入中枢神经系统，引起脊髓前角灰质炎，轻者不引起瘫痪（无瘫痪型），病变严重者则可引起瘫痪（瘫痪型）；亦可引起脑膜炎或脑炎。在此期间，一些因素如劳累、感染、局部刺激（如外伤、肌内注射）、手术及预防接种等均可使机体抵抗力降低，使病情加重，并可促进瘫痪的发生。

最突出的病理变化在中枢神经系统（本病毒具嗜神经毒性），病灶有散在和多发不对称的特点，可涉及大脑、中脑、延髓、小脑及脊髓，以脊髓损害为主，脑干次之。以运动神经细胞受损最严重。病变细胞表现为胞质内染色质与尼氏小体溶解，进而发生坏死。炎症反应包括以淋巴细胞为主的局灶性和血管周围细胞浸润。长期瘫痪的肢体可继发肌肉萎缩与骨骼发育障碍。

### 四、临床表现

（一）潜伏期

一般为 5~14 天。临床表现因轻重程度不等而分为无症状型，占90%以上；顿挫型占4%~8%。瘫痪型为本病之典型表现，可分为以下各期。

（二）前驱期

主要表现为发热、食欲减退、乏力、多汗、咽痛、咳嗽及流涕等上呼吸道感染症状。尚可见恶心、呕吐、腹泻、腹痛等消化道症状。持续1~4天，多数患者体温下降，症状消失，称顿挫型。

（三）瘫痪前期

可从前驱期直接发展至本期，也可在前驱期热退后1~6天再次发热至本期（双峰热）开始，也可无前驱期而从本期开始。本期特点：出现高热、头痛、颈强直、脑膜刺激征阳性等中枢神经系统感染的症状及体征，同时伴有颈、背、四肢肌肉疼痛及感觉过敏。小婴儿拒抱，较大患儿体检可见：①三脚架征：病儿在床上坐起时需两臂向后伸直以支撑身体，呈特殊的"三脚架征"；②吻膝试验阳性：小儿坐起后不能自如地弯颈使下颌抵膝；③头下垂征：将手置患者肩下，抬起其躯干时，头与躯干不平行（正常者头与躯干平行）。亦可有多汗、皮肤微红、烦躁不安等自主神经系统症状。此时脑脊液已出现异常，呈现细胞蛋白分离现象。若3~5天热退则无瘫痪发生；若病情继续发展，且出现反射改变（最初是浅反射，以后是深腱反射抑制），可能发生瘫痪。

（四）瘫痪期

肌肉瘫痪多于瘫痪前期的第3~4天开始，偶可早自第一天，或晚至7~11天。瘫痪随发热而加重。大都经过 5~10 天。轻症仅 1~2 天，重症可持续 12~16 天。一般热退后，瘫痪不再进展。依其主要病变部位，又可分为以下数型：

**1. 脊髓型**

此型最常见，系脊髓前角细胞受损所致，具有下运动神经元损害的特征，表现为分布不对称、不规则的弛缓性瘫痪，四肢多见，下肢尤甚，感觉存在。近端大肌群如三角肌、胫前肌群较远端手足小肌群受累更重。躯干肌群瘫痪时，不能竖颈，不能坐起和翻身。一侧腹肌瘫痪时可见患侧腹部局部隆起，两侧腹肌瘫痪时咳嗽无力，腹壁反射消失。肋间肌或膈肌瘫痪时均可影响呼吸，使呼吸变浅、鼻翼扇动，严重时可致呼吸衰竭。膀胱肌麻痹时则有尿潴留。

**2. 延髓型（脑干型或球型）**

病毒侵犯延髓呼吸中枢，出现呼吸深浅不匀、节律不齐和各种异样呼吸，重者因中枢性呼吸衰竭而缺氧、发绀。早期出现烦躁不安，晚期出现昏迷、惊厥，甚至死亡。侵犯循环中枢时出现心动过速或过缓、血压下降、循环衰竭；侵犯脑神经核后，产生各种相应症状。

**3. 脑炎型**

此型很少见。急起高热、嗜睡、昏迷和惊厥，可有痉挛性肢体瘫痪。

**4. 混合型**

常为脊髓型和延髓型同时存在。

**（五）恢复期**

体温降到正常时，瘫痪即停止发展。瘫痪期过后 1~2 周，瘫痪肢体自远端开始恢复，肌力和腱反射也渐趋正常。瘫痪肢体在最初 3~6 个月恢复较快，以后逐渐减慢。轻者数月内可完全恢复，重者需 6~18 个月甚至更长时间才能恢复。

**（六）后遗症期**

因侵犯某些肌群的神经损伤严重，功能难以恢复，瘫痪时间延长且发生肌肉萎缩及肢体畸形。

## 五、实验室及其他检查

**（一）血象**

早期有轻度白细胞计数增多及中性粒细胞略增，红细胞沉降率（简称血沉）常增高。

**（二）脑脊液检查**

脑脊液检查呈无菌性改变。外观清或微浊，压力增高，蛋白试验阳性，细胞数 $(50~500) \times 10^6/L$，以多核粒细胞居多。蛋白早期微量，糖在正常范围直至恢复期。随病程延长，可出现蛋白细胞分离现象，细胞数逐渐减少，并以淋巴细胞占优势，蛋白却明显增加。

**（三）病毒分离**

血液及脊髓液分离出病毒可确定诊断。早期咽洗液及粪便分离病毒阳性率可高达 90%，但需结合临床考虑其诊断价值。

**（四）血清学检查**

荧光抗体法及琼脂扩散法检查血清中的抗原抗体有助于早期诊断。补体结合抗体自感染后 2～3 周出现，并持续 3～5 年；中和抗体自感染后 1 周左右出现，持续终生。双份血清效价增长 4 倍或以上者可以诊断。中和试验与补体结合抗体阴性，若中和抗体阳性则提示既往曾有感染。

### 六、诊断

本病除瘫痪型外，其他各型症状、体征特异性不强，仅在瘫痪前期出现三脚架征、吻膝试验或头下垂征阳性。多汗、全身感觉过敏等神经系统异常的症状体征，仅能提供临床拟诊证据，此时脑脊液检查有助诊断，但需与其他病毒、细菌引起的脑炎、脑膜炎相鉴别，确诊需病毒学及血清学检查阳性。当肢体瘫痪出现，根据其病情经过及瘫痪特点，诊断不困难。

### 七、鉴别诊断

**（一）感染性多发性神经根神经炎**

本病发热、头痛、脑膜刺激征不太明显。瘫痪特点是对称性、上行性，有感觉障碍，锥体束征常见而脊髓灰质炎无。脑脊液中细胞数正常，早期即出现蛋白增高现象。

**（二）家族性周期性瘫痪**

瘫痪突然出现，无前驱症状，呈对称性，发展迅速，血钾低，补钾后很快恢复。

**（三）假性瘫痪**

常见者有外伤（如挫伤、扭伤、骨折、骨骺分离）、非特异性滑膜炎（髋及膝多见，一侧性，跛行）、急性风湿热（有关节局部及全身其他表现）、维生素 C 缺乏病（摄入维生素 C 不足史，骨 X 线特异表现）、先天性梅毒骨髓炎（出现年龄小，疼痛，有关病史）等，应予以鉴别。

### 八、治疗

**（一）急性期治疗**

以减少神经细胞坏死及对症治疗为主。

1. 一般治疗

患者宜卧床休息，保持安静，以减少麻痹的发生和进展。一旦发生瘫痪，应将患者安置于有床垫的硬板床上，患肢保持舒适的功能位，以防畸形产生。有呼吸肌麻痹时，应保持气道通畅，并给予氧气吸入和各种辅助呼吸等。

2. 药物治疗

本病无特效药物，主要是对症及支持治疗，并因病期不同而有不同。

1）前驱期和瘫痪前期

（1）激素：急性期可短期使用肾上腺皮质激素，如氢化可的松、地塞米松静脉滴注或口服泼尼松，不但对退热、减轻肢体疼痛有帮助，而且可减轻炎症反应，促进瘫痪患者康复。

（2）解热镇痛剂：高热或肢体疼痛时，可给复方阿司匹林片，成人 1 片，每日 2 ~ 3 次，小儿 1/4 ~ 1/3 片，每日 2 ~ 3 次；吲哚美辛，成人 25 ~ 50 mg，小儿每次 1 ~ 2 mg/kg，每日 3 次。

（3）抗生素：有呼吸、吞咽障碍或膀胱功能减退时，应酌情使用抗生素，以防继发细菌感染。

（4）丙种球蛋白：对发热较高、病情迅速进展者，可肌注丙种球蛋白，以中和血液内可能存在的病毒。

（5）其他：三磷酸腺苷、辅酶 A、细胞色素 C、维生素等静脉滴注，可促进瘫痪患者的康复。静脉注射适量的 50% 葡萄糖和维生素 C，可减轻神经组织水肿。重症及体弱者，必要时用少量血浆或全血。并注意纠正水、电解质紊乱及酸碱平衡失调。

2）瘫痪期

（1）地巴唑：成人 5 ~ 10 mg，口服，每日 1 次；儿童每次 0.1 ~ 0.2 mg/kg，每日 1 次，口服；10 ~ 20 日为 1 个疗程。

（2）加兰他敏：成人 2.5 ~ 5 mg，肌内注射，每日 1 次；儿童 0.05 ~ 0.1 mg/kg，肌内注射，每日 1 次，20 ~ 30 日为 1 个疗程，间歇 2 ~ 4 周，可重复 2 ~ 3 个疗程。

（3）新斯的明：成人 0.5 ~ 1.0 mg，肌内注射，每日 1 次；儿童 0.02 ~ 0.04 mg/kg，10 ~ 20 日为 1 个疗程。

（4）一叶萩碱：8 ~ 16 mg 或 0.2 mg/kg，肌内注射，每日 1 次，30 为 1 个疗程。

（5）其他：维生素 $B_1$、$B_{12}$ 等可促进神经细胞的代谢，可适当使用。

3. 呼吸障碍的处理

对于有呼吸中枢甚至循环中枢受累者，应及时辨明其发生的原因，按呼吸衰竭或循环衰竭抢救措施进行。

（二）恢复期及后遗症期的治疗

体温正常及瘫痪停止进展，可用针灸、按摩及理疗等，以促进瘫痪肌肉的恢复。如因严重后遗症造成畸形，须行畸形矫正术。

## 九、护理与防控

（一）预防措施

1. 健康教育

脊髓灰质炎在我国是儿童常见的严重的急性病毒性传染病，一旦发病，除部分死亡外，多数留下跛行，终身残疾。本病没有特效药治疗，但有安全有效的疫苗可供预防，只要口服三次疫苗，并辅以强化免疫，能有效保护儿童不患脊髓灰质炎，进而可以消灭本病。

2. 免疫接种

本病有两种脊髓灰质炎疫苗可供使用，脊髓灰质炎减毒活疫苗和脊髓灰质炎灭活疫苗，前者口服有效，后者注射免疫。全球通过疫苗的免疫接种，已有效地在美洲地区、西太平洋地区阻断了脊髓灰质炎野毒的传布，成为无脊髓灰质炎病例的地区。

我国目前广泛使用的是本国生产的脊髓灰质炎减毒活疫苗，由 Ⅰ 型、Ⅱ 型、Ⅲ 型病毒混合而成。推行的免疫程序是婴儿生后 2、3、4 月龄各服一次，于 4 岁时加服一次。为提高免疫覆盖率达到消灭脊髓灰质炎的目的，从 1993 年起实行了每年 2 轮对 4 岁以下儿童普服的全国强化免疫。

Ⅰ型、Ⅱ型、Ⅲ型混合减毒活疫苗由减毒的活病毒组成，对健康儿童无致病性，但口服后活疫苗病毒仍能在机体增殖，具有较强的免疫原性，一旦疫苗中病毒灭活，就不能达到免疫的效果，故活疫苗的运输和保存一定要在 4～8℃或更低温度的环境中冷藏运输。活疫苗病毒在 -20℃以下能保存 2 年以上。

服疫苗时应用冷开水吞服，服疫苗后半小时内不宜饮热开水，以免影响活疫苗的免疫效果。

（二）患者、接触者的管理

患者患病后 14 天内的粪便会排毒，一般的排毒时间能长达 1 个月，在抗体免疫缺损的患者粪便排毒时间更长，粪便中的病毒通过污染饮用水、餐具、玩具或手，再进入口腔、消化道而传播。故急性期患者应尽量隔离治疗，用 20% 漂白粉乳剂将粪便浸泡消毒 1～2 小时，或用含氯消毒剂浸泡消毒后再排放，沾有粪便的尿布、衣裤应煮沸消毒，被服应日光暴晒。检查患者后，医生应用肥皂和流水洗手。

脊髓灰质炎病毒感染后发生麻痹的患者只占 1% 或更少，患者的密切接触者可能为无症状的感染者，对其粪便也应做消毒处理，必要时采集其粪便进行病毒分离。发现脊髓灰质炎的临床诊断病例后，防疫部门应根据当地儿童的脊髓灰质炎免疫覆盖率情况，做出是否对其周围儿童进行挨家挨户强化免疫接种的决策。

（三）其他措施

为预防脊髓灰质炎野病毒从流行的邻国传入我国，应加强边境地区的入境者的监测工作，检查入境儿童的免疫接种证明，对入境后发现的病孩，应立即采集粪便做病毒学监测，平时应特别关注边境一侧病例发生的情况。

（姜霞）

# 第四节　狂犬病

狂犬病又名恐水症，是由狂犬病毒引起的，以侵犯中枢神经系统为主的急性传染病，临床表现为特有的恐水、怕风、恐惧不安、咽肌痉挛、进行性瘫痪等。病死率几乎达 100%。

## 一、病原学

狂犬病毒为单股负链 RNA 病毒，呈子弹形，包膜上的糖蛋白具有免疫原性，能诱生中和抗体，并具有血凝集性。此病毒对理化消毒方法敏感，易被紫外线、碘液、高锰酸钾及乙醇等灭活，但可耐受低温。

从自然条件下感染的人或动物内分离的病毒称为野毒株，致病力强，脑外途径接种后，易进入脑组织和唾液腺内繁殖，潜伏期较长。野毒株连续在家兔脑内多次传代获得的病毒株称为固定毒株，其毒力减弱，潜伏期短，对人和犬失去致病力，但仍保持其免疫原性，可供制备疫苗。

## 二、流行病学

### （一）传染源

在我国，病犬是狂犬病的主要传染源，由其传播者占80%～90%，其次是猫、猪及牛、马等家畜和野狼等温血动物。在一些国家，因按法规养犬，必须予以疫苗免疫，故其作为传染源的重要性明显下降。许多食肉野生动物如狐、獾、浣熊、臭鼬等引起的人狂犬病不断发生，故其流行病学意义应予重视。在南美洲还有带病毒的吸血蝙蝠，是当地的重要传染源。

一般来说，狂犬病患者不是传染源，不形成人与人之间的传染。这是因为人唾液中病毒数量相当少。近年来有多起报告"健康"带毒动物，如猫或犬抓咬伤人后，引起人发病致死，而伤人动物仍健康存在，应予高度重视。

### （二）传播途径

病毒主要通过咬伤传播，也可由带病毒唾液经各种伤口如抓伤、舔伤的黏膜和皮肤而入侵。此外，还可通过宰杀病犬，剥皮等过程被感染。偶因吸入蝙蝠群居洞穴中含病毒气溶胶而感染。国外亦有因角膜移植，将供体的狂犬病毒传染给受体而引起发病的报道。

### （三）人群易感性

人对狂犬病病毒普遍易感，兽医、野生动物捕捉与饲养者尤易遭受感染。该病全年均可发生，多发季节各地不同，冬季发病较少。患者男多于女，以农村青少年居多，与其接触动物的机会较多有关。

## 三、发病机制和病理

病毒主要通过咬伤自皮肤破损处侵入人体，对神经组织有很强的亲和力，在入侵处及其附近的肌肉及一些细胞内可停留1～2周，并增殖复制，继沿周围传入神经的轴索上行，经背根节和脊髓而达中枢神经系统，此后病毒在灰质中的神经细胞内增殖，再沿传出神经进入唾腺，而使唾液具有传染性。由于迷走神经核、舌咽神经核和舌下神经核的受损，可发生呼吸肌及吞咽肌痉挛，出现恐水、呼吸困难、吞咽困难等症状。交感神经受累时则可导致唾液分泌和出汗增多；迷走神经节和支配心脏的其他神经受损时可引起心血管系统功能紊乱或猝死。

病理变化主要为急性弥漫性脑脊髓炎，以大脑基底面海马回和脑干部位（中脑、脑桥和延髓）及小脑损害最为明显。外观有充血、水肿、微小出血等。镜下脑实质有非特异的神经细胞变性与炎性病变，如血管周围单核细胞浸润等。具特征性病变是嗜酸性包涵体，称内基小体，为狂犬病毒的集落，在神经细胞的胞质内，呈圆形或椭圆形，直径3～10μm，该小体体积大小悬殊，染色后呈樱红色，具有诊断意义，最常见于海马及小脑 Purkinje 细胞中。

## 四、临床表现

病前有无被犬、狼、猫或其他病兽咬伤史，或被上述病兽唾液直接沾染皮肤损伤处与鼻、眼、口等黏膜史，有无接触病畜皮、进食病畜肉史。

本病潜伏期长短不一，为 1 个月至 1 年以上，大多数在 3 个月以内发病，少于 15 天发病者罕见。典型病例临床经过可分为三期。

### （一）前驱期

此期持续时间 2～4 天。在兴奋状态出现以前，大多数患者可有低热、头痛、食少、乏力、恶心、烦躁、恐惧不安等。对声、光、风等刺激敏感，并有咽喉紧迫感。多数患者已愈伤口及其周围皮肤出现麻木、瘙痒、刺痛或蚁走感。

### （二）兴奋期

患者逐渐进入高度兴奋状态，突出表现为极度恐惧、恐水、怕风、发作性咽肌痉挛、呼吸困难、排尿排便困难及多汗流涎等。多数患者在饮水、见水、听到流水声甚至听到水字便可引起咽喉肌严重痉挛。患者虽极度口渴，但不敢饮水，即使饮后也无法咽下，常致声嘶及脱水。

患者神志多清醒，绝少有攻击行为，但部分患者可出现定向障碍、幻觉、谵妄、精神失常、冲撞嚎叫等。病程进展很快，很多患者在发作中死于呼吸衰竭或循环衰竭。本期持续 1～3 天。

### （三）麻痹期

痉挛减少或停止，患者逐渐安静，出现弛缓性瘫痪，以肢体软瘫多见。眼肌、颜面肌及嚼肌受累。呼吸变慢及不整，心搏微弱，瞳孔散大，血压下降，神志不清，最终因呼吸肌麻痹和循环衰竭而死亡。本期 6～18 小时。

狂犬病的整个病程一般不超过 6 天，超过 10 天极少见。除上述典型病例外，尚有所谓"麻痹型"者，患者无兴奋期表现，常以高热、头痛、呕吐，咬伤处疼痛起病。继而出现肢体软弱，部分或全部肌肉瘫痪，最后终因衰竭而死亡，病程 10～20 天。

## 五、实验室及其他检查

### （一）血象及脑脊液

白细胞计数轻度至中度增高，中性粒细胞占 0.80 以上。脑脊液压力可稍高，细胞数略高，主要为淋巴细胞，蛋白质含量增高，糖与氯化物大多正常。

### （二）免疫学检查

常用免疫荧光抗体检测患者唾液、气管分泌物、尿沉渣、角膜印片或皮肤切片中的病毒抗原，或用酶联免疫技术等即可确诊。

### （三）病毒分离

采取唾液、脑脊液或死后脑组织接种动物，分离病毒，经中和试验鉴定而确诊。

### （四）嗜酸性包涵体检查

从死者脑组织印压涂片或做病理切片，用染色镜检查或直接免疫荧光法检查，阳性率为 70% ~ 80%。

### 六、诊断和鉴别诊断

**（一）诊断**

病前（1 个月甚或 1 年以上）有被病犬或病狼、病猫等咬伤、抓伤史；或病兽唾液曾接触破损皮肤、黏膜。多数经历 3 个月的潜伏期后，咬伤部位出现痛、痒或麻木，四肢有蚁走感，且有发热、头痛、乏力，继而进入兴奋状态；有恐水、怕风、发作性肌痉挛、吞咽及呼吸困难、流涎及多汗等症状；继以肢体瘫痪，眼肌、颜面肌及咀嚼肌瘫痪。可迅速出现呼吸、循环衰竭。

**（二）鉴别诊断**

**1. 破伤风**

潜伏期短，有明显的外伤史，患者有牙关紧闭、苦笑面容及角弓反张等特点，但无恐水、怕风及流涎等症状。故易于鉴别。

**2. 脊髓灰质炎**

多见于儿童，可发生瘫痪，但在病程的早期有发热、头痛、出汗、兴奋、感觉过敏。而在出现瘫痪后上述症状就消失，脑脊液异常改变。

**3. 狂犬病性癔症**

患者有被动物咬伤史，咽喉部有紧缩感、恐惧感，甚至出现恐水症、精神兴奋或痉挛性抽搐等症状，但患者无发热、怕风、流涎，经暗示说服或对症处理后可完全恢复。

**4. 其他**

其他病毒性脑炎、狂犬病毒疫苗引起的神经系统并发症等。

### 七、治疗

本病无特效疗法，死亡率几乎为 100%。治疗以对症支持，尽量减轻患者痛苦为原则。根本性措施在于预防。

**（一）隔离**

患者要单独隔离于安静、光线较暗的监护病房，防止声、光、风的刺激。医护人员必须穿隔离衣、戴口罩和橡皮手套以防受染。对患者的分泌物、排泄物及其污染物品应严格消毒。

**（二）药物治疗**

**1. 抗狂犬病免疫血清**

肌内注射该免疫血清 10 ~ 20 ml，或按 40 U/kg 计算，每日或隔日注射 1 次，同时进行疫苗接种。

**2. 人狂犬病免疫球蛋白**

20 U/kg，50% 注射于伤口，50% 肌内注射。

**3. 镇静、解痉药物**

如巴比妥、水合氯醛、地西泮等，以减轻患者的兴奋性。

（三）其他治疗

1. 呼吸支持疗法

为预防呼吸肌痉挛引起窒息，可做气管切开术，并采用人工呼吸器做辅助呼吸，给予氧气吸入，并保持呼吸道通畅。

2. 全身支持疗法

补液输血，纠正水、电解质紊乱或维持酸碱平衡。

## 八、护理与防控

当前，狂犬病还缺乏有效的治疗方法，因此，必须大力加强预防工作，迅速控制狂犬病的蔓延和流行。广泛开展防治狂犬病基本知识的宣传。

（一）做好动物管理，控制传染源

目前，在我国要完全禁止养犬是不现实的。欧美国家的实践说明，加强管理胜过单纯禁止。饲养者应进行登记，做好犬只的预防接种。发现野犬、狂犬，要立即捕杀。对疑似狂犬者，应设法捕获，并隔离观察10天。如不死亡，则非狂犬；如出现症状或死亡，应取脑组织检查，并做好终末消毒，深埋或焚毁，切勿剥皮。

（二）人被咬伤后局部伤口的处理

通过理化方法及时（2小时内）清除伤口中的病毒，是预防狂犬病的最有效手段。处理程序包括5步。

1）立即针刺伤口周围的皮肤，尽力挤压出血或用火罐拔毒。切忌用嘴吮吸伤口，以防口腔黏膜感染。

2）用20%肥皂水或0.1%苯扎溴铵及清水冲洗伤口。如果是穿通性伤口，可用胶管插入伤口内，用注射器灌水冲洗。

3）消毒伤口冲洗后，用5%碘酊反复烧灼伤口。除非伤及大血管需紧急止血外，即使伤口深、大亦不应缝合和包扎。

4）对于伤口深大及伤口靠近头部的患者，用抗狂犬病免疫血清在伤口内滴注或其周围做浸润注射。

5）按需要给予破伤风抗毒素和适宜的抗菌药物。

（三）预防接种

目前主张凡被犬、猫、狼等动物咬、抓伤或舔后，为保证安全，都应注射狂犬病疫苗。从注射第一针疫苗算起，约3周产生抗体，1个月左右达高峰，故要求咬伤后2天内即开始注射。

1. 狂犬病疫苗的种类与特点

传统疫苗有脑组织疫苗及鸭胚疫苗。我国自1949年起一直使用由羊脑制备的脑组织疫苗（Semple疫苗），因该疫苗含有脑组织和髓磷脂，可使少数接种者出现脑脊髓炎等神经系统并发症，因而于1980年后我国已陆续停止使用。1955年，鸭胚疫苗（DEV）可以减少神经系统并发症的发生，该疫苗在美国和其他国家用作狂犬病暴露后处理，并广泛使用了27年。但自人二倍体细胞疫苗问世后经比较显示DEV效力有限，因而美国等国家于1982也已停止使用这种疫苗。随着组织培养技术的建立和发展，目前已能生产出高度纯化、抗原含量高、稳定性好的疫苗。主要有以下几种。

1）人二倍体细胞疫苗（HDCV）：系采用正常人胚肺的成纤维细胞 WI-38、MRC-5，接种 Pitman-Moore 病毒株，经超速离心浓缩、灭活、冻干燥后制成。每支 1 ml，肌内注射。由于 HDCV 所具有的高免疫原性和良好的耐受性，目前在美国、加拿大、大多数欧洲国家和几个亚洲国家使用，这使其成为评价任何一种人用新疫苗的标准疫苗。HDCV 的缺点在于人二倍体细胞不太容易培养，疫苗的价格非常昂贵，从而限制了该疫苗在发展中国家的使用。

2）地鼠肾细胞疫苗（PHKCV）：用地鼠肾细胞组织培养狂犬病毒发展灭活疫苗，是将 SAD 狂犬病毒固定毒适应到地鼠肾细胞上生产灭活的疫苗。我国的 PHKCV 于 1980 年获得原卫生部批准的生产文号，已取代 Semple 疫苗。在过去的 10 多年里，PHKCV 是世界上累计生产量最大的狂犬病疫苗。目前，我国各生产单位正逐步采用改进的浓缩精制 PHKCV。轻度咬伤者于 0 天、7 天、14 天各肌内注射 2 ml，重度咬伤者于 0 天、3 天、7 天、14 天和 30 天各肌内注射 2 ml。该疫苗安全有效，不良反应少。

3）Vero 细胞疫苗：1984 年首先由法国 Merieun 研究所研制成功，我国从 1995 年开始进行色谱纯化的人用 Vero 细胞疫苗的研制。制备过程中使用的病毒株是适应到 Vero 细胞的狂犬病毒（CTN-1）。该疫苗无论用作暴露前人体免疫或暴露后处理，Vero 疫苗均达到很好的免疫效果且稳定性极好（中和抗体阳性率达 100%），其价格亦较 HDCV 便宜。目前使用 Vero 细胞已累计生产 1 亿剂脊髓灰质炎疫苗，2 000 万剂狂犬病疫苗和 100 万剂口服脊髓灰质炎疫苗，证实该细胞疫苗的安全性。目前国内已有多家单位研制成功，并获得生产文号，以逐步取代现行使用的 PHKCV。

2. 暴露前预防

对动物管理人员、兽医、岩洞工作人员（潜在与患狂犬病蝙蝠接触）和野外工作者及可能接触狂犬病毒医学科技人员等应做暴露前预防。可采用 0 天、7 天、28 天各肌内注射一个剂量疫苗（二倍体细胞疫苗 1 ml 或地鼠肾疫苗 2 ml）；为节省费用或疫苗，也可采用 0 天、7 天、28 天各皮内注射 0.1 ml，其免疫效果与肌内注射相似。以后每 2 年皮内注射 0.1 ml 作为增强免疫。

3. 暴露后预防

根据世界卫生组织（WHO）建议，按 0 天、3 天、7 天、14 天、30 天、90 天各注射一个剂量（二倍体细胞疫苗 1 ml、地鼠肾疫苗 2 ml）的狂犬病疫苗方案，全程 6 针，最后 1 次为非强制性。成人必须注射于三角肌，切勿注射于臀部（因其抗原性作用差）；小儿注射于大腿肌肉前外侧区。严重咬伤者（咬伤部位在头、颈等处或伤口大而深）可于 0～6 天，每天注射疫苗 1 针，以后分别于 10 天、14 天、30 天、90 天各注射 1 针，全程 10 针。

（四）免疫血清的应用

为一种被动免疫方法。常用的制品有抗狂犬病马血清与人抗狂犬病免疫球蛋白两种。应用于咬伤创面深广或发生在头、面、手、颈等处，且咬人动物确有狂犬病存在者，尽早立即注射高效免疫血清一剂。

1. 抗狂犬病马血清

我国生物制品研究所有生产，每支 10 ml（100 U/ml），成人剂量 20 ml，儿童剂量为 40 U/kg。抗狂犬病马血清经皮试阴性后方可应用，1/2 剂量做局部伤口处注射，另 1/2 剂量肌内注射。使用时，并应做好抢救过敏性休克措施的准备。

2. 人抗狂犬病免疫球蛋白

1 次剂量为 20 U/kg。

免疫血清应与疫苗联合应用，有可能防止狂犬病发病。此外，免疫血清可干扰宿主的主动免疫，影响抗体生成。因此，对严重咬伤者，如按我国 5 针注射狂犬病疫苗者应在完成末次接种后的 10 天、20 天和 29 天再给予激发量疫苗，触发回忆反应，产生大量抗体。

（姜霞）

# 第五节　流行性感冒

流行性感冒简称流感，是流感病毒引起的急性呼吸道传染病，临床特征为轻度呼吸道症状伴发热、乏力等中毒症状，病程可自限，甲型病毒经常发生抗原性变异而屡次引起流感反复流行和大流行。

## 一、病原学

流行性感冒的病原为黏病毒，共分甲、乙、丙 3 型，每型又可分为若干亚型。此病毒抗原血凝素和神经氨酸酶容易发生变异，若变异小（量变）可出现新毒株，引起小流行，2～3 年 1 次，若变异大（质变）则出现新的亚型，可引起世界性大流行，10～15 年 1 次。

## 二、流行病学

（一）传染源
主要为患者和隐性感染者。

（二）传播途径
主要经飞沫传播。

（三）人群易感性
人群对流感普遍易感。病后有一定的免疫力。对同一亚型的变种间有一定交叉免疫力，但维持时间不长，由于病毒不断发生小变异，故可引起反复发病。各亚型间无交叉免疫力，对同亚型的免疫力似可维持较久。

（四）流行特征

**1. 甲型流感**

常呈暴发或小流行，可引起大流行甚至世界性大流行。新亚型的大流行发病率高，形成明显高峰，流行期短。但第一波之后还可有第二、三波，常沿交通线迅速传播；先集体后散居，先城市后农村；患者年龄多在 20 岁以下，但新亚型流行则无显著年龄差别。

**2. 乙型流感**

呈暴发或小流行。

**3. 丙型流感**

常为散发。

### 三、发病机制和病理

流感病毒经空气飞沫侵入呼吸道的纤毛柱状上皮细胞内进行复制，因神经氨酸酶的作用再入侵其他柱状上皮细胞引起变性、坏死与脱落以及全身中毒症状如发热、身痛、乏力与白细胞减少，一般无病毒血症。

流感病毒可引致支气管黏膜上皮细胞坏死脱落、肺泡中有纤维蛋白渗出液，含炎症细胞可伴出血，易继发感染，故可见脓细胞和细菌。

### 四、临床表现

潜伏期为 1～3 日。

（一）典型流感

又称单纯型流感。急起畏寒发热、头痛、眼痛、肌肉酸痛、显著乏力、咽干痛、胸骨下烧灼感（来自气管），时有鼻塞、流涕、喷嚏、干咳等上呼吸道感染症状，有时恶心、泻水样便。体征可急性病容，颜面红，结膜充血，有时扁桃体红肿，但无渗出物，肺部可闻干啰音。发热多于 1～2 日达高峰，3～4 日退热，但乏力可持续 2 周以上。

轻型患者呈中轻度发热，体温在 39℃ 以下，全身与呼吸道症状都较轻，病程 2～3 日。

（二）肺炎型流感

主要发生于老年、幼儿以及体质较差的慢性病患者。除发热等一般流感症状外，尚有咳嗽剧烈、气促发绀、血性痰、两肺湿啰音。X 线检查可见两肺散在性絮状阴影。痰培养无常见病原菌生长，易分离出流感病毒。抗菌药物治疗无效，特别严重者可因心血管功能不全及肺水肿而死亡。

（三）中毒型流感

此型极少见，主要表现高热、抽搐及循环功能障碍、血压下降、休克及 DIC 等严重症候，病死率高。

此外，尚可见到胃肠型流感，以吐泻为主要临床特征。妊娠晚期患流感时危险性大，不仅症状加重，容易发生肺并发症，而且容易导致胎儿死亡。

### 五、并发症

（一）细菌性肺炎

为常见并发症，多发生于病后 3～4 天流感症状缓解后，多由肺炎链球菌、金葡菌继发感染所致。表现与一般细菌性肺炎相同。

（二）其他

鼻窦炎、中耳炎、乳突炎等。

### 六、实验室及其他检查

（一）病原学检查

1. 病毒分类

起病 3 天内取含漱液或咽拭子进行病毒分离，鸡胚或组织培养 3 日后用血凝法或血凝抑制法来确定病毒的类型。

2. 鼻甲黏膜印片或含漱液沉渣涂片

直接用单克隆荧光抗体检查流感病毒病原，阳性率高。

（二）血清学检查

常用血凝抑制法、ELISA 或解脲支原体结合的方法，证实与流感性病毒是否有关。

（三）血象

白细胞计数正常或降低，血沉正常或增高。

### 七、诊断和鉴别诊断

当流感流行时诊断较易，可根据：①接触史和集体发病史；②典型的症状和体征。散发病例则不易诊断，如某单位在短期内出现较多的上呼吸道感染患者，即应考虑流感的可能，应做进一步检查，予以确定。

本病应与下列疾病相鉴别：

（一）普通感冒

常因受凉、劳累诱发，起病缓，流涕、鼻塞、咽痛、轻咳等上呼吸道症状为主，全身症状轻微。主要依据病原学及血清学检查鉴别。

（二）其他

与钩端螺旋体病、麻疹、流脑、流行性出血热等疾病早期鉴别。

### 八、治疗

（一）一般对症治疗

主要用解热镇痛剂与防治继发细菌性感染等治疗。对肺炎型流感应及时采取控制呼吸与循环衰竭的治疗。

（二）药物治疗

1. 利巴韦林

方法系采用 5 mg/ml 药液滴鼻，每鼻孔 2 滴，口含 1 片（2 mg/片），每 2 小时 1

次，热退后仍需滴鼻及含片，每日4次，维持2日。

2. 金刚烷胺

主要用于预防，用于治疗可缩短病程，降低体温，减少合并症。用法：100 mg 每日2次，小儿每日 4～5 mg/kg，分2次服。连用 2～3 日。癫痫、孕妇、哺乳期妇女忌用。

3. 碱溶液

采用碱溶液（苏打粉、蒸馏水配制成6%苏打溶液）滴鼻，每次 3～4 滴，每日 3～4次，疗程 1～4 日。碱疗法可以改变流感病毒所在核糖核酸酶的酸碱度，使其失去生长复制环境而灭活。由于流感病毒先进入鼻腔黏膜，所以滴鼻可达到治疗目的。

4. 干扰素（IFN）

IFN 具有广谱抗病毒作用，能阻止流感病毒对呼吸道造成严重病变。早期应用可减轻病情，减少炎症与缩短病程。

5. 乙胺芴酮

乙胺芴酮又名泰洛龙，是小分子干扰素诱导剂，有广泛的抗病毒作用。用法：每日 10～23 mg/kg，4 日为 1 个疗程。

6. 吗啉胍（ABOB）

ABOB 每日 10 mg/kg，分3次，饭后服；成人 0.1～0.2 g，每日3次，疗程 8～16 周。

7. 甲基金刚烷胺

本品为金刚烷胺的衍生物，作用类似，但毒性低。常用量为每日 200 mg。本品可增强灭活流感疫苗的效应，两者联合应用预防甲型流感。

8. 其他

发热及全身酸痛较重者，可用复方阿司匹林等。干咳可用喷托维林 25 mg，每日3次。高热患者，可物理降温或酌情输液。

（三）中医中药

分为风热和风寒感冒两型。

1. 风热感冒

发热较高，微恶风寒，自汗，头痛，咽痛，鼻塞无涕或少涕。咳嗽，痰黄稠，口渴，小便短赤。舌质红，舌苔黄白或微黄，脉浮数。

治法：宜辛凉解表，宣肺清热。

方药：用银翘解毒丸、羚羊解毒片或桑菊感冒片，亦可用银翘散或桑菊饮加减。

2. 风寒感冒

明显发热，恶寒，头痛，无汗，鼻塞重，清涕，喷嚏，咳嗽，小便清长。舌质淡，舌苔薄白，脉浮紧。

治法：宜辛温解表，宣肺散寒。

方药：葱豉汤或荆防败毒饮加减。

### 九、护理与防控

**（一）监测**

由于流感病毒不断变异，世界各地不断有流感的散发流行和暴发，一旦有新毒株出现，流行可能迅速波及全球，因此，必须对全世界的流感流行情况进行监测，经常掌握世界流感流行动态及毒株变异情况，以便及时采取有效预防措施。WHO 在英国伦敦和美国亚特兰大分别设立了国际性流感协作研究中心，我国北京与许多国家也先后成立了各自的流感研究中心，各国的流感中心应将其国内流感疫情和分离鉴定的流感病毒新变异株报送国际流感研究中心做进一步鉴定，WHO 总部每星期在疫情周报上公布流感的部分疫情，并于每年 2 月提出下一年度流感疫苗毒株选择的建议。各国要加强疫情报告，疫情观察和病毒的分离鉴定，各基层卫生单位发现门诊上呼吸道感染患者数连续 3 日上升或一户发现多例患者时，应立即报告防疫站，及时进行调查和病毒分离。

**（二）隔离与治疗**

及时隔离治疗流感患者是减少发病和传播的有效措施，可根据具体条件设立临时流感诊断室，采取家庭隔离，临床隔离室隔离，甚至减少或停止大型集会和文娱活动。

**（三）消毒**

患者的餐具、用具及口罩等可煮沸；衣物可暴晒 2 小时；病房用 1% 含氯石灰（漂白粉）澄清液喷洒；流行期公共场所应加强通风，乳酸熏蒸或含氯石灰液喷洒。

**（四）疫苗预防**

流感疫苗可以减少流感的发病率，但由于流感病毒不断发生变异而影响疫苗效果，当流感病毒仅在同一亚型内发生小的变异（抗原性漂移）时，旧毒株疫苗还有一定交叉免疫作用，如出现亚型的大变异（抗原性转变）时，旧毒株疫苗无保护力。出现新亚型引起的大流行时，则可采用新毒株赶制疫苗以预防大流行的第二、第三波和用于尚未发生流行的地区，流感疫苗有灭活疫苗和减毒活疫苗两种。

**1. 流感灭活疫苗**

该疫苗是根据流感监测情况推荐的流感病毒毒株制备的全病毒 3 价灭活疫苗，皮下注射后保护率可达 80%，不良反应小，1%～2% 的接种者出现发热和全身反应，约 25% 的人在接种局部有轻度反应，如用亚单位疫苗，其不良反应更少。

1）接种对象：主要是老年人、婴幼儿、孕妇、慢性心肺疾患、肿瘤、人类免疫缺陷病毒（HIV）感染者，使用免疫抑制剂或长期服用水杨酸制剂者，因为这些人患流感后病情较重，病死率较高，还可能并发瑞氏（Reye）综合征。

2）接种方法：基础免疫应接种 2 次，间隔 6～8 周，成人每次 1 ml，皮下注射，以后每年皮下注射 1 ml 加强一次，如换用新亚型疫苗，应重新进行基础免疫。

**2. 流感减毒活疫苗**

该疫苗是选育流感病毒减毒株制备的活疫苗，将其接种在健康人的鼻腔引起轻度上呼吸道感染从而产生免疫力，接种后 2～3 日即可发生轻度上呼吸道感染症状和轻度发热，1 日后消失，多数观察结果证明其预防效果与流感灭活疫苗相似。

1）接种对象：当病毒出现新亚型时，人群缺乏免疫力，在尚未流行的地区或人群，除有禁忌者外，应进行全面接种，当病毒仅在同一亚型内发生小变异时，接种对象主要为医务人员、保育员、炊事员、服务行业人员及海港和交通运输人员等与传播本病有密切关系的重点人群。在农村则应优先对小学生进行免疫，对 7~15 岁儿童或大面积接种前应先试种 50~100 人，观察 4 日无严重反应后，再扩大接种。

2）接种时间：应根据流行季节而定，一般在流行季节前 1~3 个月接种。

3）接种方法：鼻腔喷雾法每侧 0.25 ml。

4）禁忌证：老年人、孕妇、婴幼儿及患有严重糖尿病或慢性心、肺、肾疾患者，有过敏体质及发热者。

（五）药物预防

一些用于治疗流感的药物也可用于预防流感，作为疫苗免疫计划的补充方式。未接种流感疫苗的高危人群个体在流感暴发时，或在整个流感季节时应采取药物预防措施，如果可以获得疫苗，那么亦须同时进行免疫接种，药物可在接种 14 日后停止使用。相反，如未能进行接种，应在整个暴发流行期间连续服用药物，给予患者和医务人员服用这些药物有助于控制医源性感染，对家庭中的暴露后预防亦属有效。当前许多国家应用的抗甲型流感病毒药物为盐酸金刚烷胺，包括金刚烷胺和金刚乙胺，在甲型流感流行期间，预防性给予健康成人或儿童金刚烷胺或金刚乙胺，对于预防甲型流感病毒具有 70%~90% 的有效率，已感染者起病后 48 小时内给予这两种药物，也能发挥治疗作用，可减轻病情和缩短病程。尽管这两种药物的有效性相似，但金刚乙胺更安全，尤其对于肾功能有损害的老年人，但其对预防乙型流感无效。神经氨酸酶抑制剂是可用于预防流感的另一类药物，预防感染的有效率达 82%，可以在流行期间试用于健康成人。

## 十、预后

该病一般预后良好。治疗不及时，易出现严重并发症——流感病毒性肺炎，导致心力衰竭或外周循环衰竭而死亡。

（宋艳娟）

# 第六节　人禽流感

禽流感是禽类流行性感冒的简称，由甲型流感病毒的一种亚型所引起的一种禽类传染性疾病综合征。禽流感病毒可分为高致病性、低致病性和非致病性三大类，其中高致病性禽流感是由 $H_5$ 和 $H_7$ 亚毒株（以 $H_5N_1$ 和 $H_7N_7$ 为代表）引起的疾病。高致病性禽流感因其在禽类中传播快、危害大、病死率高，被世界动物卫生组织列为 A 类动物疫病，我国将其列为一类动物疫病。

高致病性禽流感病毒可以直接感染人类。早在 1981 年，美国即有禽流感病毒 $H_7N_7$ 感染人类引起结膜炎的报道。1997 年，我国香港地区发生 $H_5N_1$ 型人禽流感，导致 6 人死亡，在世界范围内引起了广泛关注。近年来，人们又先后获得了 $H_9N_2$、$H_7N_2$、$H_7N_3$ 亚型禽流感病毒感染人类的证据，荷兰、越南、泰国、柬埔寨、印度尼西亚及我国相继出现了人禽流感病例。截至 2007 年 10 月 8 日，全球感染人禽流感者达 330 人，死亡 202 人。

《中华人民共和国传染病防治法》中规定人感染高致病性禽流感是按甲类传染病采取预防、控制措施的乙类传染病。

### 一、病原学

禽流感病毒对去污剂等脂溶剂比较敏感。甲醛、β-丙内酯、氧化剂、稀酸、乙醚、脱氧胆酸钠、羟胺、十二烷基硫酸钠、卤素化合物（如漂白粉和碘剂）、重金属离子如铵离子能迅速破坏其传染性。人禽流感病毒对热比较敏感，56℃加热 30 小时、60℃加热 30 分钟或煮沸（100℃）2 分钟以上可灭活。病毒对低温抵抗力较强，在 22℃ 的水中可存活 4 日，在 0℃的水中可存活 30 日以上；在大便中可存活 3 个月。阳光直射 40~48 小时即可灭活，如用紫外线直接照射，可迅速破坏其感染性。

禽流感病毒感染引发的疾病可能是不明显的或是温和的一过性的综合征，也可能是 100% 发病率和（或）死亡率。其毒力主要取决于病毒粒子的复制速度和血凝素蛋白裂解位点附近的氨基酸组成，临床表现的变化主要是由于感染不同亚型的缘故。目前国际上一般按欧共体规定的静脉内接种致病指数（IVPI）来判定毒力，当 IVPI > 1.2 时，则认为是高致病力毒株。其致病特点为突然发病、病情严重、迅速死亡，病死率可接近 100%。病毒蛋白及潜在的糖基化位点是病毒基因组特异的，但病毒膜的糖蛋白或糖类链的脂质和碳水化合物链的成分，是由宿主细胞确定的。

### 二、流行病学

（一）传染源
主要为鸡、鸭、鹅等家禽，特别是鸡，但也不排除其他禽类为传染源的可能。

（二）传播途径
主要为接触传播，即通过密切接触感染的家禽及其分泌物、排泄物，受病毒污染的水等以及直接接触毒株而传染。1997 年中国香港地区首次暴发人禽流感 A（$H_5N_1$）后，为了估计人—人传播的危险性，Bridges 等进行了一项回顾性研究，比较了接触过人禽流感 A（$H_5N_1$）感染病例的医务工作者与未接触过感染病例的医务工作者的血清 $H_5N_1$ 抗体阳性率，并收集了被调查者与人禽流感 A（$H_5N_1$）感染病例的接触史、家禽接触史。结果显示，217 名暴露者中 8 名血清 $H_5N_1$ 抗体阳性，其中 2 名接触者出现血清阳转；309 名非暴露者中 2 名抗体阳性。在调整了家禽接触史后，该差异仍有统计学显著性水平。该研究结果提示禽流感 A（$H_5N_1$）似可发生人—人传播的可能性。但 WHO 证实目前尚无人与人之间传播的确切证据。穿羽绒服、盖鸭绒被以及接触相关制品，不会传染禽流感。

（三）易感人群
一般认为任何年龄均具有易感性，但 12 岁以下儿童发病率较高、病情较重。从事家禽业或在发病前 1 周内去过家禽饲养、销售及宰杀等场所的人为高危人群。

（四）流行概况

1997 年 5～12 月，我国香港地区共感染人禽流感 A（$H_5N_1$）18 例中，男 8 例，女 10 例；年龄 1～60 岁；平均 17 岁，10 岁以下 9 例。康复 12 例中，<12 岁 9 例，14～37 岁 3 例，临床表现轻微且无肺部病变 8 例。死亡 6 例中，除 1 例 3 岁外，余 5 例均在 12 岁以上，发病至死亡的平均病程为 16 日。1999 年我国香港地区感染人禽流感 A（$H_9N_2$）2 例。2003 年 2 月我国香港地区再次感染人禽流感 A（$H_5N_1$）2 例中，死亡 1 例。2003 年 4 月荷兰感染人禽流感 A（$H_7N_7$）83 例中，死亡 1 例，2004 年 1 月越南和泰国相继发生人禽流感 A（$H_5N_1$）感染，到 10 月 25 日，WHO 确认越南死亡 19 例，泰国死亡 12 名。

### 三、临床表现

（一）流行病学资料

传染源主要为患禽流感或携带禽流感病毒的鸡、鸭、鹅等禽类。从事家禽养殖业有及其同地居住的家属、在发病前 1 周内到过家禽饲养、销售及宰杀等场所者、接触禽流感病毒感染材料的实验室工作人员、与禽流感患者有密切接触的人员为高危人群。

潜伏期一船为 1～7 天，通常为 2～4 天。

（二）主要症状

患者呈急性起病，早期类似普通型流感。主要为发热，体温大多持续在 39℃ 以上，可伴有流涕、鼻塞、咳嗽、咽痛、头痛、肌肉酸痛和全身不适。部分患者可有恶心、腹痛、腹泻、稀水样便等消化道症状。

重症患者可出现高热不退，病情迅速发展，可出现急性肺损伤、急性呼吸窘迫综合征（ARDS）、肺出血、胸腔积液、全血细胞减少、多脏器功能衰竭、休克及 Reye 综合征等多种并发症。也可继发细菌感染，发生败血症。

（三）体征

有些患者可有眼结膜炎。半数患者可有肺部实变体征，少数伴胸腔积液。

### 四、实验室及其他检查

（一）一般实验室检查

1. 血象

血白细胞计数一般正常或增高，淋巴细胞大多正常，血小板正常。重症患者多有白细胞计数、淋巴细胞、血小板及 $CD_4/CD_8$ 比值的降低。

2. 骨髓象

骨髓穿刺示细胞增生活跃，反应性组织细胞增生伴出血性吞噬现象。

3. 其他

部分患者可出现 ALT、AST 及血糖升高，重症患者多有血氧饱和度降低。

4. 胸部影像学检查

重症患者胸部 X 线显示单侧或双侧肺炎，少数可伴胸腔积液等。

（二）病原及血清学检查

1. 病毒分离

取患者呼吸道标本（如鼻咽分泌物、口腔含漱液、气管吸出物或呼吸道上皮细胞）分离禽流感病毒。

2. 病毒抗原检测

取患者呼吸道标本采用 RT–PCR 法检测禽流感病毒亚型特异性 H 基因，或用禽流感病毒 H 亚型特异性单克隆抗体免疫荧光法或酶联免疫法检测禽流感病毒抗原。

3. 血清学检查

发病初期和恢复期双份血清采用微粒中和法和 Western 印迹法检测抗禽流感病毒抗体滴度有 4 倍或以上升高，有助于回顾性诊断。

### 五、诊断

（一）医学观察病例

1. 有流行病学接触史

①发病前 1 周内曾到过疫区。②有病死禽接触史。③与被感染的禽或其分泌物、排泄物等有密切接触。④与禽流感患者有密切接触。⑤实验室从事有关禽流感病毒研究。

2. 一周内出现流感样临床表现者

对于被诊断为医学观察病例者，医疗机构应当及时报告当地疾病预防控制机构，并对其进行 7 天医学观察。

（二）疑似病例

有与医学观察病例类似的流行病学接触史和临床表现，呼吸道分泌物或相关组织标本甲型流感病毒 M1 或 NP 抗原检测阳性或编码它们的核酸检测阳性者。

（三）临床诊断病例

被诊断为疑似病例，但无法进一步取得临床检验标本或实验室检查证据，而与其有共同接触史的人被诊断为确诊病例，并能够排除其他诊断者。

（四）确诊病例

有流行病学接触史和临床表现，从患者呼吸道分泌物标本或相关组织标本中分离出特定病毒，或采用其他方法，禽流感病毒亚型特异抗原或核酸检查阳性，或发病初期和恢复期双份血清禽流感病毒亚型毒株抗体滴度 4 倍或以上升高者。

流行病学史不详的情况下，根据临床表现、辅助检查和实验室检查结果，特别是从患者呼吸道分泌物或相关组织标本中分离出特定病毒，或采用其他方法，禽流感病毒亚型特异抗原或核酸检查阳性，或发病初期和恢复期双份血清禽流感病毒亚型毒株抗体滴度 4 倍或以上升高，可以诊断为确诊病例。

### 六、鉴别诊断

临床上应注意与流感、普通感冒、细菌性肺炎、严重急性呼吸综合征（SARS）、传染性单核细胞增多症、巨细胞病毒感染、衣原体肺炎、支原体肺炎等疾病进行鉴别诊断。

## 七、治疗

### （一）对症支持治疗

对人感染高致病性禽流感目前无特异治疗方法，主要是综合性对症支持治疗。注意休息、多饮水、注意营养，密切观察病情变化；对高热、体温超过39℃者，应每日拍胸片、查血气。重症病例可给予糖皮质激素治疗，甲泼尼龙成人160～320 mg/d，儿童5 mg/（kg·d）；面罩吸氧、无创和有创呼吸机辅助通气治疗，注意加强支持治疗。

### （二）抗流感病毒药物治疗

应在发病48小时内试用抗流感病毒药物。抗流感病毒药物有离子通道阻滞药和神经氨酸酶抑制药两类。

1. 离子通道 $M_2$ 阻滞药

有金刚烷胺和金刚乙胺两种。该类药物可抑制禽流感病毒株的复制，研究表明 $H_5N_1$ 对这两种药物均较敏感。早期应用可阻止病情发展、减轻病情、改善预后。用法和剂量：每日100～200 mg，儿童每日5 mg/kg，分2次口服；疗程5日。不良反应：两者均可引起中枢神经系统和胃肠道不良反应。中枢神经系统不良反应有神经质、焦虑、注意力不集中和轻微头痛等，其中金刚烷胺较金刚乙胺的发生率高。胃肠道反应主要表现为恶心和呕吐，这些不良反应一般较轻，停药后大多可迅速消失。有癫痫病史者忌用。肾功能不全患者的剂量调整：金刚烷胺的剂量在肌酐清除率≤50 ml/min 时酌量减少，并密切观察其不良反应，必要时可停药，血液透析对金刚烷胺清除的影响不大。肌酐清除率 <10 ml/min 时金刚乙胺推荐减少为100 mg/d，但只要有肾功能不全包括老年患者均应密切监测其不良反应。

2. 神经氨酸酶抑制药

奥司他韦（达菲）对禽流感病毒可能有抑制作用。成人每日150 mg，儿童每日3 mg/kg，分2次口服，疗程5日。不良反应较少，一般为恶心、呕吐等消化道症状，也有腹痛、头痛、头晕、失眠、咳嗽、乏力等不良反应的报道。对肌酐清除率 <30 ml/min 肾功能不全的患者减量至75 mg，1次/日。

### （三）中医中药

按流感及风温肺热病进行辨证施治。

### （四）重症患者的治疗

对出现呼吸功能障碍给予吸氧及其他呼吸支持，发生其他并发症，特别是并发多器官功能衰竭的患者应积极采取相应治疗。

## 八、预后

预后与感染的病毒亚型有关。感染人禽流感 A（$H_9N_2$）、人禽流感 A（$H_7N_7$）者，大多预后良好。而感染人禽流感 A（$H_5N_1$）者预后较差，发病至死亡的病程为6～17日，病死率在30%以上。

影响疾病预后的危险因素除病毒亚型外，还与年龄、有无基础性疾病、治疗时间、白细胞降低及淋巴细胞有无减少以及有无并发症等有关。

### 九、护理与防控

1）加强禽类疾病的监测，一旦发现禽流感疫情，动物防疫部门立即按有关规定进行处理。养殖和处理的所有相关人员做好防护工作。

2）加强对密切接触禽类人员的监测。当这些人员中出现流感样症状时，应立即进行流行病学调查，采集患者标本并送至指定实验室检测，以进一步明确病原，同时应采取相应的防治措施。

3）接触人禽流感患者应戴口罩，戴手套，穿隔离衣。接触后应洗手。

4）要加强检测标本和实验室禽流感病毒毒株的管理，严格执行操作规范，防止医院感染和实验室的感染及传播。

5）注意饮食卫生，不喝生水，不吃未熟的肉类及蛋类等食品；勤洗手，养成良好的个人卫生习惯。

6）对密切接触者必要时可试用抗流感病毒药物预防。

（姜霞）

# 第七节　麻　疹

麻疹是一种由麻疹病毒引起的急性出疹性传染病，具有高度传染性。有发热、流涕、结合膜炎、咳嗽、麻疹黏膜斑（又称柯氏斑）和全身斑丘疹，疹退后糠麸样脱屑，并留有棕色色素沉着为其临床特征。目前，由于麻疹减毒活疫苗的普遍应用，控制了麻疹流行的发生。

### 一、病原学

麻疹病毒属黏液病毒，仅一个血清型。该病毒在外界生活能力不强，不耐热，但耐寒，加热至55℃经15分钟即被破坏，含病毒的飞沫，在室内空气中保持传染性一般不超过2小时，在流通空气中或日光下半小时失去活力。对一般消毒剂敏感。

### 二、流行病学

（一）传染源

人类为麻疹病毒唯一宿主，急性患者为重要传染源。发病前2日（潜伏期末）至出疹后5日内具传染性，前驱期传染性最强，出疹后逐渐减低，疹退时已无传染性。传染期患者口、鼻、咽、眼结合膜分泌物均含有病毒。无症状带病毒者和隐性感染者较少，传染性也较低。恢复期不带病毒。

（二）传播途径

经呼吸道传播。患者咳嗽、打喷嚏时，病毒随排出的飞沫经口、咽、鼻部或眼结合膜侵入易感者。密切接触者亦可经污染病毒的手传播，通过第三者或衣物间接传播甚少见。

（三）人群易感性

普遍易感，易感者接触患者后90%以上发病，病后可获持久免疫力。成人因在幼时患过麻疹而有免疫力，6个月内婴儿因从母体获得抗体很少患病，故易感人群主要在6个月至5岁小儿。目前成年麻疹病例的报道增加，主要原因为幼时接种过麻疹疫苗，以后未再复种，也未遇到麻疹患者，致免疫力逐渐下降而成为易感者。

（四）流行特征

麻疹是一种传染性很强的传染病，发病季节以冬春季为多，但全年均可有病例发生。20世纪前50年代，世界各地均有麻疹流行，60年代麻疹疫苗问世以来，普种疫苗的国家发病率大大下降，我国也不例外，麻疹流行得到了有效控制。

### 三、发病机制和病理

麻疹病毒侵入上呼吸道和眼结合膜上皮细胞内复制繁殖，通过局部淋巴组织进入血流（初次病毒血症），病毒被单核—巨噬细胞系统吞噬，在该处广泛繁殖，大量病毒再次侵入血流，造成第2次病毒血症，出现高热和出疹。病毒血症持续至出疹后第2天。目前认为麻疹发病机制是一种全身性迟发型超敏性细胞免疫反应。当人体感染病毒后，T淋巴细胞大量分化繁殖。形成致敏淋巴细胞，能与麻疹病毒抗原发生免疫反应，释放淋巴因子，病变处形成组织坏死和炎性反应。如病毒侵入皮肤和黏膜毛细血管内皮细胞，在真皮和表皮细胞内增殖，引起皮肤病变。病毒损害肠道上皮，可导致严重腹泻；病毒破坏呼吸道黏膜内层，纤毛上皮损害，黏膜水肿，小支气管渗出和淋巴组织增生，可出现阻塞。

### 四、临床表现

多发于冬、春两季。既往未患过麻疹，否认接种过麻疹疫苗，病前3周内有与麻疹患者密切接触史。

（一）症状和体征

潜伏期约11天，典型者分3期。

1. 前驱期

2～4天，起病较急，主要表现有发热、结合膜充血、流泪、喷嚏、畏光、咳嗽声音嘶哑等上呼吸道感染症状。口腔两侧颊黏膜上可见麻疹斑。此斑可逐渐增多，互相融合，表浅破溃，于皮疹出现后1～2天消失，麻疹斑见于90%以上的患者，是前驱期诊断麻疹的特异性表现。

2. 出疹期

3～5天，本期主要特征是皮疹。皮疹初见耳后、发际，逐渐向面颈、躯干及四肢蔓延，皮疹初为淡红色斑点，逐渐颜色加深，融合成片，疹间皮肤正常。此期体温可在40℃以上，持续不退，精神萎靡，咳嗽加重，肺部有少量细湿啰音。颜面浮肿，全身表浅淋巴结及肝脾轻度肿大。

3. 恢复期

2～3 天，皮疹出齐后体温下降，皮疹按出疹顺序逐渐隐退，出现糠皮样脱屑，遗留淡褐色的色素沉着。

（二）临床分型

1. 轻型麻疹

见于接触麻疹后注射过丙种球蛋白或通过胎盘获得部分免疫的儿童，症状轻、病程短，麻疹斑不典型或缺如，皮疹稀少、色淡。

2. 普通型麻疹

有前驱期、出疹期、恢复期经过，但无并发症。

3. 重型麻疹

起病即高热，持续在 40～41℃，伴惊厥、昏迷、皮疹密集可融合成片，或皮疹不易透发，或突然隐疹，病死率高，常并发肺炎、心肌炎、脑炎、休克等。

4. 休克型麻疹

主要表现为外周循环衰竭，皮疹因此未透发即急骤隐退或稀少、色淡，与病情不相称，常在病后 2～3 天死亡。

5. 疱疹型麻疹

皮疹由斑丘疹转为大小不一的痘疱疹，酷似水痘。

6. 出血型麻疹

皮疹为出血性，甚至消化道出血，全身症状重，病死率高。

7. 异型麻疹

急起高热、头痛、肌痛、乏力等，多无麻疹黏膜斑，皮疹从四肢远端开始，逐渐于躯干与面部，皮疹为多形性，有斑丘疹、疱疹、紫癜或荨麻疹，常伴有四肢水肿与肺炎、肝脾大、肢体麻木、无力和瘫痪。国内应用麻疹减毒活疫苗，此型已少见。

8. 成人麻疹

全身症状较重，并发症少，常继发于肝功能异常。

（三）并发症

1. 肺炎

最常见，也是本病死亡的主要原因。尤其见于 2 岁以下营养不良和有佝偻病者，最常见于出疹期。病原体以金葡菌、流感杆菌、肺炎球菌及腺病毒为多见。病程长，病情重，易并发脓胸及心功能不全。

2. 喉炎

指麻疹患者继发细菌感染引起的喉炎，多发生在出疹后期，主要表现发音嘶哑，犬吠样咳嗽，吸气性呼吸困难，严重者可出现喉部梗阻，甚至窒息死亡。

3. 脑炎

发生率 1‰～2‰，多见于 2 岁以下婴幼儿，一般认为发生于病程早期可能为麻疹病毒直接侵犯中枢神经系统所致；发生于恢复期者，称感染后脑脊髓炎，可能与免疫反应有关。临床表现为高热、抽搐、甚至昏迷。脑脊液细胞数一般为（0.05～0.5）× $10^9$/L，以淋巴细胞为主，蛋白轻度增加，糖正常。死亡率高，幸存者常留下智力减退、癫痫、瘫痪等后遗症。

4. 其他

结核病复发或恶化，营养不良，中耳炎等。

### 五、实验室及其他检查

（一）血液检查

前驱期白细胞计数可正常或稍高，出疹期白细胞计数减少，淋巴细胞相对增多。

（二）多核巨细胞

出疹前 2 天至出疹后 1 天，取患者鼻、咽、眼分泌物或痰涂片染色，镜检多核巨细胞，有重要诊断价值。

（三）病毒抗原

用免疫荧光法检查鼻咽分泌物中脱落细胞，以发现麻疹病毒抗原，可作为早期诊断的依据。

（四）病毒分离

发热期取患者血、尿、鼻咽分泌物做组织培养，可检出麻疹病毒。

（五）血清抗体

用 ELISA 法或免疫荧光法检测患者血清中麻疹 IgM 抗体，病后 2～3 天即能检出，是早期特异性诊断方法。血中血凝抑制抗体、中和抗体和补体结合抗体检测，恢复期上升 4 倍以上有诊断意义。

### 六、诊断和鉴别诊断

典型病例可根据流行病学史和临床表现确诊，必要时辅以实验室检查，但应与下列疾病鉴别：

（一）风疹

发热和上呼吸道症状，无麻疹黏膜斑，发热 1～2 天即出疹，皮疹 1～2 天即退，无脱屑和色素沉着，同时耳后、颈部淋巴结肿大。预后较好。

（二）幼儿急疹

突起发热 2～3 天，热退后出疹，无麻疹黏膜斑，疹退后无脱屑和色素沉着，全身症状轻，恢复快。

（三）猩红热

前驱期发热咽痛明显，1～2 天皮肤出现斑丘疹，疹间皮肤呈猩红色，白细胞计数及中性粒细胞计数明显增高。

（四）药疹

有与易引起皮疹药物接触的病史，皮疹大小不等，发痒，有低热或不发热，停药后皮疹逐渐消退。

### 七、治疗

**（一）一般治疗**

病室保持空气新鲜，温度适宜，避免寒风和强光直接刺激患者，绝对卧床休息。患儿出疹后第六天即无传染性，可解除隔离。注意皮肤、黏膜的清洁。眼部用温盐水洗后，可滴1%氯霉素眼液。给易消化富有营养的饮食，多饮水，及时补充维生素C、B族。忌食辛辣、油腻食物。

**（二）对症治疗**

对短时期内体温在40℃以下，一般不予降温。若体温超过40℃，且持续时间过长者，可给小剂量退热剂，以减少因高热引起并发症的可能，但不应影响皮疹透发，常用复方氨基比林成人每次2 ml，2岁以下每次0.5~1 ml，或用柴胡注射液每次2~4 ml肌内注射。躁动不安者给水合氯醛每次30~60 mg/kg灌肠，或复方氯丙嗪每次0.5~1 mg肌内注射。咳嗽频繁、剧烈者，可用复方甘草合剂、止咳糖浆、喷托维林等。眼结合膜炎可用4%硼酸水洗眼。出现并发症给予相应的治疗。

**（三）并发症治疗**

1. 肺炎

同一般肺炎，继发细菌感染应选用抗菌药物如青霉素G、庆大霉素、红霉素、氨苄西林及头孢菌素等，重症可考虑短期应用肾上腺皮质激素。进食少者适当补液及支持疗法。其他对症治疗如止咳祛痰、吸氧等。

2. 喉炎

保持居室内一定湿度，并用蒸汽吸入，一日数次，以稀释痰液，选用1~2种抗菌药物，重症可采用泼尼松或地塞米松静脉滴注。保持安静，喉梗阻严重时，应及时行气管切开。

3. 心血管功能不全

心力衰竭时，及早应用毒毛旋花子苷或毛花强心C治疗，可同时应用呋塞米利尿。控制补液总量和速度，维持电解质平衡。必要时用能量合剂（辅酶A、三磷酸腺苷、胰岛素）及维生素C保护心肌。循环衰竭按休克处理。

4. 脑炎

处理同病毒性脑炎，重点是对症治疗，早期使用干扰素、转移因子、胸腺素等以增强免疫功能。高热者降温，惊厥用止惊剂，昏迷者加强护理，亚急性硬化性全脑炎无特殊治疗。

**（四）中医中药**

1. 辨证施治

麻疹在发病过程中，首先应判断病情顺逆。

1）顺证初热期（疹前期）

发热，微恶风寒，鼻塞流涕，喷嚏，咳嗽，眼睑红赤，泪水汪汪，倦怠思睡，发热第2~3日，口腔两颊黏膜红赤，贴近白齿处可见麻疹黏膜斑（细小白色疹点，周围红晕，磊磊如麻，由少增多），小便短黄，或大便稀溏。舌苔薄白或微黄。本期从开始发热至疹点出现，为期约 3 日。

治法：辛凉透表。

方药：升麻葛根汤加减。

升麻、桔梗、蝉衣、薄荷（后入）各 5 g，葛根、赤芍、银花、连翘各 9 g，苦杏仁、牛蒡子各 6 g。

咳嗽痰多，加前胡 5 g，鱼腥草 12 g；呕吐，加新竹茹 15 g；疹点将出未出，可加用熏洗法，以助透疹。

2）顺证见形期（出疹期）

发热持续，起伏如潮，谓之"潮热"，每潮 1 次，疹随外出。此时口渴引饮，目赤眵多，咳嗽加剧，烦躁或嗜睡。舌红，苔黄，脉数。疹点先从耳后发际，继而头面、颈部、胸腹、四肢、最后手心、足底都见疹点为出齐。疹点初起细小而稀少，渐次加密；疹色先红后暗红，稍觉凸起，触之碍手。本期从疹点开始出现至透发完毕，为期约 3 日。

治法：清热解毒，凉血益阴，佐以透疹。

方药：当归红花饮加减。

当归尾、生甘草各 3 g，红花 2 g，葛根、紫草各 6 g，大青叶、连翘、牛蒡子、西河柳各 9 g，黄连 4 g。

疹色红润，去当归尾加银花 9 g；疹色暗淡，透发不畅，身热无汗，加陈皮 4 g；疹色紫暗，融合成片，壮热烦躁，可用清瘟败毒饮加减；神昏谵语，加紫雪丹 1.5 g 或牛黄清心丸 1 粒。

3）顺证恢复期（疹回期）

疹点出齐，发热渐退，咳嗽渐减，声音稍哑，疹点依次渐回，皮肤呈糠麸状脱屑，并有色素沉着，胃纳增加，精神好转。舌苔薄净，质红少津。

治法：养阴益气，清解余邪。

方药：沙参麦冬汤加减。

沙参、麦冬、桑叶、花粉、青蒿、白薇、生扁豆各 9 g，鲜芦根 30 g。

潮热咳嗽，加桑白皮、地骨皮各 9 g，知母 6 g；纳食不馨，加焦楂 6 g，建曲 15 g，麦芽 12 g。

4）逆证麻毒闭肺

疹点不多，或疹见早回，或疹点密集色紫，高热不退，咳嗽气促，鼻翼扇动，口渴烦躁。苔黄，质红而干。

治法：宣肺开闭，清热解毒。

方药：麻杏石甘汤加味。

蜜麻黄、浮萍、苦杏仁各 6 g，玉泉散 30 ~ 60 g，甘草 3 ~ 6 g，黄芩、桑白皮、前胡、西河柳各 9 g，桔梗 5 g。

痰黄浓稠，加鱼腥草 30 g，另竹沥液 15 ml，每日 3 次；兼有神昏谵语，加紫雪丹 1.5 g 冲服。

5）逆证热毒攻喉

咽喉肿痛，声音嘶哑，或咳嗽声重，有如犬吠。舌质红，苔黄腻。

治法：清热解毒，利咽消肿。

方药：清咽下痰汤加减。

玄参、牛蒡子、川贝、马兜铃、射干各9 g，桔梗、甘草各5 g，瓜蒌、板蓝根、卤地菊、鲜芦根各30 g。

可另服六神丸。

6）逆证邪陷心肝

高热，烦躁，谵语，皮肤疹点密集成片，遍及周身，色紫红，或有鼻扇，甚则神昏，抽搐。舌红绛。

治法：清营凉血，镇痉开窍。

方药：化斑汤合犀角地黄汤加味。

水牛角、生石膏、粳米、鲜生地各30 g，知母15 g，玄参、赤芍、丹皮各9 g。

同时可选用紫雪丹、安宫牛黄丸吞服。

2. 中成药

1）消疹散：每次0.5~1袋，每日2次。

2）荆防败毒散：每次1~3 g，每日2次。

3）小儿紫草丸：口服，每次1丸，每日2次。

4）犀角透表丹：口服，0.5~1丸，每日2次。

3. 单方、验方

1）紫草、防风、桔梗、甘草各9 g。水煎频频饮服。用于麻疹隐伏不出或出而速回。

2）地肤子6 g，浮萍、蝉蜕各3 g，紫草10 g。水煎频服。用于麻疹初期。

3）牵牛子15 g，白矾30 g，面粉少许。共研末醋调，敷于足底涌泉穴。

4）车前子10 g，杏仁3 g，枇杷叶6 g。共研粗末，水煎代茶饮。适于麻疹咳嗽。

5）麻黄1.5 g，杏仁、桔梗各6 g，生石膏15 g，生甘草3 g，元参、细生地各9 g。水煎服。适于麻疹中期，疹出不透，或合并轻度肺炎。

6）鲜茅根30~90 g。洗净切成段，急火浓煎，待温凉后，连续饮用。适于麻疹发疹期及恢复期。

7）鲜胡荽30 g，水煎服。适用于发病初期。

8）浮萍草6 g。煎水代茶饮。用于麻疹不出或出而不透。

9）西河柳、银花各10 g。水煎当茶，不拘时服。

10）银花6 g，蝉衣1.5 g，前胡3 g，冰糖15 g。煎水当茶饮。

4. 食疗验方

1）胡萝卜120 g，芫荽90 g，荸荠60 g。加水2 000 ml熬成500 ml，水煎代茶饮。每日服2~3次。

2）荠菜全草1 000 g。加水1 000 ml，每周1次，每次服100 ml。

3）取鸽蛋2个煮食。麻疹流行期，可连服6~10日，每日服2个。此方可预防麻疹。

4）山药 50 g，莲子 30 g，鸭梨 1 个。同放锅内加水炖至烂熟，分 2~3 次，1 日服完。每日 1 次，连服 4~5 日。适用于麻疹退疹期。

5）苦瓜 1 个，竹叶、银花各 60 g。用水煎，去渣取汁每日 1 剂，连服 3~5 日。

6）将甜菜叶 100 g 洗净，水煎代茶频饮。适于流行期预防麻疹。

7）莲子 60 g。加水适量，炖至莲子烂熟食用分 2~3 次，1 日服完。

### 八、护理与防控

（一）控制传染源

对麻疹患者应做到"三早"，即早发现、早隔离、早治疗，并做好疫情报告。确诊者应隔离到出疹后 5 天，并发肺炎或喉炎应延长到出疹后 10 天。易感者接触麻疹后应隔离检疫 3 周，已被动免疫者隔离 4 周。检疫期每日进行晨间检查，及早发现患者，及时隔离治疗。

（二）切断传播途径

流行期间避免带易感者到公共场所或探亲访友。患者住过的房间应开窗通风 1 小时，病儿衣物用后须暴晒或用肥皂水清洗。密切接触患者的家属及医护人员，离开时须在户外停留 20 分钟，方可接触其他易感者。

（三）保护易感人群

1）加强体育锻炼，提高抗病能力。

2）隔离患者。麻疹传染力强，在流行期间，医疗防疫部门应组织医务人员对患者定期进行家庭访视，做到"患者不出门，医药送上门"，直到出疹后 5 天。托儿所、幼儿园、学校要设置临时隔离室对患者进行隔离，对接触者应进行隔离观察 2~3 周，如无症状，才能回班活动。麻疹患者停留过的房间应开门窗通风 20~30 分钟。医护人员在接触患者后应脱去外衣洗手，或在户外活动 20 分钟后再接近易感者。

3）麻疹流行期间尽量少带孩子去公共场所（尤其是医院），少串门，以减少感染和传播机会。

4）注意个人及环境卫生，不挑剔食物，多喝开水。

5）主动免疫。接种麻疹减毒活疫苗是预防麻疹的主要措施，目前我国初次免疫对象主要为 8 个月以上未患过麻疹的小儿。剂量为麻疹减毒活疫苗 0.2~0.25 ml 皮下注射。接种后 12 天左右出现血凝抑制抗体，1 个月达高峰，阳性率为 95%~98%，2~6 月逐渐下降，但仍维持一定低水平，部分儿童于 4~6 年消失。一次接种保护率可在 90% 以上，但数年后也有患麻疹者，因此，有人主张在初种 4~5 年后，或在 12 月龄特别是 6 月龄以前接种者可再接种 1 次。什么时间应该加强免疫，只有通过免疫成功率和人群免疫水平的血清学检测才能决定。我国计划免疫程序规定复种时间为 7 周岁。易感者接触麻疹患者后 2 天内接种麻疹减毒活疫苗，仍可预防麻疹发病。若在接触 2 日后接种，则防止发病的可能性极小，但可减轻症状并减少并发症。故在麻疹流行时及时为易感者广泛接种麻疹减毒活疫苗，可望控制麻疹流行。疫苗接种后一般反应轻微，少数接种者可于 5~14 天出现低热（1~2 天即退），有时伴有短暂稀疏皮疹和全身乏力。接种禁忌者为孕妇，有急性发热病、过敏体质、活动性肺结核、白血病、恶性肿瘤等疾病患者。注射丙种球蛋白者，需于 3 个月后才能接种麻疹减毒活疫苗。

6）被动免疫。体弱、患病、年幼的易感者接触麻疹后，可采用被动免疫以预防发病。在接触患者后 5 天内注射足量被动免疫制剂，可有保护作用，接触患者 6 天后注射，可减轻症状。目前常用人血丙种球蛋白 3 ml 肌内注射，或胎盘丙种球蛋白 3 ~ 6 ml。免疫有效期 3 ~ 4 周。

### 九、预后

麻疹预后与患者年龄大小、体质强弱、有无接种过麻疹疫苗、原先有无其他疾病和病程中有无并发症等有关。在医疗卫生条件较差的地区，麻疹大流行时病死率可为 10% ~ 20%。自广泛接种麻疹疫苗后，不仅麻疹发病率大大下降，病死率也快速降低，在 1% 以下。死亡者中婴幼儿占 80%，尤其是体弱、营养差、多病及免疫力低下者预后差，患重症麻疹或并发肺炎（特别是巨细胞肺炎）、急性喉炎、脑炎和心功能不全者预后更差。

（刘惠）

# 第八节　流行性腮腺炎

流行性腮腺炎是由腮腺炎病毒引起的急性呼吸道传染病。临床以腮腺非化脓性肿胀、疼痛伴发热为特征，并有累及各种腺体组织的倾向，如唾液腺、胰腺、睾丸和卵巢等，小儿易并发脑膜炎。

### 一、病原学

流行性腮腺炎病毒是单股 RNA 病毒，属副黏病毒组，只有一个血清型。病毒外膜有血凝素抗原（V），核壳有可溶性抗原（S），均能用补体结合试验检测。S 抗体在病程 2 ~ 6 周即出现，但持续时间短；V 抗体出现较晚，可持续 6 月至 1 年。该病毒在外界的抵抗力弱，不耐热，加热至 56℃，持续 20 分钟即可灭活，对紫外线、乙醚、氯仿和一般消毒剂均敏感。低温下能存活几月至几年。

### 二、流行病学

流行性腮腺炎在世界各地均有流行，全年均可发病，温带地区以春、冬季最多，夏季较少，热带无明显的季节性差异，呈流行或散发。在托儿所、幼儿园、部队以及卫生条件不良的人群中易造成暴发流行。国外有文献报道本病在普遍使用疫苗前，由于易感人群的累积每隔 7 ~ 8 年发生一次大流行，随着生活条件的不断改善及对易感人群进行预防免疫，本病的发病率已大大下降。但 10 多年来我国又有逐步上升趋势。

（一）传染源

早期患者和隐性感染者均是传染源。后者由于本身症状，易被忽略而不予隔离，因此传播更广。病毒在患者唾液中存在的时间较长，自腮腺肿大前 7 天至肿大后 9 天均可检出，因此在这 2 周内具有高度传染性。

（二）传播途径

主要通过飞沫经呼吸道感染。

（三）易感人群

人群对本病有普遍易感性。1 岁以内婴儿由于体内尚有获自母体的特异性抗体，因此发病者较少。成人中约 80% 曾患过显性或隐性感染而产生一定的特异性抗体，发病率较低，但近年有增多趋势。

得病后（包括隐性感染和腮腺肿的病例在内）可获得持久免疫力，再发病者极少见。

### 三、发病机制和病理

腮腺炎病毒从呼吸道侵入人体后，在局部黏膜上皮细胞和面部淋巴结中复制，然后进入血流，播散至腮腺和中枢神经系统，引起腮腺炎和脑膜炎。病毒在进一步繁殖复制后，再次侵入血流，形成第二次病毒血症，并侵犯第一次病毒血症未受累的器官，因此临床上出现不同器官相继发生病理变化。

腮腺炎的病理特征是非化脓性炎症，腮腺导管的壁细胞肿胀，导管周围及腺体壁有淋巴细胞浸润，间质组织水肿等病变可造成腮腺导管的阻塞、扩张和淀粉酶潴留。淀粉酶排出的受阻可经淋巴管进入血流，使血和尿中淀粉酶增高。睾丸、卵巢和胰腺等受累时亦可出现淋巴细胞渗出和水肿等病变。

### 四、临床表现

注意流行情况，如多发于冬、春两季，儿童多见，既往无腮腺炎病史，病前 2~3 周有与腮腺炎患者接触史，无流行性腮腺炎疫苗接种史。

（一）症状和体征

1. 潜伏期

2~3 周。

2. 前驱期

多数无前驱症状，少数有短暂的前驱期，如畏寒、发热、厌食、头痛、恶心、呕吐、全身不适等症状。

3. 腮肿期

起病 1~2 天感觉腮腺部肿痛，张口咀嚼及进食酸性食物时疼痛加剧，腮腺肿大逐渐明显。体温可上升在 38℃ 以上。腮腺肿胀一般先由一侧开始，1~2 天波及对侧，也有两侧同时肿大或自始至终仅一侧肿大者。腮肿特点以耳垂为中心向各方向肿大，将耳垂向上向外推移，下颌骨后沟消失。肿胀表面皮肤不红，边缘不清，触诊时微热，并有弹性感及轻度压痛。腮腺管口红肿。腮肿于 1~3 天达高峰，全身症状加重，腮肿 4~5

天逐渐消退，全身症状亦渐消失。整个病程 7～12 天。部分患儿仅有颌下腺或舌下腺肿而无腮腺肿大。

（二）并发症

1. 睾丸炎、卵巢炎

多见于青春期以后的患者，在腮腺肿胀一周后出现，病变常为一侧。表现寒战、高热、恶心、呕吐、下腹痛，睾丸肿胀疼痛，有压痛，症状轻重不一，常持续 1～2 周，重者可致睾丸萎缩，因病变多属单侧，故一般不妨碍生育。成年女性并发卵巢炎，临床症状轻，可有下腰部酸痛，下腹部轻度触痛，月经周期失调等，不易确诊。

2. 脑膜脑炎

有症状的脑膜脑炎发生在 15% 的病例，系病毒直接侵入神经系统所引起。多数在腮腺肿胀开始后 1 周内出现症状，但亦可在腮腺肿大之前发生，少数可不伴腮腺肿胀。临床亦可见到少数病例在腮肿完全消退后发生，一般称为腮腺炎后脑炎，可能系免疫反应所引起。患者出现高热、头痛、嗜睡、呕吐、脑膜刺激征阳性。严重者可有抽搐、昏迷。脑脊液外观澄清，压力正常或稍高，细胞数略高，以淋巴细胞为主，蛋白轻度增加，糖及氯化物正常。预后良好，临床症状多数于 10 天左右恢复。

3. 胰腺炎

腮腺炎合并胰腺炎的发病率低于 10%。大多在腮腺肿后 1 周内发生，临床上常见于有上腹部轻微疼痛，有触痛、呕吐，给人以轻型胰腺炎的印象。症状多在 1 周内消失。血清淀粉酶显著增高有助于诊断。

4. 其他

如心肌炎、肾炎、乳腺炎、甲状腺炎等。肾脏损害发病率有增多趋向，一般多见于腮肿期，可能系病毒血症引起。

### 五、实验室及其他检查

（一）血象

白细胞计数正常或稍低，淋巴细胞相对增多。

（二）血清淀粉酶与尿淀粉酶测定

正常至中度增高。

（三）病原学与血清学检查

1）补体结合试验与血凝抑制试验，双份血清效价增高 4 倍以上有诊断价值。

2）病毒分离，自早期患者的唾液、脑脊液中分离出病毒。

### 六、诊断和鉴别诊断

（一）诊断标准

1. 流行病

冬春季节，当地有本病流行，或患者于病前 2～3 周有与流腮患者接触史。

2. 临床特点

发热，一侧或双侧腮腺非化脓性肿痛，以耳垂为中心，触之有弹性感及轻度压痛，腮腺管口红肿。且可发生睾丸炎、卵巢炎、脑膜脑炎、胰腺炎等。

3. 实验室检查

1）血象：白细胞计数大多正常或略低，淋巴细胞相对增多。有并发感染时白细胞计数可增多。

2）血清及尿淀粉酶测定：正常或轻度至中度增高。

3）病原学检查：双份血清补体结合试验及血凝抑制试验效价呈 4 倍增长。

4）病毒分离：有条件者可由早期患者的唾液、尿及脑膜脑炎型的脑脊液中分离出腮腺炎病毒。

判定：凡具有 1、2 项者可作出临床诊断，血清学及病原学阳性可确诊。

（二）鉴别诊断

1. 化脓性腮腺炎

常为一侧，局部红肿压痛明显，晚期有波动感，挤压时有脓液自腺管口流出，白细胞计数和中性粒细胞均增高。

2. 其他病毒性腮腺炎

流感病毒、副流感病毒、巨细胞病毒、肠道病毒等也可引起腮腺炎，应做病毒分离，以区别之。

## 七、治疗

（一）一般治疗

患者需隔离，卧床休息直至腮腺肿胀完全消退，注意口腔清洁，饮食以流质软食为宜，忌酸食。保证每天的液体入量。

（二）药物治疗

1. 干扰素

研究证实，干扰素具有广谱抗病毒作用。文献报道肌注干扰素能提前缩小腮肿，促使体温下降，IFN－α 气雾剂局部应用似较全身应用为优。

2. 利巴韦林

利巴韦林为鸟嘌呤核苷单磷酸生物合成抑制剂，影响病毒 RNA 多聚酶聚合核苷酸作用，而起抗病毒作用。文献报道治疗本病效果较好。

3. 人体免疫球蛋白

文献报道本品通过增强机体抵抗力对流腮有一定预防作用。

4. 转移因子

患者均给予 1 支牛脾转移因子肌注，不加任何治疗腮腺炎药物，有发热者给退热剂。若 1 支肌注后症状未完全消除者，3 天后再注射 1 支。有人用此法治疗 21 例，治愈者 16 例。注射 2 支达到治愈者 5 例，其中双侧腮腺肿大 2 例，在 1 周内治愈。

5. 西咪替丁

西咪替丁每日 30 mg/kg，分 3 次服，有较好疗效。机理与本品有抗病毒和增强细胞免疫，促进病毒感染恢复有关。

6. 赛庚啶

据报道用本品每日 4 ~ 12 mg（随年龄调整）和西咪替丁每日 20 mg/kg 分次口服，共 4 ~ 7 天，治疗 9 例，8 例治愈，平均退热时间及腮腺消肿时间均明显优于服用吗啉胍、板蓝根加外敷中药者。

7. 六神丸

六神丸每次 4 ~ 6 粒，每日 3 次，同时用 10 粒研碎，以食醋调后外敷，2 ~ 5 日即治愈。

8. 柴胡注射液

柴胡注射液 2 ml，每日 2 次肌注。有较好疗效。

9. 其他

腮腺肿痛者局部用如意金黄散、五露散调敷，每日 3 ~ 4 次。也可用仙人掌捣烂外敷等。

（三）并发症的防治

1. 脑膜脑炎治疗

可予降温，口服泼尼松，成人每日 30 ~ 40 mg，连续 2 ~ 4 天，症状好转即停。颅内压增高者，酌情以甘露醇或山梨醇脱水 1 ~ 2 次。

2. 睾丸炎治疗

睾丸用丁字带托起、冷敷或普鲁卡因精索周围封闭，必要时口服泼尼松，以减轻症状。

3. 胰腺炎治疗

有剧烈呕吐、腹痛者，应予阿托品或山莨菪碱皮下注射，停止饮食，胃肠减压，静脉输入 10% 葡萄糖液及生理盐水，适量补充氯化钾，缓解后逐渐给予流食或半流饮食。早期使用泼尼松。

（四）中医中药

1）蒲公英 30 g，夏枯草 15 g。水煎服，每日 1 剂，连服 3 ~ 4 日。

2）生大黄 3 ~ 4 g。研细加食醋，调成糊状，涂于纱布上。涂布范围同肿胀部位大小，敷于患处。外加一层塑料薄膜，以防药液外渗，每日敷 1 ~ 2 次，同时忌酸饮食。有高热者给以退热处理。总有效率 100%。

3）鲜品蒲公英适量，捣碎加鸡蛋清 1 个，调成糊状，外敷患处，每日 1 次，一般 1 周之内肿胀消退，疼痛消失，热退，多无并发症。

4）马铃薯 1 个。以醋磨汁，擦患处，干后再擦，不间断，效验显著。

5）用地龙（即蚯蚓）2 ~ 3 条。清水洗净，整条放入杯中（不要弄断）撒适量白糖，片刻即有渗出液，将此液用棉球涂布腮腺炎的红肿范围略大些，每日 2 ~ 3 次，2 ~ 3 日即可痊愈。

6）取明雄黄、白矾各等份，同研极细面，用米醋拌匀（醋药之比 3:1）。每日外涂患处 4 ~ 6 次，有效率在 90% 以上。

7）吴茱萸 12 g，浙贝母、大黄各 9 g，胆南星 3 g，共研为细末。然后将前药醋调敷脚心。患左敷右，患右敷左，双侧患病，左右均敷，每日换药 1 次。大多数病例单用敷药 1 ~ 3 日痊愈。

## 八、预后

一般预后良好，伴有脑膜脑炎、肾炎、心肌炎者偶有死亡，大多为成年人。

## 九、护理与防控

（一）被动免疫

可给予腮腺炎免疫 γ 球蛋白，效果较好。

（二）主动免疫

儿童可在生后 14 个月常规给予减毒腮腺炎活疫苗或麻疹、风疹、腮腺炎三联疫苗。99% 可产生抗体，少数在接种后 7 ~ 10 天发生腮腺炎。除皮下接种外还可采用气雾喷鼻法。有报道在使用三联疫苗后，出现接种后脑膜脑炎，故此疫苗的推广仍需慎重。

（三）隔离

患儿隔离至腮腺肿胀完全消退，有接触史的易感儿应检疫 3 周。

（刘惠）

# 第九节 水痘和带状疱疹

水痘和带状疱疹是由同一病毒——水痘—带状疱疹病毒（VZV）所引起的两种不同表现的疾病；原发感染为水痘，潜伏在感觉神经节的 VZV 再激活引起带状疱疹。水痘为小儿常见急性传染病，临床特征是分批出现的皮肤黏膜的斑疹、丘疹、疱疹及结痂，全身症状轻微。带状疱疹多见于成人，其特征为沿身体单侧感觉神经相应皮肤节段出现成簇的疱疹，常伴局部神经痛。

## 一、病原学

VZV 属疱疹病毒科 α 疱疹病毒亚科，呈球形，平均直径 150 ~ 200 nm，核心为线状双链 DNA，由 162 个壳粒组成的立体对称二十面体核衣壳包裹，外层为针状脂蛋白囊膜。病毒基因组由长片段（L）和短片段（S）所组成，编码多种结构和非结构蛋白，在鸡胚及一般动物组织中不能生长，能在人胚成纤维细胞和上皮细胞中增殖，并产生局灶性细胞病变，受感染的细胞核内有嗜酸性包涵体，能与邻近细胞融合成多核巨细胞。VZV 只有一个血清型，在体外抵抗力弱，不耐酸，不耐热，对乙醚敏感，在痂皮中不能存活，但在疱液中 -65℃可长期存活。人是该病毒唯一已知自然宿主。

## 二、流行病学

水痘呈全球分布，全年均可发生，以冬春季节多见。

（一）传染源

患者为唯一传染源。病毒存在于病变皮肤黏膜组织、疱疹液及血液中，可从鼻咽分泌物排出体外，出疹前 1 天至疱疹完全结痂均有传染性。带状疱疹患者的传染源作用不如水痘患者重要，易感者接触带状疱疹患者可引起水痘而不会发生带状疱疹。

（二）传播途径

水痘传染性很强，易感儿接触后 99% 发病，主要通过直接接触水痘疱疹液（水痘痂皮无传染性）和空气飞沫传播，亦可通过污染的用具传播，处于潜伏期的供血者可通过输血传播，孕妇分娩前 6 天患水痘可感染胎儿，出生后 10~13 天发病。

（三）易感人群

人群普遍易感。水痘主要见于儿童，20 岁以后发病者不足 2%。病后免疫力持久，一般不再发生水痘，但体内高效价抗体不能清除潜伏的病毒，故多年后仍可发生带状疱疹。

### 三、发病机制与病理解剖

病毒经上呼吸道或经过直接接触侵入人体，在局部皮肤、黏膜细胞及淋巴结内复制后进入血流和淋巴液，在单核吞噬细胞系统内再次增殖后释放入血流，形成短期（3~4 天）病毒血症，病毒侵及全身各组织器官，引起病变。临床上水痘皮疹分批出现与病毒间歇性播散有关。发病后 2~5 天特异性抗体出现，病毒血症消失，症状随之好转。由于特异抗体产生，受染细胞表面靶抗原消失，逃避致敏 T 细胞免疫识别，病毒可隐伏于脊髓后根神经节或脑神经的感觉神经节内，在机体免疫力降低时，潜伏病毒被激活而复制，病毒沿感觉神经离心传播至该神经支配的皮肤细胞内增殖，引起相应皮肤节段发生带状疱疹，同时可引起神经节炎，使沿神经分布区域发生疼痛。

水痘的皮肤病变为棘细胞层细胞水肿变性，细胞液化后形成单房性水疱，内含大量病毒，随后由于疱疹内炎症细胞和组织残片增多，疱内液体变浊，病毒数量减少，最后结痂，下层表皮细胞再生。因病变表浅，愈合后不留瘢痕。病灶周边和基底部血管扩张，单核细胞及多核巨细胞浸润形成红晕，浸润的多核巨细胞内有嗜酸性病毒包涵体。免疫缺陷者发生播散型水痘时，食管、肺、肝、心、肠、胰、肾上腺和肾有局灶性坏死和含嗜酸性包涵体的多核巨细胞。并发脑炎者有脑水肿、点状出血，脑血管有淋巴细胞套状浸润，神经细胞有变性坏死。并发肺炎者，肺部呈广泛间质性炎症，散在灶性坏死实变区，肺泡出血，肺泡与支气管内见纤维蛋白性渗出物、红细胞及有包涵体的多核巨细胞。

### 四、临床表现

（一）水痘

1. 典型水痘

本病潜伏期多为 2 周左右。前驱期仅 1 天左右，表现为低热、全身不适、食欲缺乏等。次日出现皮疹，初起于躯干部，继而扩展至面部及四肢，四肢末端稀少，呈向心性分布，系水痘皮疹的特征之一。开始为红色斑丘疹或斑疹，数小时后变成椭圆形水滴样小水疱，周围红晕，24 小时内水疱内容物变为混浊，水疱易破溃，2~3 天迅速结痂。病后 3~5 天，皮疹陆续分批出现，瘙痒感重。由于皮疹溃变过程快慢不一，故同一时间内可见上述三种形态皮疹同时存在，这是水痘皮疹的又一重要特征。皮疹脱痂后一般不留瘢痕。黏膜皮疹可出现在口腔、结膜、生殖器等处，易破溃形成浅溃疡。

2. 重症水痘

多发生在恶性病或免疫功能受损患儿，出疹 1 周后体温仍可高达 41℃，皮损常呈离心性分布，四肢多。水疱疹有脐眼，偶有出血性皮疹，暴发性紫癜可发生在第一周末，伴有坏疽。

3. 先天性水痘

孕妇患水痘时可累及胎儿，在妊娠早期感染，可使胎儿患先天性水痘综合征，出现大脑皮质萎缩、眼部异常、生长发育落后等。患儿常在 1 岁内死亡，存活者留有严重神经系统伤残。

并发症：常见有皮肤继发细菌感染，少见的有血小板减少、水痘肺炎、水痘脑炎等。

（二）带状疱疹

1. 前驱症状

发病前局部皮肤往往先有感觉过敏或神经痛，伴有轻度发热、全身不适、食欲缺乏等前驱症状，亦可无前驱症状而突然发病。

2. 皮疹特点

患部先天性潮红，继而其上出现集簇性粟粒大小红色丘疹群，迅速变为水疱。疱壁紧张，内容澄清透明，且逐渐变为混浊，疱周有红晕，重时有融合，疱膜破溃形成糜烂，甚至发生坏死溃疡。全病程为 2~3 周。

3. 皮疹的部位

皮疹常沿某一周围神经单侧分布，一般不超过体表正中线为该病的又一特点。可见数堆水疱沿周围神经支配的皮肤节段呈带状分布。多见于肋间神经和三叉神经部位。

4. 自觉疼痛

常为年龄愈大疼痛愈为显著，有时疼痛可剧烈难忍，疼痛可发生在皮疹出现前，表现为患处皮肤感觉过敏，轻触之就诱发疼痛。疼痛也常持续至皮疹完全消退后。约 30%~50% 的中老年患者于损害消退后可遗留顽固性神经痛，常持续数月或更久。

5. 其他

患者以中老年居多。年老体弱、恶性肿瘤、长期服用皮质激素或免疫抑制剂者，病毒可播散，皮损可呈泛发型，并可出现血疱、大疱甚至坏死，同时伴有发热、肺炎等全身症状。本病如仅出现神经痛及血疹损害，而不形成水疱者，称为不全型带状疱疹。

由于病毒侵犯的部位、病变程度不同。有些特殊类型如：

1）眼部带状疱疹：为三叉神经眼支受累，其上眼睑、额部及头顶出现水疱群，炎症显著，疼痛剧烈，可累及角膜和眼球各部，甚至全眼球炎，导致失明。亦可引起脑膜炎、脑炎、甚至死亡。

2）泛发性带状疱疹：常见于年老体弱、恶性淋巴瘤、应用大剂量皮质类固醇激素及免疫抑制剂者，病毒可播散，皮疹乏发全身，常伴高热、肺炎、脑损害，病情重笃，可致死亡。

3）亨特（Ramsay Hunt）综合征：又名为耳带状疱疹或膝状神经痛。为膝神经节受累，影响面神经的运动和感觉纤维，发生面瘫、耳痛和外耳道疱疹三联征。

**6. 并发症**

三叉神经第一支受累，可引起溃疡性角膜炎、全眼球炎，甚至失明或引起脑膜脑炎。带状疱疹并发脑膜脑炎，可有头痛、呕吐、惊厥等，还可出现共济失调及其他小脑症状。如果出现耳痛、耳鸣、听力障碍、面瘫及味觉障碍，是因为膝状神经节受累影响了面神经的运动和感觉神经纤维，称为带状疱疹面瘫综合征。

### 五、实验室及其他检查

（一）水痘

**1. 血象**

白细胞计数大多正常，偶有轻度增高，分类中淋巴细胞比例增高。

**2. 病毒分离**

出疹后4天内，能在疱疹液内分离出病毒，也可用对流免疫电泳或间接免疫荧光法，检出病毒抗原。

**3. 病灶直接检查**

疱疹刮片或活组织检查，能检出多核白细胞及核内的嗜酸性包涵体。

**4. 血清抗体**

用放射免疫和酶联免疫吸附试验等方法检测特异性抗体 IgM、IgA、IgG 等。

（二）带状疱疹

**1. 脑脊液**

出现带状疱疹脑炎、脑膜炎、脊髓炎者，其脑脊液细胞及蛋白有轻度增加，糖和氯化物正常。

**2. 细胞学检查**

将疱疹部刮取标本染色检查，可查见多核巨细胞和核内包涵体，但这些结果难以与单纯疱疹者鉴别。

**3. 血清学检查**

可采用酶免疫法、补体结合试验检测水痘—带状疱疹病毒的特异性抗体。测得 IgM 抗体或双份血清 IgG 抗体效价升高4倍以上；有诊断意义。

**4. 病原学检查**

取疱疹液接种于人胚肺纤维细胞，可分离出病毒。

### 六、诊断和鉴别诊断

（一）临床诊断

**1. 水痘**

冬春季发病，既往未患过水痘，近2~3周接触过水痘患者，并有典型的临床表现即可诊断。

2. 带状疱疹

根据典型的沿周围神经排列成带状的疱疹，及发疹部位有相应的神经痛即可诊断。

（二）病原诊断

对临床诊断有困难的可选用以下方法协助诊断。

1. 疱疹组织刮片

刮取新鲜疱疹基底组织涂片，用瑞氏染色可检查到多核巨细胞，核内有包涵体。

2. 有条件的可做免疫学检查

取疱疹基底组织刮片或疱疹液，直接荧光染色查病毒抗原；取血清做补体结合试验、中和抗体试验、ELISA 法检测抗体，双份血清抗体效价 4 倍升高可作诊断；用聚合酶链反应（PCR）检查患者呼吸道上皮细胞和外周血白细胞中 VZV DNA，方法敏感、简便可靠。

（三）鉴别诊断

水痘须与天花、丘疹样荨麻疹等鉴别，带状疱疹出疹前注意与胸膜炎、胆囊炎、肋软骨炎、流行性肌痛等相鉴别。

## 七、治疗

（一）水痘

1. 一般治疗

隔离患者至全部疱疹结痂为止，发热期应卧床休息，多饮水，体温高者可投以退热剂，给予易消化的饮食和充足的水分。修剪指甲，防止抓破水疱。勤换衣被，保持皮肤清洁。皮肤瘙痒较著者可给服抗组胺药物。疱疹破溃者可涂以 1% 甲紫，有继发感染者可局部应用消炎药。

2. 药物治疗

1）维生素 $B_{12}$：对疹多而密集者可给予本品 100 μg 肌注，每日 1 次，共 3～5 次。可减轻症状，缩短疗程。

2）双嘧达莫（潘生丁）：本品有广谱抗病毒作用，可在一般对症治疗的基础上，加用本品 25 mg，每日 4 次口服，疗程 3 日。

3）利巴韦林：每日 10～20 mg/kg，分 2 次肌注。

4）西咪替丁：每日 15 mg/kg，分 3 次口服，共 5 日。

5）阿糖腺苷：每日 5～15 mg/kg，静脉滴注，对免疫功能低下者、合并水痘—带状疱疹病毒感染者有效。

6）麻疹减毒活疫苗：2 ml，每日 1 次肌注，连用 2 次，可明显缩短病程。

7）人体免疫球蛋白：对本病有预防作用。一般在与带菌者接触后 5 日内肌注 3 ml，效果较好，超过 7 日可减轻症状。

8）其他：可酌情选用干扰素、转移因子、阿昔洛韦等，也可选用中药银翘散、牛黄解毒片等。

3. 并发症的防治

水痘并发肺炎其治疗同麻疹肺炎，水痘并发脑炎其治疗同流行性乙型脑炎。

（二）带状疱疹

1. 全身治疗

1）维生素类：可给维生素 $B_1$、$B_6$、$B_{12}$ 等内服和注射。

2）吗啉呱：成人每次 0.1 g，每日 3 次。

3）乌洛托品：每日 0.3～0.6 g，儿童每日 10～15 mg/kg，分 3 次口服，连服 3～4 日，服药 1～2 日皮疹消退，局部烧灼和疼痛感明显减轻，3～4 日疮面结痂，全疗程平均 10 日。

4）阿糖胞苷：取阿糖胞苷 100 mg 加入 5% 葡萄糖液 250～500 ml 中静脉滴注，每日 1 次，连续 5 次为 1 个疗程。有人用此法治疗 12 例重症带状疱疹，结果用药后 12～48 小时疼痛减轻，疱疹停止发展。用药 3～8 日疼痛消失，疱疹干涸，结痂痊愈，12 例治愈时间 3～8 日，平均 5.2 日。

5）阿昔洛韦：取阿昔洛韦 400 mg，口服，每日 5 次，共 5 日。对带状疱疹的治疗有益，但对某一些严重并发症如急性疼痛、神经痛等无显著疗效。文献报道使用阿昔洛韦每日 4～5 mg/kg，联用甲泼尼龙 40～80 mg，每 8 小时 1 次，共 5 日，比单用阿昔洛韦效果要佳。

6）强力宁：文献报道用强力宁治疗 30 例，静脉注射 20 ml，同时使用维生素 $B_{12}$ 皮下注射，每周 2 次，症状可得到改善。

7）双嘧达莫：每日 3 mg/kg，平痛新片 1.25 mg/kg，分 3 次口服，外用炉甘石洗剂。治疗 26 例，用药 3 日后疼痛减轻，疱疹结痂，1 周后均基本痊愈，再巩固治疗 1 周。未见明显副作用。

8）蝮蛇抗栓酶：过敏试验阴性后，按每日 0.01～0.02 g/kg 计算，加入生理盐水 250 ml 内静脉滴注，每日 1 次，有一定疗效。

9）西咪替丁：0.2 g，每日 3 次，睡前加服 0.4 g，平均疗程 4 日。有人单用该药治疗 53 例，全部治愈，平均皮疹消失时间为 3.5 日，平均止痛时间为 4 日，一般服药 24 小时即见皮疹停止发展，神经性疼痛明显减轻甚至消失。

10）3－乙酰乌头碱：镇痛消炎药，用注射用水稀释成 2 ml 后肌注，每日 1～2 次，据报道止痛总有效率 100%。

11）干扰素（IFN）：外用 IFN 软膏或肌注 $IFN_\alpha$ 能迅速减轻带状疱疹的神经痛，缩短病程。Emodi 等用 $IFN_\alpha$（1～3）$\times 10^6$U 肌内注射治疗 39 例（9 例对照），疱疹在 24～48 小时即开始结痂。

12）转移因子：每次 4 ml 于上臂内侧皮下注射，一般 2 次即可。有减轻疼痛，缩短病程之效。

13）溶菌酶：有广谱抗病毒作用。30～50 mg，每日 3 次口服，有一定疗效。

2. 局部治疗

以消炎、干燥、收敛、防止继发感染为原则。可外用粉剂或振荡剂，如撒布粉剂，外搽锌洗剂或炉甘石洗剂。皮肤糜烂时可用高锰酸钾溶液湿敷或用 1%～2% 甲紫药水涂擦。对发生在眼部的皮疹应加强治疗及护理，可予四环素或金霉素、碘苷（疱疹净）眼膏涂搽。

3. 中医中药

1）辨证论治

（1）热毒型

斑疹色红，渐成脓疱，周围皮肤肿胀灼热，刺样疼痛，痛势剧烈，可伴口苦咽干、大便干结，小便短黄，心烦口渴。舌质红，苔黄微腻，脉滑数。

治法：清火利湿。

方药：龙胆泻肝汤加减。

龙胆草、连翘、生地、泽泻、车前子、黄芩、木通、丹皮各 10 g，栀子、甘草各 6 g。

（2）湿毒型

水疱成簇密集，大小不等，基底为紫红斑，水疱破溃糜烂渗液，可伴有倦怠乏力、纳差，便溏，口腻。舌质略偏红，脉弦滑。

治法：健脾利湿，理气和中。

方药：除湿胃苓汤加减。

苍术、猪苓、泽泻、黄柏各 10 g，白术、板蓝根各 12 g，陈皮、枳壳、甘草各 6 g。

皮疹消退后局部疼痛不止者，宜疏肝理气，活血止痛。用柴胡疏肝饮或金铃子散加减。

2）中成药

（1）冰硼散：取冰硼散适量，凡士林调成糊状，敷于患处。每日 1 次，效果亦佳。

（2）龙胆泻肝丸：每次 6～9 g。每日 2 次，温开水送服。用于热盛型。

（3）三黄丸：每次 6～9 g，每日 2 次，温开水送服。孕妇忌服。用于热盛型。

（4）四妙丸：每次 6 g，每日 2 次，温开水送服。用于湿盛型。

（5）血府逐瘀丸：每次 1 丸，每日 2 次。用于气血瘀滞型。

（6）复方延胡止痛片：每次 2～4 片，每日 2 次。用于气血瘀滞型。

（7）导赤散：每次 3 g，每日 3 次。

（8）季德胜蛇药：每次 5～10 片，每日 3 次。

（9）六神丸：每次服 10 粒，每日 3 次，同时取 40～60 度白酒适量融散搅拌成稀糊状，搽疱疹，每日搽 4～8 次不等，同时口服蛇药片，每日 3 次，直至痊愈。一般自用药起到结痂脱落时间为 3～4 日。

10）七厘散：内服每日 3 次，每日 1.2 g。治愈时，另外，带状疱疹疼痛较剧，可用七厘散 0.64 g 冲服，每日 2～3 次。

3）单方、验方

（1）鲜马齿苋 60 g 捣烂外敷或捣汁搽患处。

（2）雄黄粉 50 g 与 75% 乙醇 100 ml 混合，每日于患处擦敷 2 次。疼痛剧烈、疱疹很多者，则在上方加配 2% 普鲁卡因 20 ml，多数患者 1 周内治愈。

（3）鲜韭菜根 30 g，鲜蚯蚓 20 g 捣烂，加少量香油拌匀，每日外搽患处 2 次，并用消毒敷料包扎，一般 2 ~ 5 日治愈。也可用蚯蚓泥（蚯蚓的排泄物）15 g 代替上方中蚯蚓，效亦佳。

（4）地龙 5 条烤干研粉，加适量麻油调匀，搽于局部。一般用药 5 分钟就能止痛，3 ~ 4 日痊愈。

（5）生马钱子去皮加普通食醋磨成糊状，涂擦患部。每日 2 ~ 5 次，一般于用药后半小时左右疼痛减轻或消失。多在 7 ~ 10 日脱痂痊愈。

（6）白露前后 7 日内青柿果，榨烂浸泡于等量的清水中，3 日后滤出棕色带黏性液体即柿果液。用此液涂于带状疱疹之皮疹及周围疼痛处，每日 3 次，平均 3 ~ 5 日皮疹消退，平均 3 ~ 4 日神经痛消失。

4）针灸治疗：有明显的消炎止痛作用，对后遗性神经痛亦有疗效。按损害发生部位取穴或针刺阿是穴。亦可用耳针，在相应部位找刺痛点。间歇留捻 20 分钟。

### 八、护理与防控

（一）管理传染源

一般水痘患者应在家隔离治疗至疱疹全部结痂或出疹后 7 日。带状疱疹患者不必隔离，但应避免与易感儿及孕妇接触。

（二）切断传播途径

应重视通风及换气，避免与急性期患者接触。消毒患者呼吸道分泌物和污染用品。托儿机构宜用紫外线消毒。

（三）保护易感人群

水痘减毒活疫苗，适用于对 12 个月龄以上的健康儿童、青少年及成人、高危人群、密切接触者进行主动免疫。推荐 2 岁儿童开始接种。1 ~ 12 岁的儿童接种一次，剂量为 0.5 ml；13 岁及以上的儿童、青少年和成人接种 2 次，每次 0.5 ml，间隔 6 ~ 10 周。儿童及成人均于上臂皮下注射，绝不能静脉注射。健康儿童接种后血清抗体阳转率可达 98.6%，在暴露于水痘感染 72 小时内接种疫苗，仍可获得一些保护。被动免疫用水痘带状疱疹免疫球蛋白（VZIG）5 ml 肌内注射，接触后 12 小时内使用有预防功效，可降低发病率或减轻症状。

（刘惠）

# 第十节　肾综合征出血热

肾综合征出血热是由汉坦病毒（HV）引起、以鼠类为主要传染源的自然疫源性疾病。临床表现复杂多变轻重不等，典型病例呈发热期、低血压休克期、少尿期、多尿期和恢复期 5 期经过，轻型可以有越期现象，重型病例可有前二或三期重叠。本病以急性起病、发热、出血、低血压和肾损害等为特征。主要分布在欧亚大陆，但几乎遍及各大洲，我国为重疫区。

## 一、病原学

病原体是汉坦病毒。目前已分离出上百种病毒株。

汉坦病毒具有双层包膜，呈圆形或卵圆形，平均直径80～115nm，表面有刺突，电镜下表面结构含有格子样形态亚单位。病毒基因组为负性单链RNA，可分为大、中、小3个片段，已知中片段编码包膜糖蛋白，小片段编码核蛋白，大片段编码病毒多聚酶。已知有6个血清型，我国流行Ⅰ、Ⅱ两型（即汉坦病毒和汉城病毒）。

汉坦病毒对外界抵抗力较弱。对乙醚、氯仿和去氧胆酸盐敏感。37℃以上pH值5.0以下易灭活。在1%的小牛血清白蛋白平衡盐液中置－60℃可保存4年以上。

## 二、流行病学

（一）宿主动物及传染源

本病毒呈多宿主性，有60余种脊椎动物自然感染汉坦病毒。在我国黑线姬鼠和褐家鼠为主要宿主和传染源，林区则是大林姬鼠，大白鼠则为实验室感染的主要来源。人际传染发病者罕见。

（二）传播途径

本病的传播途径迄今还未完全阐明，可能有以下两种。

1. 虫媒传播

日本学者在20世纪40年代观察到寄生在黑线姬鼠身上的革螨有叮咬吸血能力，将革螨制成悬液，注射人体，可产生典型的流行性出血热临床表现，故提出革螨是传播本病的媒介之一。近年来已从革螨体内分离到本病毒，并证实病毒可在螨体内经卵传代，成为储存宿主之一。革螨通过叮咬吸血可在鼠间传播，也是鼠—人之间传播本病的途径之一。

2. 动物源传播

近年来国外研究证实通过带毒的鼠排泄物可传播本病。

1）呼吸道传播：黑线姬鼠感染后第10天，其唾液、尿和粪便开始有病毒排出，尿排毒时间可在1年以上。带毒的排泄物可污染尘埃，人经呼吸道吸入后可引起发病。

2）消化道传播：摄入被鼠排泄物污染的食物或水引起发病者已有报道，也有进同一食物而引起人大批发病的事例。病毒可通过破损的口腔黏膜进入体内引起发病。

3）接触传播：由感染鼠的排泄物或患者血标本污染破损皮肤、黏膜而感染引起发病的报道已引起重视，但此种感染机会毕竟较少，不能作为主要传播途径。此外，还发现在患病孕妇的流产死婴的肝、肾、肺等脏器内以及疫区黑线姬鼠、褐家鼠等的胎鼠中，也均分离到本病毒。说明本病毒可经胎盘垂直传播，鼠间病毒垂直传播对保持自然疫原地有一定意义，但在人间其流行病学的意义较小。

（三）易感性

人类对本病毒普遍易感。本病多见于青壮年，儿童发病者极少见。近年研究，观察到野鼠型和家鼠型流行性出血热病毒感染后仅少数人发病，多数人呈隐性感染状态，家鼠型隐性感染率比野鼠型较高。发病后血清特异性 IgG 抗体在 2 周可达高峰，持续时间较长，个别可在 30 年以上。病后可获持久免疫力，二次患病者罕见。

（四）流行特征和疫区分型

本病流行有一定的地区性，但可扩展而产生新疫区。病例多呈散发性，也有局部地区暴发，多发生在集体居住的工棚及野营帐篷中。国内疫区有河湖低洼地、林间湿草地和水网稻田等处，以前者较多。感染与人群的活动、职业等有一定关系。我国流行季节有双峰和单峰两种类型。双峰型系指春夏季（5—6 月份）有一小峰，秋冬季（10—12 月份）有一流行高峰。单峰型只有秋冬一个高峰。野鼠型以秋冬季为多，家鼠型以春季为多。除季节性流行外，一年四季均可散发。野鼠型和家鼠型流行性出血热均有流行周期性，即数年出现一次流行高峰。流行高峰与主要宿主动物带毒率指数增高有关。

### 三、发病机制和病理

（一）发病机制

肾综合征出血热的发病机制至今仍未完全阐明，多数研究提示汉坦病毒是本病发生发展的启动因子。一方面病毒感染能导致感染细胞功能和结构的损害，另一方面病毒感染诱发人体的免疫应答和各种细胞因子的释放，既有清除病毒保护机体的作用，又有引起机体组织损伤的不利作用。由于汉坦病毒对人体呈泛嗜性感染，因而能引起多器官损害。

据报道，汉坦病毒主要在血管内皮细胞内复制，病毒进入细胞是通过 $\beta_3$ 整合素介导，该整合素位于血小板、内皮细胞和巨噬细胞表面，具有调节血管渗透性和血小板功能，故认为 $\beta_3$ 整合素可能与汉坦病毒致病有关。

1. 病毒直接作用

肾综合征出血热患者临床上均有病毒血症期，且有相应的中毒症状。而且不同血清型的病毒所引起的临床症状轻重不同。在肾综合征出血热患者几乎所有脏器组织中均能检出汉坦病毒抗原，尤其是肾综合征出血热基本病变部位血管内皮细胞中，有抗原分布的细胞往往发生病变；体外培养的正常人骨髓细胞和血管内皮细胞，在排除细胞免疫和体液免疫作用的情况下，感染汉坦病毒后，出现细胞膜和细胞器的损害，说明细胞损害是汉坦病毒直接作用的结果。

2. 免疫作用

1）免疫复合物引起的损伤（Ⅲ型变态反应）：本病患者早期血清补体下降，血循环中存在特异性免疫复合物，近年来发现用免疫组化方法证明患者皮肤小血管壁、肾小球基底膜、肾小管和肾间质血管均有特异性免疫复合物沉积，同时有补体裂解片段，故认为免疫复合物是本病血管和肾脏损害的原因。但国外发现流行性肾病痊愈后一年肾组织中仍有免疫复合物沉着，因此，免疫复合物损伤作用还需进一步证实。

2）其他免疫反应：汉坦病毒侵入人体后可引起机体一系列免疫应答。①本病早期特异性 IgE 抗体升高，其上升水平与肥大细胞膜脱颗粒阳性率呈正相关，提示存在Ⅰ型变态反应。②肾综合征出血热患者血小板存在免疫复合物，电镜观察肾组织除颗粒状 IgG 沉着外，肾小管基底膜存在线状 IgG 沉积，提示临床上血小板的减少和肾小管的损害与Ⅱ型变态反应有关。③电镜观察发现淋巴细胞攻击肾小管上皮细胞，认为病毒可以通过细胞毒 T 细胞的介导损伤机体细胞，提示存在Ⅳ型变态反应。至于以上存在的Ⅰ、Ⅱ、Ⅲ、Ⅳ型变态反应在本病发病机制中的地位尚有待进一步研究。

3）关于细胞免疫：多数报告肾综合征出血热患者急性期外周血 CD8[+] 细胞明显升高，CD4/CD8 比值下降或倒置，抑制性 T 细胞（Ts）功能低下，细胞毒 T 淋巴细胞（CTL）明显升高，且重型患者比轻、中型显著增加，说明 CTL 在灭活病毒的同时，也大量损伤了感染汉坦病毒的靶细胞。

4）各种细胞因子和介质的作用：汉坦病毒能诱发机体的巨噬细胞和淋巴细胞等释放各种细胞因子和介质，引起临床症状和组织损害。如白细胞介素 1（IL-1）和肿瘤坏死因子（TNF）能引起发热，一定量的 TNF 和 γ 干扰素是血管渗透性升高的重要因素，能引起休克和器官功能衰竭。此外，血浆内皮素、血栓素 $β_2$、血管紧张素-Ⅱ等的升高能显著减少肾血流量和肾小球滤过率，促进肾衰竭的发生。

（二）病理生理

1. 休克

于本病病程的 3~7 天常出现的低血压休克称为原发性休克，少尿期以后发生的休克称为继发性休克。原发性休克发生的原因主要是由于血管通透性增加，血浆外渗使血容量下降。此外，由于血浆外渗便血液浓缩，血液黏稠度升高，促进 DIC 的发生，导致血液循环淤滞，血流受阻，因而使有效血容量进一步降低。继发性休克的原因主要是大出血，继发感染和多尿期水与电解质补充不足，导致有效血容量不足。

2. 出血

血管壁的损伤、血小板减少和功能异常，肝素类物质增加和 DIC 导致的凝血机制异常原因。

3. 急性肾衰竭

其原因包括：肾血流障碍；肾小球和肾小管基底膜的免疫损伤；肾间质水肿和出血；肾小球微血栓形成和缺血性坏死；肾素、血管紧张素Ⅱ的激活；肾小管管腔被蛋白、管型等阻塞。

（三）病理解剖

本病病理变化以小血管和肾脏病变最明显，其次为心、肝、脑等脏器。基本病变是小血管（包括小动脉、小静脉和毛细血管）内皮细胞肿胀、变性和坏死。管壁呈不规则收缩和扩张，最后呈纤维素样坏死和崩解，管腔内可有微血栓形成。肾脏肉眼可见肾脂肪囊水肿、出血，肾皮质苍白，肾髓质极度充血并有出血和水肿。镜检肾小球充血，基底膜增厚，肾近曲小管变性和肾小管受压而变窄或闭塞，肾间质炎性反应较轻，主要为淋巴细胞和单核细胞浸润。心脏病变主要是右心房内膜下广泛出血，心肌纤维有不同程度的变性、坏死，部分可断裂。垂体前叶显著充血、出血和凝固性坏死，后叶无明显变化。肾上腺皮质和髓质充血、出血，可见皮质坏死以及微血栓。肝大，可出现肝细胞变性、灶性坏死和融合坏死灶。脾大，脾髓质充血、细胞增生、脾小体受压萎缩，后腹膜和纵隔有胶冻样水肿。脑实质水肿和出血，神经细胞变性，胶质细胞增生。

### 四、临床表现

本病潜伏期 4~46 天，一般为 7~14 天，以 2 周多见。典型病例病程中有发热期、低血压休克期、少尿期、多尿期和恢复期的 5 期经过，非典型和轻型病例可出现越期现象，而重症患者则出现发热期，休克期和少尿期之间的重叠。

（一）发热期

除发热外，主要表现为全身中毒症状，毛细血管损伤和肾损害症状。

1. 发热

少数患者起病时以低热、胃肠不适和呼吸道感染样前驱症状开始。多数患者突然起病，有畏冷、发热、体温在 39~40℃，以稽留热和弛张热多见，热程多数为 3~7 天，少数在 10 天以上。一般体温越高、热程越长，则病情越重。轻型患者热退后症状缓解，重症患者热退后病情反而加重。

2. 全身中毒症状

表现为全身酸痛、头痛和腰痛，少数患者出现眼眶疼痛，以眼球转动时为甚。头痛、腰痛、眼眶痛一般称为"三痛"。头痛为脑血管扩张充血所致，腰痛与肾周围组织充血、水肿以及腹膜后水肿有关，眼眶痛是眼球周围组织水肿所致，重者可伴有眼压升高和视物模糊。

多数患者可以出现胃肠中毒症状，如食欲减退、恶心、呕吐、呃逆，亦可有腹痛、腹泻，腹痛剧烈者，腹部有压痛、反跳痛，易误诊为急腹症而进行手术。此类患者多为肠系膜局部极度充血和水肿所致。腹泻可带黏液和血，易误诊为肠炎或痢疾。

部分患者可出现嗜睡、烦躁、谵妄或抽搐等神经精神症状，此类患者多数发展为重型。

3. 毛细血管损伤症状

主要表现为充血、出血和渗出水肿。皮肤充血主要见于颜面、颈、胸等部潮红，重者呈酒醉貌。黏膜充血见于眼结膜、口腔的软腭和咽部，皮肤出血多见于腋下及胸背部，常呈搔抓样、条索点状淤点。黏膜出血常见于软腭呈针尖样出血点，眼结膜呈片状出血。少数患者有鼻衄、咯血、黑便或血尿。如在病程 4~6 天，腰、臀部或注射部位出现大片淤斑，可能由 DIC 所致，是重症表现。渗出水肿征主要表现在球结膜水肿，轻者眼球转动时球结膜有漪涟波，重者球结膜呈水疱样，甚至突出眼裂。部分患者出现眼睑和脸部浮肿，亦可出现腹水，一般渗出水肿越重，病情越重。

4. 肾损害

主要表现在尿蛋白阳性，镜检可发现管型等。

（二）低血压休克期

主要为低血容量休克的表现。常在起病后 3~7 日出现，体温开始下降或退热后不久出现低血压（收缩压低于 90 mmHg①，脉压小于 20 mmHg，或低于基础血压 20 mmHg），重者发生休克（收缩压低于 70 mmHg）。表现为肢端发凉，心率加快，脉细弱，

---

① 1 mmHg = 0.133 kPa。

汗出湿冷，烦躁不安，意识模糊，口唇及四肢末端发绀，呼吸短促，尿少等。可见出血加重，合并 DIC、心力衰竭、水及电解质平衡失调等。本期一般持续 1~3 天，重者在 6 天以上。部分患者此期也可不明显，由发热期迅速进入少尿期或多尿期。

（三）少尿期

少尿期为本病的极期，主要表现为氮质血症，水、电解质及酸碱平衡失调（酸中毒、高钾、低钠、低钙等）。患者出现厌食、恶心、呕吐、腹胀、腹泻，常有头晕、头痛、烦躁不安、嗜睡、抽搐、昏迷。伴高血容量综合征者，头痛、烦躁、脉搏洪大有力、静脉充盈、心力衰竭，可出现肺水肿及脑水肿。可并发内脏出血或原有出血加重，也可并发感染（如肺部感染）等。

本期与低血压期常无明显界限，二者经常重叠或接踵而至，也可由发热期直接进入少尿期。多始于 6~8 病日，血压上升，尿量锐减甚至尿闭。24 小时尿量在 500~800 ml 为少尿倾向，少于 500 ml 为少尿，少于 50 ml 为无尿。少尿期一般持续 2~5 天，重者无尿超过 1 周。

（四）多尿期

由于肾小管回吸收功能的恢复迟于肾小球滤过功能的修复，尿量逐渐增多，至每日 3 000 ml，进入多尿期。尿量多达 10 000 ml/日，少数患者超过 10 000 ml/d。尿量达 500~2 000 ml/日为移行期。病期多为 2 周左右。多尿初期，氮质血症、高血压、高血容量仍可存在，甚至加重。至尿量显著增加后，症状和体征逐步消退。若未及时补充水和电解质，可发生水、电解质平衡失调及二次休克。可继发感染，个别有内脏出血甚至大出血而危及生命，但多数恢复顺利。

（五）恢复期

尿量恢复至 2 000 ml/日以下即为恢复期。尿量、浓缩功能逐渐好转。精神、食欲逐渐恢复，体力开始恢复，但少数患者仍有软弱无力、头昏、食欲减退、腰酸等症状，一般 1~6 个月才能恢复。

## 五、分型

按病情轻重本病可以分为五型。

（一）轻型

①体温在 39℃以下；②血压基本正常；③尿蛋白 +~++；④中毒症状轻，出血现象少，仅有淤点、淤斑；⑤无少尿和休克，病程短。

（二）中型

①体温在 39~40℃；②血压低，收缩压 <90 mmHg；③尿蛋白 +++以上；④皮肤黏膜有明显出血斑；⑤有少尿倾向。

（三）重型

①体温≥40℃；②血压降低，收缩压 <70 mmHg，有明显休克；③尿蛋白 +++以上；④出血现象严重，有腔道、内脏出血；⑤少尿达 5 日或无尿 2 日。

（四）危重型

符合重型五项中二项，再加下列一项即为本型：①心衰、肺水肿；②严重继发感染；③明显意识障碍，昏迷；④白细胞高于 $30 \times 10^9/L$ 或血小板低于 $10 \times 10^9/L$，持续 2 日以上；⑤尿素氮 $>19.98mmol/L$；⑥合并 DIC、呼吸窘迫综合征或肾破裂者。

（五）非典型

发热 38℃ 以下，皮肤黏膜可有散在出血点，尿蛋白（ ± ），血、尿特异性抗原或抗体阳性。

### 六、并发症

（一）腔道出血

腔道出血常见大量呕血、便血而引起继发性休克。大量咯血可导致窒息。腹腔出血，鼻衄和阴道出血等均较常见。

（二）中枢神经系统合并症

中枢神经系统合并症包括由 VZV 侵犯中枢神经而引起脑炎和脑膜炎，因休克、凝血功能障碍、电解质紊乱和高血容量综合征等引起的脑水肿、高血压脑病和颅内出血等。CT 颅脑检查有助于以上诊断。

（三）肺水肿

肺水肿为最常见的并发症，常见于低血压休克期和少尿期，有两种类型。

1. 心衰性肺水肿

心衰性肺水肿也称高血容量肺水肿，起病急，常伴有高血容量综合征或高血压，心肌损伤，过快或过多的输液。发展快，表现如急性左心衰竭。

2. 呼吸窘迫综合征

呼吸窘迫综合征也称渗出性肺水肿。由病毒或免疫复合物导致毛细血管损伤、DIC、休克及尿毒症所引起。起病缓慢，患者感胸闷、呼吸困难，肺部有干、湿性啰音，发绀，X 线变化出现较迟。血气分析有动脉血氧分压降低。

（四）其他

包括继发性呼吸系统和泌尿系统感染、自发性肾破裂、心肌损害和肝损害等。

### 七、实验室检查

（一）血象

早期白细胞计数正常或偏低，第 3 ~ 4 病日开始升高，低血压及少尿期达高峰，多在（15 ~ 30）$\times 10^9/L$，少数重患者更高；中性粒细胞同时增多，核左移，重型可呈现类白血病反应。异型淋巴细胞在 1 ~ 2 病日即可出现，且逐日增多，重者可在 15% 以上。血小板第 2 病日即开始减少，数量减少与病情发展、预后相一致，在低血压少尿期降至（40 ~ 60）$\times 10^9/L$，少尿期后开始恢复。红细胞及血红蛋白在发热后期和低血压期因血液浓缩而升高，至少尿期随血容量增多血液稀释而降低。

（二）尿常规

第 2 ~ 3 病日即可见尿蛋白，且在短期内迅速增加是其特征性变化。部分患者可见尿中红细胞、各类管型和膜状物（为大量蛋白和脱落上皮细胞的凝聚物）。

（三）血生化检查

血尿素氮和肌酐逐渐增高，少尿期和多尿期早期达高峰。休克期和少尿期以代谢性酸中毒为主。全病程多低血钠、低血氯、低血钙，发热期和低血压休克期血钾多偏低，少尿期多高血钾，多尿期又降低。

（四）凝血功能检查

血小板第 2 病日开始减少，并可见异型血小板，出现 DIC 时血小板减少常在 $50 \times 10^9/L$ 以下。高凝期则凝血时间缩短，消耗性低凝期则纤维蛋白原降低，凝血酶原时间延长，进一步检查活化凝血活酶凝结时间（APTT）、纤维蛋白降解物（FDP）、3P 试验等可判定有无继发性纤溶（纤溶亢进期）。

（五）检测特异性抗体

IgM 抗体在发病后第 2～3 天即可检出，急性期阳性率可在 95% 以上，因此，检测此抗体具有早期诊断价值。根据情况可选用间接免疫荧光法（IFA）和酶联免疫吸附测定（ELISA）。后者又可分为 IgM 捕捉法和间接法，其中以 IgM 捕捉法的敏感性和特异性力最好。特异性 IgG 抗体需检测双份血清（间隔至少 1 周），恢复期血清抗体滴度比急性期升高 4 倍以上有意义。

（六）检测特异性抗原

1. 直接免疫荧光

可检测细胞中颗粒抗原，在血液白细胞内抗原阳性率在 80% 以上；尿液沉渣细胞内抗原阳性率达 70%。

2. 免疫组织化学法

以汉坦病毒特异单克隆抗体与多克隆抗体检测组织细胞中的病毒抗原并进行抗原定位。

（七）检测病毒基因

1）核酸分子杂交多用于检测血液白细胞中的病毒 RNA。

2）原位分子杂交多用于组织内病毒 RNA 的检测。

3）反转录 PCR 可用于检测血、尿标本中病毒 RNA。

（八）病毒分离

患者急性期血液、尸检组织或感染动物的肺、肾等组织均可用于病毒分离，组织需研磨成悬液。常用 Vero – E6 细胞分离培养。也可接种易感动物来分离病毒，常用者为小白鼠乳鼠，通过腹腔或脑内接种，接种后逐日观察动物有无发病或死亡，并定期取动物脑、肺等组织，冷冻切片或将组织研磨成悬液后分别用免疫荧光法或 ELISA 检查是否有病毒抗原。

以上方法中，临床最常用的是 ELISA 法，检测特异性抗体 IgM，其次是 IFA。

## 八、诊断

主要依靠临床特征性症状和体征，结合实验室检查，参考流行病学史进行诊断。

诊断标准如下：

（一）流行病学资料

在流行季节，于发病前一周到两月曾在疫区居住过或逗留过，与鼠类接触过或曾食鼠类接触过的食物。

（二）感染中毒症状

起病急，呈热病容，伴有"三痛"和消化道等症状。

（三）毛细血管中毒征

颜面、颈部、上胸部充血潮红，重者呈酒醉貌；球结合膜、胸部及软腭充血、出血；腋下、前胸等部位可见条索状及簇状散在出血点。

（四）渗出体征

球结合膜、咽部及面部因渗出血而水肿。

（五）肾脏损害

尿中出现尿蛋白，且逐渐增多，有红细胞管型或膜状物，出现少尿或少尿倾向，非蛋白氮升高。

（六）血象

早期白细胞计数正常或偏低，随病程进展继续增高，可出现异形淋巴细胞、血小板下降。

（七）典型经过

多数患者具有发热、低血压、少尿、多尿及恢复期等 5 期。如经合理治疗及轻型病例可不出现低血压及少尿，但应具备发热期及多尿期。

## 九、鉴别诊断

（一）发热期

应与流感、上呼吸道感染、败血症、斑疹伤寒、流脑等急性发热性疾病鉴别。

（二）低血压休克期

应与其他感染性休克鉴别。

（三）出血

应与血小板减少性紫癜、过敏性紫癜和急性白血病等鉴别。

（四）肾脏损害

须与急性肾炎、肾盂肾炎等鉴别。

（五）腹痛

须与外科急腹症相鉴别。

## 十、治疗

本病以综合疗法为主，强调"三早一就"，即早发现、早诊断、早治疗及就地治疗。早期应用抗病毒药物以控制感染，减少抗原，减轻免疫反应性损伤。中晚期采取对症处理，切实把好休克关、出血关、肾衰关三关。根据本病发展的阶段性和病程相关极为密切的特点，治疗应有计划性和预见性。如发热后期可转入休克期，此时应密切观察，血压有下滑倾向时，立即静脉输液控制休克发展。

（一）发热期

1. 抗病毒治疗

发病 4 天以内可给予 3 ~ 5 天的抗病毒药物，以控制病毒感染。利巴韦林 1 g，加入 10% 葡萄糖液中静脉滴注，1 次/日。干扰素 100 万 U，肌内注射，1 次/日。阿糖胞苷 100 ~ 200 mg，加入平衡液中静脉滴注，1 次/日。

2. 减轻血浆外渗

每日静脉输液 1 000 ml 左右，以平衡液为主，不足者可适当增加。外渗明显者，20% 甘露醇 125 ~ 250 ml，静脉滴注。维生素 C 0.2 g 加入液体中，静脉滴注，1 次/日。复方芦丁 20 mg，3 次/日，口服。

3. 改善中毒症状

高热者给予冰袋冷敷，50% 乙醇擦浴。其他症状明显者，每日给予氢化可的松 200 ~ 300 mg 或地塞米松 10 ~ 20 mg，静脉滴注。

4. 预防 DIC

肝素 0.5 ~ 1 mg/kg，静脉滴注，6 ~ 12 小时重复 1 次，连用 1 ~ 3 日。低分子右旋糖酐注射液 500 ml，静脉滴注，1 次/日。双嘧达莫 50 mg/次，3 次/日，饭前服。

（二）低血压休克期

治疗原则：积极补充血容量，注意纠酸。在补容时强调"一早、二快、三适量"。即出现低血压倾向时就应早期补充血容量。出现休克时宜快速补容，争取 24 小时内血压稳定。此外，补充血容量要适量，避免过量补充血容量引起肺水肿心衰。

1. 补充血容量

补充血容量时切忌单纯加入葡萄糖液，由于输入葡萄糖在体内氧化或利用后葡萄糖液即为低渗水溶液。由于肾综合征出血热患者血管通透性增加，低渗水溶液很快进入周围组织，而不能达到补充血容量的目的。因此，输注液体应晶胶结合，以晶体为主。即以平衡盐液为主，低分子右旋糖酐、血浆或人血白蛋白等胶体溶液为辅。

1）平衡盐液：其所含电解质、酸碱度和渗透压与人体细胞外液相似，有利于体内电解质及酸碱平衡。常用的复方醋酸钠溶液，每升含氯化钠 5.85 g，氯化钙 0.33 g，醋酸钠 6.12 g。即含钠 145 mmol/L，钾 4 mmol/L，氯 108.5 mmol/L，钙 2.25 mmol/L。休克较重的患者，也应用双渗平衡盐液（即每升各种电解质浓度加倍）更能达到快速补容目的。这是因为输入高渗液体后，能使外渗于组织的体液回流血管内，达到快速补容。

2）胶体溶液：常用低分子右旋糖酐、甘露醇、血浆和人血白蛋白。低分子右旋糖酐渗透压为血浆的 1.5 倍，除补容作用外，尚有防止红细胞和血小板在血管壁凝聚，有改善微循环作用，每日输入量不宜超过 1 000 ml，否则易引起出血。本病由于血浆大量外渗，对严重或顽固性休克患者宜补充血浆或人血白蛋白，由于本期存在血液浓缩，因而不宜应用全血。

补容方法：低血压倾向患者给予输注等渗平衡盐液，若出现明显休克时，宜快速滴注双渗平衡盐液或人血白蛋白，血压上升后用低分子右旋糖酐或等渗平衡盐液维持。补容期间宜密切观察血压变化，血压正常后输液仍需维持 24 小时以上。

2. 纠正酸中毒

休克时由于脏器组织血流灌注不足，氧化过程障碍，乳酸形成增多，导致代谢性酸中毒。常用5%碳酸氢钠，用5%~10%葡萄糖液稀释后滴入，以维持二氧化碳结合力在18mmol/L以上为宜。

3. 血管活性药

如血容量补充、血压仍不稳定时，可根据休克类型合理选用血管收缩药或血管扩张药。常用者有：

1）多巴胺：常用量为10~20 mg置于100 ml液体中静脉滴注。根据血压上升情况，调整速度和用量，但剂量不能过大。多巴胺在碱性溶液中易失去活性，故不能加在碱性溶液中应用。

2）间羟胺（阿拉明）：主要作用于α受体，与去甲肾上腺素相似，能使微血管收缩，兴奋心脏，使心搏出量增加，从而升高血压，增加脑、肾脏及冠状动脉血流量。一般可用10~20 mg置于100 ml液体中，静脉滴注。

4. 激素治疗

一般可用氢化可的松200~300 mg或地塞米松10~20 mg静脉滴注。

5. 强心药物应用

适用于心功能不全而休克持续者。常用者为毒毛旋花子苷 K 0.125~0.25 mg，以25%葡萄糖液40 ml稀释后静脉推注。

（三）少尿期

1. 稳定内环境

严格控制输入量，每日补液量为前一日尿量加500~700 ml。补液用5%碳酸氢钠注射液、高渗葡萄糖注射液，补糖时加入适量胰岛素。苯丙酸诺龙25 mg，深部肌内注射，隔日1次。

2. 利尿

呋塞米20~100 mg/次，加入葡萄糖液200 ml中静脉注射，可多次重复使用，每日用量以不超过800 mg为宜。

3. 导泻

20%甘露醇注射液250 ml或甘露醇25 g，口服。50%硫酸镁溶液30 ml，口服。

4. 透析疗法

可选用腹膜透析或血液透析。其指征是：①无尿2日或持续少尿5日以上，有明显尿毒症；②高血容量综合征和肺水肿；③血尿素氮、肌酐高于正常4倍以上者；④进行性酸中毒药物治疗无效者；⑤血钾>6.0 mmol/L。

（四）多尿期

1. 移行期和多尿早期治疗同少尿期。

2. 多尿后期

1）维持水与电解质平衡：开始按每日排出量的75%补充水分，以后维持出入量平衡，以口服补液为主，不足者静脉输入，注意补充钾、钠离子。

2）防治继发感染：用青霉素或先锋霉素。

（五）恢复期

注意休息，加强营养，适当活动。

（六）积极防治并发症

积极防治并发症，如腔道大出血、急性肺水肿、呼吸窘迫综合征及各种继发感染等。

（七）中医中药

中医认为，其发病的主要原因是由于感受了疫疠之邪。风热上受，故见起病急，畏寒，发热，头痛，腰痛，眼眶痛；热炽化火，火伤络脉，故见出血倾向。病程日久，肾阴不足，肺闭失降，肝风液竭则尿少尿闭，正邪相争，正不抗邪，则肝风内动；亡血伤阴，正能抵邪，则日渐恢复，尿量增多，但肝肾不足，经治则可复元如故。

1. 辨证论治

1）发热期

（1）邪袭卫表

发热，恶寒，头痛，身痛，腰痛，无汗或微汗不畅，口干，颜面潮红，两目微赤，浮肿轻微。舌苔薄白或略黄，脉浮滑而数。

治法：清热透邪。

方药：银翘散加减。

银花、连翘各15 g，薄荷3 g（后下），牛蒡子、荆芥、豆豉各9 g，芦根30 g，竹叶6 g。

（2）阳明热盛

壮热口渴，汗出气粗，面红目赤，浮肿轻微，小便短赤，大便秘结。舌红苔黄，脉洪大而数或洪实而数。

治法：清气泄热，解毒生津。

方药：白虎汤加减。

生石膏60 g（先煎），知母12 g，银花、连翘各15 g，板蓝根30 g，生甘草9 g。

（3）气血两燔

壮热口渴，心烦不宁，皮肤显斑，甚则便血、衄血，神昏谵语。舌质红绛，脉弦细数。

治法：清气解毒，凉血宁络。

方药：清瘟败毒饮加减。生石膏60 g（先煎），知母、黄芩、山栀、丹皮、赤芍、生甘草各9 g，黄连、犀角（磨冲）各3 g，生地30 g，连翘15 g，玄参12 g，竹叶6 g。

2）低血压期

（1）邪热内闭

恶热口渴，腹部腋下灼热，四肢厥冷，口唇发绀，心烦不宁，身有斑疹，小便短赤。舌质红绛，苔黄，脉细数。

治法：凉血解毒，清热开窍。

方药：清营汤送服紫雪丹。

犀角（磨冲）、紫雪丹（吞服）、黄连各3 g，生地、连翘各30 g，玄参、麦冬各12

g，银花、丹参各 15 g。

（2）阴亏阳衰

四肢厥冷，面色苍白，口唇发绀，冷汗淋漓，烦躁不安。舌质淡，苔黄，脉微欲绝。

治法：益气养阴，回阳救逆。

方药：生脉散合参附汤、安宫牛黄丸。

人参（另煎代茶）、五味子、附子（先煎）各 9 g，麦冬 12 g，黄芪 15 g，安宫牛黄丸 1 粒（化服）。

3）少尿期

肾阴枯涸：小便量少（一昼夜在 400 ml 以下），甚至无尿，萎靡嗜睡，口干饮少，水入即吐。舌光红、无津，脉细数无力。

治法：滋肾生津，育阴利湿。

方药：左归饮合猪苓汤。

生地、滑石各 30 g，山药、山萸肉、枸杞、猪苓、阿胶（另炖烊冲）各 10 g，茯苓、泽泻各 12 g，炙甘草 6 g。

呕恶，加吴茱萸 3 g，竹茹 12 g；昏睡谵语加菖蒲、郁金各 10 g，并加服五枢丹 9 g。

4）多尿期

肾虚不固：小便频数，夜间尤多，甚则失禁遗尿，尿量剧增，尿色清淡不混，伴有口渴、多饮、腰酸、神疲、乏力。舌质淡而欠润，脉沉细无力。

治法：补肾固摄。

方药：右归丸合缩泉丸加减。

熟地 30 g，山药、山萸肉、桑螵蛸各 10 g，枸杞、杜仲、鹿角胶、覆盆子各 12 g，菟丝子、益智仁各 15 g，熟附 9 g，肉桂 1 g，黄芪 45 g。

5）恢复期

（1）脾虚邪恋

胸脘满闷，纳呆便溏，低热不清，口干心悸。舌淡红，苔薄腻，脉虚缓。

治法：健脾化湿，清热和胃。

方药：参苓白术散加减。

党参、白术、炒扁豆各 9 g，茯苓、熟苡仁各 12 g，砂仁 3 g（后下），竹叶 6 g，芦根 30 g。

（2）气阴两伤

倦怠乏力，少气多汗，口渴舌燥，大便艰难。舌红少苔，脉细弱。

治法：养气养阴，生津润燥。

方药：生脉散加味。

太子参、黄芪各 9 g，麦冬、北沙参各 12 g，五味子 3 g，火麻仁 15 g。

2. 中成药

1）黄芪注射液：2~4 ml，肌内注射，每日 1 次，3~4 天为 1 个疗程。

2）板蓝根注射液：肌内注射，一次 2 ml，每日 1 次，连用 5 天。

3）大青叶注射液：100%（1 g）或 200%（2 g）30～60 ml 加入 10% 葡萄糖液 500 ml 中静脉滴注，每日 1 次，连用 3～4 天。

4）红参注射液：2～4 ml 加入 5% 葡萄糖液中静脉滴注，用于低血压期。

5）紫雪丹、安宫牛黄丸：口服，可用于退热。

6）复方丹参注射液：20 ml 加入 5%～10% 葡萄糖液中，静脉滴注。用于化瘀。

3. 单方、验方

1）生石膏 50 g，大青叶、生地各 25 g，茜草、黄芩、知母、栀子、丹皮、紫草、黄柏、甘草、银花各 5 g，丹参、连翘各 15 g。水煎服。适于发热期。

2）羊蹄根 15 g，海蚌含珠 30 g，白茅根 60 g，煎汤频服；或水牛角 30 g 刨成薄片，水煎服。适于出血现象严重时。

3）半边莲、马鞭草各 30 g，水煎服；体虚者用鲜车前草 60 g，大葱根 15 g，捣烂敷脐。适于尿少或尿闭，体实者。

4）桔梗、川贝母、巴豆霜各等量用热米汤调成糊状，每日 0.5～1 g。喂服或鼻饲。适用于流行性出血热急性肾衰竭。

4. 针灸治疗

各期选穴不同，具体如下：

1）发热期：选用列缺、合谷、风池、大椎等穴。

2）低血压期：选用足三里、太溪、肾俞等穴。

3）少尿期：选用肾俞、膀胱俞、中极、三阴交等穴。

4）多尿期：选用气海、关元、三阴交、命门、百会、腰阳关等穴。

5）恢复期：选用足三里、肾俞、三阴交等穴。

## 十一、预后

本病预后与病型轻重、治疗迟早及措施是否正确相关。近年来通过早期诊断和治疗措施改进，病死率已由 10% 降为 3%～5%。

## 十二、护理

1）按虫媒传染病隔离及接触隔离要求做好隔离。对患者的血液、排泄物及其污染物，要随时消毒。病家内应防鼠、灭鼠、防螨、灭螨。

2）在发热期患者要卧床休息，低血压期、少尿期要绝对卧床休息，保持安静，严禁转运，直至恢复期才可逐渐增加活动量，以利恢复健康。出院后，轻型患者要继续休息一个月，重型患者要休息 2～3 个月。

3）应给予易消化吸收高热量的流质或半流质饮食。多食含维生素 B、C、K 丰富的食物。在肾功能未改善前，蛋白质及钾盐丰富的食物，要适当加以控制。口腔黏膜有出血点时，应进无渣饮食。

4）做好患者日常生活护理。休克时要注意保暖，注意口腔卫生、皮肤卫生，保护淤斑，避免破溃后继发感染。眼结合膜出血者要加强眼睛护理；注意观察眼结合膜的水肿程度，并把观察结果及时报告医生。床单要平整柔软，以防发生压疮。

5）发热期间应密切观察生命体征的变化，注意有无蛋白尿、出血、DIC 等。体温过高时给予物理降温，因本病有广泛性毛细血管损害，故不宜用乙醇擦浴，宜采用头部及大动脉冷敷。忌用发汗退热药物，以防引起休克。

6）低血压期要严密观察血压变化情况，每 15~30 分钟测血压 1 次，详细记录。出现休克、心功能不全时立即通知医生，做好抢救准备。应使收缩压稳定在 90 mmHg 以上，脉压在 22 mmHg 以上，脉搏低于每分钟 100 次，每小时尿量多于 25 ml。

7）少尿期要严密观察病情，观察有无抽搐、尿毒症、肺水肿及急性心衰的表现，观察皮肤黏膜出血情况，准确记录出入量。同时做好患者的清洁护理，定期帮助患者翻身，严防继发感染。

8）出现休克时，保证液体输入通畅，必要时开放 2 条静脉输液通道，以达到扩容目的。但对年老体弱、小儿及心肾功能不全者，输液速度应按医嘱适当放慢。休克期给氧气吸入，并注意保暖。

9）少尿期配合医生做好利尿或导泻等治疗，观察并记录治疗反应，及时采集尿液及血液标本，有高氮质血症者，准确及协助做好腹膜透析或血液透析，做好术后护理。

10）多尿期和恢复期应加强营养，注意观察尿量，有无水和电解质平衡，并适当下地活动，有利康复。

### 十三、防控

1）搞好防鼠、灭鼠，管理好传染源，保管好粮食和各种食品，防止被鼠的排泄物污染。剩饭剩菜要经高热处理方可食用。

2）搞好室内外卫生，不在野外留宿（必要时可搭工棚，睡高铺）。保护皮肤，防止损伤，如有损伤，应及时包扎，避免感染。

（胡秀霞）

# 第十一节　艾滋病

艾滋病是获得性免疫缺陷综合征（AIDS）的简称，由人免疫缺陷病毒（HIV）所引起的致命性慢性传染病。本病主要通过性接触和体液传播，病毒主要侵犯和破坏辅助性 T 淋巴细胞（$CD4^+T$ 淋巴细胞），使机体细胞免疫功能受损，最后并发各种严重的机会性感染和肿瘤。

### 一、病原学和流行病学

本病是一种获得性免疫缺陷综合征，在得病以前原本是健康的。病因是由一种反转录病毒——HIV，也称艾滋病毒引起的。这是属于慢病毒的一种，该病毒的靶细胞是

CD4$^+$细胞，即含有 CD4 受体的细胞，包括巨噬细胞、单核细胞、树突状细胞、T 和 B 淋巴细胞等。艾滋病毒对淋巴细胞特别是 T$_4$ 淋巴细胞有高度亲和力，所以主要侵犯 T$_4$ 细胞。病毒膜外的包膜蛋白 gp120 先与 T$_4$ 细胞表面的 CD4 受体牢固结合，随后病毒与 T$_4$ 细胞融合，以病毒的 RNA 为模板，转录为双链 DNA，与宿主细胞的 DNA 相螯合，从而改变宿主细胞的 DNA 密码，以指导新的病毒 RNA 和蛋白质的合成，然后经过装配形成新的病毒颗粒，并以芽生方式从胞膜释放，再感染其他细胞。由此使大量 T$_4$ 细胞相继被感染破坏，严重损坏机体免疫功能，对多种病毒、真菌、寄生虫、分枝杆菌抵抗力下降，从而发生多种条件致病性感染。由于 HIV 感染直接损伤神经系统细胞，也可出现多种神经综合征。

### 二、流行病学

本病遍及五大洲，但以北美洲、欧洲（西欧多于东欧）和非洲居多，其中美国是最早发现艾滋病的国家（1981 年），但是，目前艾滋病的流行已转向亚洲，特别是中国的邻国，如泰国、印度、缅甸等国。根据 WHO 与联合国艾滋病联合规划署（UNAIDS）发表的《2002 年艾滋病最新报告》，全球艾滋病病毒感染者已经达到 7 000 万人，仅 2002 年就有 500 万人感染。迄今，全球已有 310 万人因患艾滋病而死亡，其中，南非发病率、死亡率最高。据前卫生部 2003 年 12 月公布，我国 31 个省、市、自治区累计报告病例 8 742 例，死亡 2 359 例，HIV 感染人数估计 102 万人。人类将面临 AIDS 的严重挑战。

（一）传染源

AIDS 患者及 HIV 携带者是本病的传染源，特别是后者。HIV 存在于血液、精液和阴道分泌物中，其他体液（如唾液、眼泪和乳汁等）亦含病毒。

（二）传播途径

目前公认的传播途径主要是性接触、血液接触和母婴传播。

1. 性接触传播

性接触传播是主要传播途径。欧美国家过去是同性恋传播为主，但近年来则以异性接触为主。性传播疾病的流行可促进本病的传播。

2. 经血传播

药物依赖者共用针头、输入被 HIV 污染的血液或血制品，均可受感染。

3. 母婴传播

感染 HIV 的孕妇可通过胎盘、产程中及产后血性分泌物或喂奶等将病毒传给婴儿。

4. 其他途径

接受 HIV 感染者的器官移植、人工授精等，医护人员被污染的针头刺伤或破损皮肤受污染也有可能受传染。目前尚无证据表明可经食物、水、昆虫或生活接触传播。

（三）易感人群

人群普遍易感，15～49 岁发病者占 80%。儿童和妇女的感染率正在逐年上升。男同性恋者、性乱交者、静脉药物依赖者、血友病和多次输血者为高危人群。

### 三、发病机制与病理

#### (一) 发病机制

主要是 CD4$^+$T 淋巴细胞在 HIV 直接和间接作用下，细胞功能受损和大量破坏，导致细胞免疫缺陷。由于其他免疫细胞均不同程度受损，因而促进并发各种严重的机会性感染和肿瘤。

CD4$^+$T 淋巴细胞受损的机制有：①病毒的直接损伤；②HIV 感染骨髓干细胞，使 CD4$^+$T 淋巴细胞生成减少；③受感染的 CD4$^+$T 淋巴细胞膜上表达 gp120，可与正常的 CD4$^+$T 淋巴细胞受体结合，形成融合细胞，致膜通透性改变，细胞溶解破坏；④免疫性损伤，血中游离的 gp120 可与正常的 CD4$^+$T 淋巴细胞结合，成为 K 细胞免疫攻击的靶细胞（抗体依赖性细胞介导的细胞毒作用，ADCC 作用）。

#### (二) 病理变化

据国外对本病尸解结果，最主要病理变化发生在胸腺和淋巴结等免疫器官。淋巴结病变可分为两类，一类为反应性病变（如淋巴滤泡增生等病变），另一类为肿瘤性病变（如淋巴瘤等）。胸腺病为萎缩、退行性或炎性病变。组织中病原体繁殖多而炎症反应少。80%～90% 尸解中有中枢神经系统病变，包括神经胶质细胞的灶性坏死、血管周围炎症浸润和脱髓鞘、退行性变等。

### 四、临床表现

患者多有与高危人群（妓女、同性恋者、高发区国家的人、吸毒者、血友病者）性接触史、输血或血液制品史、吸毒史、共用不洁针具史，年轻的旅馆男服务员，有与外宾密切接触史的酒吧、歌舞厅、浴室等女服务员，出国归来的劳务人员、海员、长途卡车司机等。家属中有 HIV 阳性的配偶、亲属者。

#### (一) 急性期（初发期）

在感染后 2～6 周，部分患者突然发病，有发热、乏力、头痛、肌痛、关节痛，伴盗汗、厌食、腹泻等，常有斑丘疹或荨麻疹，多处浅表淋巴结肿大。持续 1～2 周后上述症状消失，颇似传染性单核细胞增多症。感染后 2～10 周，血清抗 HIV 阳性。

#### (二) 无症状期（隐伏期）

相当于无急性期患者的潜伏期。从感染至发病，平均 4.5 年，可波动在几个月至 10 年以上。儿童患者的潜伏期较短。此期有传染性，抗 HIV 阳性。

#### (三) 持续性全身淋巴结病期

此期以多处（颈部、腋窝、枕部、肱骨内上髁等）淋巴结轻度至中度肿大（直径 1 cm以上）持续存在（3 个月至 5 年）为主要表现。淋巴结质韧、不粘连，多呈对称性。此期往往还有一些其他症状、体征及实验室异常发现，如发热、腹泻、体重下降等，但无特异性。称艾滋病相关症状。

#### (四) 艾滋病

它可以包括上述症状、体征，但出现机会性感染和恶性肿瘤如卡波济肉瘤或原发性淋巴瘤。现在对免疫功能的重要性十分强调，认为 T$_4$ 细胞数只要低于 $0.2 \times 10^9$/L，即使没有症状，也可列为艾滋病。因为这种患者情况严重，容易并发机会性感染，预后不良，与单纯无症状携带者完全不同。

临床表现分类：1986 年美国疾病控制中心的分类如下：

（一）Ⅰ组

急性 HIV 感染，临床表现类似一过性传染性单核细胞增多症，血清 HIV 抗体阳性。

（二）Ⅱ组

无症状 HIV 感染，无临床症状，血清 HIV 抗体阳性。

（三）Ⅲ组

有持续性全身淋巴结肿大，非腹股沟部位，数目在 3 个以上，直径 > 1 cm，持续 3 个月而原因不明者。

（四）Ⅳ组

有其他临床症状，又分 5 个亚型。

1. A 亚型

有非特异性全身症状，如持续 1 个月以上的发热、腹泻、体重减轻 10% 以上而找不出其他原因者。

2. B 亚型

表现为神经系统症状。如痴呆、脊髓病、末梢神经炎而找不出病原者。

3. C 亚型

二重感染，由于 HIV 感染后引起细胞免疫功能缺陷，导致二重感染。又分为二类：$C_1$：根据美国疾病控制中心所记录的艾滋病常见的感染有：卡氏肺囊虫性肺炎、慢性隐孢子虫病、弓形体病、类圆线虫病、念珠菌病、隐球菌病、组织胞浆菌病、鸟型结核杆菌感染、巨细胞病毒感染、慢性播散性疱疹感染及进行性多灶性白质脑炎。$C_2$：其他常见感染有口腔毛状黏膜白斑病、带状疱疹、复发性沙门菌血症、奴卡菌症、结核及口腔念珠菌病。

4. D 亚型

继发肿瘤；主要是卡波西肉瘤，非霍奇金淋巴瘤与脑的原发性淋巴瘤。

5. E 亚型

其他并发症。由细胞免疫功能不全而引起的不属于其他亚型的并发症，如慢性淋巴性间质性肺炎。

以上是美国疾病控制中心（CDC）关于 HIV 感染的分类。目前 CDC 与 WHO 提出将 HIV 感染的不同病期分为三大类，每类根据 $CD4^+T$ 淋巴细胞计数和总淋巴细胞数又可分为三级。

A 类

包括原发临床 HIV 感染（即急性 HIV 感染）、无症状 HIV 感染和持续性全身淋巴结肿大综合征。

B 类

为免疫缺陷所致的临床表现，包括继发细菌性肺炎或脑膜炎、咽部或阴道念珠菌病、颈部肿瘤、口腔毛状白斑、复发性带状疱疹、肺结核、特发性血小板减少性紫癍等。

C 类

包括出现神经系统症状、机会性感染、因免疫缺陷而继发的肿瘤及并发的其他疾病。

根据 CD4$^+$T 淋巴细胞和总淋巴细胞数的分级为：①CD4$^+$T 淋巴细胞 $>0.5\times10^9$/L，总淋巴细胞数 $>2.0\times10^9$/L 为 I 级；②CD4$^+$T 淋巴细胞为 $(0.2\sim0.49)\times10^9$/L，总淋巴细胞数为 $(1.0\sim1.9)\times10^9$/L 为 II 级；③CD4$^+$T 淋巴细胞 $<0.2\times10^9$/L，总淋巴细胞数 $<1.0\times10^9$/L 为 III 级。

AIDS 患者常见各系统的临床表现：

（一）呼吸系统

70%～80% 的患者可经历一次或多次肺孢子虫肺炎。其表现主要是慢性咳嗽及短期发热、呼吸急促和发绀、动脉血氧分压降低，少有肺部啰音。肺部 X 线征为间质性肺炎，但无特异性。应用六甲烯四胺银染色印片或改良亚甲蓝染色可快速检出孢子虫。在 AIDS 因机会性感染而死亡的病例中，约一半死于肺孢子虫肺炎。此外，巨细胞病毒、结核杆菌、鸟型结核杆菌、念珠菌和隐球菌等均常引起肺部感染。卡波西肉瘤也常侵犯肺部。

（二）神经系统

1. 机会性感染

如隐球菌脑膜炎、脑弓形体病、进行性多病灶脑白质炎、巨细胞病毒脑炎和吉兰—巴雷综合征。

2. 肿瘤

如原发中枢淋巴瘤和转移性淋巴瘤。

3. HIV 感染力

AIDS 痴呆综合征、无菌性脑膜炎、脊髓病及周围神经病等。诊断除脑脊液检查外，CT 检查可协助诊断。

（三）消化系统

以口腔和食管的念珠菌疱疹病毒和巨细胞病毒感染较为常见，表现为鹅口疮、食管炎或溃疡，有吞咽疼痛和胸骨后烧灼感。胃肠黏膜受疱疹病毒、隐孢子虫、鸟分枝杆菌和卡波西肉瘤侵犯，表现为腹泻和体重减轻。可有肛周疱疹病毒感染和疱疹性直肠炎，粪检和内镜检查有助于诊断。AIDS 患者肝脏亦常受鸟型结核杆菌、隐孢子虫和巨细胞病毒感染而出现肝肿大和 ALT 升高。

（四）皮肤黏膜

皮肤黏膜病变可分为感染、炎症性皮肤病及肿瘤三类。卡波西肉瘤常侵犯下肢皮肤和口腔黏膜，表现为紫红色或深蓝色浸润斑或结节，可融合成大片状，表面出现溃疡并向四周扩散。这种恶性组织细胞病可向淋巴结和内脏转移。感染性病变常见的有念珠菌口腔感染以及乳头瘤病毒及单纯疱疹病毒感染所致口腔毛状白斑。此外，外阴疱疹病毒感染、尖锐湿疣等均较常见。

（五）眼部

AIDS 患者眼部受累较为广泛，但常被忽略。巨细胞病毒性视网膜炎及弓形体视网膜脉络膜炎常见。眼部卡波西肉瘤常侵犯眼睑、睑板腺、泪腺和结膜、虹膜等。

### 五、实验室及其他检查

（一）血象

白细胞计数减少（$3.5 \times 10^9/L$），淋巴细胞绝对值在 $1.5 \times 10^9/L$ 以下，贫血、血小板减少等。

（二）血清抗 HIV 检测

1. 酶联免疫吸附试验

多用作筛选，两次均阳性用免疫印迹法复核。

2. 免疫印迹法

阳性有诊断价值。

3. 放射免疫沉淀试验

最敏感、最有特异性，但操作复杂而费时未推广。

（三）AIDS 病毒检查

有以下 4 种方法：①细胞培养分离病毒；②检测病毒抗体；③检测病毒核酸；④检测反转录酶。

（四）细胞免疫检查

免疫功能缺陷指标 $CD4^+$ 减少，$CD4^+/CD8^+ < 1$，正常值为 1.75 左右。

（五）条件致病性病原体检查

以卡氏肺囊虫性肺炎为例，确诊有赖于组织切片或支气管分泌物中发现典型的病原体。

（六）组织病理学检查

本病并发的卡波西肉瘤须做病理组织学诊断。某些条件致病性感染亦须有关感染的组织进行活检。

### 六、诊断

根据流行病学资料及典型临床表现，结合上述实验室检查，可以诊断。

（一）确诊标准

1. 抗 HIV 阳性者

受检血清经初筛试验（如酶联免疫吸附试验或间接免疫荧光试验等方法），检查阳性，再经确诊试验（如电泳印浸检验法即 WB 法）复核确诊者。

2. 抗 HIV 阳性者，又符合下述任何一项，可以诊断为 AIDS。

1）近期内体重减轻20%以上，且持续 1 个月发热（38℃左右）。

2）近期内体重减轻20%以上，且慢性腹泻（每日至少 3 次）1 个月。

3）卡氏肺孢子虫感染（PCP）。

4）有卡波西肉瘤。

5）霉菌或其他条件致病菌感染。

3. 若抗 HIV 阳性者，出现近期内体重减轻、发热、腹泻但未达到前述第 2 项 1）或 2）的程度和期限，加上以下任何一项时，可确诊为 AIDS。

1）$T_4/T_8 < 1$。

2）全身淋巴结肿大。

3）患者出现明显的中枢神经系统占位性病变症状和体征，或出现痴呆，辨别能力丧失，或运动神经功能障碍。

（二）AIDS 疑似患者

具有以上症状、体征，并有较可靠的接触史，但尚无血清抗 HIV 的结果者。

### 七、鉴别诊断

本病须与原发性免疫缺陷病、传染性单核细胞增多症及某些中枢神经系统疾病相鉴别。

### 八、治疗

目前仍无满意疗法，主要采用抗病毒、增强免疫、抗感染与抗肿瘤综合治疗。

（一）一般治疗

普及艾滋病的防治基本知识，使群众了解其传播途径、主要临床表现及防护措施，避免与艾滋病患者发生性接触，并普遍提倡用阴茎套。尽量使用国产血液制品、不共用针头及注射器、不共用牙刷及剃须刀等可能被血液污染的物品等。确诊为 HIV 感染后，要进行精神心理治疗，加强咨询活动，使患者正确对待本病，防止其发生消极悲观，甚至绝望厌世的想法，医护人员应给予关心，绝对不能有任何歧视态度。饮食上应加强营养，必要时可用胃肠高营养或静脉高营养。贫血者可输血，血浆白蛋白低者可输白蛋白或血浆。使用大剂量的维生素 C、A、D 和复合 B。还有吸氧、补液和纠正电解质失衡。对恶病质和痴呆患者的皮肤黏膜加强清洁护理。服用免疫增强和抑制病毒中药，防止机会性感染的发生等。

（二）抗病毒治疗

1. 叠氮胸苷

叠氮胸苷（AZT，齐多夫定）是目前唯一获准使用的抗 HIV 药物。口服剂量为 5 mg/kg，每 4 小时 1 次，生物有效率为 60% ~ 70%。成人用静脉注射 100 ~ 150 mg，每 4 小时 1 次，2 周后改口服，每 4 小时 200 ~ 300 mg，持续 4 周。

2. 双脱氧肌苷

双脱氧肌苷（DDI）是反转录酶抑制剂，可减慢病毒的复制。DDI 的半衰期长，骨髓抑制作用较小，对 AZT 耐药者无交叉耐药的情况，常与之联合应用。剂量：150 ~ 300 mg，每日 2 次服。缺点是：在酸性环境中不稳定；易发生可逆性周围神经炎；大剂量应用时，可引起重症胰腺炎和肝炎。

3. 双脱氧胞苷

双脱氧胞苷（DDC）是一种反转录酶制剂，其作用机制同 AZT 和 DDI，可使血清中 HIV – $P_{24}$ 抗原下降而 CD4$^+$ 淋巴细胞数增加。常用剂量为 0.75 mg，每日 2~3 次。对其产生耐药性的情况也已发现。其副作用有皮疹、胃炎、肌痛、关节炎、发热、迟发性周围神经炎、胰腺炎和食管溃疡。

4. 司他夫定

司他夫定（$D_4T$）是双脱氧胞苷的不饱和烯烃衍生物，也是一种反转录酶抑制剂，其作用和 DDC 相近，比 AZT 有效而毒性小。能降低血清 $P_{24}$ 抗原，使 CD$_4^+$ 淋巴细胞数增加。

5. 拉米夫定

拉米夫定能抑制病毒的转录和聚合酶功能。和 AZT 联合使用有协同作用，剂量 300 mg/d，分 2 次口服。副作用少，可有短暂的头痛、乏力，无骨髓抑制作用。

6. 阿巴卡韦

阿巴卡韦作用机制同上，剂量 300 mg，每日 2 次。

7. 非核苷类反转录酶抑制剂

该类药能作用于 HIV 反转录酶的某个位点，为强力抗病毒药物，但也易产生耐药病毒株，故临床很少单独应用。

1）奈韦拉平：用药 6 周后易产生耐药株。副作用有皮疹、肝功能损害。剂量 200 mg，每日 2 次。

2）依非韦伦：副作用有皮疹、头痛。剂量 600 mg，每日 1 次。

3）地拉韦定：副作用有皮疹、头痛。剂量 400 mg，每日 3 次。

8. 蛋白酶抑制剂

该类药能通过阻断 HIV 所必需的蛋白质合成，从而阻止病毒在细胞内复制，并阻止再感染新的细胞。包括：

1）沙奎那韦：副作用有恶心、呕吐、腹泻等消化道症状，肝功能受损，高血糖。剂量 600 mg，每日 3 次。

2）茚地那韦：副作用有肾结石，消化道症状，皮疹，血小板减少，高血糖等。剂量 800 mg，每日 3 次。

3）利托那韦：副作用有恶心、呕吐、腹泻等消化道症状，肝炎，血糖高等。剂量 600 mg，每日 3 次。

4）奈费那韦：副作用有腹泻、高血糖。剂量 750 mg，每日 2~3 次。

该类药物如联合核苷类反转录酶抑制剂，均有良好协同作用。

目前 AIDS 抗病毒的治疗均主张联合用药，除能增强抑制 HIV 的复制作用外，还可延缓或阻断病毒因变异而产生的耐药性。美国近年一项研究发现，采用叠氮胸苷与拉米夫定及茚地那韦三药联合治疗。

（三）重建免疫功能的治疗

目的是控制处于静止状态的 HIV 感染发展，减少机会性感染复发及使恶性肿瘤在相应治疗上取得较好疗效。

1. α – 干扰素

α – 干扰素在艾滋病早期预防治疗上可能有价值，有报告治疗后 T 细胞功能改善，

CD4$^+$/CD8$^+$上升，NK 活性增强。剂量是每次皮下注射，每日 1 次，2～4 周后改为每周 3 次，每一疗程 8～12 周。主要副作用为发热、乏力、流感样症状、胃肠道反应、周围血白细胞和血小板减少。

2. 白细胞介素 -2

白细胞介素 -2（IL-2）是 T 细胞在有丝分裂原和（或）抗原刺激下自然产生的糖蛋白，基因重组技术可使大肠杆菌产生 IL-2。这种淋巴因子可刺激活化 T 细胞的增殖，周围血淋巴细胞数增加，从而改善免疫的功能。一般临床上对艾滋病患者用重组 IL-2 连续静脉滴 24 小时，每周 5 次，共 4～8 周，剂量为每日 250 万 U。副作用有发冷、发热、头痛、恶心、全身不适等。

3. 其他

由于设想艾滋病的免疫缺陷可能在骨髓干细胞水平的淋巴系统发生急性不可逆的损害，故采用骨髓移植并输入淋巴细胞来治疗，但临床只获得暂时缓解。由于艾滋病患者免疫系统受到破坏，抗病毒药物难以奏效，故主张抗病毒剂与免疫增强剂联合应用。

（四）对机会性感染的治疗

抗感染药物剂量要足，疗程应稍长或多个疗程，或联合用药。

1. 卡氏肺囊虫肺炎

复方新诺明是首选药物，用量每日 SMZ 75～100 mg，TMP 15～20 mg，疗程 6～8 周，如用药 7～10 天效果不佳者，应加用或改用其他药物。其次是戊烷脒，剂量是 4 mg/kg肌内注射，每日 1 次，疗程 2～3 周。

2. 弓形体病

常用乙胺嘧啶和磺胺嘧啶联合疗法，剂量前者首剂 75 mg，以后每日 25 mg，后者每日 100～200 mg/kg，分 4 次口服，疗程 2～3 周。

3. 隐孢子虫肠炎

用螺旋霉素 0.2～0.4 g，每日 3～4 次口服，疗程 3～6 周，可使症状减轻，但不能清除虫体。

4. 鼠弓形体病

可用乙胺嘧啶和磺胺嘧啶治疗。

5. 口腔念珠菌感染

可用制霉菌素或酮康唑治疗。

6. 疱疹病毒感染

对引起的皮肤黏膜和生殖器疱疹及全身播散性感染可用阿昔洛韦，剂量每日 5 mg/kg，分 3 次，每 8 小时静脉滴注 1 次，疗程 2～4 周。

7. 肝炎病毒感染

可选用干扰素，特别对早期丙肝有效。

8. 其他革兰阳性球菌和阴性杆菌感染

耐药金葡菌可用万古霉素，阴性杆菌可用哌拉西林或头孢唑啉等。

9. 卡波济肉瘤

可用长春新碱、长春碱和阿霉素或博来霉素联合治疗。

10. 淋巴瘤

除上述化疗药物外，也可用泼尼松、环磷酰胺等药物。

（五）中医中药

中医中药治疗艾滋病已初见眉目。中医辨证基本上都是虚证。

1. 肺气阴两虚型

发热、乏力、咳嗽、气短、咽痛、消瘦。脉细数，舌红无苔。

治法：益气养阴，宣肺止咳。

方药：生脉散加减。

人参、甘草、杏仁各 10 g，麦冬、北沙参各 15 g，五味子、生地、桑白皮各 12 g。

2. 脾虚型

腹泻、纳呆、恶心、呕吐、消瘦、气短、乏力。苔白腻，脉濡小。

治法：健脾益气，和胃止泻。

方药：香砂六君子汤加减。

人参、甘草、陈皮、半夏、木香、升麻、柴胡各 10 g，黄芪、茯苓各 15 g，白术 12 g，砂仁 6 g，焦三仙 30 g。

3. 肺脾两虚型

乏力、咳嗽、气短、腹泻、纳呆、恶心、呕吐、消瘦。舌苔白腻，脉沉细。

治法：肺脾双补，气阴兼顾。

方药：六君子合生脉饮加减。

人参、甘草、半夏、陈皮、五味子各 10 g，黄芪、白术、茯苓、麦冬各 15 g，焦三仙 30 g。

4. 肾阴不足型

潮热（午后热）、消瘦、乏力、腰腿酸软、舌咽干、眩晕、耳鸣。脉细数，舌红无苔。

治法：滋补肾阴，潜降相火。

方药：知柏八味丸加减。

知母、生地、茯苓、山药各 15 g，黄柏、山萸肉、丹皮、泽泻、甘草各 10 g，夏枯草 12 g。

5. 热盛型

持续高热、口渴、汗出、尿短赤、大便秘结、皮下出血、鼻衄、呕血、黑便、谵语、抽搐。脉滑实有力，舌绛。

治法：清热解毒，凉血止血。

方药：清营汤加减。

水牛角 30 g，生地、玄参、麦冬、赤芍各 15 g，竹叶心、黄连各 6 g，丹参、金银花、连翘各 10 g，丹皮、大小蓟各 12 g。

### 九、护理与防控

（一）加强自我保护意识

了解艾滋病毒；不要进行无保护措施的性行为，可使用安全套；不与别人共用针头，使用已消毒注射器；小心使用血制品。

（二）特异性预防

1）1993 年美国 CDC 分类诊断标准扩大了 AIDS 的诊断范围，有利于 AIDS 的预防及治疗，依据 CD4$^+$T 淋巴细胞减少，给予一定的投药。

2）艾滋病疫苗。美国对含有 gp120 成分的两种艾滋病疫苗进行了第二期 296 人的试验，由于已有 6 人发生了感染，而暂时终止。泰国正进行 UBI 合成疫苗试验。

3）阻断母婴传播。CD4$^+$T 淋巴细胞 >200 的艾滋病孕妇，用 AIT 于产前、产程内及婴儿治疗，有一定的保护效果。

（三）综合预防

1）普及宣传艾滋病的预防知识，了解传播途径、临床表现及预防方法。

2）加强道德教育，禁止滥交，尤其与外籍人员性乱行为，取缔暗娼。

3）避免与 HIV 感染者、艾滋病患者及高危人群发生性接触。

4）禁止与静脉药瘾者共用注射器、针头。

5）使用血液、血液成分及血液制品时，必须进行 HIV 检测。

6）国内供血者严格排选，应逐步做到检测 HIV 阴性方能供血，严防 HIV 传播。

7）献血、献器官、组织及精液者应做 HIV 检测。

8）建立艾滋病检测中心。

9）提倡使用避孕套和避免肛交。

10）艾滋病或 HIV 感染者应避免妊娠，出生婴儿应避免母乳喂养。

### 十、预后

自感染至症状出现经过的时间不断延长，这可能与诊断技术提高，患者发现越来越早有关。报道的无症状生存期越来越长，最初估计成人的潜伏期为 8～10 年，而 5 岁以下儿童一般在两年内出现症状。历来对同性恋及异性恋男性的研究表明，约半数人在开始感染 HIV 后 10 年未发生 AIDS，并且其中一项研究发现，感染的男性中 8% 的人在 10～15 年均正常。伦敦皇家医院报道一项大规模的结果调查，无症状生存可达 25 年。最近也有人认为，实际上所有感染者最终将出现 AIDS 的表现。因此，当有感染的指征时，应及时治疗，预防机会性感染发生，如出现机会感染和肿瘤则应给予相应的治疗。

AIDS 患者存活时间在逐渐延长，不同调查地区的结果不完全相同，存活时间的长短与卫生保健水平、感染时间、最初诊断疾病有关，最重要的是早期诊断能延长患者存活时间。患者树立战胜疾病的信心，保持乐观的人生观，对于延长存活时间也起着重要的作用。

（胡秀霞）

# 第十二节 手—足—口病

手—足—口病（HFMD）是一种儿童传染病，又名发疹性水疱性口腔炎。本病以手、足和口腔黏膜疱疹或破溃后形成溃疡为主要临床特征。

## 一、病原学

最常见的病原微生物为柯萨奇 A－16 型病毒与肠道病毒 71 型。我国主要为前者，此外尚有 A－2、4、5、7、10 型及 B1－5 型等。柯萨奇 A－16 型多在婴幼儿中流行，而肠道病毒常致较大儿童及成年人罹患。

## 二、流行病学

传染源为患者和健康携带病毒者。患者口咽部分泌物及唾液中的病毒，可通过空气飞沫传播，或唾液、粪便污染手和用具传播。接触或饮用被污染的水源也可致病。

幼儿园是本病的主要流行场所，3 岁以下的幼儿是主要罹患者。本病可发生于四季，但夏秋季最易流行。

## 三、发病机制和病理

病毒可在人体肠壁细胞内增殖，通过血液循环，从体表受压迫或摩擦部位的皮下和黏膜下组织逸出，在上皮细胞中增殖出现疱疹。疱疹液中含有高浓度病毒；上皮细胞核内有嗜酸性包涵体；电镜下亦可发现胞质中排列整齐的病毒颗粒。

## 四、临床表现

潜伏期为 3~4 天，多数无前驱症状而突然发病。可有 1~3 天的持续低热，口腔和咽喉部疼痛，或有上呼吸道感染症状。皮疹见于发病后第 2 天，呈离心性分布，多见于手指、足趾背面及指甲周围，也可见于手掌、足底、会阴及臀部。起始时为玫红色斑丘疹，1 天后形成半透明的小水疱，如不破溃感染，常在 2~4 天吸收干燥，呈深褐色薄痂，脱落后无瘢痕。

口内颊黏膜、软腭、舌缘及唇内侧也有散在红斑及小疱疹，多与皮疹同时出现，或稍晚 1~2 天出现。口内疱疹极易破溃成糜烂面，上覆灰黄色假膜，周围黏膜充血红肿。患儿可有流涎、拒食、烦躁等症状。本病的整个病程为 5~7 日，个别达 10 日。但少数患者可复发（据国内调查复发率仅为 3‰）。

## 五、诊断和鉴别诊断

根据夏秋季托幼单位群体发病；患者多为 3 岁以下幼儿；手、足、口部位的突然发疹起疱，皮肤的水疱不破溃；全身症状轻，可自愈。诊断不难。

发病初期（1~3天）采咽拭子、疱液或粪便标本可分离出病毒，疱液中分离病毒可确诊。血清学检查急性期和恢复期患者标本，其特异性抗体滴度可增高4倍以上。

应与水痘、单纯性疱疹性口炎及疱疹性咽峡炎鉴别。

### 六、治疗

（一）对症治疗

由于本病的症状较轻，预后良好，应注意患儿的休息和护理，给予稀粥、米汤、豆奶及适量冷饮，用淡盐水或0.1%氯己定液（口泰液）洗口，口服维生素 $B_1$、$B_2$、C。同时应注意患儿的全身情况，警惕并发症（心肌炎、脑膜炎）的出现。

（二）抗病毒治疗

可用利巴韦林口服。

（三）中医中药

可用口炎宁颗粒剂、板蓝根颗粒剂或抗病毒颗粒剂口服；特别是幼儿园的群体发病情况下用中草药口服，有较好的疗效。

（四）局部用药

主要用于口腔溃疡。含珍珠粉和利多卡因的溃疡糊剂有止痛和促使溃疡愈合的作用。较大的患儿可给予西瓜霜或华素片含化。

### 七、护理与防控

1）及时发现疫情和隔离患者是控制本病的首要措施。

2）幼儿园应注意观察体温、双手和口腔，发现患儿应隔离1周，同时注意日用品，食具和玩具、便器的消毒。

3）对于密切接触过患者的婴幼儿可注射 1.5~3 ml 的国产丙种球蛋白，以增强机体防护能力。

（胡秀霞）

# 第十三节 伤 寒

伤寒是由伤寒杆菌引起的急性肠道传染病，以回肠下段淋巴组织增生、坏死为主要病变。典型病例临床表现以持续发热、相对缓脉、神情淡漠、食欲减退、脾大、玫瑰疹与白细胞减少等为特征。主要并发症为肠出血和肠穿孔。

### 一、病原学

伤寒杆菌属于沙门菌属中的 D 群，不形成芽孢，无荚膜，革兰染色阴性。有鞭毛，能运动，在普通培养基上能生长，在含胆汁的培养基上生长旺盛。它有三种抗原结构：菌体抗原（即 O 抗原）、鞭毛抗原（即 H 抗原）和表面抗原（即 Vi 抗原）。这三种抗原均能刺激机体产生相应抗体。伤寒杆菌不产生外毒素，但在菌体裂解时可释放强烈的内毒素，是致病的主要因素。

伤寒杆菌在自然环境中生命力较强，在水中可生存 2~3 周，在粪便及污染物中可生存 1~2 个月，在乳汁中能生存与繁殖。耐低温，在冰冻环境中可生存数月。对光、热、干燥及一般消毒剂抵抗力低，日光直照数小时或加热至 60℃，持续 30 分钟即死亡。煮沸后迅速死亡。5% 石炭酸溶液中或 0.2% 升汞液内 5 分钟即被杀灭。

## 二、流行病学

### （一）传染源

传染源为患者和带菌者。

患者由大、小便中排出病原体，从潜伏期开始，在整个病程中都有传染性，尤其在病程的 2~4 周排菌量最多，传染性最大。临床轻型患者和带菌者不易被发现且能走动，易向周围播散病原菌，在流行病学上意义最大。

### （二）传播途径

经粪-口途径传播。病菌常随被粪便污染的食物和水进入体内。在发展中国家的地方性流行中，水源污染常起关键性作用。卫生条件差的地区还可经手、苍蝇和其他昆虫（如蟑螂）等传播。散发流行多经日常生活接触传播。

### （三）人群易感性

发病以青壮年为主，病后可获得终身免疫，很少再次得病。预防接种可获得一定的免疫力，使发病机会减少，病情减轻。

### （四）流行特征

全世界都有发病，以热带和亚热带多见，印度、印度尼西亚、非洲及墨西哥等发展中国家发病较多。全年均有散发，以夏秋季多见。

## 三、发病机制和病理

人体摄入被污染的水或食物感染伤寒杆菌后，是否发病决定于伤寒杆菌的数量和致病性以及宿主的防御水平。当胃酸的 pH 值小于 2 时伤寒杆菌很快被杀灭。伤寒杆菌摄入量达 $10^5$ 以上才能引起发病，超过 $10^7$ 或更多时将引起典型的疾病经过。胃酸分泌减少、口服碱性药物、使用 $H_2$ 受体拮抗剂及 $H^+$ 泵抑制剂、胃动力异常或肠道正常菌群失调等非特异性防御机制异常有利于伤寒杆菌的定位和繁殖。尽管对伤寒杆菌的特异性宿主防御机制仍没有完全阐明，但是，临床观察提示被激活巨噬细胞对伤寒杆菌的细胞内杀伤起重要作用，巨噬细胞吞噬的伤寒杆菌、红细胞、淋巴细胞及细胞碎片，称为"伤寒细胞"。伤寒细胞聚集成团，形成小结节，称为伤寒小结，或伤寒肉芽肿，具有病理诊断意义。

摄入伤寒杆菌之后，如果有部分伤寒杆菌没有被胃酸杀灭，它们将到达回肠下段，穿过黏膜上皮屏障，侵入集合淋巴结繁殖形成初发病灶，然后，进一步侵犯肠系膜淋巴结经胸导管进入血循环，形成第一次菌血症，此时，临床上处于潜伏期。接着，被单核—吞噬细胞系统吞噬、繁殖后再次进入血循环，形成第二次菌血症，伤寒杆菌向肝、脾、胆、骨髓和肾等器官播散，肠壁淋巴结出现髓样肿胀、坏死，临床上处于初期和极期。在胆道系统内大量繁殖的伤寒杆菌随胆汁排到肠道，一部分于粪便排出体外，一部分经肠道黏膜再次侵入肠壁淋巴结，使原先致敏的淋巴组织发生更严重的炎症反应，可引起溃疡形成，临床上处于缓解期。在极期和缓解期，当坏死或溃疡的病变累及血管时，可引起肠出血；当溃疡侵犯小肠的肌层和浆膜层时，可引起肠穿孔。随着机体免疫能力的增强，伤寒杆菌在血液和各个脏器中被清除，肠壁溃疡愈合，临床上处于恢复期。

伤寒杆菌释放脂多糖内毒素可激活单核—吞噬细胞释放白细胞介素-1和肿瘤坏死因子等细胞因子，引起持续发热、表情淡漠、相对缓脉、便秘、休克和白细胞减少等表现。

少数处于恢复期退热后，患者因免疫力不足，伤寒杆菌在病灶中未被完全消灭，可再次繁殖侵入血循环引起复发。

### 三、临床表现

（一）病史

全年皆可发生，但多发生在夏秋二季；青壮年发病率最高；与伤寒患者、带菌者及可疑患者有密切接触史。此外应注意既往史和卫生习惯等生活史。

（二）症状和体征

1. 典型伤寒的表现

潜伏期 3~60 天，一般为 8~14 天。其临床经过可分下述四期：

1）发病初期（即病程第 1 周）：起病多缓慢，体温呈梯形上升，1 周内可达 40℃。并伴有畏寒、头痛、乏力、食欲减退、腹胀和腹泻等。右下腹可有轻度压痛。

2）极期（病程第 2、3 周）：①发热，高热呈稽留型，少数呈弛张热或不规则热。②神经中毒症状，表情淡漠，反应迟钝，听力减退，重者谵妄，精神错乱和昏迷。③相对缓脉。④玫瑰疹，多见于胸、腹和背部皮肤。⑤肝脾大者占 60%~80%。⑥其他有食欲减退，便秘，腹胀，常见中毒性肠麻痹。舌苔厚腻，舌尖缘无苔质红，称伤寒舌。⑦白细胞减少，多在 $5 \times 10^9/L$ 以下，嗜酸性粒细胞显著减少或消失。

3）缓解期：病程第 3~4 周。体温出现波动，并开始逐步下降。食欲渐好，腹胀逐渐消失，肿大的脾开始回缩。本期仍有可能出现各种并发症。

4）恢复期：病程第 5 周，体温恢复正常，食欲好转，通常在 1 个月左右完全康复。体弱、原有慢性疾患，或出现并发症者，病程往往较长。

2. 非典型伤寒的表现

1）轻型：此型目前较多见。一般病情较轻，病程较短，无明显全身中毒症状，临床易漏诊，在流行病学上有较大意义。

2）迁延型：起病与典型伤寒同，由于人体免疫功能低下，发热持续不退，病程迁延数周至数月。多见于伤寒合并血吸虫病的患者。

3）逍遥型：起病时毒血症状极轻，患者常染病而不自知，仍可照常工作，部分患者可因突然发生肠出血或肠穿孔而被发现。

4）暴发型：起病急，症状凶险而复杂，有严重的毒血症，如高热畏寒、腹痛腹泻、谵妄昏迷、中毒性心肌炎、休克等。如不及时治疗，可危及生命。

5）顿挫型：起病较急，症状似典型伤寒，但于1周左右发热等症状迅速消退而痊愈。

3. 小儿和老年人伤寒

1）小儿伤寒特点：①起病较急，多为不规则热或弛张热。②神经中毒症状较轻。③相对缓脉和玫瑰疹少见。④肝大多于脾大。⑤呕吐腹泻等胃肠道症状明显。⑥白细胞计数常不减少。⑦年长儿轻型及顿挫型较多，年龄越小越不典型。

2）老年人伤寒特点：①热度不高且不规则，迁延较久。②神经系统及心血管系统症状重。③易并发肺炎及心、功能不全，病死率较高。

4. 复发与再燃

部分患者进入恢复期前，体温尚未降至正常时，又重新上升为"再燃"，再燃时症状随之加剧。有些患者有退热，1~3周临床症状再现为"复发"。其原因是病灶内细菌未完全消灭和抗菌药物疗程过短有关。

### 四、并发症

（一）肠出血

为较常见的严重并发症，多见于病程第2~3周。出血量可从大便潜血阳性至大量血便。少量出血可无症状或仅有轻度头晕、脉快；大量出血时体温骤降，脉搏细速，体温与脉搏曲线呈现交叉现象，并有头晕、面色苍白、烦躁、出冷汗、血压下降等休克表现。

（二）肠穿孔

为最严重的并发症，多见于病程第2~3周。穿孔前常有腹胀、腹泻或肠出血，穿孔部位多在回肠末端。穿孔发生时表现为突然右下腹剧痛，伴有恶心、呕吐、出冷汗、脉细、体温暂时下降等。随后体温又迅速上升并出现腹膜炎征象，肝浊音界缩小或消失，X线检查膈下有游离气体，外周血白细胞计数增高伴核左移。

（三）中毒性肝炎

常见于病程的第1~3周。特征为肝大，压痛，ALT上升，少数出现轻度黄疸。随着病情的好转，肝大及肝功能可于2~3周恢复正常。

（四）中毒性心肌炎

多见于病程第2~3周伴严重毒血症者。临床特征为心率加快、第一心音减弱、心律不齐、血压下降等。心电图示PR间期延长、T波改变、ST段下降等改变。

（五）支气管炎与支气管肺炎

支气管炎多见于病程早期，支气管肺炎多发生于极期和病程后期，多为继发感染所致。

（六）其他

尚可并发急性胆囊炎、肾盂肾炎、血栓性静脉炎、溶血性尿毒症综合征等。

### 五、实验室检查

（一）血常规检查

外周血白细胞计数大多为（3~5）×10⁹/L，伴中性粒细胞减少及嗜酸性粒细胞减少或消失。嗜酸性粒细胞计数随病情好转而恢复正常，复发时再度减少或消失。高热时可有蛋白尿，粪便潜血试验阳性。

（二）细菌学检查

1. 血培养

血培养是确诊伤寒的依据。病程早期培养即可阳性，第1~2周阳性率可达90%，第三周为30%~40%，第4周后不易检出。溶血离心培养法可提高阳性率。已接受抗菌药物治疗者取患者的去血清血凝块培养也可提高培养阳性率。

2. 骨髓培养

骨髓培养阳性率较血培养高，阳性持续时间长，尤其适合已用抗菌药物而血培养阴性者。

3. 粪便培养

粪便培养对慢性带菌者价值较高。病程第3~4周阳性率可达80%。

（三）血清学检查

1. 肥达反应（肥达试验，伤寒杆菌血清凝集反应）

肥达反应对伤寒有辅助诊断意义。实验原理是使用伤寒杆菌菌体（O）抗原、鞭毛（H）抗原、副伤寒甲、乙、丙杆菌鞭毛抗原共五种，采用凝集法测定患者血清中各种抗体的凝集效价。多数患者在病程第2周起出现阳性，第3周阳性率大约50%，第4~5周可上升至80%，痊愈后阳性可持续几个月。具体评价肥达反应的结果时，应注意以下特点：

1）伤寒流行区的正常人群中，部分个体有低效价的凝集抗体存在，故此，当O抗体效价在1:80以上，H抗体效价在1:160以上，才有辅助诊断意义。

2）伤寒和副伤寒甲、乙杆菌之间具有部分O抗原相同，能刺激机体产生相同的O抗体，所以，O抗体升高只能提示伤寒类细菌感染，未能区分伤寒或副伤寒。

3）伤寒和副伤寒甲、乙、丙4种杆菌的H抗原不同，产生不同的抗体。在没有接种过伤寒、副伤寒菌苗或未患过伤寒、副伤寒的情况下，当某一种H抗体增高超过阳性效价时，提示伤寒或副伤寒中某一种感染的可能。

4）伤寒、副伤寒菌苗预防接种之后，O抗体仅有轻度升高，持续3~6个月消失。而H抗体明显升高，可持续数年之久；并且可因患其他疾病出现回忆反应而升高，而O抗体不受影响。因此，单独出现H抗体升高，对伤寒的诊断帮助不大。

5）肥达反应必须动态观察，一般5~7天复查一次，效价逐渐升高，辅助诊断意义也随着提高。

6）伤寒、副伤寒甲、乙、丙之外的其他沙门菌属细菌也具有O和H两种抗原，与伤寒或副伤寒甲、乙、丙患者的血清可产生交叉反应。

7）少数伤寒、副伤寒患者肥达反应效价始终不高或阴性，尤其以免疫应答能力低下的老弱或婴幼儿患者为多见。有些患者早期应用抗菌药物治疗，病原菌清除早，抗体应答低下，也可出现阴性，故肥达反应阴性不能排除本病。相反，如结核病、结缔组织病等疾病在发热病程中可出现肥达反应阳性，也不能因此而误诊为伤寒。

8）伤寒、副伤寒患者的 Vi 抗体效价一般不高。但是，带菌者常有高效价的 Vi 抗体，并且持久存在，对慢性带菌者的调查有一定意义，效价大于 1∶40 时有诊断参考价值。

根据近几年国内外资料，伤寒患者的肥达反应阳性率比 20 世纪 80 年代末期至 90 年代初期明显下降，是否与近几年多重耐药性伤寒杆菌的增加有关值得进一步探讨。

2. 抗伤寒杆菌 IgM、IgG 抗体检测

近年建立的被动血凝试验检测抗伤寒杆菌 IgM 抗体，酶联免疫吸附试验或放射免疫测定检测伤寒杆菌 IgM 或 IgG 抗体，仍没有被临床广泛使用。特异性、敏感性和重复性有待进一步评价。

### 六、诊断和鉴别诊断

（一）诊断依据

1. 流行病学资料

病前 2~3 周有进入流行区或饮食可疑污染水及不洁食物史。伤寒全年可见，秋季较多。

2. 临床表现

持续高热，中毒症状，皮疹，肝、脾大等。

3. 实验室检查

1）血象：外周血白细胞偏低。嗜酸性粒细胞明显降低，极期时可消失，血沉增快。

2）细菌培养：使用抗菌药前，做血、尿、便培养伤寒沙门菌。亦可做胆汁培养。血培养阳性率达 80%，必要时做骨髓培养阳性率更高，可确诊。

3）肥达反应：每周 1 次，菌体抗体（O）、鞭毛抗体（H）分别在 ≥1∶80 及 ≥1∶160，或双份血清中恢复期血清抗体滴度有 4 倍或 4 倍以上升高，有重要意义。

（二）鉴别诊断

应与多种发热伴肝、脾大疾病鉴别。

1. 病毒感染

如上呼吸道病毒感染，多起病急，伴有呼吸道症状，但无肝脾大，无玫瑰疹，肥达反应及血培养均阴性，病程也较短，常在 10 天内好转。

2. 疟疾

典型疟疾寒战、高热及大汗呈规则性周期性发作，脾大明显，质较软，且随着发作次数增加贫血更加明显。发作时血涂片可见疟原虫。

### 3. 钩端螺旋体病

近期内有疫水接触史，除畏寒、发热外，常有眼眶痛、球结合膜充血、肌肉酸痛、腓肠肌压痛及表浅淋巴结肿大。血清凝集试验阳性，血培养钩端螺旋体阳性，白细胞计数增高。

### 4. 流行性斑疹伤寒

有体虱叮咬史，冬春季多见，起病急，常有高热，寒战，脉快，球结合膜充血，皮疹为斑丘疹，发热第 3~5 天出疹，量多分布广，暗红色，压后不褪色。神经系统症状如头痛等出现早，外斐反应阳性。

### 5. 粟粒性结核病

常有不规则发热，盗汗，消瘦，脉快，中毒症状明显，痰涂片及培养结核杆菌阳性，X 线检查有助于诊断，抗结核治疗有效。

### 6. 革兰阴性败血症

起病急，常伴寒战高热，早期可出现感染中毒性休克，白细胞计数正常，血培养可发现革兰阴性菌。常伴原发病灶，如胆道、肠道及泌尿系统感染。

### 7. 恶性组织细胞病

常表现不规则发热，肝脾及淋巴结肿大，进行性贫血、出血等，常需多次多部位骨髓细胞学检查才可发现恶性组织细胞而确诊。

## 七、治疗

### (一) 一般治疗

按消化道传染病隔离，临床症状消失后每隔 5~7 天送粪便培养，连续两次阴性解除隔离，病程中应给予高热量、高营养、易消化饮食。高热时应物理降温，如乙醇擦身或头部冰敷等。一般不宜用退热药。便秘时应用开塞露塞肛或生理盐水低压灌肠，禁用泻剂。腹胀，可用松节油腹部热敷。

### (二) 病原学治疗

#### 1. 氯霉素

氯霉素因副作用大，现已很少用。

#### 2. 喹诺酮类

诺氟沙星 (NFX)：成人每次 0.3~1.4 g，口服每日 3 次，小儿为每日 20~25 mg/kg，分 3 次口服。依诺沙星 (氟啶酸，ENX)：有人用国产依诺沙星治疗 56 例成人伤寒患者，剂量为每日 3 次，每次 0.4 g，疗程为 10~14 天，全部病例均为单独用药。结果临床有效率和细菌清除率均为 100%，平均退热时间为 (3.6 ± 1.6) 天。不良反应少见，对 30 例随访 1 年未见复发。

此外，文献报道，使用氟喹诺酮类治疗 62 例伤寒，其中诺氟沙星 32 例，依诺沙星 20 例，环丙沙星 10 例。结果显示，治愈率分别为 93.75%、100% 和 100%。明显高于对照组氯霉素 ($P < 0.01$)。

#### 3. 头孢菌素类

第二、三代头孢菌素临床治疗也有良好效果。头孢哌酮成人每日剂量 2~4 g，分 2

次静脉注射，疗程 10 ～ 14 天。在多重耐药伤寒杆菌感染，特别是重症病例可以氟喹诺酮类为主，联合应用第三代头孢菌素。

4. 复方新诺明

复方新诺明（SMZ - TMP）疗效与氯霉素相近，对非耐药菌株有一定疗效。成人每次 3 片（每片含 SMZ400 mg，TMP80 mg），日服 2 次，体温正常后减至 2 片，每日 2 次，续服 7 ～ 10 天。磺胺药过敏、肾功能不良、孕妇、贫血、粒细胞减少者忌用。

5. 氨苄西林

氨苄西林适用于白细胞明显减低患者，每日 6 ～ 8 g 静脉滴注。但近年发现不少伤寒杆菌对氨苄西林耐药。

6. 阿莫西林

阿莫西林 1 g，每 8 小时 1 次，疗程 2 周。或每日 2 g，疗程 3 周。适用于耐氯霉素病例及带菌者治疗。

7. 利福霉素

临床上常用的有利福平及利福定，据报道用利福定治疗对多种抗菌药物治疗无效的伤寒 37 例，口服利福定 0.15 g，每日 2 次，体重不足 40 kg 者，每日 1 次，连用 21 周，不给退热剂，不用糖皮质激素。结果治愈 32 例，有效 1 例，无效 4 例，复发 5 例，有效者降温时间为 1 ～ 7 天。另有人用利福平治疗耐氯霉素伤寒 100 例，结果全部治愈。

（三）伤寒带菌者治疗

伤寒带菌者均应治疗，清除伤寒菌。

1）氧氟沙星 0.4 g，每日 2 次，疗程 10 ～ 14 天，或氨苄西林 2 g，每日 4 次，疗程 14 天，必要时可重复 1 个疗程。

2）个别慢性胆道感染及胆结石患者，内科抗菌治疗难以清除伤寒菌，可外科切除胆囊，以彻底治愈患者，消除伤寒传染源。

（四）并发症的治疗

1. 肠出血

绝对卧床休息，严密观察血压、脉搏、神志变化及便血情况；禁食或进少量流质饮食；注意水、电解质的补充，并加用维生素 K、卡巴克络、氨甲苯酸、止血粉等止血药；根据出血情况酌量输血；如患者烦躁不安，可给予镇静药；经积极治疗仍出血不止者，应考虑手术治疗。

2. 肠穿孔

对已局限者采取禁食、使用胃管进行胃肠减压、加强支持疗法和抗感染治疗。肠穿孔（尤其是伴发腹膜炎）的患者应及早手术治疗，同时加用足量有效的抗生素。

3. 中毒性心肌炎

严格卧床休息，应用保护心肌药物，适当应用肾上腺皮质激素。如出现心力衰竭，应积极对症处理，可使用洋地黄和利尿药并维持至临床症状好转，但患者对洋地黄耐受性差，故用药时宜谨慎。

4. 溶血性尿毒症综合征

使用足量有效的抗菌药物控制伤寒沙门菌的原发感染；应用肾上腺皮质激素，如地塞米松、泼尼松龙等；输血，碱化尿液；小剂量肝素、低分子右旋糖酐抗凝血；必要时行腹膜或血液透析，以及时清除氮质血症，促进肾功能恢复。

（五）中医中药

中医认为本病由于感受湿温病邪，弥漫三焦，而以中焦脾胃为主，病势缠绵，变化多端。初起湿郁于表，为时甚短；继则湿热留连气分，历时较长；日久则化燥化火，热入营血；后期邪衰正伤，致气阴两亏。

1. 辨证论治

1）湿重于热

（1）邪遏卫气

恶寒少汗，身热不扬，午后热象较显，头重如裹，身重肢倦，胸闷脘痞。苔白腻，脉濡缓。

治法：芳香宣化。

方药：藿朴夏苓汤加减。

藿香、半夏、豆豉、枳壳各9 g，厚朴6 g，茯苓、生米仁、猪苓、泽泻各12 g，蔻仁3 g（研后下）。

（2）湿郁三焦

发热午后为甚，不渴或渴不欲饮，汗出热不退，头痛身重，表情淡漠，大便稀溏。舌淡红，苔白腻，脉缓。

治法：祛湿泄浊。

方药：达原饮为主方。厚朴、草果、生甘草各6 g，槟榔、知母、黄芩、白芍各9 g。

2）湿热并重

发热渐高，汗出不解，口渴不欲多饮，心烦脘痞，恶心呕逆，小便短赤，大便溏而爽，或外发白痞，或见黄疸，或神志昏蒙，时清时昧。舌质红，舌苔黄腻，脉滑数。

治法：化湿清热。

方药：连朴饮为主方。

黄连3 g，厚朴6 g，石菖蒲、半夏、豆豉、焦山栀各9 g，芦根30 g。

3）热重于湿

身热壮盛，口渴引饮，面赤大汗，呼吸气粗，脘痞身重。苔黄微腻，脉象洪大。

治法：清热化湿。

方药：苍术白虎汤加味。

生石膏60 g（先煎），知母、连翘各12 g，粳米15 g，甘草、竹叶各6 g，苍术9 g，鲜芦根30 g。

4）热入营血

身热夜甚，心烦不安，时有谵语或神昏不语，手足抽搐，斑疹隐隐，舌绛少苔。如病情进一步发展，深入血分，则可见灼热躁扰，骤然腹痛，便下鲜血或吐血、衄血。若出血不止，则进而可见身热骤退，面色苍白，汗出肢冷，呼吸短促，舌淡无华，脉象微细急促等危象。

治法：清热凉营止血。

方药：犀角地黄汤加味。

犀角 3 g（磨冲）、赤芍、丹皮各 9 g，生地、槐花、地榆各 15 g，银花炭、侧柏炭各 12 g。

吐血、咯血、鼻出血加银花、连翘、荷叶边、杏仁、苡仁、藕节、滑石、鲜芦根、鲜茅根；便血加银花炭、地榆炭、紫草、仙鹤草、白槿花、旱莲草、槐花；尿血加鲜茅根、益母草、鲜车前草。如出血不止，以致气随血脱者，急予独参汤益气固脱。

5）余邪未尽，气阴两伤

身热退而未尽，形体消瘦，胸脘稍闷，神疲乏力。苔黄而干或光剥无苔，脉细弱。

治法：清解余邪，益气养阴。

方药：竹叶石膏汤加减。

竹叶 6 g，生石膏 30 g（先煎），太子参、麦冬各 9 g，石斛、茯苓各 12 g，苡仁15 g。

2. 中成药

1）紫雪丹：1~2 丸，口服。用于高热者。

2）清开灵注射液：20~60 ml 加入 5%~10% 葡萄糖溶液，静脉滴注。用于高热者。

3）云南白药：2~4 g 冲服。用于肠出血。

3. 单方、验方

1）地锦草 20 g。水煎服，每日 1 剂。适用于伤寒早、中期患者。

2）小凤尾草、鱼腥草、茵陈、藿香梗。水煎服。主治肠伤寒。

3）佩兰叶、黄郁金、白茯苓、生竹茹各 10 g，法半夏 6 g，陈橘皮、小枳实各 5 g，生甘草 15 g，石菖蒲 3 g，飞滑石 12 g。水煎服，每日 1 剂，疗效较好。

4）凤尾草、鱼腥草各 50 g，绵茵陈 9 g，藿香梗 8 g。水煎服，每日 1 剂。合并有肠出血者可加地榆 18 g，黑槐花 10 g；有鼻衄者可加莲蓬 9 g，茅根 30 g，黑栀子 9 g；合并有中毒性肝炎症状者，可加栀子 10 g，另配合使用 50% 葡萄糖加维生素 C 静脉用药 1 周。有人用此方治疗 28 例肠伤寒患者，服药至体温恢复正常时间为 1~7 天，平均 3.9 天。

5）以 100% 茶叶煎剂 10 ml 口服，每日 3 次，据报道试治伤寒及副伤寒各 1 例。1 例伤寒患者于服药 3 天后体温降至正常。另 1 例副伤寒则于服药 9 天后体温完全正常，其他症状亦随之好转。

6）将乌梅洗净，加水炖至熟烂，纱布过滤取汁，用文火熬成膏（每克膏约用梅实 30 g），成人每次服 1 g，每日服 4 次；用 30 g 梅实加清水 1 碗煎至半碗，加糖少许 1 次服，每日服 4 次。以上法曾治愈肠伤寒 3 人。

4. 针灸治疗

1）体针

主穴：足三里、中脘、阳陵泉、曲池。

配穴：手三里、合谷、内关、大椎、天枢、大肠俞、公孙、梁门、血海。

刺法：每次取 2 ~ 3 主穴，根据患者临床症状取 3 ~ 5 配穴，用泻法或平补平泻法刺之。

2）耳针

取穴：脾、胃、大肠、皮质下、内分泌。

刺法：每次取 2 ~ 3 穴，每日 1 次，留针 20 ~ 30 分钟，用中强度刺激。

### 八、护理

1）按消化道传染病常规隔离，隔离至临床症状消失及大便培养每天 1 次，连续 3 次阴性为止。

2）患者应卧床休息，减少不必要的活动。特别在病程第六周时，体温虽然下降，仍需卧床，避免活动过多而引起复发或肠出血、肠穿孔等严重并发症。退热后 1 ~ 2 周视病情逐渐下床活动。

3）发热期给高热量、易消化、不易产气的流质饮食如米粥、果汁等，鼓励患者多饮水。少食多餐。恢复期可吃低渣半流食或软食，注意严格控制包含入量，应逐渐增加之，以防导致肠出血及肠穿孔。不能进食者，应予静脉补充营养和水分。

4）注意口腔卫生，预防口腔并发症。

5）对重症及老年患者需做好皮肤护理。

6）发热期每 4 小时测体温 1 次，高热者宜物理降温。

7）保持大便通畅，嘱患者便秘时勿用力排便。忌用泻药，以免肠蠕动过快，增加肠出血、肠穿孔的发生。可用液状石蜡或甘油少量灌肠，也可用低压盐水灌肠，以助排便。腹胀时用松节油腹部热敷、肛管排气。腹泻时应适当调节饮食，少给脂肪及乳糖类食物，按医嘱给收敛剂。

8）加强心理护理，将疾病情况向患者做适当的解释，尤其是饮食与伤寒的关系及过早下床活动的害处，以取得患者的合作，提高治疗效果，减少并发症的发生。

9）每 4 小时测体温 1 次，注意脉搏频率及重脉。了解腹痛、腹胀、腹泻、便秘情况；注意有无便血、面色苍白、脉细速、血压下降、肠出血症状。严密观察肠穿孔征兆，如右下腹痛伴恶心、呕吐等。注意心肌炎发生征象。

10）注意药物副作用。如采用氯霉素治疗可出现恶心、呕吐、腹泻、皮疹、口腔炎、白细胞减少。服复方新诺明可有胃纳减退、恶心、呕吐、发热、药物皮疹等。出现以上副作用应通知医生。按医嘱准确及时采集各种标本送验。

11）并发症护理：①对肠出血患者，遵医嘱迅速安置其静卧，暂禁食或给少量流质，使用镇静剂及止血剂，输液，必须时输血，并严密观察血压、脉搏、意识及便血情况。②对肠穿孔患者，遵医嘱禁食，经鼻胃管减压，静脉输液，加用对肠道菌敏感的抗生素，并做好手术前准备。

### 九、防控

1）胃肠道隔离至症状消失、大便培养连续 3 次阴性为止。接触者医学观察 2 周，如有发热的可疑患者，应即隔离治疗。对饮食业及儿童机构工作人员定期进行带菌检查。带菌者应给予治疗，并由防疫单位予以登记及定期检查，遵守个人卫生制度，饮食业及儿童机构工作人员，在治愈前应暂时转业。

2）注意饮水、食物及粪尿卫生管理，防蝇灭蝇，遵守个人卫生如食前便后洗手、不食生冷不洁饮食等，以切断传播途径。

3）对流行区居民以及到流行区旅行、工作的人员、清洁工人、实验室工作人员、带菌者家属等易感人群可普遍开展三联菌苗或五联制剂预防接种，初种 3 次：0.5，1.0，1.0 ml 皮下注射，间隔 7～10 天（如用五联制剂则间隔 4 周），以后每年加强注射 1 次。注射后可有发冷、发热、局部肿胀等反应。三联菌苗包括伤寒、副伤寒甲、乙菌苗，五联制剂增加霍乱菌苗及精制破伤风类毒素，五联制剂仅用于 15 岁以上人群的基础免疫。甲醛灭活菌苗全程接种后能使发病数减少 1/2～1/6。国外采用丙酮灭活菌苗，保护率为 9%～94%，值得注意。

（胡秀霞）

# 第十四节　细菌性食物中毒

细菌性食物中毒系由于进食被细菌或其毒素污染的食物而引起的急性感染中毒性疾病。临床上可分为胃肠型与神经型两大类。

引起细菌性食物中毒的细菌很多，按其病原菌的不同可分为沙门菌食物中毒、副溶血弧菌食物中毒、葡萄球菌食物中毒、蜡样芽孢杆菌食物中毒以及变形杆菌食物中毒等。细菌性食物中大量繁殖，并产生大量毒素（包括外毒素及细菌裂解后释出的内毒素），当大量的细菌及毒素进入体内，可引起剧烈的胃肠道反应，从而产生呕吐、腹泻等胃肠道症状。肉毒杆菌外毒素经消化道侵入人体后，主要损害中枢神经系统，其中以脑干神经核的损害尤为明显，运动神经末梢与自主神经末梢亦受损害，从而使其支配的相应肌群收缩运动障碍，发生瘫痪。

胃肠型食物中毒

本型为临床上最为多见的食物中毒类型，主要发生于夏、秋两季，常为集体发病，因食用不洁熟肉、熟鱼、虾、剩饭、剩菜、凉拌菜等而导致本病的发生。临床上以急性胃肠炎为主要表现。

## 一、病原学

许多细菌均可引起胃肠炎型食物中毒，常见有副溶血性弧菌、沙门菌属、变形杆菌、大肠杆菌、蜡样芽孢杆菌等。

（一）沙门菌

沙门菌为肠杆菌科沙门菌属，以猪霍乱沙门菌、鼠伤寒沙门菌和肠炎沙门菌较为多见。该菌为革兰阴性杆菌，需氧，不产生芽孢，无荚膜，绝大多数有鞭毛，能运动。对外界的抵抗力较强，在水和土壤中能活数月，粪便中能活 1 ~ 2 个月，在冰冻土壤中能越冬。不耐热，加热至 60℃，10 ~ 20 分钟被杀死，5% 苯酚或 1：500 氯化汞 5 分钟内即可将其杀灭。多种家禽、家畜和野生动物肠腔及内脏中可查到此细菌。

（二）副溶血性弧菌

副溶血性弧菌为革兰阴性球杆菌，椭圆形，菌体两端浓染，有鞭毛，运动活泼。在高盐（含氯化钠 3% ~ 4%）环境中生长最好，在无盐环境中不能生长。对酸敏感，食醋中 3 分钟即死亡。不耐热，56℃ 5 分钟即可灭活。目前已现本菌有 12 种，分为 I、II、III、IV、V 型。从患者粪便分离出的菌株属于 I、II、III 型，自致病食物分离的菌株 90% 以上属于 IV、V 型。致病性菌株能溶解人及家兔红细胞，称为"神奈川"试验阳性。海产品带菌率极高，其他含盐量较高的合物（如咸菜、咸肉、咸蛋）亦可带菌。

（三）大肠杆菌

大肠杆菌是肠道的正常菌群，有 150 多个血清型，其中某些血清型可引起食物中毒。根据其致病机制不同分为：

1. 产肠毒素性大肠杆菌（ETEC）

是旅游者腹泻及婴幼儿腹泻的重要病原体。

2. 致病性大肠杆菌（EPEC）

不产生肠毒素，是婴儿腹泻的主要病因。

3. 侵袭性大肠杆菌（EIEC）

可引起年长儿童及成年人的痢疾样腹泻。

4. 肠出血性大肠杆菌（EHEC）

可引起出血性肠炎，其中的 $O_{157}$：$H_7$ 已在许多国家或地区有感染暴发或流行的报道。

5. 肠黏附性大肠杆菌

此菌具有对 Hep - 2 细胞的体外黏附能力。

（四）金葡菌

能产生肠毒素的金葡菌株可致食物中毒。该菌存在于人体皮肤、鼻腔、鼻咽部、甲沟或皮肤化脓性病灶处，食物被污染后，细菌可大量繁殖并产生肠毒素。该肠毒素煮沸30 分钟仍能保持毒性，人食入后可出现急性胃肠炎表现。

（五）变形杆菌

属肠杆菌科，为革兰阴性杆菌，呈多形性，无芽孢，无荚膜，四周有鞭毛，运动活泼。在普通琼脂糖培养基上繁殖迅速，在血琼脂平板上有溶血现象。有菌体（O）抗原及鞭毛（H）抗原。此属细菌 $X_{19}$、$X_K$、$X_2$ 的菌体抗原与某些立克次体的部分抗原有交叉，能出现交叉凝集反应。根据菌体抗原分群，以鞭毛抗原分型。该菌属包括普通变形杆菌、奇异变形杆菌、产黏变形杆菌、潘氏变形杆菌四个种。其中普通变形杆菌又分成生物 2 群和 3 群两个生物群。

（六）蜡样芽孢杆菌

是一种需氧、有芽孢、革兰阳性粗大杆菌。其繁殖型不耐热，80℃，持续 20 分钟即可被杀死，但是芽孢至少需要 100℃，持续 20 分钟以上才能被灭活。有些菌株可产生不耐热的肠毒素，能激活肠黏膜上皮细胞内的腺苷环化酶，引起分泌型肠液增多而致腹泻。有的菌株可产生耐热性的催吐毒素，引起临床上呕吐症状。产生这两种毒素的基因，可能由质粒或噬菌体携带，故可随质粒或噬菌体的丢失而丧失致病力。本菌广泛存在于自然界，土壤、尘埃、水、草和腐物均可检出，也可存在于人、畜肠道中，随粪便排出污染食物、炊具等。国内外报道本菌引起的食物中毒，多因食用剩米饭及未再加热的熟肉、鱼等引起。

## 二、流行病学

（一）传染源

被致病菌感染的动物或人。

（二）传播途径

通过进食被细菌及其毒素污染的食物、饮水等传播，苍蝇、蟑螂是细胞污染食物、餐具的重要媒介。

（三）人群易感性

人群普遍易感，病后无明显免疫力，可重复感染。

（四）发病季节、地区及年龄

夏秋季节气温较高，利于细菌在食物中生长繁殖，因而发病率较高。病例可散发，亦可呈暴发流行。气温较高的沿海及海岛地区发病率较高。各年龄组均可发病。

## 三、发病机制与病理改变

细菌性食物中毒根据其发病机制可分为感染型和毒素型。发病与否与病情轻重，则与细菌或其毒素的污染程度、进食量的多少、人体抵抗力强弱等因素有关。副溶血性弧菌发病可能与耐热的溶血素有关。耐热溶血素经分离和提纯后，可引起鼠、豚鼠回肠襻、心肌细胞发生病变，但对人的致病作用尚不明确。有资料表明，摄入一定数量活菌（$10^{5\sim7}$），可使人致病，细菌能侵入肠黏膜上皮细胞，说明细菌直接侵袭具有重要的作用。另外，有人认为病原菌可产生肠毒素，类似霍乱弧菌的不耐热毒素，可通过 cAMP/cGMP 的介导而引起分泌性腹泻。沙门菌进入肠道后繁殖，继而侵袭肠黏膜及黏膜下层，可造成菌血症和释放内毒素，毒素引起发热并使消化道蠕动增加而发生呕吐腹泻，属于感染型食物中毒。金葡菌食物中毒主要是由于细菌肠毒素致病，属于毒素型食物中毒。

由于发病后吐泻症状显著，细菌和毒素大多能被迅速排出体外，故较少引起败血症或严重的毒血症，病程较短。重症病例可有胃、小肠充血、糜烂、出血；部分病例有结肠炎症及出血；肝、肾、肺等有中毒性病变。

## 四、临床表现

发病有明显的季节性，一般夏秋季发病较多。常呈暴发和集体发作的形式，发病人数常与食用被污染的食物的人数有关。

（一）沙门菌食物中毒

有进食生冷食品或未充分加热食物史，起病急，潜伏期 2～72 小时，多于进食后 4～12 小时发病。

1. 胃肠炎型

前驱症状有寒战、头晕、头痛、恶心和痉挛性腹痛，以后出现呕吐、腹泻、全身酸痛和发热，大便黄色或黄绿色水样便，有恶臭，便中带有黏液和脓血。腹泻每日 7～8 次，腹部有压痛，少数有里急后重。体温高达 40℃，重者出现惊厥、谵妄、脉搏加快、发绀。

2. 类霍乱型

起病急，高热、呕吐，腹泻次数增多，脱水明显，大便呈米泔样。患者可有发绀、皮肤干燥，尿量减少。

3. 类伤寒型

症状类似伤寒，稽留型高热，相对缓脉，伴全身乏力、头痛、四肢酸痛、腹痛、腹泻，症状较轻，病程较长，一般 10～14 天。

4. 类感冒型

恶寒发热，全身不适或疼痛，伴鼻塞、咽痛等上呼吸道症状。

5. 败血症型

起病急，出现恶寒、寒战、出汗、不规则发热；可持续数十日或更长。伴有恶心、呕吐、腹痛、腹泻等胃肠道症状。少数病例可有肝脾大或合并肺炎、脑膜炎等。

可疑食物、呕吐物、粪便或早期血培养可分离出致病性沙门菌。血清凝集试验，1:40 以上为阳性，连续测定，凝集效价逐渐增高。

（二）副溶血性弧菌食物中毒

本病多因进食被嗜盐菌污染的食物所致。潜伏期 6～12 小时，有腹痛、腹泻，每日 5～6 次，多者达 20 次，洗肉水样便，以后为脓血便。恶心、呕吐，体温为 37.5～39.5℃。右下腹压痛明显。重者脱水明显，甚至出现意识不清、痉挛、面色苍白或发绀，也可发生休克。病程 2～4 天，预后良好。

（三）变形杆菌食物中毒

进食被变形杆菌污染的动物食品，或凉拌菜、剩饭菜及某些豆制品等，集体发病。分为 3 型，即急性胃肠炎型、过敏型、混合型。

1. 急性胃肠炎型

潜伏期最短为 2 小时，最长者 30 小时，一般为 10～12 小时。主要表现为恶心、呕吐、腹痛、腹泻、头痛、头晕、乏力、发热等。阵发性剧烈腹痛，位于脐周围或上腹部。腹泻每日数次至十数次，呈水样便并伴有黏液，有恶臭、无脓血。病程一般 1～2 天，长者可 3～4 天。预后一般良好。

2. 过敏型

潜伏期短，30 分钟至 2 小时，主要表现为颜面和上身皮肤潮红、头晕、头痛，并有荨麻疹。病程一般 1～2 天。

3. 混合型

即有过敏型和急性胃肠炎型两类症状存在。

（四）葡萄球菌食物中毒

是因进食被葡萄球菌产生的肠毒素污染的食物所引起的疾病。本病多发生于盛夏季节。有进食污染食物的历史。被污染食品多为剩饭、糕点、冰棍、牛奶及其制品、熟肉等。起病急，多在进食后 2~4 小时发病，临床表现为消化系统症状：恶心、呕吐，腹痛，腹泻，但呕吐较重，腹泻较轻，呕吐物可呈胆汁样，或夹血丝及黏液，腹泻一般每日 3~4 次，多为水样便或黏液便。吐泻剧烈者，可致脱水、肌肉痉挛，甚至休克。病程短，多在数小时至 2 天痊愈。

### 五、实验室检查

（一）血象

大肠杆菌、沙门菌等感染者，外周血白细胞多在正常范围。副溶血弧菌及金葡菌感染者，多有外周血白细胞和中性粒细胞增高。

（二）粪便检查

镜检一般有少量红、白细胞，但亦有多数红、白细胞，易被误诊为菌痢。

（三）细菌学检查

如同时在可疑食物、患者呕吐物或粪便中查到病原菌，有助手确诊。但须注意以下几点：

1）外环境中广泛存在的细菌，如蜡样芽孢杆菌，应从可疑食物中分离到 > $10^5$ CFU/g 或从 2 个或 2 个以上患者粪便中分离到此菌，而未食污染食物者粪便中则无，才有诊断意义。

2）对正常人也可携带的细菌，如副溶血弧菌，从 2 个或 2 个以上患者粪便或呕吐物中分离到同样噬菌体型的副溶血弧菌，或从可疑食物中证明有肠毒素的存在。

3）从患者粪便或可疑食物中分离出病原菌。还应注意，有时能分离出两种病原菌。

（四）血清学检查

患者患病初期及恢复期血清特异性抗体 4 倍升高者有利于确诊。由于患病数日即可痊愈，血清学检查较少应用。但确诊变形杆菌感染应采患者血清，进行对 $OX_{19}$ 及 $OX_K$ 的凝集反应，效价在 1：80 以上有诊断意义。因为变形杆菌极易污染食物及患者的吐泻物，培养阳性亦不足以证明为真正的病原。患者血清凝集效价增高，则可认为由于变形杆菌感染引起。

（五）分子生物学检查

近年有采用特异性核酸探针进行核酸杂交和特异性引物进行聚合酶链反应以检查病原菌，同时可做分型。

（六）细菌培养

将患者的呕吐、排泄物以及进食的可疑食物做细菌培养，如能获得相同病原菌有利于确诊。

### 六、诊断和鉴别诊断

（一）诊断依据

1. 流行病学资料

患者有进食变质食物、海产品、腌制食品、未煮熟的肉类、蛋制品等病史。共餐者在短期内集体发病，有重要的参考价值。

2. 临床表现

主要为急性胃肠炎症状，病程较短，恢复较快。

3. 实验室检查

收集吐泻物及可疑的残存食物进行细菌培养，重症患者做血培养，留取早期及病后两周的双份血清与培养分离所得可疑细菌进行血清凝集试验，双份血清凝集效价递增者有诊断价值。怀疑细菌毒素中毒者，可做动物试验，以检测细菌毒素的存在。

（二）鉴别诊断

1. 非细菌性食物中毒

包括化学性食物中毒（服用被砷、汞及有机磷农药等污染的食物）和生物性食物中毒（误食毒蕈或河豚等引起的食物中毒）。患者有进食此类毒物史，除有胃肠炎表现外，尚有神经系统、肝、肾等脏器的中毒症状，呕吐物及大便培养无病原菌生长。

2. 霍乱

有与霍乱患者接触史，常有先泻后吐、吐泻严重的特征，一般无腹痛，吐泻物呈米泔水样，常有明显的脱水、酸中毒及电解质紊乱的表现，可有肌痉挛。大便动力和制动试验为阳性，大便培养有霍乱弧菌。

3. 急性细菌性痢疾

无明确进食污染食物和短时间集体发病的病史，发热和全身中毒症状较明显，腹泻以脓血便或黏液便为主，常伴有里急后重，大便培养出痢疾杆菌。

4. 空肠弯曲菌肠炎

无进食污染食物和短时间集体发病史。有发热、腹痛及腹泻，大便为稀水便或脓血便，呕吐较少见。大便培养出空肠弯曲菌。

5. 急性出血性坏死性肠炎

全身中毒症状重，可发生感染性休克，腹部有阵发性或持续性绞痛，并有明显压痛、反跳痛和肌紧张等腹膜刺激征，大便可呈血水样便，大便培养常无致病菌。

6. 病毒性肠炎

无明显进食污染食物和短时间集体发病史。大便多为稀水便，大便培养无病原菌。

### 七、治疗

（一）一般治疗

卧床休息。应注意床旁隔离。给予易消化的流质或半流质饮食，补充足够的热量和维生素。

（二）对症治疗

脱水者应积极补充生理盐水、葡萄糖盐水或口服补盐液，以纠正脱水和酸中毒。注意补充电解质。恶心者可口服多潘立酮 10 mg/次，每日 3~4 次。呕吐、腹痛、腹泻可皮下注射阿托品 0.5 mg 或山莨菪碱 10 mg。

（三）病原治疗

由于本病的病原菌或肠毒素多于短期内随吐泻物排出体外，病程较短，一般不必用抗菌药物。病重者可给复方新诺明、庆大霉素或氟喹诺酮类（诺氟沙星）等抗菌药物。

## 八、预防

贯彻《中华人民共和国食品卫生法》，搞好饮食卫生，加强食品卫生管理是预防细菌性食物中毒的关键。

对食品生产、流通、销售过程的卫生加强管理。严格对禽类、猪、牛等宰前宰后的检疫，加强对食品加工、运输与贮存的卫生监督。加强对饮食行业卫生管理，严禁出售病死动物肉食及腐败、变质食品，工作人员应定期体检，并持健康合格证上岗。大力开展卫生宣传教育工作，养成良好的卫生习惯，食物应合理烹调及制作，不食腐败、变质食物。发现食物中毒后应立即报告当地疾病控制中心，及时进行调查、分析，制定并采取有力防疫措施，及早控制疫情。

神经型食物中毒（肉毒中毒）

神经型食物中毒是由于进食含有肉毒梭状芽孢杆菌（简称肉毒杆菌）外毒素的食物而引起的中毒性疾病。临床上以神经系统症状如眼肌、舌咽肌麻痹等为主要表现，如抢救不及时常危及生命。

## 一、病原学

肉毒杆菌系严格厌氧的革兰阳性梭状芽孢杆菌，其芽孢耐热力极强，在沸水中可生存 5~22 小时，湿热至 120℃，须经 5 分钟才能杀死。肉毒杆菌在适宜条件下形成外毒素。该外毒素为大分子蛋白质，毒力超过其他细菌的毒素，是现今已知的化学毒物及细菌毒素中毒性最强烈的一种，口服致死量约为 0.0001 mg。各型肉毒杆菌的毒素致病作用相同，但一种毒素只能被其他产生的相应毒素中和。肉毒杆菌孳生于土壤内，存在于家畜和牛、羊、猪等的粪便中，亦可附着于水果、蔬菜和谷物上，易被肉毒杆菌污染的食物有臭豆腐、面酱、豆酱、豆豉等发酵食品及鱼肉类罐头、火腿、腊肉、腐败的熟肉、蔬菜等，蜂蜜是婴儿肉毒中毒的危险因素。当食物被肉毒杆菌污染后，在缺氧情况下细菌可大量生长繁殖而产生外毒素，人摄食后即发生中毒。

肉毒杆菌外毒素为神经毒，毒性极大，口服致死量约 0.0001 mg，对消化酶、酸和低温稳定，遇碱易破坏，有一定耐热性，加热至 90℃经 30~60 分钟才能完全灭活，在 100℃经 15 分钟可将其破坏，暴露于日光下 1~2 小时可使其迅速失去毒力。肉毒毒素分 8 型，以 A 型、B 型多见，其次为 E 型，各型药理作用相似。口服对胃肠道有一定刺激性，并由小肠黏膜吸收，经淋巴转入血流，作用于中枢神经的脑神经核、神经肌肉接头处和自主神经末梢，能阻止胆碱能神经末梢释放乙酰胆碱，引起肌肉麻痹和神经功能障碍。

## 二、流行病学

### （一）传染源

动物是主要的传染源。细菌常存在于动物肠道，排出后其芽孢可在土壤中长期存活。污染食品后，在缺氧条件下可大量繁殖。

### （二）传播途径

通过进食有肉毒杆菌外毒素的食物而传播。

### （三）易感人群

人普遍易感。病后不产生免疫力。

## 三、发病机制与病理改变

### （一）发病机制

人摄入被肉毒杆菌外毒素污染的食物，在胃和小肠内被消化酶分解成小分子后，吸引进入血循环，最后到达运动神经突触和胆碱能神经末梢，其作用可分为两个阶段。第一个阶段，毒素与神经末梢表面部分可逆性结合，可被相应的抗毒素中和。第二阶段，毒素处于乙酰胆碱释放部位，邻近的受体发生不可逆结合，从而抑制神经传导递质—乙酰胆碱的释放，使肌肉不能收缩而出现瘫痪，重者可见脑神经核、脊髓前角病变，脑干神经核亦可受损，脑及脑膜充血、水肿，可有小血栓形成。

婴儿肉毒中毒的发病年龄一般小于6个月，发病原理与上述不同，主要是婴儿食用的食品中测不出毒素，但患儿粪便中可查到肉毒杆菌及其毒素。但患儿粪便中可查到肉毒杆菌及其毒素，故提示可能由于食入肉毒杆菌芽孢或繁殖体，虽不含外毒素，但菌体在肠道繁殖产生外毒素，经肠黏膜吸收后引起发病。

### （二）病理改变

脑及脑膜显著充血、水肿，并有广泛的点状出血及小血栓形成。镜下可见神经细胞变性，脑神经根水肿。

## 四、临床表现

潜伏期一般为1~2天，短者可达2小时，或长达10天，潜伏期越短，病情越重。起病突然，以神经系统症状为主。先有全身乏力、软弱、头痛、头晕或眩晕，继而出现视物模糊、复视、瞳孔散大，眼肌瘫痪。重症者可出现吞咽、咀嚼、发音，甚至呼吸等困难。患者体温一般正常，神志始终清楚，知觉存在。胃肠道症状较轻，可有恶心、便秘或腹胀，但腹痛、腹泻少见。

病程长短不一，通常可于4~10天逐渐恢复，但全身乏力、眼肌瘫痪可持续数月之久，重症患者可于发病后3~10天，因呼吸衰竭、心力衰竭或继发性肺炎而死亡。婴儿患者的首发症状常为便秘，随后迅速出现脑神经麻痹，很快因中枢性呼吸衰竭而突然死亡，是婴儿猝死综合征的原因之一。

### 五、实验室检查

（一）病原学检查

将可疑食物、呕吐物或排泄物加热煮沸 20 分钟后，接种血琼脂做厌氧培养，检出致病菌。

（二）毒素检查

1. 动物试验

将检查标本浸出液饲喂动物，或做豚鼠、小白鼠腹腔内注射，同时设对照组，以加热 80℃ 30 分钟处理的标本或加注混合型肉毒抗毒素于标本中，如试验组动物发生肢体麻痹死亡，而对照组无，则本病的诊断即可成立。

2. 中和试验

将各型抗毒素血清 0.5 ml 注射于小白鼠腹腔内，随后接种标本 0.5 ml，同时设对照组，从而判断毒素有无和型别鉴定。

3. 禽眼睑接种试验

将含有毒素的浸出液，视禽类大小，采用 0.1～0.3 ml 不等注入家禽眼内角下方眼睑皮下，出现眼睑闭合，或出现麻痹性瘫痪和呼吸困难，经数十分钟至数小时死亡，可作为快速诊断。

### 六、诊断和鉴别诊断

（一）流行病学史

曾进食可疑被污染的变质罐头、瓶装食品、腊肠、发酵豆制品与面制品。同进食者可集体发病。

（二）临床表现

有脑神经麻痹症状，如腮肌瘫痪、吞咽、发音、呼吸困难等，但神志清楚，体温正常，感觉存在。

（三）实验室检查

对可疑食物做厌氧菌培养，可发现肉毒杆菌。以食物浸出液做动物实验（口饲或腹腔内注射），如有外毒素存在，则动物发生典型的四肢瘫痪。

（四）鉴别诊断

对神经性食物中毒除鉴别非细菌性食物中毒外，尚需进行如下鉴别。

1. 脊髓灰质炎

多见于儿童，有发热、肢体疼痛和肢体瘫痪。脑脊液检查有蛋白和白细胞增多。

2. 流行性乙型脑炎

发病有明显季节性，在每年的 7、8、9 月份，有发热、惊厥和昏迷，脑脊液检查有蛋白和白细胞增多，乙脑特异性 IgM 抗体阳性。

3. 重症肌无力

全身骨骼肌均可受累，以脑神经支配肌肉（眼外肌）受累最常见，表现为眼睑下垂、复视等，上述症状在疲劳后加重，休息后部分缓解，昼轻夜重。抗胆碱酯酶药物治疗部分有效。

### 4. 阿托品类中毒

有服阿托品、山莨菪碱等药物史或阿托品类生物碱的药物如颠茄、曼陀罗、洋金花、莨菪子、山莨菪等。表现为口干、吞咽困难、声嘶、面红、皮肤干燥、心动过速、瞳孔扩大、视物模糊、排尿困难等。中枢神经系统可表现为谵妄、狂躁等。

## 七、治疗

### （一）一般治疗

患者于进食可疑食物后，4 小时内，可用 5% 碳酸氢钠或 1∶4 000 高锰酸钾溶液洗胃。因肉毒杆菌外毒素在碱性溶液中易破坏，在氧化剂作用下毒力减弱，洗胃后注入 50% 硫酸镁或 33% 硫酸钠 60 ml 导泻。

### （二）抗毒素治疗

对肉毒杆菌引起的食物中毒，应早期用抗毒素治疗，尤其在起病后 24 小时内或瘫痪发生前给药效果最好，用药愈早愈好。其肉毒杆菌型别不明者，宜用多价肉毒抗毒血清；型别判断明后，可用同类肉毒抗毒血清。

### 1. 多价肉毒抗毒素

首剂 5 万 ~ 10 万 U（每型含 1 万 ~ 2 万 U），肌肉或静脉注射 1 次，病情好转后逐渐减量（以 1/2、1/4、1/6……的比例逐渐减量），并延长间隔时间，至每日注射 1 ~ 2 次，每次 1 万 U。

### 2. 同型肉毒抗毒素

首剂 1 万 ~ 2 万 U，肌肉或静脉注射，以后每隔 5 ~ 10 小时以同量重复注射 1 次，病情好转后逐渐减量（方法同多价肉毒抗毒素），并延长间隔时间。一般总量为 5 万 ~ 6 万 U。

注意事项：①本品应在中毒 24 小时内应用，愈早愈好。②使用前必须做皮肤过敏试验，阳性或可疑阳性者须用脱敏方法给药。

过敏试验：取肉毒抗毒素 0.1 ml，用生理盐水稀释到 1 ml，在前臂掌侧皮内注入 0.1 ml，20 ~ 30 分钟观察，局部无红肿为阴性；局部红肿直径超过 5 mm，或出现胸闷、气喘、发绀、脉率加快者为阳性，红肿直径小于 5 mm 为可疑阳性。

脱敏方法：将肉毒抗毒素用 10 倍液稀释，皮下注射 0.2 ml 观察 10 ~ 30 分钟，如无反应，酌情增加剂量，注射 3 ~ 5 次仍无异常反应，即可将全量分次做皮下或肌内注射。静脉注射时需将本品在 37℃ 水浴中加热数分钟，以免温度太低而引起反应。注射速度宜缓慢，开始每分钟不超过 1 ml，以后最快不超过每分钟 4 ml。对可疑中毒或吃了可疑污染食物未发病者，可皮下或肌内注射多价肉毒抗毒素进行预防，剂量为 0.5 万 ~ 1 万 U，或注射同型肉毒抗毒素 0.1 万 ~ 0.2 万 U。

### （三）支持及对症治疗

患者应安静卧床休息，注意保暖。咽喉部有分泌物积聚时用吸引器吸出。呼吸困难者给氧，必要时进行人工呼吸，加强呼吸的监护。吞咽困难者鼻饲或静脉滴注葡萄糖盐水。发生肺炎等继发感染时给予适宜的抗菌药物。伤口染菌所致的肉毒中毒患者必须彻底清创，并给予抗毒血清。国外报告盐酸胍有促进末梢神经纤维释放乙酰胆碱的作用，故可用以治疗肉毒中毒，约半数患者症状好转，但对严重的呼吸衰竭患者则无效。

对婴儿肉毒中毒者的治疗主要为支持和对症治疗，有人主张口服或肌注青霉素，以减少肠道内的肉毒杆菌量，防止外毒素的继续产生和吸收，一般多不用抗毒血清。

## 细菌性食物中毒护理

### 一、一般护理

1）患者应严密肠道隔离，卧床休息，病室环境安静，保暖，并对其吐泻物进行彻底消毒。

2）饮食宜清淡，多饮水。呕吐重者，暂时禁食，给予补液，以补充水分和营养。

3）腹痛较重，剧烈呕吐者，可给镇静剂、解痉止痛剂，如地西泮、阿托品、山莨菪碱等。

4）静脉输液，纠正水、电解质紊乱及酸碱失衡。记出入量。

### 二、病情观察与护理

注意观察病情变化，尤其注意呼吸、心跳的变化，肉毒杆菌食物中毒者，还应注意有无呼吸肌麻痹，并给予吸痰、给氧。发现异常，及时报告医生。

### 三、健康教育

1）注意饮食卫生，动物性食物如家禽、肉类及其制品均应煮熟、煮透方可食用，乳类、蛋类须经可靠的消毒处理，不宜生食。不吃病畜的肉类及内脏，不喝生水。

2）搞好食堂卫生，从事饮食业的工作人员，应定期做健康检查和细菌培养，养成良好的卫生习惯和职业道德，健康和执行饮食卫生管理制度，严格防止烹调后的清洁食物再污染，保证食品的卫生质量，生熟食应分刀、分砧板、分容器等，以免发生交叉感染。饭菜要保管好，防止被苍蝇等所污染。剩余饭菜要摊开存放清凉通风处，以防变馊，下餐食用前须彻底加热。售卖食品时，切实做到货款分开，不得用手同时拿钱或饭菜票和食物，以免食物污染。不在食堂附近饲养家畜家禽，消灭苍蝇、蟑螂、鼠类、蚁类。

3）加强饮食卫生管理，罐头食品必须严密消毒，罐盖鼓起者、色香味改变者，必须煮沸后弃去，不可喂饲家畜。腌腊食物及家制瓶装食物应煮沸 10 分钟后始可进食，禁止食用发酵或腐败食物。若同食者发生肉毒中毒症状或所进食品有肉毒杆菌外毒素存在时，应立即接受多价肉毒杆菌抗毒血清 1 000～2 000 U，以防发病，经常食用罐头食品者，可考虑注射肉毒杆菌类毒素。

（孙宁）

# 第十五节 霍 乱

霍乱是由霍乱弧菌所引起的烈性肠道传染病。1961 年起的第七次世界大流行至今仍未绝迹，1992 年以来在印度的东南部及孟加拉国的达卡地区发现一种新的 $O_{139}$ 霍乱弧菌在南亚流行，该病传播迅速，多见于成人，有一定的病死率，受到世界的关注。

## 一、病原学

霍乱弧菌革兰染色阴性，菌体长 $1.5 \sim 2.0~\mu m$，宽 $0.3 \sim 0.4~\mu m$，弯曲如逗点状，有一根极端鞭毛，其长度为菌体的 $4 \sim 5$ 倍。该菌运动活泼，在暗视野悬滴镜检中可见穿梭运动，粪便直接涂片检查可见呈"鱼群"样排列的弧菌。

霍乱弧菌在碱性（pH 值 $8.8 \sim 9.0$）肉汤或蛋白胨水中繁殖迅速，表面形成透明菌膜。弧菌在营养琼脂或肉浸膏琼脂培养过夜后，其菌落大、半透明、带灰色。在选择性培养基中弧菌生长旺盛，常用者有胆盐琼脂、硫代硫酸盐—枸橼酸盐—胆盐—蔗糖培养基（TCBS）、亚碲酸盐琼脂等。

霍乱弧菌有耐热的菌体（O）抗原和不耐热的鞭毛（H）抗原。H 抗原为霍乱弧菌属所共有；O 抗原有群特异性和型特异性两种抗原，是霍乱弧菌分群和分型的基础。群的特异性抗原可达 100 种。

以抗原性、致病性等特点，WHO 腹泻控制中心将霍乱弧菌分为三群。

### （一）$O_1$ 群霍乱弧菌

包括古典生物型霍乱弧菌和埃尔托生物型。$O_1$ 群的特异抗原有 A、B、C 三种，其中 A 抗原为 $O_1$ 群所共有，A 抗原与其他 B 与 C 抗原结合则可分为三型，即：原型——AC（稻叶）、异型——AB（小川）和中间型 ABC（彦岛）。

### （二）非 $O_1$ 群霍乱弧菌

本群弧菌鞭毛抗原与 $O_1$ 群相同，而菌体（O）抗原则不同，不被 $O_1$ 群霍乱弧菌多价血清所凝集，又称为不凝集弧菌。本群根据 O 抗原的不同，可分为 137 个血清型（$O_2 \sim O_{138}$）。以往认为非 $O_1$ 群霍乱弧菌仅引起散发的胃肠炎性腹泻，而不引起暴发流行，故此类弧菌感染不作霍乱处理。但 1992 年在印度和孟加拉等地发生霍乱暴发流行，后经证实此次流行菌群不被 $O_1$ 群霍乱弧菌和 137 个非 $O_1$ 群霍乱弧菌诊断血清所凝集，而是一种新的血清型，被命名为 $O_{139}$ 霍乱弧菌。

### （三）不典型 $O_1$ 群霍乱弧菌

本群霍乱弧菌可被多价 $O_1$ 群血清所凝集，但本群弧菌在体内外均不产生肠毒素，因此没有致病性。

霍乱弧菌能产生肠毒素、神经氨酸酶、血凝素、菌体裂解后能释放出内毒素。其中霍乱肠毒素（CT）在古典型、ET-Tor 型和 $O_{139}$ 型之间很难区别。$O_1$ 群霍乱弧菌和非典型 $O_1$ 群霍乱弧菌均能发酵蔗糖和甘露糖，不发酵阿拉伯糖。非 $O_1$ 群霍乱弧菌对蔗糖和甘露糖发酵情况各不相同。此外埃尔托生物型能分解葡萄糖产生乙酚甲基甲醇（即 VP 试验）。$O_{139}$ 型能发酵葡萄糖、麦芽糖、蔗糖和甘露糖，产酸不产气，不发酵肌醇和阿拉伯糖。

霍乱弧菌经干燥 2 小时或加热 55℃ 10 分钟即可死亡，煮沸立即死亡。弧菌接触 1:(2 000~3 000) 升汞或 1:5 000 高锰酸钾，数分钟即被杀灭，在 0.1% 漂白粉中 10 分钟即死亡。霍乱弧菌在正常胃酸中能生存 4 分钟，在未经处理的粪便中存活数天。在 pH 值 7.6~8.8 的浅水井中，古典霍乱弧菌平均存活 7.5 天，埃尔托霍乱弧菌为 19.3 天。埃尔托霍乱弧菌在海水和深水井中存活 10~13 天。氯化钠浓度高于 4% 或蔗糖浓度在 5% 以上的食物、香料、醋、酒等，均不利于弧菌的生存。霍乱弧菌在冰箱内的牛奶、鲜肉和鱼虾水产品中存活时间分别为 2~4 周、1 周和 1~3 周；在室温存放的新鲜蔬菜中存活 1~5 天。霍乱弧菌在砧板和布上可存活相当长的时间，在玻璃、瓷器、塑料和金属上存活时间不超过 2 天。

## 二、流行病学

### （一）传染源

患者和带菌者是本病的传染源。其中轻型患者、隐性感染者和恢复期带菌者作为传染源的意义更大。

### （二）传播途径

霍乱弧菌经水、食物和日常生活接触和以苍蝇为媒介传播。水和食物被病原体污染可引起暴发流行。

### （三）人群易感性

人类对本病普遍易感，病后能产生抗菌抗体和抗毒抗体，但持续时间短暂。

### （四）流行特征

霍乱在某些国家具有地方性流行（例如印度恒河三角洲、印度尼西亚的西伯里岛，历次世界大流行都是由上述地区传播的），这种地方性流行与社会因素、自然因素关系密切。我国历次霍乱流行皆从国外传入。本病全年均可发生，多见于夏秋季。港湾工人、渔民、船员发病率较高。

## 三、发病机理和病理

人体经口感染的霍乱与副霍乱弧菌，在正常情况下，一般可被人体胃酸杀灭。但当胃酸分泌减少或被高度稀释时，或因入侵的弧菌数量较多，未被胃酸杀死的弧菌入侵小肠肠腔中，在碱性肠液内迅速繁殖，且产生大量肠毒素。弧菌黏附于肠黏膜上皮细胞，但不侵入肠黏膜上皮细胞，而由肠毒素发挥其致病作用，肠毒素的亚单位 B 与肠黏膜上皮细胞膜的受体神经节苷脂迅速结合，继之肠毒素的亚单位 A 穿过细胞膜，作用于腺苷环酶，使之活化，从而使三磷酸腺苷（ATP）变成环磷酸腺苷（cAMP），cAMP 于细胞内浓度升高，发挥了第二信使的作用，促进细胞内一系列酶反应的进行，肠黏膜细胞分泌功能增强，肠液分泌增加，大大超过肠道再吸收的能力，出现剧烈水样腹泻，导致等渗性失水。因剧烈吐泻导致胆汁分泌减少，故吐泻物呈白色"米泔水"样。因严重脱水，血容量骤减、血液浓缩而出现周围循环衰竭。大量钠、钾、钙及氯化物的丢失，引起肌肉痉挛。因循环衰竭、肾脏缺血以及毒素和低钾对肾脏的直接影响，可发生肾衰竭。霍乱患者死亡后的主要病变为严重的脱水现象。

本病的主要病理改变为严重失水现象，皮下组织和肌肉极度干瘪。常见肠黏膜大片剥落，但无溃疡，偶有出血。心、肝、脾多缩小，肾脏偶有出血和变性等。

### 四、临床表现

#### （一）病史

多发于夏秋季节，病前6天内曾否在疫区停留，与患者接触或进行污染饮食。曾否注射过霍乱菌苗。

#### （二）症状和体征

两种生物型弧菌所致的霍乱临床表现大致相同，但古典型以重型较多，轻型较少，而埃尔托型则相反。潜伏期一般为1~3日，短者3~6小时，长者可达7日。典型患者多为突然发病，少数患者在发病前1~2日有疲乏、头昏、腹胀、腹鸣等前驱症状。

1. 典型患者临床表现

病程可分三期：

1）泻吐期：患者起病为突然剧烈腹泻，次数频繁，甚至无法计数，但无腹痛和里急后重。大便初为黄色稀便，继而排出泔水样大便，无臭、量多。少数患者可排洗肉水样便。呕吐常发生于数次腹泻后，无恶心，呈喷射状。呕吐物初为胃内容物，后为米泔水样。病程数小时至3天。

2）脱水期：由于频繁的腹泻和呕吐，大量水和电解质丧失，患者迅速出现失水和微循环衰竭。轻者仅口渴，皮肤唇舌稍干，眼窝深陷；严重脱水则有不安、烦渴、恐慌或精神呆滞、眼窝深陷、儿童可有昏迷、声音嘶哑、耳鸣、呼吸增快、面颊深凹、皮肤凉、弹性消失、手指皱瘪等。各处肌肉痉挛，多见于腓肠肌和腹直肌。腹舟状，有柔韧感，脉细速，血压下降。体表温度下降，成人肛温正常，儿童肛温多升高。此期一般为数小时至3天。

3）恢复期：在患者脱水得到纠正后，多数患者症状消失，尿量增加，体温回升，而逐渐恢复正常，但约有1/3患者出现发热反应，体温可达39℃，以儿童为多见，原因是循环改善后大量肠毒素吸收所引起，一般持续1~3天自行消退。

2. 临床类型

按脱水程度、血压、脉搏、尿量等，临床上可分为轻、中、重及暴发四型。

1）轻型：患者稍感不适，每日腹泻数次，一般不超过10次，大便稀薄，有粪质、无脱水表现，血压、脉搏正常，尿量无明显减少。

2）中型（典型）：有典型的症状及体征。脱水明显，脉搏细速，收缩压在70~90 mmHg，尿量一昼夜在500 ml以下。

3）重型：患者极度衰弱或神志不清，严重脱水及休克，脉搏细速甚至不能测出，收缩压在 70 mmHg 以下或测不出。尿量少或无尿，可于发生典型症状后数小时死亡。

4）暴发型：起病急骤，典型的吐泻症状出现前即因循环衰竭而死亡，又称"干性霍乱"。

### 五、实验室检查

（一）一般检查

1. 血常规及生化检查

由于失水可引起血液浓缩，红细胞计数升高，血红蛋白和红细胞比容增高。白细胞可在 $10 \times 10^9/L$ 以上。分类计数中性粒细胞和单核细胞增多。失水期间血清钠、钾、氯均可见降低，尿素氮、肌酐升高，而 $HCO_3^-$ 下降。

2. 尿常规

可有少量蛋白，镜检有少许红、白细胞和管型。

3. 大便常规

可见黏液和少许红、白细胞。

（二）血清学检查

霍乱弧菌的感染者，能产生抗菌抗体和抗肠毒素抗体。抗菌抗体中的抗凝集抗体，一般在发病第 5 天出现，病程 8～21 天达高峰。血清免疫学检查主要用于流行病学的追溯诊断和粪便培养阴性可疑患者的诊断。若抗凝集素抗体双份血清滴度 4 倍以上升高，有诊断意义。

（三）病原学检查

1. 粪便涂片染色

取粪便或早期培养物涂片做革兰染色镜检，可见革兰阴性稍弯曲的弧菌，无芽孢、无荚膜，而 $O_{139}$ 菌除可产生荚膜外，其他与 $O_1$ 菌同。

2. 悬滴检查

将新鲜粪便做悬滴或暗视野显微镜检，可见运动活泼呈穿梭状的弧菌。

3. 制动试验

取急性期患者的水样粪便或碱性蛋白胨水增菌培养 6 小时左右的表层生长物，先做暗视野显微镜检，观察动力，如有穿梭样运动物时，则加入 $O_1$ 群多价血清一滴，若是 $O_1$ 群霍乱弧菌，由于抗原抗体作用，则凝集成块，弧菌运动即停止。如加 $O_1$ 群血清后，不能制止运动；应再用 $O_1$ 血清重做试验。

4. 增菌培养

所有怀疑霍乱患者的粪便，除做显微镜检外，均应进行增菌培养。粪便留取应在使用抗菌药物之前，且应尽快送到实验室做培养。增菌培养基一般用 pH 值 8.4 的碱性蛋白胨水，36～37℃培养 6～8 小时，表面形成菌膜。此时进一步做分离培养，并进行动力观察和制动试验。增菌培养能提高霍乱弧菌的检出率，有助于早期诊断。

5. 核酸检测

通过 PCR 方法识别霍乱弧菌毒素基因亚单位（CTxA）和毒素协同菌毛基因（Tc-pA）来鉴别霍乱弧菌和非霍乱弧菌。然后根据 TcpA 基因上的序列差异，进一步鉴别古典生物型和埃尔托生物型霍乱弧菌。根据 $O_{139}$ 血清型的特异引物做 PCR 可检测 $O_{139}$ 霍乱弧菌。

### 六、并发症

（一）代谢性酸中毒

嗜睡、感觉迟钝，恶心呕吐、呼吸深长。血浆二氧化碳结合力低，血浆 pH 值减低。

（二）急性肾衰竭

表现为少尿、无尿，尿比重低于 1.018，多固定于 1.010。尿钠排出增多，尿素排出减少，尿尿素/血浆尿素比率低，血浆尿素氮和肌酐升高。可有电解质紊乱和酸中毒。

（三）急性肺水肿

有胸闷、咳嗽、气促或端坐呼吸，咳粉红色泡沫状痰。颈静脉怒张，肺部湿啰音，心率快伴奔马律。

（四）低钾综合征

表现为乏力、淡漠、肌张力低、鼓肠、膝反射弱或消失，肌麻痹或昏迷。血压下降、心律不齐、心音低钝或心动过速等。心电图 QT 间期延长、T 波平坦、双向或倒置，出现 U 波。血钾低于 3.5 mmol/L。

### 七、诊断和鉴别诊断

（一）诊断标准

1. "疑似"诊断标准

有以下两项之一者：

1）有典型霍乱症状的首发病例，在未明确病原体之前，应列为疑诊。

2）霍乱流行期间与患者有接触史者（如同餐、共同居住），并发生腹泻、呕吐又无原因可究者。疑诊病例应隔离、消毒及做疑似报告。大便培养每日 1 次，连查 2 次阴性可除外霍乱，应作订正报告。

2. 确诊标准

具下列三项之一者：

1）有腹泻症状、粪便培养 $O_1$ 群或 $O_{139}$ 群霍乱弧菌阳性者。

2）霍乱流行期间，在疫区内有类似霍乱症状，但培养阴性又无确切原因可查者。在有条件时，如患者接受双份血清凝集试验滴度呈 4 倍以上或弧菌抗体 8 倍以上增高时，亦可诊断。

3）在疫源检索中，首次粪便培养出 $O_1$ 群或 $O_{139}$ 群霍乱弧菌前后各 5 天内，有腹泻及明确接触史均可诊断。

（二）鉴别诊断

霍乱需与急性胃肠炎、急性细菌性痢疾、大肠杆菌性肠炎、鼠伤寒沙门菌感染、空肠弯曲菌肠炎、病毒性肠炎等鉴别。

## 八、治疗

患者应及时严格隔离至症状消失 6 日后，大便培养致病菌，每日 1 次，连续 2 次阴性，可解除隔离出院。慢性带菌者，大便培养连续 7 日阴性，胆汁培养每周 1 次，连续 2 次阴性，可解除隔离出院。但尚需进行流行病学观察。

（一）补液治疗

1. 补液量及液体种类

第 1 天补液量尤为重要。轻型（约失水量为体重的 5%）入院后 24 小时内给 3 000 ~ 4 000 ml；中型（失水量为体重的 5% ~ 10%）在初 24 小时内给 4 000 ~ 8 000 ml；重型（失水量为体重的 10% 以上）在初 24 小时给 8 000 ~ 12 000 ml，必须采用双侧静脉加压输注，速度要快，老年人每分钟 40 ~ 60 ml，青壮年每分钟 60 ~ 80 ml，儿童每分钟 20 ~ 30 ml，血压极低或测不出，须每分钟注入 100 ml 或更多，可持续 15 ~ 20 分钟，争取在此期内纠正休克。一般入院后 8 小时以内补足入院前丢失的量，以后丢失多少补多少。

补液种类有：ORS 口服液：每升水中含有氯化钠 3.5 g、碳酸氢钠 2.5 g、氯化钾 1.5 g、葡萄糖 20 g，该液体近乎生理要求。3:2:1 液体：含有 5% 葡萄糖 3 份、生理盐水 2 份、1/6 mol/L 乳酸钠或 1.4% 碳酸氢钠 1 份。541 液：每升含有氯化钠 5 g、碳酸氢钠 4 g、氯化钾 1 g。DTST 液：每升含有氯化钠 4 g、醋酸钠 6.5 g、氯化钠 1 g、葡萄糖 10 g。

2. 补液方法

1）对轻、中型脱水多主张以口服 ORS 液。轻度按 50 ~ 80 ml/kg，于 4 ~ 6 小时服完，要少量多次、间歇但不中断的饮食完。中度脱水按 80 ~ 100 ml/kg，分次服用。

2）对重度脱水者，先静脉滴注林格乳酸钠溶液，后改用 ORS 口服至失水纠正为止。乳酸钠林格溶液按 110 ml/kg 计算，后临证补充。

3）或开始先给生理盐水，待血压回升后再给 3:2:1 液，541 液，或 DTST 液均可。

3. 补液速度

一般规律是用先快后慢、先多后少的方法临证补液。

4. 补液效果判断

下列示液体补充适当：①脉跳有力，血压回升，尿量增加。②血浆比重回降近正常。中心静脉压（CV）或肺动脉楔压（PWP）低值或正常。

（二）抗菌药物治疗

抗菌药物治疗霍乱的重要辅助措施，可减少液体损失和缩短病程，但不能代补液措施。常用有诺氟沙星（成人 200 mg，1 日 3 次）、环丙沙星（成人 250 mg，1 日 2 次）、多西环素（成人 200 mg，1 日 2 次；小儿每日 6 mg/kg）及复方新诺明片，成人 2 片，1 日 2 次。上述可选择其中一种连服 3 日。

（三）对症治疗

有心力衰竭者暂停输液外，应给予快速洋地黄制剂，如毒毛旋花子苷 K（0.25 mg）或毛花苷 C（0.4 mg）加入葡萄糖液中缓慢静脉注射。对急性肾衰竭者，应纠正酸中毒及电解质紊乱，严重氮质血症者可做血液透析。对存在中毒性休克患者可加用氢化可的松（100～300 mg）或地塞米松（20～40 mg）加入液体内滴注，并可加用血管活性药物如多巴胺（20 mg）、间羟胺（20 mg），或异丙肾上腺素（0.2 mg）等加入5%葡萄糖生理盐水100 ml内滴注。

### 九、监测与护理

1）按消化道传染病严格隔离（隔离至症状消失6天，粪检弧菌3次阴性为止），卧床休息，饮食以流质为主，吐泻严重时暂停饮食，待好转后给流食，以后渐增食量。对患者吐泻物及饮食用具等彻底消毒。

2）重型患者应绝对卧床休息至症状好转；轻型患者可下床在室内活动。卧床期间，重患者最好卧臀部有孔并置有容器的床，以利患者大便，便于估量和消毒处理排泄物。

3）患者剧烈泻吐时应暂停饮食。待呕吐停止，腹泻缓解后，可给流质饮食，开始少食多餐，以后根据病情逐渐增加饮食量。

4）做好口腔及皮肤护理。患者呕吐后要及时协助其漱口，擦净面颊等处的呕吐污物。排便后洗净肛门及周围皮肤，保持局部的清洁干燥。及时更换被吐泻物污染的被服。必要时垫油布床单，以防床褥湿污。

5）剧烈泻吐是霍乱的主要临床特点，应注意观察。大便性状、次数和量，及时留取大便标本送检；并做好臀部护理，保持肛门周围清洁干燥。注意观察呕吐性质和量，呕吐后应用清水给患者漱口，清洁面部，更换被污染的衣被，还要防止呕吐物呛入气管引起窒息或吸入性肺炎，留呕吐物送检。

6）脱水是霍乱的主要表现之一，应注意观察脱水的程度。如患者出现泻吐变轻，口唇稍干燥，眼窝稍凹陷，尿量略有减少，血压基本正常，即为轻度脱水，应鼓励患者多饮水，尽量口服补液。如患者出现泻吐较重，烦躁不安，表情淡漠，精神呆滞，口唇干燥，皮肤弹性差，眼窝凹陷明显，脉搏细速，血压下降，尿量减少，即为中度脱水，应按医嘱积极静脉补液，待患者呕吐停止后改为口服补液。如患者泻吐剧烈，烦躁不安，意识障碍，口唇干裂，声音嘶哑或失音，眼窝深凹，皮肤弹性消失，脉搏细弱或触不清，血压下降或测不出，尿量极少或无尿，为重度脱水，应按医嘱快速输液，积极抢救，并注意观察补液情况。

7）注意观察水、电解质及酸碱平衡紊乱表现。患者若出现肌肉痉挛，可能与低血钠及低血钙有关，一般经补钠和补钙后疼痛可消失，也可局部热敷或按摩。如患者出现软弱无力、腹胀、肌张力降低、心律失常、心音低钝、腱反射减弱或消失等，提示有低血钾可能，应及时报告医生，并按医嘱给患者补充钾盐。

8）当出现心力衰竭、休克、急性肾衰竭时，分别按各有关护理常规护理。如患者为孕妇应严密观察产兆，做好流产或早产准备。

9）迅速建立静脉通道，须大量快速补液时，液体应先加温至37℃。应有专人护理，密切观察脉搏、心率、血压及尿量改变，防止发生肺水肿或心力衰竭。遇有输液反应，应立即调换液体及输液器。并按医嘱给予氢化可的松100 mg或地塞米松10 mg静脉滴注，异丙嗪 25 mg 肌内注射。

### 十、防控

#### （一）控制传染源

建立健全腹泻病门诊，对腹泻患者进行登记和采便培养是发现霍乱患者的重要方法。对患者应隔离治疗，直至症状消失后 6 日，并隔日粪便培养 1 次，连续 3 次阴性。对接触者应严密检疫 5 日，留粪培养并服药预防。

#### （二）切断传播途径

改善环境卫生，加强饮水消毒和食品管理。对患者或带菌者的粪便与排泄物均应严格消毒。杀蛆灭蝇。

#### （三）提高人群免疫力

接种全菌体死菌苗，虽不能防止隐性感染及带菌，发病时病情也未减轻，且对 $O_{139}$ 霍乱无预防作用，但在霍乱流行时做预防接种，可减少急性病例，控制流行规模。应用基因工程技术研制口服菌苗正在研究中。

（孙宁）

# 第十六节　流行性脑脊髓膜炎

流行性脑脊髓膜炎简称流脑，是由脑膜炎球菌引起的一种化脓性脑膜炎。病原菌从鼻咽部侵入血流，形成败血症，最后局限于脑膜和脊髓膜，形成化脓性病变。其主要临床表现为突起高热、头痛、呕吐、皮肤黏膜淤点和脑膜刺激征。脑脊液呈现化脓性改变。本病多见于冬春季节，以儿童发病率为高，呈散发或大、小流行。

### 一、病原学

病原为脑膜炎球菌，其属于奈瑟菌属，革兰染色阴性，呈肾形，成对排列。该菌仅存于人体，可于带菌者的鼻咽部及患者的血液、脑脊液、皮肤淤点中发现。此菌的抵抗力极弱，室温下 3 小时，55℃分钟即死亡，对寒冷、干燥、热及一般消毒剂均敏感。此菌在体外能形成自溶酶，故采集标本应及时接种。

脑膜炎球菌按其特异性荚膜多糖体抗原的不同，可用血清凝集试验将其分为不同的血清群，致病的菌群主要是 A、B、C、Y、$W_{135}$ 群等。近年来，欧美等国流行的以 B、C 群为主；我国仍以 A 群为主，但某些大城市 B 群有增多趋势。菌群的分类与流行病学调查、制备疫苗及药物防治等有关。

## 二、流行病学

### (一) 传染源

患者和带菌者是本病的传染源。患者从潜伏期末到发病 10 天内均有传染性。本病流行期，人群带菌率明显增高，故带菌者是本病的重要传染源。

### (二) 传播途径

病原菌通过空气飞沫传播进入呼吸道而感染。

### (三) 人群的易感性

人对本病普遍易感，无论是隐性感染或是发病，均能获得巩固的免疫力。

### (四) 流行特征

本病多为散发，一年四季均可发病，但冬季发病率较高。流脑的流行有一定的周期性，3～5 年一次小流行，7～10 年一次大流行。目前因我国进行计划免疫，这种规律已被打破。流脑因其多为隐性感染，所以 15 岁以下儿童易患本病，5 岁以下发病率最高。

## 三、发病机制和病理

病原体侵入人体后是否发病及病情轻重，一方面取决于细菌数量及毒力强弱，更重要的是与人体防御功能有关，如人体免疫力强，则入侵的细菌迅速被消灭；如免疫力较弱，细菌可在鼻咽部繁殖而成为无症状带菌者，或仅有轻微上呼吸道感染症状，一般多可因获得免疫力而不治自愈。少数情况下因机体免疫力低下或细菌毒力较强，细菌可从鼻咽部进入血循环，形成短暂菌血症，可无明显症状或轻微症状如皮肤出现出血点而自愈。仅少数患者发展为败血症。病原菌可通过血—脑屏障进入脑脊髓膜引起化脓性炎症。此外可发生化脓性关节炎、心内膜炎等迁徙性病灶。因此人感染脑膜炎球菌后，绝大部分为隐性感染，部分成为无症状带菌者，部分表现为上呼吸道感染或皮肤出血点，仅少数患者表现为典型的化脓性脑脊髓膜炎或败血症。

败血症期的主要病变为血管内皮损害，血管壁有炎症与坏死，血管内血栓形成。暴发型败血症（休克型），皮肤与内脏血管损害严重而广泛。皮肤、肺、心、胃肠道和肾上腺均有广泛出血。常见心肌炎和肺水肿。脑膜炎期病变主要部位在软脑膜和蛛网膜。暴发型脑膜炎的病变以脑组织为主，有明显充血与水肿，有时伴有脑疝。

## 四、临床表现

潜伏期为 1～7 天，一般为 2～3 天。按病情轻重和临床特征，可分为 4 个临床类型。

### (一) 普通型

约占全部发病者的 90%，按其临床发病经过可分为 4 个期，但各期之间无明确界限。

#### 1. 上呼吸道感染期

多数患者无症状；部分患者有咽痛，分泌物增多，鼻咽部黏膜充血，鼻咽部拭子培养可发现脑膜炎球菌。此期一般持续 1～2 天。少数患者可能因防御功能减低，病原菌入侵血流，形成败血症。

2. 败血症期

患者突然寒战、高热，伴有头痛、呕吐、全身乏力、肌肉酸痛，幼儿常有烦躁不安或惊厥。皮疹是此期的特征表现，其发生率在 70% 左右，通常为皮肤黏膜淤点或淤斑，最早可见于眼结膜和口腔黏膜，大小 1 ~ 2 cm，色泽鲜红，继为紫红。病情严重者淤点、淤斑迅速扩大，其中央因血栓形成而出现紫黑色坏死或形成大疱。约 10% 患者唇周出现单纯疱疹，多发生于起病后 2 天左右。少数患者可有脾大，年幼儿往往出现特有的阵发性和强直性抽搐，大多数于 1 ~ 2 天发展为脑膜炎。

3. 脑膜炎期

本期除败血症症状继续存在外，中枢神经系统症状加重。患者因颅内压增高而头痛欲裂、频繁呕吐，血压升高而脉搏减慢，呼吸不规则，常有皮肤感觉过敏、怕光、狂躁及惊厥。本期脑膜炎症的特征性表现为颈后疼痛、颈项强直、角弓反张、克氏征及布氏征阴性。病情严重者可在 1 ~ 2 天出现谵妄及昏迷。

婴幼儿由于中枢神经系统尚未发育成熟，脑膜炎表现常不典型，可无脑膜刺激征，而以突然高热、拒乳、呕吐、嗜睡、两眼凝视、烦躁不安、惊叫等症状为主。前囟门未闭者可有紧张、饱满或隆起。少数病例亦可表现为咳嗽、腹泻而无脑膜刺激征，在流行期应特别注意。

本期如治疗及时，病情停止发展，通常在 2 ~ 5 天即可进入恢复期。

4. 恢复期

患者体温下降直至恢复正常。神志逐渐清醒，神经系统检查逐渐恢复正常。皮疹消退吸收，淤斑中央有坏死者，可形成溃疡、结痂。患者恢复进食，安静入睡。一般在 1 ~ 3 周可以痊愈。

（二）暴发型

根据其临床特点只可分为 3 型：

1. 休克型

起病急骤，突然高热，几小时后即出现精神萎靡、面色苍白、四肢冰凉、皮肤发花。在腰穿脑脊液可能还正常时就出现严重紫癜、出血及循环衰竭，从淤点或淤斑穿刺中容易找到病原菌。

2. 脑膜脑炎型

除高热、淤斑外，其突出特点：①剧烈头痛，频繁呕吐，反复抽搐，面色苍灰或绀，烦躁不安，或嗜睡、昏迷、血压升高。②呼吸节律不规则，忽快忽慢，进而发生叹息、点头样呼吸，或呼吸暂停。③瞳孔时大时小，或一大一小，或大而固定，对光反应迟钝或消失。④脑膜刺激征阳性。

3. 混合型

具有以上两型特点。

（三）轻型

多发生在流行期后，临床常表现为呼吸道感染，但皮肤也可出现细小出血点，血细菌培养阳性。

（四）慢性败血症型

少见，以长期不规则发热、分批出现的皮疹及关节病变为特征。确诊有赖病原学。

婴幼儿流脑的特点：婴幼儿颅骨骨缝及囟门未闭合，中枢神经系统发育未成熟，故临床表现不典型。可有咳嗽等呼吸道症状及拒食、呕吐、腹泻等消化道症状；有烦躁不安、尖声哭叫、惊厥及囟门隆起，脑膜刺激征可不明显。

老年人流脑的特点：①老年人免疫力低下，血中备解素不足，对内毒素敏感性增加，故暴发型发病率较高。②临床表现上呼吸道感染症状多见，意识障碍明显，皮肤黏膜淤点、淤斑发生率高。③热程长，多10日左右；并发症及夹杂症多，预后差，病死率高，据统计其病死率为17.6%，而成人流脑病死率为1.19%。④实验室检查血白细胞计数可能不高，示病情重，机体反应差。

### 五、实验室及其他检查

（一）血象

白细胞计数明显增高，常达 $20 \times 10^9/L$，中性粒细胞常在 0.80 ~ 0.90。也有白细胞计数不增高者，甚至降低，多属重症，预后较差。严重败血症型血小板显著减少，常在 $80 \times 10^9/L$ 以下。

（二）皮肤淤点的组织液涂片

可找到革兰阴性双球菌，阳性率为 60% ~ 80%，有早期快速诊断价值。

（三）脑脊液

压力常在 1.96 kPa 以上，外观混浊或脓性，细胞数常达数千，绝大多数为中性粒细胞（占 0.90 左右），糖及氯化物减少，蛋白明显增多，涂片可找到革兰阴性球菌。

（四）血液、鼻咽拭子、脑脊液培养

生长脑膜炎双球菌。

（五）免疫学试验

选用对流免疫电泳，协同凝集反向被动血凝、乳凝、免疫荧光以及 ELISA 等试验，检测血液或脑脊液中的抗原，获得阳性结果。

### 六、诊断和鉴别诊断

（一）诊断

凡冬春两季，患者尤其是儿童和青少年，突然发热、头痛和轻微上呼吸道症状，外周血白细胞计数及中性粒细胞明显增高，须警惕流脑的可能。若在观察过程中患者出现高热、皮肤黏膜淤点及脑膜刺激征、脑脊液改变符合化脓性脑膜炎，临床上可诊断为流脑。确诊有赖于皮肤淤点和脑脊液涂片发现脑膜炎球菌，或血和脑脊液培养阳性。

（二）鉴别诊断

本病应与化脓性脑膜炎、虚性脑膜炎、乙脑、结核性脑膜炎、中毒性菌痢等相鉴别。

## 七、治疗

（一）普通型

1. 一般治疗

预防并发症，保证足够液体量及电解质。

2. 病原治疗

1）青霉素 G：对脑膜炎球菌仍为一种高度敏感的杀菌药物，尚未出现明显的耐药。剂量，成人每日 20 万 U/kg；儿童 20 万 ~40 万 U/kg，分次加入 5% 葡萄糖液内静脉滴注，疗程 5~7 日。

2）磺胺药：可用磺胺嘧啶（SD）或磺胺甲噁唑（SMZ）与甲氧苄啶（TMP）联用，口服及注射均有一定的疗效。但有较大毒副作用，一般用于对青霉素过敏者、轻型患者或流行期间大面积治疗者。

3）氯霉素：对脑膜炎球菌有良好的抗菌活性，且易通过血—脑屏障。

4）头孢霉素：易透过血—脑屏障，且毒副作用小，适用于不能用青霉素 G 或氯霉素的患者。

3. 对症处理

高热时可用物理降温及退热药，如有颅内压升高，可用 20% 甘露醇脱水治疗。

（二）暴发型

1. 休克型

1）抗菌治疗：尽早应用有效抗生素，可用青霉素 G，剂量每日 20 万 ~40 万 U/kg，用法同前。

2）抗休克治疗：迅速补充血容量、纠正酸中毒，同时给予血管活性药物。肾上腺皮质激素、强心剂、氧气吸入等。

3）抗凝治疗：当休克型患者皮下淤点迅速增加、扩大并融合时，可采用肝素，剂量每次 125 U（1 mg）/kg，溶于生理盐水或 5% 葡萄糖液 50~100 ml 内缓慢静脉滴注，每 4~6 小时重复 1 次，一般用 3~4 次；用药中注意观察血压、心率、脉搏、排尿情况，如出血现象加重则静脉注射鱼精蛋白；疑有继发纤溶可用 6-氨基己酸和对羧基苄胺。

4）肾上腺皮质激素：可短期应用，减轻毒血症，稳定溶酶体，亦可解痉、增强心肌收缩力及抑制血小板凝集，有利于纠正休克。可用氢化可的松，成人每日 100~500 mg，儿童 8~10 mg/kg，休克纠正即停用，一般应用不超过 3 天。

2. 脑膜脑炎型

1）抗菌治疗：同休克型。

2）降低颅内压，减轻脑水肿：轻症或早期颅内压增高，常用 20% 甘露醇，每次 1~2 g/kg，于半小时内静脉注射，每 6~8 小时 1 次。重症颅内压增高或合并脑疝，首剂应用尿素 0.5~1 g/kg，用 20% 甘露醇或 25% 山梨醇配成 30% 尿素溶液（忌用生理盐水）静脉注射，可根据颅内压情况，继续应用 20% 甘露醇，4~6 小时 1 次维持，随着脑水肿消退，逐渐减少 20% 甘露醇用量以致停用。经以上处理，颅内压下降不明显或脑疝无改善，可在应用20%甘露醇基础上加用呋塞米或糖皮质激素，三药合用有协同的脱水降颅内压作用。在脱水治疗期间应注意水、电解质及酸碱平衡紊乱。

3. 解除脑血管痉挛，改善微循环

山莨菪碱每次 0.5～1 mg/kg 静脉注射，每 10～20 分钟 1 次；合并呼吸衰竭时可用氢溴酸东莨菪碱 0.3～0.5 mg，肌内注射，每 20～30 分钟 1 次，极量 1.5 mg。必要时可与山莨菪碱交替应用。氢溴酸东莨菪碱除有改善微循环作用外，尚有明显兴奋呼吸作用，同时对中枢神经有镇静作用，对脑水肿所引起的躁动不安有效。如山莨菪碱疗效不理想，可换用阿托品治疗。

4. 对症处理

高热和频繁惊厥者可用地西泮静脉注射效果最快，然后再肌注苯巴比妥钠以巩固疗效。必要时可用亚冬眠疗法。有呼吸衰竭时除加强脑水肿治疗外，应注意保持呼吸道通畅，给予吸氧，应用呼吸兴奋剂等综合处理。反复惊厥不止或呼吸衰竭，经积极处理仍缺氧明显时，应进行气管插管或气管切开，必要时用人工呼吸机控制呼吸。

（三）混合型的治疗

参照上述二型处理。

（四）轻型和慢性败血症的治疗

以抗菌药物治疗为主。

### 八、监测与护理

1）按呼吸道隔离，隔离患者至症状消失后 3 天，但不少于发病后 7 天。

2）病室保持空气流通、新鲜，即可达到空气消毒的目的。食具及污染物品，可用煮沸法或日晒消毒。

3）急性期应卧床休息，病室保持安静，避免不良刺激，保证充足的睡眠。

4）给予清淡、可口、富营养易消化的流质或半流质饮食，少食多餐。供给足够的水分，不能进食者可静脉补液，昏迷者可鼻饲。

5）对于危重患者应注意眼睛、口腔及皮肤卫生，防止发生压疮等并发症。呕吐时患者的面部转向一侧，以防呕吐物吸入呼吸道引起窒息；呕吐后及时清洗口腔，衣被如有污染应及时更换；呕吐频繁时，按医嘱给予镇静药物。口唇干燥者涂以油脂类。床铺应平整，患者应定时翻身，注意保护淤斑，避免被大小便污染。如有破溃，可涂 2% 甲紫或做其他处理。

6）做好心理护理，病情严重者，要安慰家属，解释病情，劝告他们不要在患者面前表现出忧虑情绪。

7）严密观察体温、脉搏、呼吸、血压变化。如患者短时间内出现面色苍白、口唇发绀、四肢厥冷、皮肤淤点或淤斑急剧增多或融合成片、脉搏细速、呼吸表浅、血压下降，为休克表现，即刻吸氧，并通知医生，协助抢救。如患者出现剧烈头痛、频繁呕吐、抽搐、躁动不安、昏迷，为颅内压增高表现。如瞳孔明显缩小或散大，或大小不等，对光反应迟钝，呼吸不规则，为脑疝早期表现。出现上述表现均应即刻吸氧，并通知医生，协助抢救。

8）高热可使人体消耗增加，代谢紊乱，尚可引起惊厥，加重昏迷，应每 4 ~ 6 小时测体温一次，并注意观察其变化，如体温超过 39℃，可给予头部冷敷，淤点不多者亦可用温水或乙醇擦浴，或给予解热药物。

9）注意观察惊厥先兆，如双目呆视、眼球上翻、口角搐动、烦躁不安等，应及时报告医生，并协助处理。

10）昏迷患者应按昏迷常规护理。

11）协助医生做腰椎穿刺时应注意观察患者反应；应用青霉素、磺胺药物治疗时注意药物过敏及其他毒副反应；如用脱水剂时按要求快速静脉滴注；随时准备抢救物品，如药物、气管切开包、吸痰器、呼吸兴奋剂、镇静剂等。

### 九、防控

1）搞好环境卫生，室内经常开窗通风，充分利用日光。衣被勤洗勤晒，注意个人卫生。儿童尽量少去拥挤的公共场所。流行期间避免大型集会，减少人员流动。外出戴口罩，不去疫区。加强幼托机构、中小学校、部队的预防工作。公共场所注意空气消毒。

2）保护易感人群，在流行期间可选用 0.2% 呋喃西林或 3% 黄连素、1:3 000 氯己定等药物滴鼻或喷雾，每日 2 次，共用 3 天。对密切接触传染源者，可用磺胺嘧啶、复方新诺明、利福平、米诺环素等药预防。用流脑菌苗预防接种。国内试用流脑 A 群灭活菌苗，2 次接种后保护率为 60% ~ 70%；国外采用含有 A、$C_2$ 群的多糖体菌苗，接种后人体免疫球蛋白及群特异性抗体均有明显增高，发病率下降。预防接种以 15 岁以下儿童为主要对象。外地入伍新兵，由农村进入城市的临时工人，或有免疫缺陷者都应给予预防接种。

（孙宁）

# 第十七节　结核病

## 肺结核

结核病是由结核杆菌主要经呼吸道传播引起的全身慢性传染病。以肺结核最常见，主要病变为结核结节、浸润、干酪样变和空洞形成。临床常表现为长期低热、咳痰、咯血等。

### 一、病原学

结核菌属分枝杆菌，涂片染色具有抗酸性，故又称抗酸杆菌。在固体培养基上结核菌生长缓慢，4~6周才能长出菌落。对外界抵抗力较强。在阴湿处可生存5个月以上，但在烈日下暴晒2小时或煮沸1分钟即可杀灭，用一般消毒剂如5%~12%的来苏水接触2~12小时，70%乙醇接触2分钟也可杀灭。

结核杆菌含有类脂质、蛋白质和多糖类。在人体内，类脂质能引起单核细胞、上皮样细胞和淋巴细胞浸润而形成结核结节，细菌毒力可能与所含脂质成分有关；蛋白质具有抗原性，可引起过敏反应及中性粒细胞和大单核细胞浸润；多糖类可引起局部中性粒细胞浸润，能引起某些免疫反应。结核杆菌分为人型、牛型、鸟型及鼠型等种类。前两型为人类结核病的主要病原菌。

结核杆菌接触抗结核药物一定时间后，常产生耐药性，主要是在其繁殖过程中由于染色体上基因突变而出现极少量原始耐药菌有关。单用一种药可杀灭敏感菌，但原始耐药菌却不受影响而继续繁殖，最终菌群中以耐药菌为主，使抗结核药失效。此外，临床上阳性痰菌培养中约有5%为非典型分枝杆菌（亦属抗酸染色），也能引起与结核病相似的病变和表现，对绝大多数抗结核药物耐药，联合用药可避免或延缓耐药性的产生。

## 二、流行病学

### （一）传染源

开放性肺结核患者是主要传染源，正规化疗2~4周，随着痰菌排量减少而传染性降低。

### （二）传播途径

空气传播为主。肺结核患者排菌越多，危害性越大。飞沫直径1~5 μm，最易沉积于肺泡。痰干燥后结核杆菌随尘埃吸入也可引起感染。患者污染物传播机会很少。饮带结核杆菌牛乳致肠道感染、结核病孕妇经母婴传播及经皮肤伤口感染结核杆菌均极为罕见。

### （三）易感人群

普遍易感，婴幼儿、青春后期及老年人发病率较高。糖尿病、硅肺及百日咳等易诱发结核病。白血病、淋巴瘤、恶性肿瘤、肾移植、肝移植或艾滋病（AIDS）等免疫抑制性疾病和接受免疫抑制剂治疗者尤其好发结核病。

### （四）人体的反应性

人体首次感染结核菌后，仍极少数得病。患病与否取决于人体抵抗力的强弱，以及感染菌的量多少和毒力强弱。感染和患病在临床意义上根本不同。受感染而不发病者，体内原发病灶愈合后，只能用结核菌素试验阳性反应来证实。发病则有明确组织病变，可有轻重不同的临床表现。

1. 免疫力

人体对结核菌的自然免疫力（非特异性）较弱，而接种卡介苗或经过结核菌感染后获得的免疫力（特异性）较强。锻炼身体、增加营养可增强机体免疫力，反之则容易感染结核菌而发病，或使原已稳定的病灶重新活动。结核病主要是细胞免疫，表现在淋巴细胞的致敏和细胞吞噬作用的增强，被致敏的T淋巴细胞再次遇到结核菌时，即释放出一系列的淋巴因子，使巨噬细胞聚集在细菌周围，吞噬并杀灭细菌，变为类上皮细胞和朗罕巨细胞，最后形成结核结节，使病变局限。

2. 变态反应

结核杆菌入侵机体后4~8周。机体组织对结核杆菌及其代谢产物产生过敏反应，属迟发型（Ⅳ型）变态反应。结核病的许多病理变化，如病灶部位的炎症性渗出、干酪样坏死、液化与空洞形成，都和过敏反应有密切关系。这种变态反应可通过结核菌素试验测知。未经结核杆菌感染或卡介苗接种者，结核菌素试验呈阴性反应，已感染或接种卡介苗者，结核菌素注射局部发生红肿、硬结，切片检查可见大量淋巴细胞和单核细胞聚集，说明这种过敏反应的基础是细胞免疫反应。

3. 免疫与过敏的关系

结核病的免疫与过敏反应是菌体中不同抗原成分所引起。菌体的多肽、多糖复合物与免疫有关，其蜡质和结核蛋白则与过敏反应有关。所以，免疫和过敏是同时存在的。但两者在强度上不完全一致，这与人体复杂的内外环境、药物的影响、感染菌量和毒力等因素有关。这种免疫与过敏的演变情况是决定病变类型与结核病发生发展与转归的重要因素。

### 三、病理

（一）基本病变

结核杆菌侵入人体后引起炎症反应，结核杆菌与人体抵抗力之间的较量互有消长，可使病变过程十分复杂，但其基本病变主要有渗出、变质和增生三种性质。

1. 渗出性病变

表现为充血、水肿和白细胞浸润。早期渗出病灶中有中性粒细胞，以后逐渐为单核细胞所代替。渗出性病变往往出现在结核炎症的早期或病灶发生恶化时，有时亦见于浆膜结核。常常是病变组织内菌量多、致敏淋巴细胞活力高和变态反应强的反映，若免疫力强病变可完全吸收或演变为增生型病变。

2. 增生为主的病变

机体免疫力较强，变态反应较弱时易形成或转变为增殖性病变。开始时可有一短暂的渗出阶段。当大单核细胞吞噬并消化了结核菌后，菌的磷脂成分使大单核细胞形态大而扁平，类似上皮细胞，称"类上皮细胞"。类上皮细胞聚集成团，中央可出现朗汉斯巨细胞。后者可将结核杆菌抗原的信息传递给淋巴细胞，在其外围常有较多的淋巴细胞，形成典型的结核结节，为结核病的特征性病变，"结核"也因此得名。结核结节中通常不易找到结核杆菌。增生为主的病变多发生在菌量较少、人体细胞介导免疫占优势的情况下。

3. 变质为主的病变

感染的结核杆菌数量大、毒力强，免疫力低下，变态反应强烈，此时渗出性、增殖性病变发生凝固性坏死即干酪样坏死。在其边缘细菌量大，当干酪样坏死液化后结核杆菌繁殖迅速。液化物经支气管、气管咯出形成空洞；结核杆菌还可经支气管播散到其他肺组织，形成新的病灶。干酪样病灶周围形成纤维包膜呈球形故称为结核球，直径多在2~4 cm，超过5 cm者甚少。干酪样坏死液化经支气管播散形成小叶或大叶性干酪性肺炎。

上述三种基本病变可同时存在于一个病灶之中，多以某一病变为主，且可相互转变。

（二）结核病变的演变

根据机体免疫反应情况，及抗结核治疗效果的不同，上述结核病变可以完全吸收或转变为纤维组织。也可引起凝固性坏死，形成干酪样病变，如机体抵抗力强，局限性干酪病变愈合，钙质沉着，变成钙化灶；较大的干酪性病变，也可坏死液化，形成空洞，其含菌量大，成为对患者本身和外界的重要传播来源。

（三）结核病变的播散

包括局部蔓延、支气管、淋巴管和血行播散。肺结核可局部进展扩大，直接蔓延到胸膜引起结核性胸膜炎；肺门淋巴结核或肺内干酪坏死可侵蚀破溃入支气管引起支气管播散；儿童肺结核经引流淋巴管向淋巴结播散；结核病灶可直接破溃侵蚀血管或经气管旁淋巴结引流入胸导管进入上腔静脉而引起血行播散。

### 四、临床表现

（一）病史

过去有淋巴结炎、胸膜炎和与家庭或同事中有开放性肺结核患者的接触史。

（二）症状和体征

1. 症状

1）全身中毒症状：主要有午后低热、乏力、盗汗、食欲减退、体重减轻及面颊潮红等。

2）呼吸系统症状

（1）咳嗽、咳痰：一般为干咳或咳少量黏液痰，病变扩大，有空洞形成者，痰呈脓性，量较多。

（2）咯血：1/3~1/2患者咯血。咯血量不等。炎症使毛细血管通透性增高，可引起痰中带血或夹血，中等量以上的咯血可因小血管损伤或来自空洞内血管瘤破裂。大咯血时可发生失血性休克，常伴有发热。高热则往往提示病灶扩散。

（3）胸痛：炎症波及胸膜壁层可引起相应部位的刺痛，一般不很剧烈，但随呼吸和咳嗽而加重。

（4）呼吸困难：慢性重症结核患者，呼吸功能明显减损时，可出现渐进性的呼吸困难，甚至发绀。并发气胸和大量胸腔积液时，则有急骤发生的呼吸困难。

2. 体征

病变严重者可有胸部体征，如患部呼吸运动减低，叩诊呈浊音，听诊有肺泡呼吸音和湿啰音，后者如在肺尖部闻及，意义尤大。晚期肺部广泛纤维化，患侧收缩，可见其胸廓下陷，肋间隙变窄，气管移位；叩诊患侧呈浊音，对侧呈空匣音（代偿性肺气肿）。

（三）临床分型

1. 原发型肺结核（Ⅰ型）

原发型肺结核包括原发综合征和支气管淋巴结结核。症状轻微而短暂，很多患者在不知不觉中经历了这一感染，有的则有微热、咳嗽、食欲缺乏、体重减轻，数周好转。原发综合征恶化时，肺部原发病灶范围扩大，偶可液化形成空洞和支气管播散。干酪化淋巴结压迫支气管，可发生肺不张和支气管扩张。淋巴结结核破溃到血管，可引起血行播散。X 线检查见肺部原发病灶呈斑片状边缘模糊阴影；淋巴管炎为自病灶向肺门走行之索条状、带状阴影；局部淋巴结炎为边缘模糊或清晰的肺门淋巴结肿大影。

2. 血行播散型肺结核（Ⅱ型）

血行播散型肺结核又称急性粟粒型肺结核，起病急，有全身毒血症反应。X 线显示双肺弥漫性均匀分布的大小、密度相同的粟粒状阴影。亚急性和慢性血行播散性肺结核则临床症状不严重。

3. 浸润型肺结核（Ⅲ型）

是继发型肺结核的主要类型。肺部有渗出、浸润及（或）不同程度的干酪样病变。可见空洞形成。干酪性肺炎和结核球亦属于本型。

4. 慢性纤维空洞型肺结核（Ⅳ型）

是继发型肺结核的慢性类型。常伴有较为广泛的支气管播散性病变及明显的胸膜增厚。肺组织破坏常较显著，伴有纤维组织明显增生而造成患处肺组织收缩和纵隔、肺门的牵拉移位，邻近肺组织常呈代偿性肺气肿。

5. 结核性胸膜炎（Ⅴ型）

多由结核病变直接蔓延或胸内淋巴结核经淋巴管逆流至胸膜，造成感染而引起胸膜炎症，可伴渗出形成胸腔积液。

**五、实验室及其他检查**

（一）血液检查

一般无异常，但急性粟粒性肺结核时，白细胞计数可减少或异常增高。血沉升高与肺结核的活动相关。

（二）痰结核杆菌检查

痰中找到结核杆菌是确诊肺结核的重要依据。痰菌阳性，说明病灶是开放的。若排菌量多（每毫升菌 10 万以上者），用直接涂片法可呈阳性。痰菌量较少（每毫升菌 1 万~2 万）可用集菌法。培养法可了解结核菌有无生长繁殖能力，并可做药物敏感试验。无痰或不会咳嗽的儿童患者，可采用清晨的胃洗涤液、咽拭子等查找结核杆菌。

（三）结核菌素（简称结素）试验

旧结核菌素（OT）是从生长过结核菌的液体培养基中提炼出来的结核杆菌代谢产物，主要含结核杆菌蛋白。常用 1∶2 000 的稀释液 0.1 ml（5IU）做左前臂屈侧皮内注射，48~72 小时观察局部反应。局部硬结直径小于 5 mm 者为阴性反应（－）；在 5 mm 以上者为阳性反应（＋），提示机体已受感染，可以用来调查人群中结核感染率。我国城市成人结核自然感染率在 70% 以上，因此本试验在成人中临床意义不大。年龄越小，自然感染率越低，所以 3 岁以下儿童呈阳性 OT 反应者，虽无明显症状，应视为有活动性结核病。若用 1 : 10 000 稀释液 0.1 ml（1IU），局部硬结直径大于 20 mm 或皮肤有水疱、坏死为强阳性反应，无论在小孩或成人，对临床诊断有一定参考价值。某些抵抗力极度低下、免疫功能被抑制者，如麻疹、百日咳、结核性胸膜炎、急性粟粒性肺结核、严重营养不良、危重患者及使用免疫抑制剂等患者，结素试验可以阴性，此时不能排除结核可能，应予注意。

国际上，用结素纯蛋白衍生物（PPD）测定人群中感染率，因无非特异性反应，较旧结素精确。

（四）淋巴结穿刺涂片检查

若为均匀无结构的干酪样坏死物，或有郎罕氏巨细胞和类上皮细胞，或涂片找到抗酸杆菌对结核病诊断有重要价值。

（五）X 线检查

X 线检查对肺结核可作早期诊断，确定病灶性质、部位、范围及其发展情况，对决定治疗方案具有重要作用。检查方法主要有透视和摄片，若两者配合使用，更能发挥相辅相成作用。

X 线检查的肺结核病变大致有：斑点结节状、密度较高、边缘清楚的纤维包围的干酪灶（所谓"增生性"病灶）；云雾状或片状、密度较淡、边缘模糊的炎症渗出灶；边缘完整、密度呈均匀的球样病灶（结核球）；具有环形边界透亮区的空洞形成。一般常有多种性质的病灶混合存在。

（六）纤维支气管镜

纤维支气管镜可直接发现支气管内膜结核的病损，取材活检、刷检有助诊断。

近年来，应用分子生物学及基因工程技术，以非培养方法来检出与鉴定临床标本中的结核杆菌，展示其敏感、快速及特异性高等优点，如核酸探针、染色体核酸指纹术等。

## 六、诊断

痰结核杆菌检查不仅是诊断肺结核的主要依据，亦是考核疗效、随访病情的重要指标。肺结核患者痰液可呈间歇排菌，故应连续多次查痰。X 线检查是诊断肺结核的必要手段，对早期诊断、确定病变部位、范围、性质、了解其演变及选择治疗等均具有重要价值。

在临床诊断中，我国现用的分类法包括四部分，即肺结核类型、病变范围及空洞部位、痰菌检查、活动性及转归。

（一）肺结核分为五型

Ⅰ型：原发性肺结核；Ⅱ型：血行播散型肺结核；Ⅲ型：浸润型肺结核；Ⅳ型：慢性纤维空洞型肺结核；Ⅴ型：结核性胸膜炎。

（二）病变范围及空洞部位

病变范围按左、右侧，分上、中、下肺野记述。右侧病变记在横线以上，左侧病变记在横线以下。一侧无病变者，以"（ - ）"表示。以第二和第四前肋下缘内端水平将两肺各分为上、中、下肺野，有空洞者，在相应肺野部位加"○"号。

（三）痰结核杆菌检查

痰菌阳性或阴性，分别以（＋）或（－）表示，以"涂""集"或"培"分别代表涂片、集菌和培养法。患者无痰或未查痰时，注明"无痰"或"未查"。

（四）活动性及转归

在判定肺结核的活动性及转归时，可综合患者的临床表现、肺部病变、空洞及痰菌等情况决定。

1. 进展期

新发现的活动性病变，病变较前增多、恶化；新出现空洞或空洞增大；痰菌阳转。凡具备上述一项者，即属进展期。

2. 好转期

病变较前吸收好转；空洞缩小或闭合；痰菌减少或转阴。凡具备上述一项者，即属好转期。

3. 稳定期

病变无活动性，空洞关闭，痰菌连续阴性（每月至少查痰一次），均在 6 个月以上。若空洞仍然存在，则痰菌需连续阴性一年以上。

进展期或好转期均属活动性肺结核，需要治疗，并按其痰菌是否阳性，分别登记为Ⅰ组（传染性）或Ⅱ组（非传染性）患者，以便管理。稳定期为非活动性肺结核，登记为Ⅲ组，需要随访观察。稳定期二年仍无活动性者，作为临床痊愈，取消登记。

（五）记录程序

按肺结核类型、病变范围及空洞部位、痰菌检查、活动性及转归四个部分记录。

血行播散型肺结核可加括弧注明"急性""亚急性"或"慢性"。干酪性肺炎也可在类型后加括弧注明。"结核球"可在其所在部位加以注明。

举例：浸润型肺结核 $\dfrac{\text{上○}}{\text{上（结核球）}}$ 涂（＋）进展期

**【肺结核的诊断标准】**

（一）原发性肺结核

1）本病多发生于儿童。

2）症状大多轻微而短暂，可有低热、轻咳和食欲不佳等；少数患者因肺门肿大淋巴结压迫支气管，可有阵咳和哮鸣音（局限性）。

3）结核菌素试验呈强阳性。

4）X 线胸片显示肺部原发病灶。淋巴管炎和肺门肿大淋巴结三者组成似哑铃状。也可仅见肺门肿大淋巴结或伴肺门部炎性浸润。

（二）血行播散型肺结核

分为急性、亚急性和慢性血行播散型肺结核。

1. 急性血行播散型肺结核（急性粟粒性肺结核）

①发病急骤，有畏寒、高热、盗汗、虚弱及轻咳、气急等症状。肺部常无明显异常

体征，可能有肝脾大或脑膜刺激征。②血液白细胞计数可减少，血沉增快，结核菌素试验可阴性。痰结核菌阳性或阴性。③眼部检查部分患者可见脉络膜结核病变。④胸部X线摄片早期可无发现，两周后复查，可见两肺有分布、大小、密度皆均匀的粟粒状阴影（粟粒状阴影透视往往不能发现，必须摄胸片）。判定：具备第①～④项即可确诊。

2. 亚急性、慢性血行播散型肺结核

①有反复低热、盗汗、乏力、消瘦及咳嗽等症状，体征可能为两肺上中部有轻度浊音和湿啰音。②血沉可增快。③痰菌阳性或阴性。④X线检查见两肺上中有分布不均，大小不等的粟粒状或结节状阴影。判定：具备第①～④项即可确诊。

（三）浸润型肺结核

1）本病多见于曾感染过结核的成年人。

2）当病情进展时，有发热、盗汗、乏力、咳嗽和咯血等。病变部位有时可听到湿性啰音。

3）结核菌素试验阳性。

4）病情进展时血沉增快。

5）X线胸片显示，肺部有斑片状或炎性浸润阴影。有些病例显示肺部有空洞形成如支气管播散性病灶。结核球性病灶也属本型。

6）痰液检查可查到结核菌。

判定：具备第1）～5）项即可诊断，兼有第6）项可确诊。

（四）慢性纤维空洞型肺结核

1）是继发性肺结核的慢性炎型，病程迁延，症状时有起伏，患者呈慢性病容，常有咳嗽、咯痰或咯血。恶化时全身及局部症状均明显。

2）体征：可见气管向患侧移位，该侧胸廓下陷，呼吸动度受限，叩诊呈浊音，呼吸音减弱，有固定的湿性啰音。

3）血沉快，痰菌阳性。

4）胸部X线检查肺部有较多的新老实质性病变和纤维条索阴影，其中有单个或多个纤维厚壁空洞；肺门抬高，肺纹呈垂柳状，气管向患侧移位，同侧对侧肺常有支气管播散病变，胸膜肥厚，胸部缩小。

（五）结核性胸膜炎

1）胸水涂片，查到抗酸杆菌和培养出结核杆菌。

2）胸膜活检，病理学检查为结核病变。

3）合并活动性肺结核，痰菌阳性和有影像学特征。

4）对不能通过细菌学和组织学确诊者，具有典型的胸膜炎的症状和体征，临床上可排除其他原因引起的胸腔积液。

同时，符合以下辅助检查指标中，至少一项者，可诊断为结核性胸膜炎。

1）结核菌素皮肤试验反应，大于等于15 mm。

2）血清抗结核抗体阳性。

3）肺外组织病理检查证实为结核病变。

4）胸腔积液常规及生化检查符合结核性渗出液改变，如以淋巴细胞为主的渗出液，间皮细胞小于5％，胸水腺苷脱氨酶大于45 U/L，胸水/血清腺苷脱氨酶大于1。

### 七、鉴别诊断

肺结核的临床表现和胸部X线表现可酷似任何肺部疾病，容易误诊。因此，必须详细搜集临床、实验室和辅助检查资料，进行综合分析，并根据需要可采取侵袭性诊断措施，必要时允许进行有限期的动态观察，以资鉴别。

（一）肺癌

肺癌的临床表现形式多样化，是常见的易于肺结核相混淆的疾病之一。肺癌多发生在40岁以上男性，有长期重度吸烟史，无全身中毒症状，可出现刺激性咳嗽，持续和间断性痰中带血，明显胸痛和进行性消瘦，行纤支镜检、痰结核菌检查、胸部CT等可资鉴别。中央型肺癌应与肺门淋巴结结核相鉴别，其X线特点为肺门附近肿块阴影，边界常不规则，有分叶、毛刺。周围型肺癌多呈球形病灶或分叶状块影，有切迹或毛刺，如发生癌性空洞，其特点为壁较厚，内壁凹凸不平，成偏心性，易侵犯胸膜而引起胸水，应与结核球相鉴别。细支气管肺泡癌呈两肺大小不等的结节状播散病灶，边界清楚，密度较高，随病情进展病灶逐渐增大，应与血行播散型肺结核鉴别。

（二）肺炎

支原体肺炎血清冷凝集试验多呈阳性反应，病灶在短期（2~4周）内可自行消散；过敏性肺炎、肺部浸润性病变常呈游走性，血中嗜酸粒细胞明显增多；病毒性肺炎多发于儿童，病程较短；细菌性肺炎起病急，高热、寒战、口角疱疹，铁锈色痰，痰结核菌检查阴性，常可查到肺炎球菌等病原菌，在有效抗生素治疗下2~3周肺部炎症完全消失。

（三）慢性支气管炎

慢性支气管炎并发感染时，症状与慢性纤维空洞型肺结核相似，X线胸部检查可鉴别。

（四）支气管扩张

本病X线检查无结核病灶，痰菌检查阴性，支气管造影可以确诊。

（五）肺脓肿

伴有空洞的肺结核应与肺脓肿相鉴别。肺脓肿一般发病急，中毒症状较重，咳大量臭痰，X线检查空洞多在肺下叶，空洞常可见液平，其周围炎症性病变较明显。而结核性空洞一般无液平。痰结核杆菌阳性可以明确诊断。

（六）细支气管肺泡癌

双肺满布小结节状病灶，颇似粟粒型肺结核；但细支气管肺泡癌无结核中毒症状，双肺结节性病灶密度较高、大小不等、边缘清楚。动态观察肺泡癌结节状病灶不断发展、扩大。随病变扩大，呼吸困难逐渐加重。痰细胞学检查可确定诊断。

（七）结节病

本病系一种原因不明的多系统多器官受累肉芽肿性疾病，肺部受侵犯最多见。近年发病率虽有增高，但仍属罕见。X线检查肺门淋巴结多为双侧马铃薯样肿大，需与肺门淋巴结结核相鉴别。结节病结素试验多为阴性，抗原试验（Kveim试验）及活组织检查有助于鉴别诊断。

## 八、治疗

使用抗结核药物是肺结核治疗最主要的方法，合理的抗结核药物治疗可基本消灭病灶内细菌。抗结核药物治疗的基本原则是早期、联合、适量、规律和全程。早期用药，病灶局部血管丰富，药物浓度高，细菌处于旺盛繁殖期，可以发挥最佳的杀菌作用。联合是指二种以上抗结核药物同时应用，可减少结核杆菌耐药性。适量是指使用的抗结核药物剂量即达到组织内有效杀菌或抑菌浓度，而无明显的药物毒副作用。规律和全程是指按规定的给药方式定时服药，不漏用、不中断，并且坚持足够长的用药时间（常规疗法12~18个月，短程疗法6~9个月）。否则，治疗不彻底，可造成复发。出现大咯血、大量胸腔积液时，应及时采取相应的对症处理。

（一）一般治疗

重症患者应卧床休息，进食高蛋白、高热量、富含维生素食物。

（二）抗结核治疗（简称化疗）

1. 结核病化疗的现代观点

抗结核化疗的理论基础，就是要达到抑菌、杀菌的目的，尽可能使病变组织修复，保持长久的临床治愈。良好的抗结核药应是：

1）常规剂量可使血液中和吞噬细胞内的药物浓度与该处这一药物对结核杆菌的最低抑制菌浓度间有很高的比值。

2）常规剂量的安全性很高，即治疗量与毒性剂量间的比值大。

3）对不同条件中各种菌群均有抑菌或杀菌作用。

4）合理的联合用药可延缓或防止继发性耐药性发作外，并能消灭结核杆菌的自然变异株，加速杀菌，增强化疗效果。

临床结核病化疗失败原因：①不规则用药或过早停药；②化疗方案不合理；③耐药性的产生。

2. 国际通用的抗结核药物

1）常用的抗结核药物

（1）异烟肼（INH）：每日量3~8 mg/kg，成人一般用300 mg，1次或分2~3次口服。大剂量使用易发生周围神经炎，宜加用维生素 $B_6$。

（2）链霉素（SM）：成人每日1 g或隔日1 g，1次或分2次肌注，50岁以上或肾功能减退者每日0.75 g；小儿每日20~30 mg/kg。长期应用可发生听神经和前庭支的损害。

（3）对氨基水杨酸（PAS）：成人每日8~12 g，分2~4次饭后服。本品用量较大，疗效较小，与其他抗结核药配合，有延缓结核杆菌对其他药物产生耐药性的作用。副作用以胃肠刺激多见。

（4）吡嗪酰胺（PZA）：成人剂量1.0~2.0 g，分2~3次口服，对慢性病例可提高痰菌阴转率。应定期查肝功能。

（5）乙硫异烟胺：疗效尚可，但胃肠刺激症状较多，不少患者难以坚持用药。每日 0.75 ~ 1.5 g，分 2 ~ 3 次口服。

（6）卷曲霉素、硫酸卡那霉素和硫酸紫霉素：疗效与 SM 相似，细菌对 SM 耐药时，可以选用。副作用是对听神经和肾有损害，上述 4 种药物皆不宜并用。

（7）乙胺丁醇：疗效与对氨基水杨酸钠相似，可作为该药的代用药。剂量每日 15 mg/kg（成人 0.75 ~ 1.0 g），1 次或分 2 ~ 3 次口服。副作用：可引起视力障碍。

（8）利福平（RFP）：疗效与 INH 相似，毒性小，对其他抗结核药物均耐药的结核杆菌，对本品皆敏感。剂量成人每日 450 ~ 600 mg，早餐前 1 次口服。治疗前和治疗过程中应检查 ALT。

2）临床试用的新药

（1）利福定：本品对结核杆菌有相似于或稍强于 RFP 的制菌作用，两者有交叉耐药性。文献报道 332 例肺结核患者，每日给利福定 150 ~ 200 mg 治疗，6 个月后在症状解除、X 线进步及痰菌阴转方面都取得良好的效果。

（2）利福喷丁（RPE）：全国利福喷丁临床协作研究证明，每周只需服药 1 次（顿服 500 ~ 600 mg）。用于治疗肺结核初、复治患者，疗程（9 个月）结束时痰菌阴转率、病变有效率和空洞关闭率与 RFP 每日联用组相比疗效一致。

（3）利福布汀（RBU）：为利福霉素 S 的螺哌啶衍生物。最大特点是对耐 RFP 菌的作用，对结核杆菌和鸟型结核杆菌复合体（MAC）有较高活性。不足之处是口服吸收不完全，血清峰值浓度低。目前已在临床试用。

（4）氧氟沙星（OFX）：该药在日本试用于耐多种抗结核药的慢性空洞型肺结核，用量每日 0.3 ~ 0.6 g（分 1 ~ 3 次），并取得肯定疗效，且无严重不良反应。目前我国对耐药结核杆菌感染亦在试用 OFX。

（5）环丙沙星（CFX）：本品对结核杆菌的最小抑菌浓度（MIC）稍优于氧氟沙星，两者均有高度杀结核杆菌活性，口服剂量为每次 250 mg，每日 2 次。

（6）司帕沙星：本品对结核杆菌的 MIC 为 0.1 mg/L，优于 OFX 数倍，在小鼠体内的抗结核活性比 OFX 强 6 ~ 8 倍。其剂量 50 ~ 100 mg/kg，相当于异烟肼 25 mg/kg，毒性亦小。专家们认为它是第一个像异烟肼那样能防止小鼠结核杆菌感染的喹诺酮类药物。目前正在进一步临床试验。

3. 化疗方案

1）初治：应该治疗而从未经过抗结核药物治疗者或化疗未满 1 个月者为初治者。初治化疗方案国内常用的有：

（1）强化阶段用异烟肼、利福平，吡嗪酰胺及链霉素（或乙胺丁醇），每日用药，共 2 个月。

（2）巩固阶段 4 个月只口服异烟肼、利福平。即 2HRZS（或 E）/4HR，斜线上方为强化阶段，下方为巩固阶段，药物前的数字为用药月数，也可在巩固阶段每周用药 3 次，即 2HRZS/4$H_3R_3$，右下角数字为每周用药次数。或用 2$S_3$（或 $E_3$）$H_3R_3Z_3$/4$H_3R_3$。

2）复治：凡有下列情况之一者均应复治。

（1）初治失败或正规化疗已超过 6 个月，痰菌仍为阳性，病灶恶化者。

（2）临床治愈后复发者。

（3）不正规治疗累计超过3个月者。复治病例应该选择联用敏感药物。根据以往的治疗方案，调整用药，组成最有效或最佳治疗方案进行复治。

复治方案的制订：

（1）初治是用2SHP/10HP（标准化疗方案），规则治疗、全程治疗后，痰菌仍为阳性，病灶具有活动性，估计仍对化疗药物敏感，只是疗程还不够长，故可用此方案继续治疗到18个月。

（2）初治时虽用标准化疗方案，但治疗不正规，痰菌阳性，病灶仍具活动性或恶化扩展，估计结核杆菌对标准化疗方案中的诸药均已耐药，可换用2HRZE/7HRE或$2S_3H_3Z_3E_3/6H_3R_3E_3$。慢性排菌者可用敏感的一线与二线药联用，如卡那霉素、丙硫异烟胺、卷曲霉素等。

（三）对症治疗

1. 大咯血

1）镇静：安慰患者消除紧张情绪，慎用镇静剂，必要时给予小剂量镇静剂如地西泮。

2）吸氧。

3）清除积血并保持呼吸道通畅：采取患侧卧位，轻轻将气管内存留的积血咳出。若有大血块不能排出引起胸闷气急、烦躁不安、挣扎坐起、进行性发绀等窒息倾向，应立即采取头低脚高位。轻拍背部，以利血块排出，同时尽快挖出或吸出口、咽、喉、鼻部血块，必要时做气管切开或气管插管。

4）使用止血药：垂体后叶素5~10 U加入50%葡萄糖液40 ml内，缓慢静脉推注（不少于10分钟），或垂体后叶素10 U加入5%葡萄糖液500 ml内，缓慢静脉滴注，6~8小时1次，用至出血停止后再巩固1~2日，每日2次，每次5~10 U。禁用于高血压、冠心病患者及孕妇。

5）补液、输血：每日静脉补液2 000~2 500 ml，以补足血容量。失血过多或反复大咯血者，少量多次输入新鲜血液（每次100~200 ml）。

6）手术治疗：大咯血内科治疗无效，肺功能储备尚佳而无手术禁忌证者，可在明确出血部位的情况下进行肺切除术。

2. 大量胸腔积液

1）在有效抗结核药物应用的同时，加用糖皮质激素。常选用泼尼松，每次5 mg，每日3~4次，口服。症状减轻后，逐渐停药，总疗程6~8周。

2）穿刺抽液：一般每周抽1~2次，每次抽液不超过1 000 ml。抽液时若发生头晕、大汗、面色苍白、心悸、脉搏细速、四肢发凉等"胸膜反应"，应立即停止抽液，使患者平卧，必要时，皮下注射1:1 000肾上腺素0.5 ml。

3. 剧烈胸痛

可待因，15~30 mg/次，3次/日，口服。

（四）手术治疗

外科手术已较少应用于肺结核治疗。对大于3 cm的结核球与肺癌难以鉴别时、复治的单侧纤维厚壁空洞、长期内科治疗未能使痰菌阴转者，或单侧的毁损肺伴支气管扩张、已丧失功能并有反复咯血或继发感染者，可做肺叶或全肺切除。结核性脓胸和（或）支气管胸膜瘘经内科治疗无效且伴同侧活动性肺结核时，宜作肺叶—胸膜切除术。手术治疗禁忌证有：支气管黏膜活动性结核病变，而又不在切除范围之内者；全身情况差或有明显心、肺、肝、肾功能不全者。

### 九、护理措施

#### （一）一般护理

1）呼吸道隔离。开放性结核应住单人病室，如条件受限，可把病种相同的患者安置一室。患者出去应戴口罩，洗脸用具、食具等一切用具均应单独应用，并定期消毒。严格探视制度，避免交叉感染。

2）危重、高热、咯血或大量胸腔积液的患者应卧床休息，病情稳定后可逐渐活动。病室应保持安静、清洁、阳光充足、空气流通。

3）给予高蛋白、高热量、多维生素易消化饮食，如牛奶、鸡蛋、豆腐、鱼肉、新鲜蔬菜、水果等。

4）盗汗者应鼓励多饮水，常洗澡或擦澡，并及时更换床单及内衣。

5）室内保持一定湿度，避免尘埃飞扬引起的刺激性咳嗽。室内可用紫外线照射消毒，每日或隔日1次，每次2小时。用过的被服应在烈日下暴晒4~8小时。

#### （二）病情观察与护理

1）按时测量体温、脉搏、呼吸与血压。入院后连续留24小时痰浓缩查结核杆菌3次；遵医嘱应用抗结核药物，应掌握给药原则、用量和方法；因持续咯血静脉滴注或推注垂体后叶素时，速度不宜过快；反复咯血药物不能奏效需行人工气腹时，应做好术前准备、术中配合、术后观察不良反应；需行支气管镜窥视时，应向患者解释手术方法和目的，鼓励患者密切配合。

2）密切观察患者咯血的量、性质，尤应注意是否有喉部发痒、胸闷、咳嗽等咯血先兆，以便及早进行处理。咯血患者应安静休息，护士要给患者进行耐心解释，消除其紧张情绪，必要时可用少量镇静剂、止咳剂。有时小量咯血经以上处理，往往能自行停止。大咯血时护士应陪伴患者，动作要迅速而保持镇静，以消除患者恐惧心理；嘱患者少翻身，取患侧卧位，以免波及健侧；保持呼吸道通畅，指导患者轻轻将血咯出，同时可按医嘱应用垂体后叶素、卡巴克洛（安络血）等止血剂。在大咯血时，应注意患者是否有窒息先兆及窒息，当出现胸闷、气促、咯血不畅、情绪紧张、面色灰暗、喉部有痰鸣音等窒息先兆表现时，应立即用导管吸出血块。在患者咯血时，若突然咯血不畅，有血块，或咯血突然中止，出现胸闷、呼吸困难、发绀严重、表情恐惧、张口瞪目、大汗淋漓、两手乱抓、抽搐等，提示窒息，应立即抱起患者双腿呈倒立位，轻轻叩打背部，以使呼吸道内血块排出，并尽快挖出或吸出口、鼻、咽、喉部的血块，然后迅速通知医生进行相应处理，如做气管插管或气管切开，以解除呼吸道阻塞。

3）观察药物不良反应：抗结核药物治疗的疗程长，易发生药物不良反应，如听神经损害属不可逆转，更应仔细观察。异烟肼可引起周围神经炎及皮疹，对氨水杨酸可引起胃肠不适及肝损害，乙胺丁醇可引起感觉异常、视力障碍等。一旦发现以上情况，应及时与医生联系，及早停药。

（三）对症护理

1. 发热

体温高于38.5℃者，应多休息、多饮水，并给予物理降温，必要时给予小剂量解热镇痛药治疗。重症高热可遵照医嘱进行强效抗结核药物治疗，并按高热护理。

2. 盗汗

及时擦干以免着凉、需更换衣服、被单，湿水擦浴，使患者感觉舒适。

3. 咳嗽

指导患者进行有效咳嗽，适当给予止咳祛痰剂如棕色合剂、盐酸溴环己胺醇（沐舒坦）等，必要时辅以雾化吸入，湿化气道，达到稀释痰液的作用。

4. 胸痛

患侧卧位，必要时给予止痛药以减轻疼痛。渗出性胸膜炎积液较多时，应及早抽液，以减轻压迫症状。

## 十、防控

结核杆菌主要是通过呼吸道传播，因此，控制传染源，切断传播途径，防止空气被结核杆菌污染是预防结核病的关键措施。具体预防措施有：

1）加强卫生宣教：使群众对结核病的传播有正确的认识，自觉养成不随地吐痰的良好习惯，饮用经严格灭菌的牛乳。

2）定期对集体进行肺部 X 线检查，使早期发现患者并及时治疗，以防止传播。

3）充分发挥防结核机构的作用，加强患者的管理、治疗及隔离。

4）接种卡介苗，这是提高人群免疫力的有效措施。

# 结核性脑膜炎

结核性脑膜炎（TBM）是结核杆菌引起的中枢神经系统感染。近些年，中国的结核性脑膜炎发病率出现逐渐下降趋势，儿童结核性脑膜炎发病率约 2.17/10 万，成人 1.5~2.0/10 万。美国结核性脑膜炎发病率自 20 世纪 60 年代以后稳步下降，但 80 年代开始又有上升，主要原因是 HIV 流行。非洲撒哈拉的周边地区，结核病发病率为美国的 25 倍以上，大部分由 HIV 感染流行引起。

## 一、病原学和流行病学

病原为结核杆菌。可通过以下途径而发病：

1）当机体抵抗力下降时，如儿童麻疹、百日咳等后，结核杆菌从身体其他部位的结核病灶通过血行或淋巴道播散至脑膜。

2）邻近脑膜的脑、脊髓中陈旧性局限性干酪样病灶溃破，结核杆菌直接从溃破处进入蛛网膜下腔。

3）中枢神经系统附近骨质如脊柱或中耳、乳突的结核病灶直接蔓延到脑膜。

## 二、临床表现

常为急性或亚急性起病，慢性病程，常缺乏结核接触史。早期表现发热、头痛、呕吐和体重减轻，通常持续 1~2 周。如早期未及时治疗，4~8 周时常出现脑实质损害症状，如精神萎靡、淡漠、谵妄或妄想，部分性、全身性癫痫发作或癫痫持续状态，昏睡或意识模糊；肢体瘫痪；如为结核性动脉炎引起可卒中样发病，出现偏瘫、交叉瘫、四肢瘫和截瘫等；如由结核瘤或脑脊髓蛛网膜炎引起，表现类似肿瘤的慢性瘫痪。

体检常见颈强、Kernig 征和意识模糊状态，合并症包括脊髓蛛网膜下腔阻塞、脑积水、脑水肿引起颅内压增高，表现头痛、呕吐、视力障碍和视盘水肿；可见眼肌麻痹、复视和轻偏瘫，严重时出现去大脑强直发作或去皮质状态。

老年人 TBM 症状不典型，如头痛、呕吐较轻，颅内压增高症状不明显，约半数患者脑脊液改变不典型。在动脉硬化基础上发生结核性动脉内膜炎引起脑梗死较多。

## 三、实验室及其他检查

（一）血常规

血白细胞计数及中性粒细胞比例增高。血沉加快或偶尔正常。

（二）结核菌素试验

结核菌素试验结核菌素试验早期即呈阳性，病程中由阴性转阳性意义较大，免疫力低下及严重病例可呈阴性反应需注意。

（三）胸部 X 线摄片

胸部 X 线摄片可有结核病灶或粟粒型肺结核。阴性结果不能否定诊断。

（四）脑脊液

脑脊液压力增高，外观多微混呈毛玻璃状，细胞数一般在数十到数百之间，以淋巴细胞为主（早期可有中性粒细胞增多），静置 12~24 小时，有薄膜形成。蛋白明显升高，糖及氯化物降低。用沉淀法或以薄膜做涂片，可找到抗酸杆菌，或直接荧光抗体法检查阳性，脑脊液培养或动物接种阳性。

（五）脑脊液特殊检查

1. 荧光素钠试验

在结核性脑膜炎病例几乎全部阳性，具有可靠的早期诊断价值。

2. 色氨酸试验

色氨酸试验阳性率可在 90% 以上。

3. 乳酸测定

此为中枢神经系统细菌性和病毒性感染的鉴别方法。

4. 免疫球蛋白测定

结核性脑膜炎 IgG 升高最明显。

5. 聚合酶链式反应（PCR）

此法为基于 DNA 复制原理而设计的一种体外 DNA 扩增法。有报道此法可检测10~

20 个结核杆菌，甚至 1 个结核杆菌 DNA 的量。因此，脑脊液中有微量结核杆菌即可不经培养直接用于检测。

6. 眼底检查

眼底检查有时可见视神经炎、视盘水肿、脉络膜炎或结核结节。

7. 头颅 CT 检查

头颅 CT 检查可见不同程度的脑室扩大。

### 四、诊断和鉴别诊断

正确诊断取决于对结核性脑膜炎病理生理发展过程和特点的充分认识，对其临床表现、实验室和影像学检查的正确评价，以及对中枢神经系统以外结核病灶的取证。由于亚临床感染的广泛存在，结核菌素试验对成年人诊断意义不大。不系统或不合理的治疗可使临床表现或脑脊液改变不典型，从而增加了诊断的难度。常须鉴别的疾病如下。

（一）病毒性脑膜炎

轻型或早期结核性脑膜炎的脑脊液改变与病毒性脑膜炎极为相似，有时需抗结核和抗病毒治疗同时进行，边密切观察，边寻找诊断证据。病毒感染有自限性特征，4 周左右病情明显好转或痊愈，而结核性脑膜炎病程迁延，短期治疗后不易改善。

（二）化脓性脑膜炎

急性重症结核性脑膜炎无论临床表现或实验室检查均须与化脓性脑膜炎鉴别，特别当脑脊液细胞计数 $> 1\,000 \times 10^6/L$，分类多形核粒细胞占优势时。化脓性脑膜炎对治疗反应很好，病情在较短时间内迅速好转。而结核性脑膜炎治疗后不能迅速控制病情。

（三）隐球菌性脑膜炎

结核性脑膜炎与隐球菌性脑膜炎的鉴别诊断最为困难，因为两种脑膜炎均为慢性临床过程，脑脊液的改变亦极为相似，重要的是坚持不懈地寻找结核杆菌和隐球菌，以此作为确诊的证据。

### 五、治疗

治疗原则是：尽量早期治疗，且要彻底，以减少后遗症，防止复发。联合应用易透过血—脑屏障的抗结核药物，积极有效地处理颅内高压。

（一）一般治疗

卧床休息，细心护理，经常变换体位。病室应通风良好，保证空气新鲜。给予高热量、高维生素、低盐（有颅内高压者）、易消化饮食。注意口腔卫生，保持大便通畅。防治肺部及泌尿系统感染、压疮等并发症。

（二）抗结核治疗

初治应采用标准化疗，即链霉素、异烟肼、对氨基水杨酸。复治病例，可根据耐药情况和既往用药史，适当选用利福平、乙胺丁醇、吡嗪酰胺、卡那霉素等组成新方案。强化期一般 3~4 个月，巩固期选用两种药物再用 1~1.5 年。常常采用下列具体方案。

1. 异烟肼、链霉素及对氨基水杨酸联合

异烟肼儿童每日 20 mg/kg，口服，症状好转后改为每日 10 mg/kg，疗程 1.5~2

年；成人每日 300 mg，口服，重症者 10 ~ 30 mg/kg，加入 5% ~ 10% 葡萄糖液 500 ml，静脉滴注，每日 1 次，治疗期间加用维生素 $B_6$，链霉素儿童每日 20 ~ 30 mg/kg，成人每日 1 g，分 2 次肌内注射，连续 2 个月，以后改隔日 1 次或每周 2 次，成人总量 90 g。对氨基水杨酸儿童每日 300 mg/kg，成人每日 8 ~ 12 g，以生理盐水或 5% 葡萄糖液配成 3% ~ 4%（浓度），静脉注射。

2. 异烟肼、利福平、链霉素联合

异烟肼、链霉素剂量同上，利福平儿童每日 10 ~ 20 mg/kg，成人每日 450 ~ 600 mg，治疗半年以后，可以用异烟肼 + 对氨基水杨酸巩固疗效。

3. 异烟肼、利福平、乙胺丁醇联合

异烟肼、利福平用量同上，乙胺丁醇儿童每日 25 mg/kg，成人 0.75g，口服。

（三）肾上腺皮质激素的应用

激素具有抗炎、抑制纤维化和溶解渗出物等作用，因此，在有效地抗结核治疗的基础上，早期应用肾上腺皮质激素很有必要。常用地塞米松 5 ~ 10 mg/d，静脉滴注，或泼尼松 30 ~ 40 mg/d，口服。应用时间不宜过长，待症状及脑脊液检查开始好转后，逐渐减量停药。

（四）鞘内用药

对晚期患者，经上述处理疗效不佳时可考虑使用，但须放出等量脑脊液。异烟肼 25 ~ 50 mg/次，隔日 1 次，待病情改善后停用，疗程 7 ~ 14 次。地塞米松 0.5 mg/次（2 岁以下）或 1.0 mg/次（2 岁以上），隔日 1 次。待病情改善后改为每周 1 次，共 7 ~ 14 次。

（五）降颅内压治疗

结核性脑膜炎患者死亡原因之一是高颅内压导致脑疝，所以对早期高颅内压必须积极争取时间，给予有效治疗。

1. 常规应用 20% 甘露醇

每次 1 ~ 2 g/kg 于 30 分钟内静推或快速滴入，每 6 ~ 8 小时 1 次。用药期间应注意监测水、电解质及酸碱平衡情况。

2. 放脑脊液疗法

对有心肾功能不全、长期应用大量脱水及利尿剂，并有严重脱水，全身衰竭，休克，水、电解质平衡紊乱，颅内高压不能控制，颅内压 >2.9 kPa，交通或不完全梗阻性高颅压者，在常规降颅压同时并用放脑脊液治疗。每周 1 ~ 3 次，量为每次 10 ~ 40 ml，至颅内压恢复正常。应用此疗法时要掌握好适应证，放脑脊液速度要慢，用穿刺针芯放在穿刺针尾控制脑脊液滴速。一般认为重度颅内高压时腰穿放脑脊液，有促发脑疝危险，但并未见到腰穿引起脑疝死亡的详细观察报道。目前有学者应用放脑脊液疗法治疗结核性脑膜炎并重度颅内高压 450 余例取得较好疗效，未发生脑疝或使病情加重情况。研究表明 1 次放脑脊液 10 ml，即可降颅内压 1.471 ~ 1.961 kPa，颅内压降至正常范围后可维持 98 ~ 120 分钟，控制头痛症状 36 ~ 46 小时。因此，对放脑脊液疗法需重新认识，只要掌握好适应证及方法，还是可以选用的。

3. 侧脑室穿刺引流

适应证：结核性脑膜炎昏迷；严重脑水肿伴高颅内压综合征；脑疝前期或早期者侧脑室引流术可收到明显效果；枕骨大孔疝突然出现，立即做侧脑室穿刺引流术，积极综合治疗，有时可挽救生命；对慢性颅内高压患者，病情突然恶化，侧脑室穿刺引流术可缓解病情，有益于综合疗法的实施。本手术对中期脑膜炎型疗效最佳，对晚期患者，尤其是脑膜炎型伴脑实质损害者疗效差。侧脑室穿刺引流术是重症结核性脑膜炎治疗的一个组成部分，故在引流期间不容忽视全身综合治疗。侧脑室穿刺引流术同时，配合应用异烟肼 100 mg 加地塞米松 2 mg 脑室内注射，隔日 1 次，可代替鞘内用药，达到全身用药和鞘内用药达不到的效果。侧脑室穿刺引流术后要注意护理，掌握好拔管时机，拔管后注意脑脊液外漏。

（六）对症治疗

如高热、惊厥等治疗，详见有关章节。

（七）中医中药

1. 辨证论治

1）元气不足、气阴两虚型

面色萎黄，时有潮红，呕吐，四肢不温，虚烦，便秘，肢体瘫痪无力，时有抽搐。舌质干淡，光滑无苔，脉象细数。

治法：固本培元，益气养阴。

方药：固真汤合大定风珠丸加减。

党参、黄芪、茯苓、阿胶、麦冬各 9 g，肉桂 3 g（后下），炙甘草 4.5 g，淮山药、白芍、地黄、麻仁各 15 g，龟板、鳖甲、牡蛎各 30 g，鸡子黄 1 枚（打冲）。

2）脾胃虚寒、虚风内动型

吐泻日久，面色㿠白或灰滞，四肢逆冷，终日昏睡，露睛斜视，口鼻气微，肢体拘挛强直，震颤抽搐，时急时缓。舌质淡白，舌苔白滑，脉象沉缓。

治法：温阳救逆，扶脾搜风。

方药：逐寒荡惊汤合附子理中及止痉散。

胡椒 3 g（研），炮姜 4.5 g，肉桂 4.5 g（后下），丁香 1 粒（研），熟附子、党参、白术各 9 g，甘草 3 g，伏龙肝 90 g（煎汤代水煎药），止痉散 3 g（分服）。

2. 中成药

1）芋艿丸：水丸每次 9 g，每日 2~3 次，温开水送服。

2）三合素片：每次 12 片，每日 2 次，口服。

3）紫金康复丸：每次 3 丸，每日 3 次，口服。

4）清开灵注射液或醒脑静脉射液：10~20 ml 加入 10% 葡萄糖液 250~500 ml，静脉滴注，每日 1~2 次。

5）紫金牛酚 I（或 II），亦名紫金康复丸（为草药紫背金牛提取之长链酚，有抑制结核杆菌作用），每次 3 丸，每日 3 次，口服。

6）三合素（中草药制剂），片剂或丸剂，每次 12 片（丸），每日 2 次，口服。

7）芋艿丸（芋艿、海蜇、荸荠），水丸，每次 9 g，每日 2~3 次，温开水送服。

3. 单方、验方

1）夏枯草、牡蛎、玄参、猫爪草、连翘、地丁各 15 g，海藻、泽兰叶各 9 g。炼蜜为丸，每丸重 6 g。每次 1 丸，每日 3 次，口服，小儿酌减。

2）蜈蚣、全蝎、地鳖虫各为细末，按各等量比例混合，加入适量的黄连粉而成。每次 8 g，每日 3 次，口服，小儿酌减。

3）狼毒枣（制法：狼毒 1 500 ~ 2 000 g，大枣 2 000 g。先将狼毒置锅中，以水浸没之，上置笼屉，将大枣放屉中，将水烧沸后，以文火保持，蒸枣 2 个半小时，取出即可服用之），每次 10 ~ 20 枚（逐渐增加），每日 3 次，小儿 1/4 至半量（杨永清经验），口服。

4）壁虎粉胶丸（壁虎放瓦上焙干，研细末，装胶囊），每次 3 ~ 4 粒（小儿 1 ~ 2 粒），每日 3 次，口服。

5）结核散（Ⅰ）（炮山甲 45 g，蜈蚣 2 条，僵蚕 15 g，火硝 1 g，壁虎 2 只，全蝎 2 只，白附子 45 g，研末装胶囊内），每次 3 ~ 4 粒，每日 3 次，儿童及体弱者酌减，口服。孕妇忌服。

6）"750"（柳叶、野菊花、白花蛇舌草，水煎浓缩剂），每次 30 ml，每日 2 次，口服；或浸膏糖衣片，每次 7 片，每日 3 次。小儿酌减。

7）自拟消瘰丸（玄参、牡蛎、夏枯草、连翘、地丁、猫爪草各 15 g，海藻、泽兰叶各 9 g，炼蜜为丸，每丸重 6 g），每次 1 丸，每日 3 次，口服，小儿酌减。

8）结核散（Ⅰ）（蜈蚣、全蝎、地鳖虫各为细末，按等量比例混合而成），每次用 10 g 混入鸡蛋白内搅匀蒸熟服，每日 3 次，口服，小儿酌减。

9）加味结核散（Ⅱ）[即结核散（Ⅰ）加入适量的黄连粉而成，不混合鸡蛋白，直接服用]，每次 8 g，每日 3 次，口服，小儿酌减。

4. 针灸治疗

可选合谷、曲池、大椎、内关、足三里、三阴交，用强刺激的泻法。

5. 现代研究

由于中药抗结核的治疗效果仍在研究与总结之中，而本病对患者的危害性十分严重，故临床上，在应用中药抗结核的同时，仍联合应用抗结核的西药，才能明显提高疗效。近年来，各地已积累了一定的经验。

六、预后

结核性脑膜炎若能及时诊断和积极治疗，预后多良好，80% 可治愈，但亦可继发蛛网膜粘连、视神经萎缩、脑神经麻痹、瘫痪、癫痫、内分泌功能紊乱、性早熟、尿崩症及颅内钙化等。

七、护理与防控

参见肺结核的预防措施。唯卡介苗接种，可使原发性结核性脑膜炎明显降低。新生儿时期接种卡介苗，成年时结核病发病率亦可减少。

结核性脑膜炎为结核病中最严重者，应住院治疗，住院期不得少于 3 个月，在入院后1~4周要密切观察三大症状动态变化，及神志、瞳孔变化，实际服药情况（有时患者吐出要补服）。做好生活护理，昏迷时要按昏迷常规护理。

（孙宁）

# 第十八节 疟 疾

疟疾是疟原虫经按蚊叮咬传播而引起的寄生虫病。疟原虫经血流侵入肝细胞内寄生繁殖，使红细胞成批破裂而发病。其临床特点为间歇性定时发作的寒战、高热继以大汗而缓解。间日疟和卵形疟常有复发。恶性疟疾发热不规则，常引起凶险发作。

## 一、病原学

寄生于人体的疟原虫有四种：间日疟原虫、恶性疟原虫、三日疟原虫和卵形疟原虫，它们分别引起间日疟、恶性疟、三日疟和卵形疟。上述四种疟原虫的生活史基本相同，即在生长发育过程中分两个阶段，需要人和蚊两个宿主，人为中间宿主，蚊为终末宿主。

（一）在人体内的发育过程（裂体增殖）

疟原虫（成熟的孢子体）借按蚊吸血进入人体后，迅速在血流中消失，而进入肝细胞进行裂体增殖。这时红细胞内还没有疟原虫寄生，所以把这个发育阶段称为红细胞前期。在肝细胞内经多次裂体增殖形成的裂殖子，一部分侵入血流进入红细胞内进行裂体增殖，称为红细胞内期；一部分裂殖子又进入肝细胞内增殖，称为红细胞外期。红细胞外期是引起疟疾复发的原因。

疟原虫在红细胞内裂体增殖，经历呈环状的早期滋养体，阿米巴状的晚期滋养体，而后进行核分裂成为裂殖体，细胞质也随之分裂，形成多数裂殖子。恶性疟的晚期滋养体和裂殖体期仅存在于内脏和皮下脂肪层的微血管内。裂殖子成熟后，红细胞破裂，释出的裂殖子又侵入新的红细胞继续进行裂体增殖。自裂殖子侵入至红细胞破裂，释放出新一代裂殖子的过程，叫裂体增殖周期。经数次裂体增殖后，一部分裂殖子不再继续进行裂体增殖，而发育成配子体。配子体在人体内不再发育，如不被按蚊吸入蚊体，则仅能生存10~40天。

（二）在蚊体内的发育过程（孢子增殖）

疟原虫的雌雄配子体，在按蚊吸血时进入体内，经配合后，发育繁殖成数以千计的孢子体。成熟的孢子体钻入唾液腺，在按蚊叮吸血时乘机侵入人体。

### 二、流行病学

（一）传染源

患者和带原虫者是本病的传染源。

（二）传播途径

疟疾的传播媒介是雌性按蚊。我国主要的传疟按蚊有中华按蚊、微小按蚊、雷氏按蚊、大劣按蚊等四种。

偶有经输入带疟原虫的血液或使用被疟原虫污染的注射器而感染本病。如果孕妇患疟疾，疟原虫可通过胎盘进入胎儿体内引起本病。

（三）人群的易感性

人对本病普遍易感。病后可获短暂的免疫力，疟原虫的种、株间无交叉免疫。

（四）流行特征

疟疾主要流行于热带、亚热带地区，其次是温带。我国疟区分布较广，间日疟最多，其次是恶性疟和三日疟，卵形疟最少。本病有明显的季节性，夏秋季发病率高。

### 三、发病机制和病理

人类疟疾是由于原虫进入人体后在红细胞内无性繁殖所引起。成熟的裂殖体使红细胞破裂而释放出裂殖子，此时由于身体对裂殖子作出异体蛋白的过敏反应，同时由于疟原虫的代谢产物和红细胞的碎片干扰了神经中枢体温调节，于是出现临床症状。当全部裂殖子重新进入新的红细胞后，临床发作即停止。但当成熟的裂殖体再次使红细胞破裂时，就出现第二次发作。疟疾经治疗后容易复发，主要原因为肝内的迟发型子孢子成为裂殖体侵犯红细胞所致。

疟疾的病理变化主要为引起红细胞破坏减少。脾大，可见明显充血、肿胀，镜下可见血窦充盈，在脾髓内可见含疟原虫的红细胞。肝脏亦肿大，肝内有疟色素沉着。脑型疟疾可见脑组织水肿、充血、灶性坏死，脑小血管栓塞等。

### 四、临床表现

有蚊季节曾在流行区旅居；两年内有过疟疾发作或 1 周内有输血史。夏季多发。

间日疟短潜伏期者 13 ~ 15 天，长潜伏期者在 6 个月以上；三日疟 24 ~ 30 天；恶性疟 7 ~ 12 天；卵形疟 13 ~ 15 天。

（一）典型发作

1. 间日疟

常呈间日的发作。

1）寒战期：突起畏寒，剧烈寒战、发抖，面色苍白，唇指发绀，皮肤似鸡皮状，患者多须盖多层被子，仍觉寒冷。此期一般持续 30 分钟左右。

2）发热期：寒战停止，继以高热，通常可升达 41℃，患者颜面潮红、脉搏洪速、头痛欲裂、全身肌肉关节疼痛、口干烦躁，甚至谵妄；严重者可发生抽搐及昏迷。本期一般持续 2 ~ 6 小时。

3）出汗期：盛汗出退热，衣褥尽湿，患者感觉舒适，但十分困倦，常安然入睡。此期经过 2~3 小时。

整个典型发作全程 6~10 小时。

4）间歇期：在两次典型发作之间有缓解期或间歇期，此间无显著症状，可有乏力。

2. 三日疟

其寒热发作与间日疟相同，但为 3 天发作一次。周期常较规则，每次发作时间较间日疟稍长。

3. 卵形疟

与间日疟相似，间日一次寒热发作，症状一般较间日疟为轻。

4. 恶性疟

潜伏期为 6~27 天，起病急缓不一，热型不规则，每日或间日寒热发作，无明显缓解间隙。严重者可出现凶险发作，根据临床表现分四型：

1）脑型或昏迷型：最严重，多见于儿童和初入疟区者。表现为发冷、高热、剧烈头痛、呕吐，继而谵妄、昏迷、抽搐、脑膜刺激征阳性等。严重者可死于脑水肿、脑疝和呼吸衰竭。

2）超高热型：起病较急，高热达在 41℃ 以上，患者呼吸急促、谵妄、继之昏迷等，可于数小时内死亡。

3）厥冷型：患者全身软弱无力，很快进入虚脱状态。可能与肾上腺功能障碍有关，患者多死于循环衰竭。

4）胃肠型：除有寒战、高热外，以腹泻为主，类似急性胃肠炎或痢疾。预后好，病死率低。

（二）非典型发作

良性疟发作虽大都为典型发作，但也有非典型发作者。非典型发作热型可不规则，且无明显的周期性和间歇性。这主要是由于：①同种疟原虫的二重或三重感染（以间日疟多见）。②疟原虫在红细胞内放出裂殖子不规律，或提前，或延缓，以及不同种类疟原虫的混合感染。③疟疾后期免疫力增强。④抗疟药物治疗不彻底。

（三）其他症状和体征

疟疾患者常有脾大，新感染者质软，反复多次发作者质硬。肝脏亦常呈轻度肿大。疟疾反复发作后可出现不同程度的贫血。间日疟与三日疟患者易于在口唇、鼻翼、皮肤、黏膜处出现单纯疱疹。

（四）脑型疟疾

最为严重，主要发生于恶性疟疾。患者经过一般疟疾临床表现后，即持续高热、剧烈头痛、呕吐、抽搐、意识障碍，可有昏迷。体征有颈硬，Kernig 征阳性。

（五）疟疾的复发与复燃

疟疾停止发作进入潜隐期，血中红细胞内期疟原虫已经消失，肝细胞内红细胞外期的疟原虫再次侵入红细胞而引起发作者称为复发。复发多在初发半年以后，恶性疟无复发。

疟疾患者发作数次以后，因机体产生免疫力或未经彻底治疗而暂停发作，但血中红细胞内期疟原虫尚未完全消灭，经数周后，免疫力相对下降，而出现临床发作，称为复燃，大多于初发3个月内发生。恶性疟有复燃无复发。

（六）其他疟疾

1. 输血疟疾

由输入带疟原虫的血液而引起，潜伏期为7~10日（可长达1个月），临床发作与蚊传疟疾相同。因只有红细胞内期疟原虫，治疗后一般无复发。

2. 婴幼儿疟疾

发热多不规则，可为弛张热或持续高热。常有呕吐、腹泻，以至感染性休克或惊厥等。脾大显著，贫血，血片中可查见大量疟原虫，病死率较高。

疟疾患者可有多种并发症，最严重的为黑尿热，系一种急性血管内溶血，表现为急起寒战、高热、腰痛、酱油样小便、血红蛋白尿、急性贫血与黄疸。溶血原因可能因患者红细胞中缺乏葡萄糖-6-磷酸脱氢酶、疟原虫释出毒素、抗疟药以及人体的过敏反应有关。此外，疟疾患者尚可并发急性肾小球肾炎或肾病综合征。

疟疾凶险型发作尤其脑型疟疾以及并发溶血、黑尿热者病情重笃，如没能及时诊断及时抢救治疗，预后不良，病死率较高。

**五、实验室检查**

（一）血象

红细胞与血红蛋白降低，白细胞数正常或偏低，单核细胞相对增多。

（二）疟原虫检查

1. 血涂片（厚片或薄片）检查

多在寒热发作时采取标本易得阳性结果。厚血片检查比薄血片检查疟原虫的阳性率高。

2. 骨髓涂片检查

阳性率比周围血象高，但不作常规检查。

（三）血清学检查

多用于流行病学检查，常用的有荧光抗体试验，间接红细胞凝集试验和酶联免疫吸附试验等，其阳性率达90%。

**六、诊断和鉴别诊断**

（一）诊断

一般根据流行病学资料，临床表现和实验室检查即可诊断。如根据临床表现怀疑疟疾，而实验室检查未找到疟原虫，可试用抗疟药行治疗性诊断。

（二）鉴别诊断

1. 一般疟疾应与下列疾病鉴别

败血症、钩端螺旋体病、伤寒与副伤寒、胆道感染、急性肾盂肾炎等。

2. 脑型疟疾

应与流行性乙型脑炎、中毒性菌痢、中暑等疾病鉴别。

3. 黑尿热

应与其他急性溶血性贫血和蚕豆病鉴别。

## 七、治疗

（一）一般治疗

发作期应卧床休息，发冷时注意保暖，高热时可行物理降温，过高热可药物降温。大汗应及时擦汗，并更换湿衣服，以防受凉。吐泻者应适当补液。

（二）病原治疗

1. 控制症状

可采用下列药物：

1）磷酸氯喹：常用剂量，治疗恶性疟，第 1 天首次服 1.0 g，6 小时后再服 0.5 g，第 2、3 天各服 0.5 g，总量 2.5 g。治疗间日疟及三日疟，顿服 1.0 g 已足。过量可致心脏异位节律或房室传导阻滞及视网膜病变。

2）盐酸氨酚喹啉（卡莫喹啉）：常用剂量，第 1 天服 0.75 g，第 2、3 天各服 0.5 g。由于本药疗效好，副作用小，近年来有取代磷酸氯喹的趋势。

3）硫酸奎宁：此药除用于耐药虫株外，已很少作为第一线药物使用。成人每次 0.3 g，每日 3 次；小儿每日 30 mg/kg，分 3 次服，共 5～7 天。孕妇末期子宫对本品较敏感，故孕妇不能采用。

4）哌喹及磷酸哌喹：与氯喹相似，哌喹每片基质 0.3 g，磷酸哌喹每片 0.5 g（基质 0.15 g），口服首剂基质 0.6 g，6～12 小时后 0.3 g。

5）磷酸咯啶：与氯喹疗效相似，0.3 g，每日 2 次，连服 2 天。

6）青蒿素：能有效地控制疟疾症状。特别是由于对抗氯喹的恶性疟有效。方法：青蒿素片剂、油剂、油混悬剂和水混悬剂，总量分别为 2.5～3.2 g，0.5～0.8 g，0.8～1.2 g 和 1.2 g，片剂口服，每日 2～4 次，其余制剂均肌内注射，疗程均为 3 天。用青蒿素治疗，退热和原虫阴转均比氯喹和奎宁快，但近期复燃率则较高。

7）蒿甲醚：抗疟作用性质同青蒿素，其抗疟效价则比青蒿素强 5～10 倍。方法：以油剂 200 mg，肌内注射，每日 1 次，连续 3 天，一般与伯胺喹啉合用。用于退热，每次 200 mg，肌内注射。

8）硝喹：本品为喹唑啉的衍生物。对疟原虫红内期和红外期都有抑制作用，并能阻断蚊体内的孢子增殖，是一个多环节作用抗疟药，兼具控制症状，防止传播和根治良性疟的作用。对恶性疟抗氯喹株有效，尤其值得重视。目前主要用复方硝喹片，每片含硝喹和氨苯砜各 12.5 mg。治疗恶性疟，每日 4 片，3 天为 1 个疗程。根治间日疟剂量同上，8 天为 1 个疗程。预防服药，每 10～15 天服药 1 次（4 片），可连用半年。

9）双喹哌：别名咯萘啶，可口服或静脉滴注，能迅速控制症状，使血中原虫消失。

10）甲氟喹：为长效抗疟药，我国应用该药结果不一，曾报告 1 例使用后 7 天内原虫不消失，2例于治疗后21天复燃，并已有耐甲氟喹恶性原虫出现。

11）肿瘤坏死因子：能抑制恶性疟原虫的次黄嘌呤合成核酸的过程，使红细胞内疟原虫死亡。

12）干扰素：国外研究证实干扰素有抗疟原虫作用，尤其对细胞外期疗效较好。

13）抗生素：诺氟沙星、克林霉素、利福平、复方新诺明、红霉素等均有良好的抗疟原虫作用，在常用抗疟无效或效果差时可选用，或与氯喹等常用抗疟药合用，以提高疗效。

14）抗过敏药：国内研究发现5-HT抑制剂赛庚啶有良好的抗疟作用。酮替芬、西咪替丁也有良好的抗疟作用，但其具体机理尚不完全清楚，有待进一步研究明确。临床可根据情况试用以上药物。

2. 防止复发

伯氨喹仍是最广泛使用的疟疾根治药。用法：在服用氯喹等控制症状的同时或以后，口服伯氨喹，常用剂量及疗程为每日4片（每片13.2 mg，含基质7.5 mg），连服4天；或每日3片，连服8天。小儿酌减。孕妇可在产后期服用。

3. 对耐药虫株的治疗

1）磷酸咯萘啶（疟乃停）：疗效优于氯喹而副作用轻微。治疗总剂量为24 mg/kg，分3次服，第1天服2次，第2天服1次。咯萘啶注射液稀释后可做静脉滴注，每次4~6 mg/kg，或每次肌注2~3 mg/kg（4~6小时可重复给药），能迅速控制临床发作，使血中原虫消失。

2）磷酸羟基哌喹：常用剂量，治疗间日疟，第1次服4片，第2、3次各服2片。治疗恶性疟，第1、2次各服4片，第3次服2片。每片含基质0.15 g，服药时间每次间隔8~12小时，平均退热时间25~44小时，血中原虫阴转时间37~50小时。对高度耐氯喹恶性疟原虫也有较好效果。严重心脏病及肝、肾损害者不宜服用。服药后心率低于每分钟50次者，应停药观察。

3）复方硝喹：每片含硝喹及氨苯砜各12.5 mg，每日服4片，连服3日。本品对各型疟原虫及其抗氯喹虫株均有效。服药后72小时即可控制症状。

4）盐酸甲氟喹：为近年来国内外认为相当满意的新药，适用于间日疟和恶性疟，包括耐氯喹虫株，都有较好疗效。剂量为1次顿服4~6片（1~1.5 g），所有患者于2~4日内退热，2~6日血中原虫转阴。1次服药1 g以上可有头昏、眼花、恶心、呕吐副作用。此药近、远期疗效均较好，但易出现耐药虫株。防止办法是：①与其他控制症状和防止复发药物合用。②本药限用于治疗耐氯喹虫株，不用于预防。

5）奎宁配伍乙胺嘧啶：双硫酸奎宁0.24 g，每日3次，共10~14日。乙胺嘧啶25 mg，每日2次，共3次。

6）磺胺药与甲氧苄氨嘧啶（TMP）合用，磺胺甲氧吡嗪（SMPZ）0.5 g加TMP 0.5 g，连服3日。

7）周效磺胺1 g加乙胺嘧啶50 mg顿服，同时加服伯氨喹，每日1次3片，连服2~4日。

8）奎宁配伍四环素：双硫酸奎宁0.24 g，每日3次，连服3日。四环素每日2~

4 g，连服 7 日。

9）青蒿素：口服成人剂量首次 1 g，6~8 小时后 0.5 g，第 2、3 日各口服 0.5 g。

4. 脑型疟疾的治疗

1）抗疟治疗：酌选下列药物之一。

（1）磷酸氯喹注射液：用于不抗氯喹者，首剂基质成人 0.3~0.6 g（5~10 mg/kg）加入生理盐水或 5% 葡萄糖液 500 ml 静脉滴注，4~8 小时滴完，以后 0.3 g 每 6 小时 1 次，至总量 1.5 g。在患者清醒以后即改为口服氯喹。此药不宜静脉推注，因有心肌抑制作用。

（2）盐酸奎宁注射液：用于抗氯喹者。首剂成人 0.6 g（10 mg/kg）加入生理盐水或 5% 葡萄糖液 300~500 ml 静脉滴注，于 4 小时滴完；维持量为 0.6 g，4~8 小时滴完，每小时 1 次，酌用 4~5 次。在患者清醒后即改为口服硫酸奎宁。

（3）盐酸甲氟喹：一次顿服 1.0~1.5 g。

用以上各药在患者清醒后均须加服伯氨喹每日 3 片，恶性疟连服 2~4 天，非恶性疟连服 8 天。

2）对症治疗：高热除物理降温外，可考虑应用小剂量退热药。维持水、电解质平衡。低分子右旋糖酐可降低血液黏度，防止红细胞凝集，维持各脏器特别是脑部血循环畅通。成人每次静脉滴注 500 ml，儿童每次 10~20 ml/kg，4~6 小时可重复 1 次。肾上腺皮质激素有降温、减轻脑水肿等作用。可用地塞米松每日 10~20 mg 静脉注射或静脉滴注；也可应用氢化可的松和泼尼松。对低血压或休克患者应在补充血容量、纠正酸中毒基础上给予血管活性药物。抽搐发作可用地西泮静脉注射或苯巴比妥肌注。颅内压显著增高者可用甘露醇等脱水剂。贫血严重者酌情输血。目前研究认为任何疟疾患者有意识障碍，均应考虑有无低血糖和高胰岛素血症。测定血糖和注射适量葡萄糖有利于恢复。有肺水肿及呼吸衰竭时应给予及时有效的处理。

## 八、预后

间日疟与三日疟预后良好。恶性疟可有脑型疟疾，其病死率高；黑尿热的病死率亦高。

## 九、护理与防控

1）管理好传染源，包括发现和治愈所有疟疾现症患者和无症状的带虫者。防止新病例的发生和外来病原的输入。

2）开展爱国卫生运动，采取各种灭蚊、防蚊措施，积极消灭蚊虫，以切断传播途径。

3）保护易感人群，包括个人防护和集体人群免遭蚊媒的叮刺，以及服药控制传染或抑制发病。

（林琳）

# 第三章 呼吸系统疾病

# 第一节 急性气管支气管炎

急性气管支气管炎是由于生物性或非生物性致病因素引起的支气管树黏膜急性炎症，为一个独立病症，与慢性支气管炎不存在内在联系。本病属常见病、多发病，尤以小儿和老年多见。多为上呼吸道病毒感染引起，受凉为主要原因，秋冬为本病多发季节，寒冷地区也多见，在流感流行时，本病的发生率更高。另外，经常与理化刺激因子接触人群，均易罹患本病。

起病往往先有上呼吸道感染的症状，如鼻塞、流涕、咽痛、声音嘶哑等。在成人，流感病毒、腺病毒和肺炎支原体感染可有发热，伴乏力、头痛、全身酸痛等全身毒血症症状，而鼻病毒、冠状病毒等引起的急性支气管炎常无这些表现。

## 一、病因

气管支气管炎是由生物、物理、化学刺激或过敏等因素引起的气管支气管黏膜的急性炎症。临床主要症状有咳嗽和咳痰。常见于寒冷季节或气候突变时。也可由急性上呼吸道感染蔓延而来。

### （一）微生物

可以由病毒、细菌直接感染，也可因急性上呼吸道感染的病毒或细菌蔓延引起本病。常见病毒为腺病毒、流感病毒（甲、乙）、冠状病毒、鼻病毒、单纯疱疹病毒、呼吸道合胞病毒和副流感病毒。常见细菌为流感嗜血杆菌、肺炎链球菌、卡他莫拉菌等，衣原体和支原体感染有所增加。也可在病毒感染的基础上继发细菌感。

### （二）理化因素

过冷空气、粉尘、刺激性气体或烟雾（如二氧化硫、二氧化氮、氨气、氯气等）的吸入，对气管支气管黏膜急性刺激和损伤引起。

### （三）过敏反应

常见的吸入致敏原包括花粉、有机粉尘、真菌孢子等；或对细菌蛋白质和过敏，引起气管支气管炎症反应。

## 二、临床表现

起病较急，常先有急性上呼吸道感染症状。

### （一）症状

全身症状一般较轻，可有发热，38℃左右，多于 3~5 天降至正常。咳嗽、咳痰，先为干咳或少量黏液性痰，随后可转为黏液脓性或脓性，痰量增多，咳嗽加剧，偶可痰中带血，咳嗽可延续 2~3 周才消失，如迁延不愈，可演变成慢性支气管炎。如支气管发生痉挛，可出现程度不等的气促，伴胸骨后发紧感。

（二）体征

体征不多，呼吸音常正常，可以在两肺听到散在的干、湿性啰音。啰音部位不固定，咳嗽后可减少或消失。

### 三、实验室和其他检查

（一）外周血象

多数病例的白细胞计数和分类无明显改变，细菌感染严重时白细胞计数和中性粒细胞可增多。

（二）痰液检查

痰液涂片和培养可发现致病菌。

（三）胸部 X 线

多数表现为肺纹理增粗，少数病例无异常表现。

### 四、诊断要点

主要根据临床表现，结合血象和 X 线检查，可做出临床诊断。痰培养或病毒分离有助于病因学的诊断。

### 五、配合治疗

（一）一般治疗

适当休息，多饮水，避免粉尘及刺激性气体，注意保暖。

（二）抗生素治疗

细菌感染时，可根据病原体检查，选用有效抗生素。口服药品有复方新诺明、阿莫西林、氨苄西林、头孢克洛、罗红霉素、阿奇霉素等；注射药品有青霉素类、头孢菌素类、喹诺酮类、氨基糖苷类等。

（三）对症治疗

1. 镇咳

可酌情应用氢溴酸右美沙芬、喷托维林或苯丙哌林等镇咳剂。但对于有痰的患者不宜给予可待因等强力镇咳药，以免影响痰液排出。兼顾镇咳与祛痰的复方制剂如复方甘草合剂等在临床应用较为广泛。

2. 祛痰

除了复方氯化铵、溴己新、N－乙酰－L－半胱氨酸（NAC）和鲜竹沥等常用祛痰药外，近年来，溴己新的衍生物盐酸氨溴索和从桃金娘科植物中提取的强力稀化黏素也已在临床广泛应用。

3. 解痉和抗过敏

对于因过敏反应引起支气管痉挛的患者，可给予解痉平喘和抗过敏药物，如氨茶碱、$\beta_2$ 受体激动剂（如沙丁胺醇等）和马来酸氯苯那敏等。

### 六、护理

1）发热、咳嗽期间应注意休息，多饮开水。老年、幼儿及体弱的患者应延长休息时间。

2）饮食宜清淡，忌食辛辣、炙烤、肥腻的食物。

3）保持病室内合适的温度及湿度，避免干燥，空气要新鲜，防止受凉。有吸烟习惯者应劝其戒烟。

4）观察痰的颜色、性状、量、气味，有变化时及时与医生联系，对于咳嗽剧烈、胸闷憋气者给予雾化吸入，使咽喉部湿润以减轻症状。干咳时口服棕色合剂等，痰多给远志合剂。声音嘶哑时注意休息，减少交谈。辅助叩背排痰，痰液黏稠不易咳出时，除给 α-糜蛋白酶和庆大霉素、激素、超声雾化吸入湿化痰液外，每日应补给适量液体（不应少于 3 000 ml），以利咳出。

5）观察体温、脉搏、呼吸变化，及时、准确按医嘱予以抗生素、祛痰药及平喘药物，注意观察药物的不良反应。

**七、防控**

1）指导患者发热期间注意休息，多饮水，进食清淡、富有营养的饮食。

2）保持室内空气流通，保持适宜的温度和湿度，注意保暖，避免受寒。清除鼻、咽、喉等部位的病灶。

3）改善劳动卫生环境，防止空气污染，避免烟雾、化学物质等有害因素的刺激。增强体质，防止感冒。

（孟广菊）

# 第二节 肺 炎

肺炎是指包括终末气道、肺泡腔及肺间质等在内的肺实质的急性炎症。可由多种原因（如细菌、病毒、真菌、寄生虫、放射线、化学及过敏因素等）引起。

肺炎可按解剖或病因分类。

解剖分类：可分为大叶性（肺泡性）、小叶性（支气管性）及间质性肺炎。

病因分类：①感染性肺炎，占绝大多数，如细菌、病毒、衣原体、支原体、立克次体、真菌、寄生虫等，其中以细菌感染最为常见（约占80%），包括需氧革兰阳性球菌，如肺炎链球菌（通称肺炎球菌）、金葡菌、甲型溶血性链球菌等；需氧革兰阴性菌，如肺炎克雷伯杆菌、流感嗜血杆菌、铜绿假单胞菌、肠杆菌属、大肠杆菌、变形杆菌等；厌氧杆菌如棒状杆菌、梭形杆菌等。②理化性肺炎，如放射线、药物、毒气等。③变态反应性肺炎，如过敏性肺炎等。

细菌性肺炎目前主要分两大类。①社区获得性肺炎（院外肺炎）：指在社会环境中发生的肺炎，致病菌以肺炎链球菌、金葡菌、流感嗜血杆菌（3%～12%）、嗜肺军团菌、衣原体、支原体和病毒。②医院获得性肺炎（HAP）：指入院时不存在肺炎也不处于潜伏期而是住院后发生的肺炎，革兰阴性杆菌占 50% ~ 80%，主要为肺炎克雷伯杆菌、大肠埃希菌、铜绿假单胞菌及其他假单胞菌属、耐甲氧西林金葡菌（MRSA）、卡氏肺孢子虫和真菌（0 ~ 5%）等常见。

本章重点介绍肺炎链球菌肺炎、金葡菌肺炎、肺炎克雷伯杆菌肺炎、军团菌肺炎、支原体肺炎、其他常见革兰阴性杆菌肺炎及病毒性肺炎。

## 肺炎链球菌肺炎

肺炎链球菌肺炎是由肺炎链球菌引起的急性肺泡炎。占院外感染性肺炎的首位，好发于壮年男性和冬春季节。常在机体抵抗力骤降时发病，典型表现为突然起病，恶寒高热、胸痛、咳嗽和血痰，肺段或大叶呈炎性实变。近年轻症和不典型者较多见。

### 一、病因、发病机制和病理

肺炎链球菌为革兰阳性球菌，多成双排列，在体内能形成夹膜。按夹膜多糖抗原不同，分为 86 个血清型，其中引起成人肺炎的多属 1 ~ 9 及 12 型，以第 3 型毒力最强。这些细菌为上呼吸道正常菌群，只在机体免疫力降低或有免疫缺陷时才发病，且多为内源性感染。细菌被吸入下呼吸道，在肺泡内繁殖，首先引起肺泡壁水肿，迅速出现白细胞、红细胞及纤维蛋白渗出，渗出液经肺泡孔向中央部分扩散，可累及几个肺段或整个肺叶。典型病理改变分为充血期、红色肝变期、灰色肝变期及消散期，不引起原发性组织坏死或空洞，病变消散后，不留纤维瘢痕。易累及胸膜而致渗出性胸膜炎。

本病主要为散发，可借助飞沫传播，以冬季及初春多见。患者多为无基础疾病的青壮年、儿童与老年人，男性多于女性。感染后可获得特异性免疫，同型菌二次感染少见。

### 二、临床表现

患者常有淋雨、受凉或呕吐物误吸等病史。起病突然，出现寒战、高热、咳嗽、胸痛、咯铁锈色痰、呼吸困难等。

（一）症状

常见症状有：

1. 寒战、高热

为突然出现的寒战、高热，体温多在 39℃ 以上，为稽留热，伴有头痛、全身肌肉酸痛等中毒症状。年老体弱或一般情况较差患者可不发热，甚至体温不升。

2. 咳嗽、咯痰

开始为干咳，1 ~ 2 天可出现少量痰液，咳嗽剧烈者可痰中带血，血型痰液为铁锈色。

3. 胸痛

因炎症波及胸膜所致，可放射到肩背部或腹部，疼痛可随呼吸运动及咳嗽加重，有类似急腹症表现。

### 4. 呼吸困难

由于整个肺叶发生实变，影响了肺通气和换气功能，因而患者可出现不同程度的呼吸困难、口唇发绀等。

### 5. 消化道症状

少数患者可出现腹痛、腹泻、恶心、呕吐、黄疸等，应注意与急腹症鉴别。

### （二）体征

呈急性病容。面色潮红或轻度发绀，部分患者口周围发生单纯疱疹，极少数引起败血症者可有肝大、黄疸，皮肤黏膜有出血点。

肺部体征：早期体征不明显，可呈呼吸运动减弱、呼吸音减弱，或有少量湿啰音或捻发音；肺实变期呼吸运动受限，语颤增强，叩之有浊音，听诊主要为病理性支气管呼吸音或湿啰音；消散期可听到较多的湿啰音。病变累及胸膜时，触诊可有摩擦感，听诊可有胸膜摩擦音。

## 三、并发症

常见并发症有以下几种：

### （一）末梢循环衰竭

末梢循环衰竭又称感染性休克或中毒性肺炎或休克型肺炎。老年患者或原有心肺疾患者多见，青壮年亦可发生。患者常在 24 小时内血压骤降、烦躁不安、面色苍白、四肢厥冷、出冷汗、神志模糊或昏迷、少尿或无尿、心率快而心音微弱，如不及时抢救可危及生命。

### （二）胸膜炎

少数肺炎可有无菌性浆液纤维蛋白性胸膜炎、胸腔积液量不多。胸腔积液可自行吸收，胸腔积液量多则气急加剧，伴胸腔积液体征，应行胸腔穿刺抽液和胸水常规以及细菌检查，发展成脓胸甚少见。

### （三）心肌炎

心肌炎已不多见，可见于严重毒血症患者，出现心脏扩大、心率过速、心音弱和奔马律，肺炎控制后可恢复。

### （四）心包炎

心包炎较罕见。心前区疼痛、心包摩擦音、心浊音区扩大、心音遥远。X 线或超声波检查有助于诊断。

### （五）延迟消散或机化性肺炎

延迟消散或机化性肺炎较多见于治疗反应差的老年人。临床可无特殊发现，仅胸部可有轻度浊音、呼吸音减低或湿性啰音和 X 线表现。

## 四、实验室及其他检查

### （一）血常规

白细胞计数为 $(20.0 \sim 30.0) \times 10^9/L$，中性粒细胞至 0.80 以上，并有核左移现象或胞质内毒素颗粒。年老、体弱的严重感染和毒血症患者，白细胞计数可减低，但中性粒细胞增加和核左移。

（二）痰和血的细菌检查

早期和一些严重感染伴菌血症者，可在血液中培养出致病菌。痰涂片和培养可发现肺炎链球菌。

（三）X线检查

早期肺部仅见肺纹理增多的充血征象或局限于一肺段的淡薄、均匀阴影；X线肺部炎症在数日后开始消散，一般3周后完全消散。少数病例演变为机化性肺炎，X线表现病灶外界不整齐，内容不均匀致密阴影，可伴有胸膜增厚。

## 五、诊断

肺炎链球菌肺炎的诊断参考社区发病、典型临床表现、X线呈叶段实变、实验室检查白细胞计数及中性粒细胞增高、C反应蛋白升高等可大致建立临床诊断。标准的病原学诊断依据是血液、胸腔积液和防污染下呼吸道标本培养分离到本菌。合格痰标本涂片见到典型的成对或短链状排列的革兰阳性球菌有重要诊断价值。尿对流电泳检测肺炎链球菌荚膜抗原亦是非常有用的补充诊断技术。

## 六、治疗

（一）抗菌药物治疗

一经诊断即应尽快进行抗感染治疗。肺炎链球菌治疗上一个重要的考虑是其耐药问题。自20世纪90年代以来肺炎链球菌对青霉素、大环内酯类、复方新诺明等耐药日渐增加，现已成为全球性威胁。在我国其耐药率近年来增长亦很快。肺炎链球菌耐药与其临床预后关系的研究表明，仅在高水平耐药（青霉素 MIC $\geq$ 4 $\mu g/ml$）时才影响预后。因此目前推荐凡青霉素 MIC $\leq$ 2 $\mu g/ml$ 的敏感和中介菌株感染仍可选择高剂量青霉素 G、阿莫西林、氨苄西林或头孢菌素中的头孢丙烯、头孢呋辛、头孢曲松、头孢噻肟以及头孢泊肟等对肺炎链球菌有良好抗感染活性的口服二、三代头孢菌素。在近3个月内应用过 β 内酰胺类的患者可选用喹诺酮类。高水平耐药株感染应选用万古霉素。疗程持续至体温正常后3~5天，不必使用过长疗程，但总疗程不短于5天。

（二）对症治疗

高热者采用物理或药物降温，痰多不易咳出者，可给氯化铵、必嗽平等；咳嗽剧烈者给可待因等；胸痛剧烈者可用胶布固定。

（三）感染性休克的治疗

肺炎并发感染性休克时，首先应注意补充血容量及纠正酸中毒，一般应用低分子右旋糖酐及5%碳酸氢钠，并监测中心静脉压；使用适量的血管活性药物如多巴胺等，维持收缩压在90~100 mmHg。加大青霉素剂量或2~3种广谱抗生素联用。对病情严重者可考虑使用糖皮质激素。注意纠正水、电解质及酸碱失衡。输液时速度不宜太快，防止发生心力衰竭和肺水肿。

## 金葡菌肺炎

金葡菌肺炎是由金葡菌引起的急性化脓性肺部感染。常发生于机体免疫功能低下的患者，病情较重，病死率高。

### 一、病因和发病机制

葡萄球菌是革兰阳性球菌，常堆聚成葡萄串状。为需氧或兼性厌氧菌，主要可分为金葡菌和表皮葡萄球菌两类。细菌产生的毒素和酶决定其毒力，毒素可延缓中性粒细胞聚集和破坏作用，金葡菌是主要的致病菌。金葡菌肺炎分原发性（吸入性）和继发性两类。前者感染多见于机体免疫功能低下的婴儿或成人呼吸道感染疾病（麻疹或流感、糖尿病、囊性纤维化、长期应用激素、抗癌药物或免疫抑制剂的患者），使病菌由呼吸道吸入支气管肺泡感染；后者常由全身败血症或脓毒血症，金葡菌由血源播散至肺部。金葡菌的血浆凝固酶和毒素可造成肺组织坏死和脓肿形成，炎症和脓肿消散时，易形成肺大泡或（及）囊肿病变，尤以小儿多见，而且常侵犯胸膜并溃破入胸腔形成脓胸或脓气胸。

### 二、临床表现

本病起病多急骤，伴寒战、高热，体温多高达 40℃，胸痛，脓性痰，量多，带血丝或呈脓血状。毒血症状明显，全身肌肉、关节酸痛，体质衰弱，精神萎靡，病情严重者可早期出现周围循环衰竭。院内感染者通常起病较隐匿，体温逐渐上升。老年人症状可不典型。血源性金葡菌肺炎常有皮肤伤口、疖、痈等。

早期可无体征，常与严重的中毒症状和呼吸道症状不平行，其后可出现两肺散在湿啰音。病变较广或融合时，可有肺实变体征。气胸或脓气胸则有相应体征。血源性葡萄球菌肺炎应注意肺外病灶，静脉吸毒者多有三尖瓣赘生物，可闻及心脏杂音。

### 三、实验室及其他检查

（一）血常规

白细胞计数增高，常大于 $15 \times 10^9$/L，伴明显中性粒细胞核左移，但在重症患者也可出现白细胞减少。

（二）X 线检查

金葡菌肺炎的肺部 X 线表现较具特征性，吸入性感染者，主要表现有肺段或肺叶实变，或呈小叶样浸润、肺脓肿、肺气囊、脓胸及脓气胸等，但也随患病年龄不同及感染途径不同而有差异。X 线阴影的易变性是金葡菌肺炎的另一重要体征。血源性金葡菌肺炎两肺多发性小片状浸润、小液平、小气囊及胸膜浸润等特点。

### 四、并发症

金葡菌肺炎的局部并发症为脓胸。经血行感染者可发生中枢神经系统、骨髓、关节、皮肤及肝、肾脏等处脓肿。

### 五、诊断和鉴别诊断

根据全身毒血症状、咳嗽、脓血痰，白细胞计数增高、中性粒细胞比例增加、核左移并有中毒颗粒和 X 线表现，可做出初步诊断。细菌学检查是确诊的依据，可行痰、胸腔积液、血和肺穿刺物培养。

### 六、治疗

（一）一般治疗

包括卧床休息、饮食、补液、解热、止咳排痰、供氧和支持疗法与肺炎链球菌肺炎相同。

（二）抗菌药物治疗

抗菌药物选择，首先应在治疗前尽早送痰、血细菌培养和药物敏感性试验。金葡菌尤其医院内感染者多数对青霉素 G 耐药，故治疗应采用耐青霉素酶的 β 内酰胺类抗生素，常用苯唑西林（新青 Ⅱ）、邻氯苯青霉素 4~6 g/d，分 2 次肌内注射或静脉滴注，或头孢类抗生素，如头孢唑啉（先锋霉素 Ⅴ）、头孢噻吩（先锋霉素 Ⅰ）4~8 g/d 静脉滴注，也可应用头孢呋辛（西力欣）、头孢曲松（菌必治）。据细菌培养和药物敏感试验结果选用高敏感抗生素为最佳方案，一般主张 2~3 药联合治疗，疗程常需 4 周以上。有脓胸或其他部位积脓者应予排脓引流。

### 七、预后

多数患者只要早期诊断、经积极有效的治疗可康复，少数病情严重、老年、原有慢性疾病和严重并发症患者预后极差。

## 克雷伯杆菌肺炎

克雷伯杆菌肺炎亦称肺炎杆菌肺炎，是由肺炎克雷伯杆菌引起的急性肺部炎症，多见于老年、营养不良、慢性乙醇中毒、慢性支气管—肺疾病及全身衰竭的患者。20 余年来，该菌已成为医院获得性肺炎的主要致病菌，耐药株不断增加，且产生超广谱酶，成为防治中的难点。

### 一、病因和发病机制

肺炎克雷伯杆菌是革兰染色阴性杆菌，具有荚膜，单个或成短链状杆菌，有时呈球杆菌状。它有 75 株多糖体荚膜抗原亚型，1~6 型常见于呼吸道感染。本病多见于中老年有营养不良、慢性支气管肺病、乙醇中毒、糖尿病等全身衰弱或其他原因引起的免疫功能低下者。原发性吸入性肺炎多数单侧，右肺较多见。病变呈一叶或多叶实变，细菌在肺泡内生长繁殖，破坏肺泡壁，引起组织坏死、液化形成空洞，波及胸膜者可引起脓胸。继发性肺炎常与其他细菌混合感染，多为小叶性分布。

## 二、临床表现

1）多见于老年、营养不良、慢性乙醇中毒、慢性支气管—肺疾病及全身衰竭者。

2）起病急剧，临床表现重笃，高热、咳嗽，黏液脓性、灰绿色或砖红色胶冻状痰，胸痛、气急、发绀。

## 三、实验室及其他检查

（一）血常规

白细胞计数为（25～30）×$10^9$/L，中性粒细胞增高，部分病例白细胞计数正常或低于 $4.0 \times 10^9$/L，提示预后不良。发病初期未经抗生素治疗时血培养可阳性。

（二）痰液检查

涂片可见多形的革兰阴性杆菌。痰培养阳性、继发性肺炎常有混合感染，故痰培养除可获得克雷伯杆菌生长外，尚可发现其他革兰阴性杆菌及阳性球菌，此时应注意区别引起发病和使病情加重的主要致病菌。

（三）X线检查

原发性吸入性病灶以右上叶后段多见，其次为下叶背段。表现为大片致密阴影，内有不规则多发性空洞，叶间隙下坠，有时伴少量胸腔积液。少数可呈两下肺散在片状阴影。

## 四、诊断和鉴别诊断

临床绝大多数患者的症状和 X 线征象并无诊断上的特征性。病原学确诊需要从下呼吸道防污染标本、血液或胸腔积液标本培养到本菌。合格痰标本培养本菌生长并达到 ≥$10^6$ CFU/ml，亦有诊断参考意义。

## 五、治疗

抗感染治疗可选择第Ⅱ、Ⅲ代头孢菌素，重症患者需联合氨基糖苷类或喹诺酮类。在抗生素使用频度较低、耐菌率很低的地区，或药敏试验证明敏感，轻症患者可以选用一代头孢菌或广谱青霉素；相反，在第三代头孢菌素广泛使用的地区，肺炎克雷伯杆菌产 ESBLs 株流行，常呈多耐药；需要选择含 β - 内酰胺酶抑制的复方制剂如哌拉西林/三唑巴坦，也可选头孢类如头孢美唑等；重症患者则需要应用碳青霉烯类。

### 其他常见革兰阴性杆菌肺炎

各种革兰阴性杆菌引起的肺炎是医院获得性肺炎的最常见致病菌，发病率日见增高，老年、婴幼儿、慢性呼吸道疾病及免疫功能损害者发病率也高。此外，机械通气、检查和治疗使用的各种导管也可导致细菌感染。常见的致病菌除肺炎克雷伯杆菌外，还有铜绿假单胞菌、大肠杆菌、沙雷菌、变形杆菌属和不动杆菌属等。

### 一、病理

革兰阴性杆菌肺炎多为双侧小叶性肺炎，常有多发坏死性空洞或脓肿，部分患者可发生脓胸。消散常不完全，可引起纤维增生、残余性化脓灶或支气管扩张。

### 二、临床表现

全身或肺部慢性疾病患者，有长期用抗生素、抗癌药或糖皮质激素治疗，或有应用呼吸机、雾化器治疗的病史。

（一）症状

1. 流感嗜血杆菌肺炎

流感嗜血杆菌肺炎往往有菌血症，可有高热、咳嗽、咯脓性痰、呼吸急促等症状。如体液免疫正常，大多形成支气管肺炎，其病情轻，一般不伴有菌血症。

2. 铜绿假单胞菌肺炎

铜绿假单胞菌肺炎临床症状与肺炎克雷伯杆菌肺炎相似，发病后中毒症状明显，高热、气促、发绀、乏力、嗜睡、相对心搏徐缓、咳嗽、咯典型的翠绿色脓性痰或黄脓痰，很少咯血，严重者可致循环衰竭。

（二）体征

胸部可有肺实变体征，或叩诊浊音，呼吸音减低和湿性啰音。铜绿假单胞菌肺炎常并发脓胸或支气管胸膜瘘。

### 三、实验室及其他检查

（一）血常规

白细胞计数升高或正常。铜绿假单胞菌肺炎中性白细胞大多增多，有时嗜酸性细胞增多。肺炎杆菌肺炎常有贫血。

（二）痰涂片和痰培养

分别可发现肺炎克雷伯杆菌、流感嗜血杆菌、铜绿假单胞菌。

（三）铜绿假单胞菌肺炎血清铜绿假单胞菌凝集试验

对外毒素 A 的滴定度≥1∶1024，或恢复期滴定度较急性期大 4 倍以上。

（四）X 线检查

肺叶实变或支气管肺炎的融合性病变，可有多发空洞或巨形空洞，病变多见于中、下肺野，多数为双侧性。常有胸腔积液。铜绿假单胞菌肺炎病变较多呈两侧中、下肺野散在结节状影。典型的肺炎克雷伯杆菌肺炎多发生在右上叶，易坏死，形成大小不等的空洞，肺组织纤维收缩，水平叶间裂下移。

### 四、诊断

（一）诊断标准

1）本病好发于原有慢性肺病、肝病、肾病、糖尿病和手术后患者，年老体弱者多见。

2）起病一般较急，有发热、咳嗽、咳痰和气促等症状，咳出类砖红色黏稠胶冻样痰和草绿色脓痰有特征性，但不是每一患者都有特征痰液。肺部体征可有实质或听到湿性啰音。

3）血中白细胞计数大多在正常范围，也有白细胞数增高或减少者。

4）X线肺部表现不一致，可以是大片炎症，也有支气管肺炎样改变。

5）支气管分泌物多次培养到同一种的革兰阴性杆菌。

（二）判定

具备第1）~4）项即可诊断，兼有第5）项即可确诊。

### 五、治疗

治疗革兰阴性杆菌肺炎之前应做细菌的药物敏感试验，以便选择有效药物。院内感染的重症肺炎在未明确致病菌之前，即应给予氨基糖苷类抗生素与半合成青霉素或第二、三代头孢菌素。

（一）铜绿假单胞菌肺炎

目前对铜绿假单胞菌肺炎特别是严重感染以脲基类半合成广谱青霉素中的哌拉西林为首选，每日6~16 g，分次静脉滴注。同类药物硫苯咪唑青霉素、苯咪唑青霉素等也可选用，但均不优于哌拉西林。上述药物常并有氨基苷类抗生素如庆大霉素、阿米卡星等以增强疗效，减少耐药。顽固或重症病例，可用头孢哌酮每日2~4 g，分次肌内注射或静脉注射。

（二）流感嗜血杆菌肺炎

首选氨苄西林（4~6 g/d，分次静脉滴注），或先与氯霉素（1~2 g/d）联用，后改为单用氨苄西林。氨基糖苷类抗生素与红霉素联用亦有协同作用，若感染严重，应及时改用头孢噻肟钠、头孢他啶等第三代头孢菌素。

（三）肠杆菌科细菌肺炎（如大肠杆菌、产气杆菌、阴沟杆菌等引起）

应参考其药物敏感试验选择用药。通常用羧苄西林（8~12 g/d）或哌拉西林钠（6 g/d）与一种氨基糖苷类联用。头孢噻肟钠、头孢他啶等对肠杆菌亦有较强的抗菌作用。

治疗革兰阴性杆菌肺炎时，宜大剂量、长疗程、联合用药，静脉滴注为主，雾化吸入为辅。尚需注意营养支持、补充水分及充分引流痰液。

### 军 团 菌 肺 炎

本病由革兰染色阴性的嗜肺军团杆菌引起的一种以肺炎为主的全身感染性疾病。军团菌肺炎占社区获得性肺炎病因的前四位。

### 一、病因

军团菌菌株有34种、59个血清型，其中嗜肺军团菌是引起军团菌肺炎最重要的一种。主要存在于水和土壤中，可经供水系统、空调或雾化吸入进入呼吸道引起感染。易感人群包括：年老体弱，慢性心、肺、肾病，糖尿病，恶性肿瘤，血液病，艾滋病或接受免疫抑制剂治疗者。吸烟、原有慢性肺部疾病和免疫低下者（尤其是使用糖皮质激素）是产生军团菌肺炎的三大危险因素。

## 二、临床表现

1）多见于年老体弱，慢性心、肺、肾病，糖尿病，恶性肿瘤，血液病，艾滋病或接受免疫抑制剂治疗者。

2）亚急性起病，疲乏、无力、肌痛、畏寒、发热等，也可经 2～10 天潜伏期后急骤起病，高热、寒战、头痛、胸痛，进而咳嗽加剧，少量黏性痰，可带血。早期有腹痛、腹泻、呕吐、水样便。严重者有焦虑、反应迟钝、谵妄等精神神经症状和呼吸衰竭、休克等。

3）体征包括呼吸增快，相对缓脉，肺部湿啰音，肺实变征，胸膜摩擦音。

## 三、实验室及其他检查

（一）胸部 X 线检查
多为单侧下叶片状浸润，逐渐发展成实变，可伴有胸水征象。
（二）实验室检查
实验室检查为主要诊断依据。

1）从肺组织或支气管吸出分泌物、胸水或血液培养发现嗜肺性军团杆菌者可以确诊。

2）痰、支气管肺泡洗液或肺组织等直接荧光抗体染色检查阳性者可基本确诊。

3）取支气管肺泡冲洗液或尿液，用酶联免疫吸附法（ELISA 夹心法）检出军团菌可溶性抗原，有助于诊断。

4）特异性血清抗体滴定度增高作为辅助诊断手段。单份血清 ≥1∶128；双份血清增高 4 倍。

## 四、诊断和鉴别诊断

军团菌肺炎诊断在于临床上提高识别能力，凡肺炎患者肺外症状明显、相对缓脉、低钠血症和低磷血症以及 β 内酰胺类抗生素治疗无效都应警惕本病。培养分离到军团菌是确诊本病的可靠依据，但需要特殊培养基（BCYE）、阳性率低、生长缓慢。目前血清学检测双份血清抗体滴度升高 ≥4 倍，和尿抗原（嗜肺军团菌 1 型）检测为最常用的方法。

## 五、治疗

传统治疗方法是红霉素 1.0 g 静脉滴注每 6 小时一次，治疗反应较好 2 天后改为口服 0.5 g 每 6 小时一次，疗程 3 周。重症患者加用利福平。疗程 2～3 周。目前新大环内酯类和喹诺酮类亦用于军团菌病的治疗，疗效确切，不良反应少，疗程可适当缩短。

## 肺炎支原体肺炎

肺炎支原体肺炎是由肺炎支原体引起的呼吸道和肺部的急性炎症改变，可同时伴有咽炎、支气管炎。支原体肺炎约占非细菌性肺炎的 1/3，秋、冬季发病较多，其发病率近年有所增加。

### 一、病因和发病机理

肺炎支原体是最小的致病微生物，菌体没有细胞壁，已知有 8 种类型，其中仅肺炎支原体对人体致病，需用 20% 马血清和酵母培养，显微镜下可见到埋入琼脂表层下的支原体菌落，早期对菌体鉴定可依据其对葡萄糖具有发酵作用，吸附并能溶解豚鼠和绵羊的红细胞，以及对美兰有耐受等特性，但最终鉴定则需依靠血清学检查。患者及带菌者为传染源。病原体由呼吸道分泌物排出，可通过直接接触口鼻分泌物、痰或吸入其飞沫或气溶胶而传播。传染性以病初 4～6 天最强，3～5 周消失，易感性普遍，学龄儿童及青少年得病较多，家庭、学校及军营易有缓慢而广泛的传播。本病感染后引起体液免疫，大多成年人血清中都已存在抗体，所以很少发病。

### 二、病理

病理变化开始表现为急性支气管、细支气管炎，可发展至支气管肺炎和间质性肺炎，支气管、细支气管黏膜充血水肿，管腔内黏性或脓性渗出物，黏膜坏死，支气管周围有单核细胞浸润，肺泡壁和间质水肿伴有单核细胞浸润，常产生胸膜炎或有小量渗液。一般病变可于 3～5 周完全消散不留痕迹。

### 三、临床表现

**（一）症状**

潜伏期 2～3 周，起病缓慢，有发热、咳嗽、咽痛、乏力、肌痛、腹泻等，咳嗽多为刺激性干咳，有少量黏液痰。发热可持续 2～3 周，体温恢复正常后仍可能有咳嗽。肺外表现更为常见，如可见斑丘疹或多形红斑。

**（二）体征**

可在颈部、颌下发现肿大淋巴结，有压痛。肺部体征多不明显，偶有干、湿性啰音。

### 四、实验室及其他检查

**（一）血常规**

血常规白细胞计数正常或略增高，淋巴细胞轻度增多。

**（二）痰或咽拭子培养**

痰或咽拭子培养可获支原体。

（三）红细胞冷凝集试验

红细胞冷凝集试验阳性，滴定效价在1:32以上。

（四）血清特异性补体结合试验

血清特异性补体结合试验阳性［1:（40~80）］。

（五）X线检查

X线检查肺部病变无特征性，以肺下叶斑点状或片状淡薄阴影多见，由肺门向外呈扇形分布，近肺门密度较深，部分呈节段性分布。

### 五、诊断

根据肺炎伴流感样症状，刺激性干咳，全身症状较轻，体征与X线表现不平行（X线有明显病灶，而肺部无啰音），及大环内酯类抗生素治疗有效可诊断。冷凝集试验、血清肺炎支原体抗原、IgM抗体测定或肺炎支原体特异性核酸检测对诊断有重要参考价值。

### 六、治疗

早期使用适当抗生素可减轻症状，缩短病程。本病有自限性，多数病例不经治疗可自愈。大环内酯抗生素，如红霉素仍是肺炎支原体感染的首选药物，成人每日剂量2 g，分次口服。罗红霉素（0.3 g/d，分2次服）、阿奇霉素（0.5 g/d，每日1次）的效果亦佳，且不良反应少。可联合应用喹诺酮类如左氧氟沙星、加替沙星和莫昔沙星等。因肺炎支原体无细胞壁，青霉素或头孢菌素类等抗生素无效。对剧烈呛咳者，应适当给予镇咳药。若继发细菌感染，可根据痰病原学检查结果，选用针对性的抗生素治疗。

病毒性肺炎

病毒性肺炎是由上呼吸道病毒感染，向下蔓延所致的肺部炎症。可发生在免疫功能正常或抑制的儿童和成人。本病大多发生于冬春季节，可暴发或散发流行。密切接触的人群或有心肺疾病者容易罹患。需住院的社区获得性肺炎约8%为病毒性肺炎。婴幼儿、老人、妊娠妇女或原有慢性心肺疾病者，病情较重，甚至导致死亡。

### 一、病因和发病机制

引起病毒性肺炎的病毒多为腺病毒、流感病毒、副流感病毒、呼吸道合胞病毒、水痘—带状疱疹病毒、单纯疱疹病毒、鼻病毒、巨细胞病毒等。患者常继发细菌感染，近年来由于免疫抑制剂广泛应用于临床，常因此诱发严重的病毒性肺炎。病毒侵及细支气管上皮引起细支气管炎，波及肺间质与肺泡而引起肺炎。

### 二、病理

单纯性病毒性肺炎多为间质性肺炎，肺泡隔有大量单核细胞浸润，肺泡水肿，表面覆盖含蛋白及纤维蛋白的透明膜，肺泡弥散距离增加。肺炎多为局灶性或广泛弥漫性，偶呈肺实变。病变吸收后可留有纤维化。

### 三、临床表现

病毒性肺炎好发于病毒疾病流行季节，临床症状通常较轻，与支原体肺炎的症状相似，但起病较急，发热、头痛、全身酸痛、倦怠等较突出，常在急性流感症状尚未消退时，即出现咳嗽、少痰或白色黏液痰、咽痛等呼吸道症状。小儿或老年人易发生重症病毒性肺炎，表现为呼吸困难、发绀、嗜睡、精神萎靡，甚至发生休克、心力衰竭、呼吸衰竭等并发症。因肺泡间质及肺泡内水肿，严重者可发生急性呼吸窘迫综合征。本病常无显著的胸部体征，病情严重者有呼吸浅速、心率增快、发绀、肺部干湿性啰音。

### 四、实验室及其他检查

（一）血常规

白细胞计数可正常、减少或稍高，血沉正常。痰液或咽拭子可分离出病毒。

（二）X线检查

可出现小片状、密度均匀的阴影，边缘模糊，少数患者可见叶性浸润或弥漫性网状结节性浸润灶。

### 五、诊断和鉴别诊断

病毒性肺炎的诊断依据为临床症状及X线改变，并排除由其他病原体引起的肺炎，确诊则有赖于病原学检查，包括病毒分离、血清学检查以及病毒及病毒抗原的检测。呼吸道分泌物中细胞核内的包涵体可提示病毒感染，但并非一定来自肺部，需进一步收集下呼吸道分泌物或肺活检标本做培养分离病毒。血清学检查常用的方法是检测特异性IgG抗体，如补体结合试验、血凝抑制试验、中和试验，但仅能作为回顾性诊断，并无早期诊断价值。

### 六、治疗

卧床休息，注意隔离消毒，预防交叉感染。酌情静脉输液及吸氧。保持呼吸道通畅，及时清除呼吸道分泌物等。

合并细菌感染，应及时选用敏感的抗生素。

近年常用的抗病毒药物如金刚烷胺、吗啉胍等有一定的治疗和预防作用。亦可用干扰素和干扰素诱导剂防治呼吸道病毒的感染。金刚烷胺盐酸每日0.2 g，分2次口服，疗程10天或体温和症状好转后2天。吗啉胍每日0.2 g，分3~4次口服，对A型流感病毒、腺病毒和带状疱疹病毒感染有一定防治作用。利巴韦雾化吸入治疗（20 mg/ ml）疗程10天，适用于流感病毒引起的气管支气管炎。流感病毒疫苗适用于年老体弱、慢性肺心病等易感患者，本疫苗的免疫作用随时间而渐减，故需每年复种。

肺炎的护理与防控

## 一、一般护理

1. 休息、饮食护理

卧床休息。给予高蛋白质、高热量、高维生素、易消化的流质或半流质，鼓励多饮水，每日饮水量在 2 000 ml 以上（有心、肾功能不全者适当控制）。

2. 保暖

寒战时用暖水袋或电热毯保暖，并适当增加被褥。

3. 降温

高热时可物理降温，或按医嘱给予小剂量退热剂。高热时在患者前胸、后背、颈部放置干纱布或毛巾，以便体温下降伴大量出汗时更换，保持患者皮肤清洁干燥。退热时需及时补充液体，以防虚脱。

4. 胸痛护理

嘱患者患侧卧位或用胶布固定胸壁，以减轻疼痛。

5. 口腔护理

睡前、睡后、餐前、餐后清洁口腔，如漱口、刷牙、口腔护理等。

## 二、病情观察与护理

1）严密观察患者体温、脉搏、呼吸、血压等变化，尤其对老年体弱患者，应定时进行检查，这具有重要的临床意义。高热时给予物理降温，在头部、腋下与腹股沟等大血管处放置冰袋，或采用 32～36℃ 的温水擦浴也可采用 30%～50% 乙醇擦浴，降温后半小时测体温，注意降温效果并记录于体温单上。寒战时可增加盖被或用热水袋使全身保暖，并饮用较热开水。气急、发绀时应予以氧气吸入，同时给予半坐位。如发现患者面色苍白、烦躁不安、四肢厥冷、末梢发绀、脉搏细速、血压下降等，应考虑为休克型肺炎，应及时通知医生，按休克型肺炎进行处理。若发现患者体温下降后又复升，则应考虑是否有并发症出现，应立即通知医生，并协助做必要的处理。

2）观察患者的咳嗽、咳痰、痰的颜色、性状、量、气味，并及时汇报异常改变。患者入院后应迅速留取痰标本送检痰涂片或细菌培养。鼓励患者进行有效的咳痰，如无力咳嗽或痰液黏稠时，应协助患者排痰，采取更换体位、叩背，按医嘱服用祛痰止咳剂、痰液黏稠给予蒸汽吸入或超声雾化吸入等，以稀释痰液，利于咳出。

3）观察患者是否有胸痛、腹胀、烦躁不安、谵妄、失眠等症状。胸痛时可让患者向患侧卧位，疼痛剧烈时可用胶布固定，以减少胸廓活动，减轻疼痛，必要时应按医嘱服用止痛片。腹胀时可给予腹部热敷或肛管排气。烦躁不安、失眠时，可按医嘱给予水合氯醛口服或保留灌肠。

### 三、休克型肺炎的治疗与护理

1）首先将患者安置在安静的抢救室内，有专人护理。患者取休克卧位，注意保暖，禁用热水袋，室内温、湿度应适宜。休克患者病情危急，应注意做好保护性医疗。

2）迅速建立2条静脉通路，一条快速滴注扩充血容量液体，可加入糖皮质激素及抗生素；另一条先滴注碳酸氢钠液，后再加入平衡液及血管活性药物。按输液顺序输入所需液体。在快速扩容过程中应注意观察脉率、呼吸次数、肺底啰音及出入量等，避免发生肺水肿。

3）氧气吸入。一般采用鼻导管法给氧，氧流量 2~4 L/min。如患者发绀明显或发生抽搐时需加大吸氧浓度，4~6 L/min。给氧前应注意清除呼吸道分泌物，保证呼吸道通畅，以达到有效吸氧。

4）按医嘱给予血管活性药物时，应根据血压调整滴数，切勿使药液漏出血管，以免发生局部组织坏死。

5）密切观察病情变化，持续心电及生命体征监测。

（1）神志状态：早期表现为精神紧张、烦躁不安等交感神经兴奋症状。当休克加重时，脑血流减少，患者表情淡漠、意识模糊，甚至昏迷。神志、意识反映感染性休克时体内血液重新分配，脑部血液灌注情况及脑组织缺氧程度。

（2）血压：早期血压下降，脉压小，提示严重感染引起毛细血管通透性增加，周围循环阻力增加，心排出量减少，有效血容量不足，病情严重。

（3）脉搏的强度和频率：是观察休克症状的重要依据。脉搏快而弱随后出现血压下降，脉搏细弱不规则或不易触及，表示血容量不足或心力衰竭。

（4）呼吸：早期呼吸浅促，后期出现呼吸不规则，呼吸衰竭，因肺微循环灌注不足，肺表面活性物质减少，发生肺萎缩或肺不张而造成。

（5）体温：可为高热、过高热或体温不升，若高热骤降在常温以下示休克先兆。

（6）皮肤黏膜及温湿度：反映皮肤血液灌流情况，如面、唇、甲床苍白和四肢厥冷，表示血液灌注不足。

（7）出血倾向：皮肤黏膜出现出血点、紫癜或输血针头极易发生阻塞，表示有DIC之可能。

（8）尿量：常出现少尿或无尿，常见肾缺血或肾小管坏死所致。必要时留置尿管导尿，准确测量。

6）注意观察用药后的反应，观察用药后血压、脉搏、呼吸、尿量等变化，如发现血压上升、四肢温暖、尿量增多、面色红润，说明疗效好。

### 四、防控

向患者介绍肺炎的基本知识，强调预防的重要性。教育其平时应注意锻炼身体，尤其要加强耐寒锻炼，预防上呼吸道感染。注意摄取营养，增强抗病能力。纠正吸烟等不良生活习惯，避免受寒、淋雨、过劳、酗酒等诱发因素。告知患者出院后按医嘱用药，定期门诊随访。对于老年患者等易感染者，推荐使用多型组合的纯化荚膜抗原疫苗，以预防再次感染。

（褚文平）

# 第三节 肺脓肿

肺脓肿是肺组织坏死形成的脓腔。临床特征为高热、咳嗽和咳大量脓臭痰。胸部 X 线显示一个或多个的含气液平的空洞，如有多个直径小于 2 cm 的空洞则称为坏死性肺炎。本病男多于女。自抗生素广泛使用以来，发病率已明显降低。

## 一、病因和发病机制

肺脓肿的形成包括呼吸道局部防御功能和（或）全身抗病能力减低和病原菌进入肺内两方面。在某些情况下机体抵抗力减弱，如受凉、醉酒、全麻术后、镇静剂过量、脑血管意外等引起意识障碍，全身防御功能减退，咳嗽反射减弱时，口咽分泌物、呕吐物，或伴随病原体吸入肺内而引起发病。也可因口、鼻、咽部的疾病或手术等，使异常分泌物或血块等吸入呼吸道。需氧菌、兼性厌氧和厌氧细菌均可导致肺脓肿。其中厌氧菌感染为 80% ~ 90% ，常见的有胨链球菌、胨球菌、脆弱类杆菌等；其他细菌如肺炎球菌、金葡菌、溶血性链球菌、克雷伯杆菌、大肠杆菌、铜绿假单胞菌、变形杆菌等也较为常见。

根据感染途径，肺脓肿可分为吸入性、血源性及继发性肺脓肿三种类型。

### （一）吸入性肺脓肿

为肺脓肿发病的最常见类型。病原体经口、鼻咽腔吸入，如扁桃体炎、鼻窦炎、齿槽脓溢或龋齿等的脓性分泌物，口腔、鼻、咽部手术后的血块，齿垢或呕吐物等，在神志不清、全身麻醉等情况下，经气管吸入肺内，造成细支气管阻塞，病原菌即可繁殖致病。此外，有一些患者未能发现明显诱因，可能由于受寒、极度疲劳等诱因影响，在深睡时吸入口腔的污染分泌物而发病。

### （二）血源性肺脓肿

皮肤的伤口感染、疖、痈或全身某个脏器感染灶，其病原菌进入血流发生脓毒血症，菌栓经血流到肺引起肺内小血管栓塞、发炎和坏死，形成肺脓肿。病变常为多发性，无一定分布，发生于两肺的边缘部。

### （三）继发性肺脓肿

多继发于其他疾病，如金葡菌和肺炎杆菌性肺炎、空洞性肺结核、支气管扩张、支气管囊肿等的继发感染，支气管癌压迫导致肺组织供血不足或支气管阻塞从而发生中央坏死伴发感染形成脓肿；肺部邻近器官感染病变如膈下脓肿穿破膈肌进入肺部引起肺脓肿。

## 二、病理

感染物阻塞细支气管，小血管炎性栓塞，致病菌繁殖引起肺组织化脓性炎症、坏死，形成脓肿，继而坏死组织液化破溃并经支气管部分排出，形成有气液平的脓腔，空洞壁表面常见残留坏死组织。病变有向周围扩展的倾向，甚至超越叶间裂波及邻接的肺段。若脓肿靠近胸膜，可发生局限性纤维蛋白性胸膜炎，发生胸膜粘连；如为张力性脓肿，破溃到胸膜腔，则可形成脓胸、脓气胸或支气管胸膜瘘。肺脓肿可完全吸收或仅剩少量纤维瘢痕。

如急性肺脓肿治疗不彻底，或支气管引流不畅，导致大量坏死组织残留脓腔，炎症迁延 3 个月以上称为慢性肺脓肿。脓腔壁成纤维细胞增生、肉芽组织形成，使脓腔壁增厚，并可累及周围细支气管，致其变形或扩张。

## 三、临床表现

（一）病史

多存在诱因，如受凉、过劳，鼻咽、口腔手术或感染灶，或各种原因的意识障碍史。

（二）症状

1. 全身症状

70% ~ 90% 起病急骤，恶寒高热，体温 39 ~ 40℃，呈弛张热，伴乏力、食纳差、头痛，乃至谵妄、神志不清，均属感染所致中毒症状。血源性肺脓肿上述表现常更为显著。

2. 呼吸系统症状

病初咳嗽伴少量黏液或脓性痰。多在发病 1 ~ 2 周因脓肿溃破与支气管沟通又因厌氧菌感染，常突然咯出大量恶臭脓痰，日量可达 500 ml。多数咯出大量脓痰后体温下降，毒血症状减轻。也可伴少量咯血，偶有中、大量咯血。血源性肺脓肿痰量不多，可有气急发绀。病变波及胸膜则出现胸痛。若病程迁延不愈形成慢性肺脓肿时，常反复发热，咳脓痰和咯血。

（三）体征

脓肿大且邻近胸壁者可有语颤增强、叩浊音、呼吸音减低和湿啰音，偶有病理性支气管呼吸音，有巨大脓腔者可出现空瓮音。慢性患者常有杵状指。血源性者多无异常体征。

## 四、并发症

肺脓肿波及胸膜或溃破至胸膜腔可出现胸膜炎、脓胸或脓气胸，表现胸痛气急，胸壁水肿及压痛，胸膜摩擦音和胸腔积液征。有时还可并发胸膜支气管瘘而持续咯脓痰。偶可并发脑脓肿，化脓性心包炎。

### 五、实验室及其他检查

（一）血液

白细胞计数及中性粒细胞明显增高，并可有中毒颗粒。

（二）痰液

痰培养细菌可确定为致病菌。必要时做厌氧培养。

（三）X线检查

急性原发性肺脓肿以肺部叶段分布的致密炎症开始，但往往不占整叶而以叶间胸膜为限制。炎症上界逐渐淡薄，与正常肺组织没有明确分界。1～2周肺组织坏死、空洞形成，并具有液平。脓肿周围仍有浓密炎症。经脓液引流和抗生素治疗，肺脓肿逐渐减小，液平消失，空洞周围炎症逐渐吸收、消散。急性肺脓肿逐渐缩小，液平消失，空洞周围炎症逐渐吸收、消散。急性肺脓肿在充分治疗下，一般在一个月内吸收，多残留少许瘢痕，有时留下薄壁囊性改变，逐渐消失，并不造成危害。慢性肺脓肿可成蜂窝状，伴大量纤维化；肺叶收缩，胸膜增厚。并发胸膜渗液时，可见渗液的X线改变。有时局限在脓胸伴支气管—胸膜瘘，可能与肺脓肿相混淆。

（四）支气管纤维镜检

排除异物或肿瘤阻塞等因素，并可帮助吸除脓液。

### 六、诊断和鉴别诊断

（一）诊断

对有口腔手术、昏迷呕吐或异物吸入史，突发畏寒、高热、咳嗽和咳大量脓臭痰的患者，其白细胞计数及中性粒细胞显著增高，X线示浓密的炎性阴影中有空腔、气液平面，做出急性肺脓肿的诊断并不困难。有皮肤创伤感染、疖、痈等化脓性病灶，或静脉吸毒者患心内膜炎，出现发热不退、咳嗽、咳痰等症状，X线胸片示两肺多发性肺脓肿者，可诊断为血源性肺脓肿。痰、血培养，包括厌氧菌培养以及抗菌药物敏感试验，对确定病因诊断、抗菌药物的选用有重要价值。

（二）鉴别诊断

肺脓肿应与下列疾病相鉴别。

1. 细菌性肺炎

肺炎链球菌肺炎常有口唇疱疹，咳铁锈色痰，但无大量黄脓痰。X线片示肺段、肺叶实变或呈片状淡薄炎症，边缘模糊不清，但无脓腔形成。其他有化脓性倾向的葡萄球菌、肺炎杆菌肺炎等，痰或血的细菌分离可做出鉴别。

2. 空洞性肺结核

发病缓慢，病程长，常伴有结核毒性症状如午后低热、乏力、盗汗、长期咳嗽、咯血等。胸部X线片示空洞壁较厚，其周围可见结核浸润病灶，或伴有斑点、结节状病变，空洞内一般无液平面，有时伴有同侧或对侧的结核播散病灶。痰中可找到结核杆菌。

### 3. 支气管肺癌

支气管肺癌阻塞支气管常引起远端肺化脓性感染，但形成肺脓肿的病程相对较长，因有一个逐渐阻塞的过程，毒性症状多不明显，脓痰量亦较少。阻塞性感染由于支气管引流不畅，抗生素不易控制炎症和发热。因此在 40 岁以上出现肺局部反复感染，且抗生素疗效差的患者，要考虑有支气管肺癌所致阻塞性肺炎可能，应常规做纤支镜检查，以明确诊断。支气管鳞癌病变可发生坏死液化，形成空洞，但一般无毒性或急性感染症状。X 线胸片示空洞壁较厚，多呈偏心空洞，残留的肿瘤组织使内壁凹凸不平，空洞周围亦少炎症浸润，肺门淋巴结可有肿大，故不难与肺脓肿区分。经纤支镜肺组织活检，或痰液中找到癌细胞，肺癌的诊断得以确立。

### 4. 肺囊肿继发感染

肺囊肿继发感染时，其周围肺组织有炎症浸润，囊肿内可见液平，但炎症反应相对轻，囊壁较薄，无明显中毒症状和咳较多脓痰。当感染控制，炎症吸收，应呈现光洁整齐的囊肿壁。如有以往的 X 线片对照，诊断更容易。

## 七、治疗

急性肺脓肿的治疗原则是抗菌和引流。在抗菌药问世以前，治疗主要靠对全身的支持、对症和体位引流，预后很差，病死率为 30% ~ 75%；并发症亦多，主要是脓胸或脓气胸、化脓性心包炎、菌栓和脑脓肿，一部分成为慢性肺化脓症。磺胺药物治疗继以手术治疗（切开引流为主），对预后的改进亦不多。青霉素问世后，肺脓肿的预后完全改观。

### （一）一般治疗

急性期应卧床休息，进高蛋白、高热量饮食，必要时输液，补充热量、营养物质、维生素等，一般情况差者可间断输血或输白蛋白。

### （二）药物治疗

### 1. 全身用药

控制肺内化脓病灶要做到早期、有效、彻底地应用抗生素治疗。通过痰液涂片、培养找出致病菌，作细菌耐药性试验，选择敏感的抗生素，一般可选用青霉素 400 万 ~ 480 万 U，每 8 小时 1 次静脉滴注，或哌拉西林 4 ~ 6 g 每 8 ~ 12 小时 1 次静脉滴注。还可选择氨苄西林、苯唑西林、头孢唑啉钠、头孢噻肟三嗪等，有厌氧菌感染，可同时应用甲硝唑 0.5 g，静脉输入。抗生素治疗有效要维持 8 周以上，务求症状完全消失。

### 2. 局部用药

可经纤维支气管镜冲洗脓腔并注入抗生素，或采用气管内滴药及环甲膜穿刺法局部用药，但高热、脓毒血症及病变多发者不宜采用。

### （三）体位引流

是促进脓腔愈合的重要措施，原则是设法使脓肿置于高位，如上叶后段、下叶背段脓肿取侧俯卧头低位，基底段者膝胸位臀高头低，并轻轻拍击患部促进脓液引流咳出，一日 2 ~ 3 次，每次 15 ~ 20 分钟，体质衰弱不能耐受者暂不宜实施。引流不畅者可经纤维支气管镜查明原因和吸引脓痰，有较好疗效。

（四）对症和支持治疗

对症治疗有解热、止咳、祛痰和必要时吸氧。本病体质消耗大，故应加强支持疗法，供给足够水分热量和维生素，必要时还可补充氨基酸、白蛋白和输鲜血。

（五）手术治疗

慢性肺脓肿久治不愈易发生大量咯血，可手术治疗，还适用于支气管阻塞性肺脓肿或肿瘤阻塞、支气管胸膜瘘及严重支气管扩张伴反复大量咯血者。

## 八、预后

急性肺脓肿内科治愈率可达 86%；发生肺坏疽者预后恶劣；少数病例因治疗延误或不正规可转为慢性肺脓肿或并发支气管扩张则易反复感染和大量咯血使病程迁延，预后不良。

## 九、护理与防控

1）急性期应卧床休息，以后循序渐进，进行适宜的活动。体温超过 39℃应予以物理降温。

2）加强营养，给予清淡易消化、高热量、高蛋白质、富含维生素的饮食，以增强机体抵抗力。对慢性肺脓肿有消瘦、贫血等表现的患者营养补充更为重要。必要时可小量间断输全血、血浆或复方氨基酸。

3）指导患者每天漱口数次以减轻口臭，对长期应用抗生素患者应注意口腔霉菌感染。

4）鼓励患者增加液体摄取量，既有利于降温及促使毒素的排泄，同时促进体内的水化作用，使脓痰易于咳出。

5）注意观察患者的体温、脉搏、呼吸、血压的变化；观察有无精神不振、食欲减退、剧烈胸痛等症状。如发现患者呼吸困难、发绀、大咯血时，应及时通知医生，并做好抢救准备。

6）观察咳嗽、咳痰、痰量、性质等变化，指导患者正确排痰，护士应向患者讲清排痰目的、意义和方法，并指导其采取最有利于引流的体位咳痰，使患肺处于高位，其引流支气管开口向下，借助于重力作用，使脓腔内脓液顺支气管流向气管而咳出。同时在咳痰前可给患者以蒸汽或雾化吸入，以利于痰液排出。

7）呼吸困难者取半坐卧位，必要时给予氧气吸入。

8）如需行胸腔穿刺抽脓时，应备好闭式引流装置，术后保持引流管通畅，并观察每日引流量。

9）阿米巴肺脓肿应用依米丁（吐根素）、氯喹等治疗时，需观察药物疗效和反应，如恶心、呕吐、心动过速、血压下降、头晕、耳鸣、烦躁等。服药期间嘱患者绝对卧床休息。

10）患者出院后应加强锻炼，增强体质，对上呼吸道感染、口腔感染及疖、痈等化脓性疾病应及时治疗，以免发生肺部感染。

11）向患者解释肺脓肿的感染途径及加强口腔、上呼吸道及皮肤清洁卫生的重要性，提倡健康的生活方式，勤刷牙，不酗酒，使患者认识延误治疗或不坚持完成疗程将导致慢性肺脓肿的后果，如脓腔不能闭合即须外科手术治疗。

（孟莉娜）

# 第四章 循环系统疾病

# 第一节　病毒性心肌炎

病毒性心肌炎是指病毒感染引起的心肌局限性或弥漫性的急性或慢性炎症病变，属于感染性心肌疾病。在病毒流行感染期约有5%患者发生心肌炎，也可散在发病。临床表现轻重不同。根据典型的前驱感染病史；相应的临床表现；心电图、心肌损伤标志物、超声心动图显示的心肌损伤证据考虑该诊断，确诊有赖于心内膜心肌活检。目前无特异性治疗方法，治疗主要针对病毒感染和心肌炎症。大多数患者经适当治疗后痊愈，极少数患者在急性期因严重心律失常、急性心力衰竭和心源性休克死亡。部分患者可演变为扩张型心肌病。

## 一、病因和发病机制

很多病毒都可引起心肌炎症，其中以肠道病毒如柯萨奇 A、B 病毒、埃可病毒、脊髓灰质炎病毒最常见，其他如流感病毒、风疹病毒、单纯疱疹病毒、肝炎病毒、副流感病毒，以及腺病毒、麻疹病毒、腮腺炎病毒、乙型脑炎病毒、巨细胞病毒等均可引起心肌炎。

其发病机制尚未完全阐明，一般认为细胞免疫起主要作用，而病毒本身所致的溶细胞作用是导致心肌炎发病的主要因素。病毒通过血液循环到达心脏，直接侵犯心肌，或同时侵犯心包膜与心内膜，并在细胞内生长繁殖，引起心肌细胞代谢障碍而损伤心脏。其病毒感染机体后所致病变，可能与机体细胞膜上有无该病毒受体及有无翻译该病毒信息的能力有关。而细胞免疫反应则是病毒感染后，通过 T 细胞主要是 T 辅助细胞，连同抑制 T 细胞等介导免疫而致心肌损害，病毒并不直接侵害心脏，而是在心脏表面形成新抗原及特异性抗体，在补体的参与下，抗原抗体相互作用而致心肌细胞变性、坏死，产生炎症改变。

## 二、临床表现

病毒性心肌炎患者临床表现取决于病变的广泛程度和部位，轻者可无症状，重者可出现心力衰竭、心源性休克和猝死。

患者常在发病前 1～3 周有上呼吸道或肠道感染史，表现为发热、全身酸痛、咽痛、倦怠、恶心、呕吐、腹泻等症状，然后出现心悸、胸闷、胸痛或心前区隐痛、头晕、呼吸困难、水肿，甚至发生阿—斯综合征；极少数患者出现心力衰竭或心源性休克。

体格检查可发现，①心脏增大：病情轻者通常无心脏增大，重者可出现心脏轻到中度增大；②心率和心律的改变：与发热不平行的心动过速、心率异常缓慢和各种心律失常，其中以室性期前收缩最常见；③心音变化：第一心音减弱或分裂，心音可呈胎心律样；④若同时有心包受累，则可闻及心包摩擦音；⑤合并心力衰竭的其他体征：肺部湿性啰音、颈静脉怒张、肝脏增大和双下肢水肿等；⑥病情严重者可出现心源性休克的体征。

### 三、实验室及其他检查

（一）X线检查

重病患者有心脏轻、中度扩大。并发心包炎时心脏明显扩大，心影呈球形呈烧瓶状，搏动减弱。重度心肌炎尚可见到肺淤血及肺水肿。

（二）心电图

具有多变、突变特点。部分心肌炎患者无症状，体征仅有心电图改变；也有在发病后心电图由于正常突然出现改变，随感染的消退或反复而消失或再现。主要变化为：

1. ST - T改变

T波低平、反向或倒置，ST段下降一般较轻。

2. 心律失常

窦性心动过速或过缓，不同程度的窦房、房室、室内传导阻滞，房性、结区性、室性期前收缩可以偶发或频发成联律。单源性或多源性，甚至并行心律。室上性或室性心动过速，心房纤颤也偶可见到。心室颤动的出现可致猝死。三度房室传导阻滞也是猝死的原因。上述变化多见于急性期，在恢复期逐渐消失。亦有部分病例因瘢痕灶形成而产生固定性传导阻滞或期前收缩。

3. QT间期可延长，有时出现病理性Q波。

（三）超声心动图

轻者无改变，重者可有心腔扩大，心室壁搏动幅度降低，心输出量减少等变化。

（四）核素检查

放射性核素心室显影检测左心室功能受损，左心室喷血分数减低。

（五）其他检查

1）血白细胞计数正常或增高，血沉多增速。

2）血清酶（包括AST、ALT、肌酸磷酸激酶、乳酸脱氢酶）增高。

3）血清抗体测定（包括补体结合试验、中和试验、血凝抑制试验）效价增高。

4）病毒学检查：咽、肛拭病毒分离，心肌活检组织病毒分离，或用免疫荧光法找到特异抗原，或电镜下找到病毒颗粒。

### 四、诊断

1999年全国心肌炎心肌病专题座谈会提出的成人急性病毒性心肌炎诊断参考标准：

（一）病史与体征

上呼吸道感染、腹泻等病毒感染后3周内出现心脏表现，如出现不能用一般原因解释的感染后严重乏力、胸闷头晕、心尖部第一心音明显减弱、舒张期奔马律、心包摩擦音、心脏扩大、充血性心力衰竭或阿—斯综合征者。

（二）上述感染后3周内出现下列心律失常或心电图改变者

1）窦性心动过速、房室阻滞、窦房阻滞或束支阻滞。

2）多源、成对室性期前收缩，自主性房性或交界性心动过速，阵发或非阵发性室性心动过速，心房或心室扑动或颤动。

3）两个以上导联 ST 段呈水平形或下斜形下移≥0.05 mV，或 ST 段异常抬高或出现异常 Q 波者。

（三）心肌损伤的参考指标

病程中血清肌钙蛋白 T 或肌钙蛋白 I（强调定量测定）、CK－MB 明显增高、超声心动图示心脏扩大或室壁运动异常和（或）核素心功能检查证实左室收缩或舒张功能减弱。

（四）病原学证据

1. 急性期

从心内膜、心肌、心包或心包穿刺液中检测出病毒、病毒基因片段或病毒蛋白抗原。

2. 病毒抗体

第 2 份血清中同型病毒抗体（如柯萨奇 B 组病毒中和抗体或流行性感冒病毒血凝抑制抗体等）滴度较第 1 份血清升高 4 倍（2 份血清应相隔 2 周以上）或一次抗体效价≥640 者为阳性，320 者为可疑阳性（如以 1：32 为基础者则应以≥256 为阳性，128 者为可疑阳性，根据不同实验室标准做决定）。

3. 病毒特异性 IgM

以≥1：320 为阳性（按各实验室诊断标准，需在严格控制条件下）。如同时血中肠道病毒核酸阳性者更支持近期有病毒感染。

注：同时具有上述（一）、（二）［1）、2）、3）中任何一项］、（三）中任何二项，在排除其他原因心肌疾病后，临床上可诊断急性病毒性心肌炎。如同时具有（四）中第 1 项者可从病原学上确诊为急性病毒性心肌炎。如仅具有（四）中第 2、第 3 项者，在病原学上只能拟诊为急性病毒性心肌炎。如仅在病毒感染后 3 周内出现少数期前收缩或轻度 T 波改变，不宜轻易诊断为急性病毒性心肌炎。

如患者有阿—斯综合征发作、充血性心力衰竭伴或不伴心肌梗死样心电图改变、心源性休克、急性肾衰竭、持续性室性心动过速伴低血压发作或心肌心包炎等在内的一项或多项表现，可诊断为重症病毒性心肌炎。

对尚难明确诊断者可长期随访。在有条件时可做心肌活检进行病毒基因检测及病理学检查。

在考虑病毒性心肌炎诊断时，应除外 β 受体功能亢进症、甲状腺功能亢进症、二尖瓣脱垂及影响心肌的其他疾患如风湿性心肌炎、中毒性心肌炎、冠心病、结缔组织病及代谢性疾病及克山病等。

## 五、治疗

（一）一般治疗

急性病毒性心肌炎主要病理改变是广泛散在心肌细胞坏死灶及周围间质炎性细胞浸润。尽早卧床休息，可以减轻心脏负荷。①有严重心律失常、心力衰竭的患者，卧床休息 1 个月, 半年内不参加体力活动; ②无心脏形态功能改变者, 休息半月, 3 个月内不参加重体力活动。

（二）抗病毒治疗

1. 干扰素

干扰素 α 能够阻断病毒复制和调节细胞免疫功能。干扰素 α 100 万 ~ 300 万 U, 每日 1 次肌内注射, 2 周为 1 个疗程。

2. 黄芪

黄芪有抗病毒、调节免疫功能, 对干扰素系统有激活作用。用法: 黄芪注射液 20 g 加入 5% 葡萄糖液 250 ml, 静脉滴注, 每日 1 次, 2 周, 然后改为口服黄芪治疗。细菌感染是病毒性心肌炎的条件因子, 在治疗初期常规应用青霉素 400 万 ~ 800 万 U/d 或红霉素 1.2 g/d 静脉滴注 1 周。

（三）改善心肌细胞营养, 促进代谢药物

维生素 C 600 ~ 1 000 mg 静脉滴注, 1 次/日; 肌苷 200 ~ 400 mg 肌内注射或静脉注射, 1 ~ 2 次/日; 1, 6 - 二磷酸果糖 5 g 静脉滴注, 1 ~ 2 次/日; 辅酶 Q10 10 ~ 20 mg, 3 次/日。上述药物可适当搭配或联合应用 2 ~ 3 种, 一般 10 ~ 14 日为 1 个疗程。

（四）肾上腺皮质激素

适合于病情危重, 中毒症状明显或有高度房室传导阻滞时。泼尼松 10 mg/次, 3 次/日, 或地塞米松 10 ~ 20 mg, 静脉注射或滴注。目前不主张早期使用。

（五）抗生素的应用

继发性细菌感染常诱发病毒感染, 特别是流感和腮腺炎病毒, 可加重病情, 故急性病毒性心肌炎患者可使用广谱抗生素, 如氨苄西林、头孢菌素等。

（六）免疫调节药物

1. 免疫抑制剂

有关此类药物治疗病毒性心肌炎的研究颇多, 但无论是实验研究抑或临床领域的调查, 至今尚无取得一致意见。环孢素通过干扰激活的 T 辅助淋巴细胞释放 IL - 2 而产生免疫抑制作用。国内研究提示重症心肌炎应尽早应用糖皮质激素治疗, 以保护心肌细胞和减轻心肌水肿。对心肌炎患者用泼尼松环孢素或硫唑嘌呤进行了一组临床治疗试验, 发现免疫抑制治疗不能进一步改善左心射血分数或降低病死率, 认为心肌炎不应常规用免疫抑制治疗。

2. 免疫调节剂

目前多数研究发现病毒性心肌炎的患者存在免疫失控, 故通过免疫调节剂纠正免疫失控是可行的。干扰素的抗病毒及调节细胞免疫作用已被肯定。许多研究均提示其对病毒性心肌炎有防治作用。Matsumori 的有关研究表明适时使用 IFN - αA/D 在小鼠病毒性心肌炎模型中能抑制心肌内病毒复制, 从而起到保护作用。Kishimoto 的研究结果也有同样结论。最近已观察到在一组与病毒感染有关的扩张型心肌病患者中用重组 γ 干扰素治疗, 结果在 1 个月的疗程结束后心肌内肠道病毒 RNA 在半数患者中消失, 而心脏功能均有改善。

动物实验证实, 黄芪能明显减轻心肌的炎症浸润, 减少坏死面积等, 还能使病毒性心肌炎小鼠心肌细胞异常电活动取得部分改善包括动作电位振幅、超射及动作电位最大上升速率等。因此，黄芪具有抗病毒、调节免疫、保护心肌及部分改善心电活动的作用。临床上用黄芪注射液肌内注射、静脉滴注、黄芪冲剂及黄芪口服液等不同制剂，从不同角度观察了它们在病毒性心肌炎患者中的疗效，发现注射液和口服制剂疗效基本相似。经治疗后胸闷心悸、气急、乏力和易感冒等。临床症状及期前收缩发作均见改善。

（七）血管紧张素转换抑制剂（ACEI）及其受体阻滞剂

ACEI 已被认为可应用于多种心血管疾病。卡托普利是第一代 ACEI 制剂，认为它的巯基具有氧自由基的清除作用，具有心肌保护作用的机制。卡托普利减轻心脏后负荷，减少氧自由基的产生，从而减少心肌炎的心肌损伤。也可能与其对缓激肽系统的调节作用（扩张冠状血管，阻止血管痉挛）有关。小鼠柯萨奇病毒 $B_3$ 心肌炎模型研究显示卡托普利是有效的，尤其早期使用，它能减轻心肌重量，减轻心肌炎症反应、心肌纤维化及心肌钙化程度，并能改善充血性心力衰竭。Suzuki 等的心肌炎小鼠模型研究也证明卡托普利能明显改善生存率，减轻心肌损伤，且这种疗效是剂量依赖性的。总之，卡托普利在实验小鼠心肌炎治疗中是相当有效的，运用于人体疗效如何，有待随机临床研究的证实。

近来的研究表明，血管紧张素 Ⅱ 受体阻滞剂对实验性病毒性心肌炎也有较好的疗效，可明显减轻心肌炎小鼠心肌中炎性细胞浸润、坏死及钙化的程度，但对病毒复制无明显影响。

（八）并发症的治疗

1. 心力衰竭治疗

可使用洋地黄类药物、利尿剂及血管扩张剂。因心肌本身有炎症坏死，对洋地黄制剂极为敏感。易出现中毒现象。所以，应用洋地黄制剂须谨慎从事，从小剂量开始，逐渐增加。静脉滴点维生素及糖皮质激素。

2. 纠正心律失常

本病心律失常的基础是心肌病变，对心功能无大影响的心律失常如偶发期前收缩等，不必用药控制，而发生严重心律失常时，可选用抗心律失常的药物及时纠正，并随时监测心律。如为完全房室传导阻滞时，应使用临时体外起搏器，因为本病发生完全性房室传导阻滞，经治疗可在短期内恢复。

3. 心源性休克治疗

1）患者应平卧：气急不能平卧时可采取半卧位，注意保暖和休息。

2）纠正低氧血症：吸氧和保持呼吸道通畅，以维持正常或接近正常的动脉氧分压，有利于微循环，得到最大的氧供应；防止发生呼吸性酸中毒或因换气过度而发生呼吸性碱中毒。可用鼻导管或面罩给氧，如气体交换不好，动脉氧分压仍低而二氧化碳分压仍高时，宜及时做气管插管或气管切开，用人工呼吸器辅助呼吸，以定容式呼吸器为佳，最好还用呼气末正压吸氧，要求动脉血氧分压达到或接近 100 mmHg，二氧化碳分压维持在 35.25 ~ 39.75 mmHg。

3）输液：需静脉输液以恢复循环、保证入量，全日总量（包括口服）1 000 ~ 2 000 ml/m² 均匀滴入。

4）静脉注射维生素 C：开始抢救即刻用 10% ~ 12.5% 溶液 100 ~ 200 mg/kg 静脉注射，以后每 6 ~ 12 小时 1 次，第 1 日可用 4 ~ 5 次。以后可改用静脉滴注。

5）维持血压：如血压急骤下降，应立即开始静脉滴注多巴胺以 20 ~ 30 mg 稀释于 100 ml 葡萄糖溶液内，亦可同时加入间羟胺 10 ~ 20 mg，必要时在密切观察血压下，静脉内缓慢推注多巴胺 10 mg，使血压维持在 90 ~ 100 mmHg，保持重要器官的血流灌注。

6）肾上腺皮质激素：以地塞米松 0.2 ~ 0.5 mg/（kg·d）或相当剂量的氢化可的松，分批均匀静脉滴入，好转后减量再停用，一般不超过 1 周。

7）纠治心律失常：伴有显著心动过速或心动过缓的各种心律失常都能加重休克，需积极应用药物，电复律或人工心脏起搏器等予以纠治或控制。

8）纠正酸碱平衡失调和电解质紊乱：主要是纠正代谢性酸中毒和高钾或低钾血症。休克较重或用升压药不能很快见效者，可即静脉滴注 5% 碳酸氢钠 100 ~ 200 ml，以后参照血 pH 值、血气分析或二氧化碳结合力测定结果及时发现和处理可能出现的呼吸性碱中毒或酸中毒。注意测定血钾、钠、钙和氯化物，按照情况予以补充或限制。低血钾时用含氯化钾浓度 0.4% 的 5% 葡萄糖液静脉滴注；高血钾时除限制钾盐摄入外，可静脉滴注 5% 碳酸氢钠和葡萄糖液加胰岛素。

（九）对症治疗

如退热、止痛、镇静、解除焦虑等。注意补液速度，以免引起或加重心力衰竭。伴有严重心律失常时，应进行心电监护，防止恶性心律失常的发生。必要时吸氧。

## 六、护理

1）急性期或重症患儿绝对卧床休息，待心脏基本恢复正常后再逐渐增加活动量。

2）给予高热量、高维生素、低脂肪饮食，适当增加水果，少量多餐，切忌饱餐。心功能不全时适当限制食盐和水分。

3）呼吸困难者取半卧位，给氧气吸入。每 4 小时测脉搏一次，注意脉率和脉律。

4）患儿易出汗，应注意皮肤清洁，及时更换衣服，防止受凉。

5）静脉给药速度宜慢，有条件可用输液泵。

6）密切观察并记录心率、脉率、心音性质和强弱、血压和体温的变化，以做出对疾病发展的正确估计。必要时给予心电监护，严密观察有无心律失常或心源性休克。对出现烦躁不安、面色苍白、四肢厥冷、发绀、脉搏细弱、心动过速及奔马律、血压下降或测不到时，应考虑心源性休克；对出现多源性期前收缩，或阵发性心动过速或心动过缓，重度或完全房室传导阻滞，扑动或颤动，均应立即报告医生协助抢救。

7）注意观察药物疗效及不良反应，如心肌炎患儿对洋地黄类药物敏感性较强，应注意毒性反应。患儿出现烦躁不安、胸痛、腹痛时，按医嘱给予镇静剂，必要时应用吗啡。

## 七、防控

平时应加强锻炼，增强体质，对各种病毒感染进行预防注射，并减少受凉、发热、劳累等不良因素。出院时嘱注意休息，避免过度疲劳，以免加重心脏负担。同时避免受凉，预防感冒，按时服药，定期复查。

（田丽姗）

# 第二节 急性心包炎

急性心包炎是由心包脏层和壁层急性炎症引起的综合征。临床特征包括胸痛、心包摩擦音和一系列异常心电图变化。病因较多，可来自心包本身疾病，也可为全身性疾病的一部分，临床上以结核性、非特异性、肿瘤者为多见，全身性疾病如系统性红斑狼疮、尿毒症等病变易累及心包引起心包炎。其治疗包括对原发疾病的病因治疗、解除心脏压塞和对症治疗，自然病程及预后取决于病因。

## 一、病因

急性心包炎的病因很多，部分病因不明。常见的病因有特发性（非特异性）、感染性（病毒、细菌、结核等）、免疫—炎症性、肿瘤及创伤等。其中以非特异性、结核性、化脓性和风湿性心包炎较为常见。国外资料表明，非特异性心包炎已成为成年人心包炎的主要类型；国内报告则以结核性心包炎居多，其次为非特异性心包炎。恶性肿瘤和急性心肌梗死引起的心包炎在逐渐增多。随着抗生素和化学治疗的进展，结核性、化脓性和风湿性心包炎的发病率已明显减少。除系统性红斑狼疮性心包炎外，男性发病率明显高于女性。

## 二、病理生理

纤维蛋白性心包炎不影响血流动力学，而心包积液是急性心包炎引起一系列病理生理改变的主要原因。如果渗液进展缓慢，心包过度伸展，心包腔内虽容纳 1～2 L 液体而不增加心包内压力，这种不伴有心脏压塞的心包积液患者可以没有临床症状。如果渗液急速或大量蓄积，使心包腔内压力急剧上升，心室舒张期充盈减少，心搏血量降低，血压下降。此时机体的代偿机制通过升高静脉压以增加心室的充盈，增加心肌收缩力以提高射血分数，加快心率使心排血量增加，升高周围小动脉阻力以维持血压。如心包渗液继续增加，一旦心包腔内压和右室压力升至左室舒张压水平，上述代偿机制衰竭而出现急性心脏压塞表现。

## 三、临床表现

（一）症状

1. 心前区疼痛

常于体位改变、深呼吸、咳嗽、吞咽、卧位尤其当抬腿或左侧卧位时加剧，坐位或前倾位时减轻。疼痛通常局限于胸骨下或心前区，常放射到左肩、背部、颈部或上腹部，偶向下颌、左前臂和手放射。有的心包炎疼痛较明显，如急性非特异性心包炎；有的则轻微或完全无痛，如结核性和尿毒症性心包炎。

2. 心脏压塞的症状

可出现呼吸困难、面色苍白、烦躁不安、发绀、乏力、上腹部疼痛、水肿，甚至休克。

3. 心包积液对邻近器官压迫的症状

肺、气管、支气管和大血管受压迫引起肺淤血，肺活量减少，通气受限制，加重呼吸困难，使呼吸浅而速。患者常自动采取前卧坐位，使心包渗液向下及向前移位，以减轻压迫症状。气管受压可产生咳嗽和声音嘶哑。食管受压可出现咽下困难症状。

4. 全身症状

心包炎本身亦可引起畏寒、发热、心悸、出汗、乏力等症状，与原发疾病的症状常难以区分。

（二）体征

1. 心包摩擦音

心包摩擦音是急性纤维蛋白性心包炎的典型体征。在胸骨左缘第三四肋间、胸骨下部和剑突附近最清楚。常仅出现数小时，持续数天、数星期不等。当渗液出现两层心包完全分开时，心包摩擦音消失；如两层心包有部分粘连，虽有大量心包积液，有时仍可闻及摩擦音。在心前区听到心包摩擦音，就可做出心包炎的诊断。

2. 心包积液

积液量在 200～300 ml 以上或渗液迅速积聚时产生以下体征

1）心脏体征：心尖冲动减弱、消失或出现于心浊音界左缘内侧处。心浊音界向两侧扩大、相对浊音区消失，患者由坐位转变为卧位时第二三肋间的心浊音界增宽。心音轻而远，心率快。少数患者在胸骨左缘第三、四肋间可听得舒张早期额外者（心包叩击音），此音在第二心音后 0.1 秒左右，声音较响，呈拍击样。

2）左肺受压迫的征象：有大量心包渗液时，心脏向后移位，压迫左侧肺部，可引起左肺下叶不张。左肩胛肩下常有浊音区，语颤增强，并可听到支气管呼吸音。

3）心脏压塞的征象：快速心包积液，即使仅 100 ml，可引起急性心脏压塞，出现明显的心动过速，如心排血量显著下降，可产生休克。当渗液积聚较慢时，除心率加速外，静脉压显著升高，可产生颈静脉怒张，搏动和吸气时扩张，肝肿大伴触痛，腹腔积液，皮下水肿和肝—颈静脉反流征阳性等体循环淤血表现。可出现奇脉。

（三）并发症

1. 心脏压塞

心脏压塞是心包疾病的危重并发症。急性心包炎约 15% 可发生心脏压塞。

2. 心源性肝硬化

心源性肝硬化指由于心脏的原因引起肝脏长期淤血、缺氧，肝细胞萎缩、消失，结缔组织增生所致的肝硬化，多见慢性缩窄性心包炎，约占心源性肝硬化的 16.6%。

3. 心律失常

心律失常是心包疾病的常见并发症之一，其产生与交感神经兴奋，心房扩大，心外膜炎症、心肌缺血以及机械性压迫等有关。

4. 心肌缺血

心包炎中偶有并发心肌缺血的报道；可能与冠状动脉痉挛、增厚钙化的心包压迫冠状动脉和心脏压塞时冠状动脉血流量减少等有关。

### 四、实验室及其他检查

（一）实验室检查

白细胞计数增加与否，视病因而定，化脓性心包炎者白细胞计数及中性粒细胞明显增高，心包穿刺抽液，可进一步明确心包液体为渗出性、脓性或血性，并可涂片及培养可能查出感染原，肿瘤性心包积液可查出瘤细胞。

（二）X线检查

成人心包积液少于300 ml时，X线征象不多，难以发现，积液300～500 ml或更多时，心脏阴影才出现普遍性的向两侧扩大，心影形态可因体位不同而改变。并有上腔静脉明显扩张及心膈角变钝的表现。当心包积液超过1 000 ml时，心影明显扩张，外形呈三角形或烧瓶状，各心缘弓的正常界限消失，透视可见心脏搏动减弱或消失，肺野常清晰。X线计波摄影或心脏电记波描记可见心脏搏动减弱或消失。

（三）超声心动图检查

当心包积液量超过50 ml时，M型超声心动图即显示在心室收缩时，左心室后壁与后心包壁层间有液性暗区；如该暗区在舒张期亦可见，表明积液量在400～500 ml，二维超声心动图，在心包内有中等积液量时，可见液性暗区较均匀地分布在心脏外周，超声心动图检查迅速可靠，简单易行，无创伤性，可在床旁反复进行。

（四）心电图检查

急性心包炎时，由于炎症常波及心外膜下心肌，而出现广泛的心肌损伤型心电图改变，典型者早期，除AVR导联外。各导联ST段普遍抬高，弓背向下，经数日至数周后恢复。继之T波低平或倒置，可持续数周或数日，至心包炎消失后可恢复。发生心包积液后，除T波变化外，还可有肢导联QRS波群低电压，此可能与心包液体引起心电"短路"有关，大量心包积液时，还可出现"电交替"现象。多与心脏悬浮在心包腔中致机械活动度加大有关。此外，常有窦性心动过速。

（五）核素扫描

静脉注射125标记的白蛋白进行血池扫描。核素可示真正的心腔大小，X线片中心脏影如大于扫描图，则表示增大的部分系渗液。

### 五、诊断和鉴别诊断

（一）确定有无心包炎

急性纤维蛋白性心包炎根据典型的心包摩擦音即可成立诊断，渗出性心包炎则根据上述心包积液体征，心包填塞症状和体征结合X线、心电图检查一般不难做出诊断，尤其在普遍应用超声心动图后，对诊断心包积液有极高的准确性。

**（二）病因诊断**

不同病因的心包炎，其临床表现和治疗方法不同，因此，在心包炎的诊断确定后，应进一步确定其病因。

## 六、治疗

急性心包炎的治疗包括对原发疾病的病因治疗、解除心脏压塞和对症治疗。风湿性心包炎时应加强抗风湿治疗；结核性心包炎时应尽早开始抗结核治疗，并给予足够的剂量和较长的疗程，直到结核活动停止后一年左右再停药，如出现心脏压塞症状，应进行心包穿刺放液；如渗液继续产生或有心包缩窄表现，应及时做心包切除，以防止发展为缩窄性心包炎；化脓性心包炎时应选用足量对致病菌有效的抗生素，并反复心包穿刺抽脓和心包腔内注入抗生素，如疗效不显著，即应及早考虑心包切开引流，如引流发现心包增厚，则可做广泛心包切除；非特异性心包炎时肾上腺皮质激素可能有效，如反复发作亦可考虑心包切除。同时，患者宜卧床休息。胸痛时给予镇静剂，必要时使用吗啡类药物或左侧星状神经节封闭。

## 七、护理

**（一）一般护理**

1）急性心包炎患者应卧床休息，给予氧气吸入，并保持情绪稳定，以免因增加心肌耗氧量而加重病情。休息时可采取半卧位以减轻呼吸困难；出现心包填塞的患者往往采取强迫前倾坐位，应给患者提供可趴俯的床尾小桌，并加床栏保护患者，以防坠床。

2）饮食上给予高热量、高蛋白、高维生素、易消化的半流食或软食；如有水肿，应限制钠盐摄入。

**（二）心理护理**

1）患者气急发生后，常常精神紧张，甚至是恐惧心理，陪护人员应守护在旁，给予解释和安慰，消除不良心理因素，取得患者的配合。

2）在行心包穿刺抽液治疗前，向患者做好解释工作，通过讲解此项治疗的意义、过程、术中配合事项等，减轻恐惧不安情绪。护士可在手术中陪伴患者，给予支持、安慰。

**（三）病情观察**

1）注意胸痛及心前区疼痛，若症状明显，应及时通知医生，按医嘱给予镇痛剂或镇静剂。注意观察疼痛的性质，疼痛发展快者一般为化脓性心包炎，慢者大都为结核性、肿瘤和非特异性；疼痛较剧烈者多为急性非特异性和化脓性心包炎。如在深吸气、咳嗽、变换体位时疼痛，系心包炎累及胸膜引起。局部可放置冰袋，减少咳嗽和变换体位以使疼痛减轻。干性纤维蛋白性心包炎，可取左侧卧位，减少胸膜摩擦，减轻疼痛。

2）密切观察呼吸、血压、脉搏、心率、面色等变化。如出现面色苍白、呼吸急促、烦躁不安、发绀、血压下降、刺激性干咳、心动过速、脉压小、颈静脉怒张加重、静脉压持续上升等心包填塞的症状，应立即帮助患者取坐位，身躯前俯，并及时通知医生，备好心包穿刺用品，协助进行心包穿刺抽液。如不能缓解症状，应考虑心包切开引流。

### （四）治疗护理

药物治疗时，观察药物的疗效及可能出现的毒副作用。心包穿刺术既用于诊断，又是一项重要的治疗措施。可以帮助明确心包积液性质及病原，又能在大量心包积液时能解除心包填塞症状，在化脓性、结核性或癌性积液时，可向心包腔内注入药物。

**1. 心包穿刺术的术前准备**

协助医生做超声波检查，确定积液的多少，并可指导选择穿刺进针的部位、深浅和方向；向患者做好解释，争取患者合作，必要时给予镇静剂；术前准备好各种试管（包括培养皿及乙醇灯等），以便留取标本送检，并做好抢救物品的准备。

**2. 术中协助医生完成各项操作**

进行持续心电监护，并将穿刺针尾部与心电监护胸前导联连接，如穿刺针触及心肌，心电示波可出现 ST 段上抬，这时可后撤少许穿刺针。

**3. 术后密切观察**

术后密切观察患者面色、表情、呼吸，嘱患者平卧位或半卧位休息 4 ~ 6 小时，每小时测血压 1 次，直至平稳。进行连续心电监护，密切注意心率、心律变化，并给予氧气吸入，详细记录患者尿量及脉搏（有无奇脉）情况。术后常规应用抗生素 3 ~ 5 天，以预防感染。

### 八、防控

1）心包炎患者的机体抵抗力减弱，应注意充分休息，加强营养。

2）继续进行药物治疗，教会患者如何正确服药及观察疗效、副作用。

3）大多数心包炎可以治愈。结核性心包炎病程较长，鼓励患者坚持治疗；而急性非特异性心包炎则易复发，部分患者可演变为慢性缩窄性心包炎。

4）定期复查。

（田丽姗）

# 第三节　慢性心包炎

心包炎症持续 3 个月以上称为慢性心包炎，多由急性心包炎转变而来。急性心包炎以后，多数患者只有轻微的瘢痕形成和疏松的或局部的粘连，心包无明显的增厚，不影响心脏的功能，称为慢性心包炎。少数患者由于形成坚厚的瘢痕组织，心包失去伸缩性，明显地影响心脏的收缩和舒张功能，称为缩窄性心包炎，包括典型的慢性缩窄性心包炎和在心包渗液的同时已发生心包缩窄的亚急性渗液性缩窄性心包炎。后者在临床上既有心包堵塞又有心包缩窄的表现，并最终演变为典型的慢性缩窄性心包炎。

## 一、病因

继发于急性心包炎，有时临床上可观察到急性转变为缩窄性的发展过程。但多数病例急性阶段症状不明显，待缩窄性心包炎的表现明显时往往已失去原有疾病的病理特征。病因以结核性心包炎占多数，其次为非特异性心包炎，少数为化脓性心包炎和创伤性心包炎。慢性心包炎可分为两型：

（一）慢性非缩窄性心包炎

引起的原因有结核病、尿毒症及胶原病；真菌亦可引起。由于炎症及瘢痕形成过程破坏了心包的吸收能力，而且富含蛋白质的渗出液由于其渗透压升高而使积液产生增多。然而，由于积液生成缓慢，心包壁能逐渐适应，不致妨碍心脏活动，因此，临床症状不太明显。

（二）慢性缩窄性心包炎

由于渗出物机化和瘢痕形成（有时还伴有钙化）而导致心包压力持续性升高，妨碍心脏的舒张期充盈。此型心包炎多见于男性，在已知原因的病例中，多为结核性心包炎，其他感染性或外伤性心包炎较少见。

## 二、临床表现

起病缓慢，急性心包炎后数月至数年发生心包缩窄。

（一）症状

患者可出现不同程度的呼吸困难、乏力，这主要是由于心排血量不能随活动而相应增加所致。由于静脉压增高，患者可因肝大、腹腔积液而出现食欲缺乏、上腹疼痛等症状。

（二）体征

1. 心脏本身的表现

心浊音界正常或稍增大，心尖冲动减弱或消失，心音轻而远。可在第二心音后 0.1 秒左右的舒张早期闻及额外音，呈拍击性质，称心包叩击音；心律一般为窦性心律，晚期患者可出现心房颤动、过期前收缩动、心房扑动等异位心律。

2. 心脏受压的表现

颈静脉怒张、肝肿大、腹腔积液、胸腔积液、下肢水肿等。这些与心脏舒张受阻，使心排血量减少，导致肾脏对水和钠的重吸收增加，从而使血容量增加，以及静脉回流受阻，使静脉压升高有关。本病的腹腔积液较周围水肿出现得早，且多属大量，与一般心力衰竭引起者有所不同。晚期患者心排血量减少，使动脉收缩压降低，静脉淤血，反射引起周围小动脉痉挛，使舒张压升高，因此脉压变小。

## 三、实验室及其他检查

（一）实验室检查

实验室检查可有轻度贫血，病程较长者因肝淤血可有肝功能异常和低蛋白血症。

（二）X 线检查

X 线检查心影大小正常或轻度增大，心搏动减弱或消失，心缘平直僵硬，心包可有钙化影。上腔静脉影增宽，肺门阴影增大。

（三）心电图

心电图主要表现为 QRS 波群低电压，T 波低平或倒置，倒置的深度与心肌受累的程度有关，心电轴固定。部分病例可有 P 波增宽、切迹、右心室肥厚、不完全性右束支传导阻滞、心房颤动等。

（四）超声心动图

右心室前壁和左心室后壁运动幅度变小，心室容量减少，心房扩大，与心包腔尚存少量积液做对比，可发现心包壁层增厚。

（五）静脉压测定

静脉压明显升高，一般在 2.4 kPa 以上，有时可达 3.9 kPa。

（六）心导管检查

右心导管检查示肺微血管压、肺动脉舒张压、右心室舒张末期压、右心房平均压和腔静脉压均显著增高和趋于相等，心排血量减低。右心房压力曲线呈 M 型，Q 波与 V 波几乎同等高度。

**四、诊断和鉴别诊断**

如患者有腹腔积液、肝大、颈静脉怒张和静脉压显著增高等体循环淤血体征，而无显著的心脏扩大或心脏杂音时，应考虑缩窄性心包炎。如再有急性心包炎过去史，心脏搏动减弱，闻及心包叩击音，脉压变小，奇脉和下肢水肿，X 线检查发现心包钙化和心电图发现 QRS 低电压、T 波和 P 波改变，常可明确诊断。个别不典型病例需行右心导管检查。在诊断时需与肝硬化、充血性心力衰竭和限制性心肌病相鉴别。

**五、治疗**

对缩窄性心包炎，应及早施行心包剥离术。因病程过久，心肌常萎缩和纤维变性，影响手术效果。手术指征：①临床表现为心脏进行性受压，用单纯心包渗液不能解释；②在心包渗液吸收过程中，心脏受压征象越来越明显；③在进行心包腔注气术时，发现壁层心包显著增厚；④MRI 显示心包增厚和缩窄；⑤心包感染已基本控制时就应及早手术。对结核性心包炎，如在结核活动期应避免手术，以防造成结核的播散。如结核尚未稳定，但心脏受压症状明显加剧时，可在积极抗结核治疗下进行手术。

手术前、中、后应注意的事项：①术前要严格休息，低盐饮食，使用利尿剂或抽除胸腔积液或腹腔积液，必要时给予少量多次输血。有心力衰竭或心房纤颤者应用适当的洋地黄类药物。②手术时心包应尽量剥离，尤其两心室的心包必须彻底剥离。③因心脏长期受束缚，心肌有萎缩和纤维变性，所以手术后心脏负担不应立即过重，应逐渐增加活动量，静脉补液不能过快，避免引起肺水肿。

**六、护理与防控**

1）术前严格休息，给予低盐、高蛋白及高热量饮食，保证充足的营养。心包剥离术后，应密切观察生命体征及心功能变化，限制静脉补液量和补液速度，以免加重心脏负担和引起急性肺水肿。

2）术后恢复期应逐渐增加活动量，不宜突然活动过度。术前有心力衰竭者，术后仍应继续抗心力衰竭治疗。但要注意药物的不良反应，尤其是洋地黄过量和电解质紊乱。

3）缩窄性心包炎患者，如诊断明确，并及时行心包剥离术，大部分患者预后良好。但少数患者可因病程较长，而影响手术治疗的效果。患者在接受手术治疗后，仍应坚持休息半年左右，以利心脏功能的恢复。术前有心力衰竭者，术后仍应继续抗心力衰竭治疗。由于萎缩心肌恢复较慢，常在术后 4~6 个月才出现疗效，临床症状改善，心功能逐渐恢复。

（宿晓卿）

# 第四节　感染性心内膜炎

感染性心内膜炎系微生物感染所致的心瓣膜及心内膜的炎症，致病原有细菌、真菌、立克次体、病毒等，其中以细菌或真菌最为多见。多发生于心脏有瓣膜病变或先天性心血管畸形者。临床特点为发热、心脏杂音、脾大、贫血、皮肤黏膜淤点、周围血管栓塞等，血培养常阳性，超声心动图可发现瓣膜赘生物。按病程进展分为急性和亚急性心内膜炎。发生在人工瓣膜和静脉药瘾者分别称为人工瓣膜和静脉药瘾者心内膜炎。

## 一、病因

感染性心内膜炎绝大多数发生于心脏病的基础上。近年来，发生于原无心脏病变者显著增多，已占首位。其原因可能与经血管的各种创伤性检查与治疗，各种内镜检查日渐增多，使感染机会明显增加有关。也可见由药物或疾病引起免疫功能抑制的患者。发生于冠状动脉硬化性心脏病基础上的患者有增加趋势，多见于老年男性，主要侵犯主动脉瓣；而风湿性心脏病所占的比例明显减少。先天性心脏病史，以动脉导管未闭、室间隔缺损、法洛四联征最常发生。感染性心内膜炎约 90% 是链球菌或葡萄球菌。草绿色链球菌发病率在下降，但仍占优势。金葡菌、肠球菌、表皮葡萄球菌、革兰阴性菌或真菌的比例明显增高。近年来由于普遍地使用广谱抗生素，致病菌种已明显改变，几乎所有已知的致病微生物都可引起本病。各种条件致病菌亦明显增多。同一病原体可产生急性病程，也可产生亚急性病程。两种细菌的混合感染时有发生。草绿色链球菌为口腔及上呼吸道的常居细菌，因此，牙齿、扁桃体、咽喉部是病原菌的常见侵入途径；此外，在尿路、肠道、产科方面的感染和手术操作等均易致菌血症。当心脏瓣膜存在病理变化或有先天性缺损时，侵入的细菌可在心瓣膜、心内膜和动脉内膜的损伤部位上黏附、繁殖，引起炎症，最常见的部位为病变的瓣膜和受血流漩涡冲击最强之处，而黏附力量最强者为金葡菌及肠球菌，其次为草绿色链球菌、表皮葡萄球菌及铜绿假单胞菌。黏附力最差的是大肠杆菌。在黏附、繁殖过程中的细胞被冲入血流形成菌血症，菌血症反复发生可使机体产生循环抗体，尤其是凝集素，它可促使病原体集聚于心内膜损伤处，数量增多而引起感染。有人认为革兰阳性细菌常侵犯瓣膜，而革兰阴性细菌则好侵袭心内膜游离壁。

### 二、临床表现

多发于青壮年，男：女为2:1，草绿色链球菌是最常见的致病菌，患者常有获得性或先天性心脏病病史，如风湿性心瓣膜病、法洛四联征、动脉导管未闭等。多数患者无前驱症状，部分近期有手术、器械检查或感染史，起病缓慢而无特异性。

起病多缓慢，出现低热、疲倦、食欲缺乏，但亦有起病急骤，伴寒战、高热和器官栓塞现象。

#### (一) 感染中毒症状

发热最常见，热型多不规则，可呈弛张、间歇热，体温多在38～39℃，也可高达40℃，伴以寒战，也可低热，其他症状有全身乏力、食欲缺乏、体重减轻、出汗、肌肉关节疼痛和进行性贫血，半数以上患者脾大，约30%的患者呈杵状指。

#### (二) 心脏病变的表现

①由于赘生物形成、脱落、瓣膜穿孔和腱索断裂，可致心脏杂音的性质、部位常不断改变是本病的特征，并可出现新杂音；②心功能不全常见，与瓣膜结构破坏和心肌受损有关；③心律失常，以心房颤动、期前收缩较常见，约15%的患者出现一度房室传导阻滞。

#### (三) 重要脏器栓塞表现

是重要的表现之一，仅次于心力衰竭，可在发病后数天或数月出现，全身大动脉及重要器官均可发生栓塞，发生率在36%～66%，依次以脑、肾、脾、肺、肠系膜及冠状动脉、四肢动脉栓塞较为常见。

脑血管栓塞占32.2%～42%，好发于大脑中动脉及分支，表现为头痛、偏瘫。肾动脉栓塞占10%～21.9%，可出现腰痛、腹痛、蛋白尿、血尿或菌尿。脾动脉栓塞占10%～16.4%，可表现突然左上腹痛，放射左肩、心前区左胁肋部痛，伴有脾大、压痛、发热，脾区有摩擦音。极少数病例脾破裂或脾动脉瘤破裂导致腹腔感染、膈下脓肿、内脏出血甚至死亡。肺动脉栓塞占3%～11.6%，多发生于原有先天心脏病的病例，因左侧心瓣膜赘生物可通过未闭卵圆孔，缺损房、室间隔发生肺栓塞，表现突然的剧烈胸痛、咯血、气短、发绀或休克，X线胸片可见大片楔状或不规则小块阴影。肠系膜动脉栓塞占6%，表现为腹部剧痛、肌紧张、反跳痛、血便等，易与急腹症相混淆。四肢动脉栓塞占4%，表现突然肢体剧痛、局部发凉、苍白、发绀、动脉搏动消失。视网膜动脉栓塞占2.5%，表现突然的完全或部分视力丧失。皮肤黏膜栓塞现比以往少见，典型者表现为中心呈灰白色淤血点，多见于睑结膜、口腔黏膜、胸前和四肢皮肤。有时手指或足趾末端掌面可出现微隆起的紫红色淤块，直径5～10 mm，有压痛，这种栓塞小结即欧氏结。

（四）临床特殊类型

以下感染性心内膜炎较为难治，容易复发，病死率较高。

1. 金葡菌心内膜炎

金葡菌心内膜炎起病急，病情重，全身中毒症状严重，常侵害二尖瓣和主动脉瓣及其他正常心脏瓣膜，临床表现有显著的心脏杂音和心律失常、心力衰竭，并有多个脏器感染和脓肿。

2. 革兰阴性杆菌心内膜炎

革兰阴性杆菌心内膜炎常见致病菌有大肠杆菌、铜绿假单胞菌、产碱杆菌、变形杆菌、副伤寒杆菌等，经肠道或尿道感染而引起严重心内膜炎和瓣膜损害。临床表现高热、寒战，并有心音及心律明显变化。

3. 肠球菌性心内膜炎

肠球菌性心内膜炎近年来发病有上升趋势，此菌对心瓣膜破坏性极大，难以治愈，常来自泌尿生殖道和前列腺的感染。

4. 真菌性心内膜炎

真菌性心内膜炎多为念珠菌、曲菌、组织胞质菌、隐球菌感染，赘生物大而脆，易导致大血管栓塞和严重的瓣膜功能障碍，又因抗真菌药物疗效不高和毒性较大，预后极差，大多数以争取手术而降低死亡率。

5. 药瘾性感染性心内膜炎

药瘾性感染性心内膜炎是药瘾者滥用麻醉剂胃肠道外注射，直接将微生物注射入静脉或局部发生蜂窝织炎及静脉炎，使感染性心内膜炎发病率明显增加。这种危及生命的疾患较难诊断和治愈，则需长期住院治疗。

6. 老年性感染性心内膜炎

近年来发现一系列报道中，感染性心内膜炎平均年龄已由过去的接近 50 岁，部分上升到 60 岁以上，占感染性心内膜炎病例的 20% ~ 50%。多认为退变性心内膜疾病、动脉硬化性心脏病是老年人罹患感染性心内膜炎的重要基础。上呼吸道及泌尿生殖道感染（有无器械操作史）、糖尿病、营养不良、拔牙、压疮和介入性及外科手术操作是重要的病因。起病隐匿，临床表现不典型，病情危险，易出现严重并发症，死亡率较高。因此，应提高对本病的认识及早诊治。

7. 复发性感染性心内膜炎

复发性感染性心内膜炎是指正规的抗生素治疗结束后 6 个月内，或在治疗过程中又出现感染征象或血培养阳性再度出现，是因深藏于赘生物中的微生物不易杀尽，或抗生素治疗不够强有力所致，病死率较高。

8. 右心感染性心内膜炎

右心感染性心内膜炎临床少见，多发生在左向右分流的先心病或右心介入手术者。患右心内膜炎后，可累及三尖瓣、肺动脉瓣发生关闭不全，表现肺部症状、右心衰竭。赘生物脱落引起肺动脉栓塞，产生呼吸窘迫综合征。

9. 人工心脏瓣膜性心内膜炎

此病为置换瓣膜严重的并发症，病死率较高。在术后的早期，多由表皮葡萄球菌、类白喉杆菌、革兰阴性杆菌和真菌所引起，在迟发性感染，链球菌为最常见的致病菌，人造生物瓣心内膜炎主要破坏瓣叶产生关闭不全，很少产生瓣环脓肿。而机械瓣感染主要是累及瓣环附着处，造成瓣环和瓣膜缝合处的缝线脱落，导致关闭不全及溶血，易形成瓣环脓肿扩散至邻近心肌组织及其他脏器脓肿和栓塞。

### 三、实验室及其他检查

（一）血培养

血培养对本病的诊断有重要意义，阳性血培养结果不仅可作为诊断本病的最直接证据，而且可同时做药物敏感试验，以利选用抗生素。有 75% ~ 85% 的患者血培养阳性。目前认为，感染性心内膜炎的病原体可以随赘生物不间断地进入血循环中，产生持续的菌血症状态。但是，24 小时内血中细菌数量不一，可影响培养的阳性率。为了提高血培养的阳性率，应注意以下几点：①严防污染；②在应用抗生素前 24 小时内采集 3 ~ 5 次血液标本，每次至少取血 10 ml，取血时间以寒战或体温升高时为好；③血培养前如用过抗生素，培养瓶肉汤量应多些，达到采血量的 20 倍，以降低抗生素浓度，或作消除抗生素作用的处理，如曾用过青霉素，在培养瓶中加入青霉素酶，用过磺胺药者加入对氨苯甲酸，以利细菌生长；④培养观察时间不应少于 3 周，对疑为布氏杆菌、生长缓慢的革兰阴性杆菌以及小嗜氧链球菌感染者应培养 4 周，并选用特殊条件；⑤常规应做需氧和厌氧菌培养，必要时应做真菌（主要为念珠菌）检查；⑥如静脉血培养阴性，骨髓培养可获较高的阳性率。

（二）血液检查

红细胞和血红蛋白降低，后者大都在 60 ~ 100 g/L，偶有溶血现象。白细胞数轻度增多或正常，核左移。脾大明显时，白细胞数减少。如白细胞显著增多，常提示有较严重或广泛的栓塞或合并有脓肿。血沉大多增快，血小板正常，偶可见到严重血小板减少伴有出血倾向和广泛的紫癜。

（三）血清免疫学检查

部分患者血清 C 反应蛋白阳性，γ 球蛋白增多，补体降低，类风湿因子滴度增高，壁酸抗体试验阳性；浓缩静脉血检查，在吞噬细胞内可发现细菌。

（四）尿常规和肾功能

发热期可有轻度蛋白尿。肾栓塞或肾小球肾炎出现后可见血尿、菌尿，前者还可有红细胞管型。

（五）心电图

心电图呈现各种心律失常、传导阻滞。

（六）胸部 X 线检查

胸部 X 线检查根据具体病情，心脏扩大、肺水肿、肺栓塞、胸腔积液等均可发现。

（七）超声心动图检查

超声心动图检查可直观地观察心脏的形态、运动状况、各瓣膜的形态、活动等。发现心腔内或瓣膜表面有赘生物存在时，对感染性心内膜具有诊断意义。

（八）放射性核素检查

用 $^{67}$ 镓心脏扫描及 $^{201}$ 铊灌注技术对发现心肌脓肿有意义。

### 四、诊断和鉴别诊断

（一）诊断

对不明原因发热 1 周以上伴有心脏杂音，伴或不伴有栓塞表现，均应考虑本病的诊断。血培养阳性或超声心动图发现赘生物有确诊价值。对于无发热或无心脏杂音或血培养阴性者，如有不能解释的贫血、心瓣膜病变进行性加重、顽固性心力衰竭、反复周围动脉栓塞、多发性肺栓塞、肾脏损害等均应考虑本病的诊断。

（二）鉴别诊断

对于以发热为主要表现，心脏体征变化不明显者须与败血症、伤寒、结核、上呼吸道感染、肿瘤、胶原组织疾病等鉴别。以心力衰竭表现为主，无自觉发热或仅偶有低热者极易漏诊，对心力衰竭顽固不易控制者，应注意有否合并本症。因栓塞致使身体某一局部症状特别明显，如肾栓塞引起肾区痛及血尿者，须与肾结石鉴别。本病以神经或精神症状为主要表现者，在老年人中应注意与脑动脉硬化所致脑梗死、脑出血及精神改变相鉴别。本病与风湿热的鉴别较困难，后者多为年轻人，发热，多伴有多发性、游走性、非化脓性关节炎，环形红斑，皮下结节，心肌炎，心包炎等损害。而栓塞、淤点、欧氏小结、杵状指、脾大仅见于感染性心内膜炎。血培养阳性更是鉴别的重要指标。此外，在风湿性心脏病的基础上发生本病，经足量抗生素治疗而热不退、心力衰竭不见好转，应怀疑合并风湿活动的可能。两病可同时存在。

### 五、治疗

（一）抗生素治疗

1. 一般原则

①应用要早：治疗成功的关键在于早期诊断和早期治疗。于采血培养后即可根据情况选用抗生素，先按经验给药，3 天后视病情再做调整。②用杀菌药：长时间应用无严重毒性作用的药物，并且加用有协同作用的药物，具有以上特点的药物以青霉素为首选与链霉素、卡那霉素或庆大霉素合用有协同作用。③剂量要足：通常需要维持抗生素血清浓度为杀菌水平的 4～8 倍。④疗程要长：一般在 4～6 周。致病菌对抗生素敏感度较差，或有并发症的患者，疗程宜延长至 8 周。

2. 选用抗生素的原则及用法

在临床上拟诊为感染性心内膜炎的患者，先连续抽血 3～5 次送血培养，之后即开始抗生素治疗，一般在获得血培养结果之前先按临床入侵途径推测最可能的致病菌选择药物，待血培养报告出来后再按药物的敏感试验调整。对临床高度怀疑本病，而血培养反复阴性者，可凭经验按肠球菌及金葡菌感染，选用药物，同时做血培养和血清学检查除外真菌、支原体、立克次体引起的感染。

（二）加强支持对症治疗

可少量多次输新鲜血，冻干血浆或人体白蛋白、多种氨基酸等适当应用营养心肌药物，注意水、电解质平衡。

（三）手术治疗

手术治疗已成为药物治疗的重要辅助手段，手术适应证为：①难治性心力衰竭；②难以控制的感染（持续培养阳性）；③瓣膜破坏，腱索或乳头肌断裂；④瓣周或心肌脓肿伴心脏传导阻滞；⑤真菌性心内膜炎；⑥多数的早期门静脉栓塞；⑦动脉瘤切除术；⑧一次以上大的栓塞事件且赘生物较大。

## 六、护理

1）病情严重时应卧床休息，随着病情好转，实施渐进性活动计划。在适量活动中注意患者的反应，观察有无出汗、头昏、软弱、血压和心率变化等，发现异常应及时调整活动量。

2）给予高热量、高蛋白、高维生素、易消化的半流质或软食，补充热量的消耗，做好口腔护理，以增进食欲。

3）发热时采取物理降温，必要时遵医嘱给予药物降温，注意降温效果，防止受凉感冒。

4）耐心解释患者提出的疑虑，鼓励患者树立信心，配合治疗，以利康复。

5）密切观察病情变化，随时注意体温、脉搏、呼吸、血压、心律的改变。仔细观察淤点的好发部位如上肢、口腔黏膜、睑结膜、前胸、手足等处有无淤点出现，一旦发现可为诊断提供依据。加强对栓塞症状的观察，及时发现栓塞现象及心力衰竭表现。出现病情变化时及时通知医生，并做好相应的抢救及护理。

6）早期治疗给予大剂量抗生素时，注意用药前做过敏试验及观察用药后反应。

7）当肢体栓塞处发生疼痛时，可用热水袋或湿热敷，以改善血液循环，减轻疼痛。有腰痛、血尿应及时留尿检查。有偏瘫时按瘫痪患者护理常规护理。肺栓塞咯血、呼吸困难时给半卧位，同时给予氧气吸入。有胸痛、休克症状时应及时配合抢救。

8）当栓塞患者需行抗凝治疗时，应密切注意出血倾向及有关护理。

9）患者发生心力衰竭时，按心力衰竭护理常规护理。

10）高热时按发热护理常规护理。寒战时注意保暖。

11）本病的细菌常深居赘生物中，为纤维蛋白和血栓所掩盖，常须长期应用大剂量抗生素静脉滴注，所以应注意保护静脉，轮流选择不同部位的静脉做穿刺，同时应预防静脉炎的发生。

12）准确记录患者每日液体出入量，根据尿量、血电解质情况，补充水分，维持水和电解质的平衡。

13）患者一旦出现并发症，应按并发症护理常规护理。

## 七、防控

（一）教授防治知识

1）本病的病因和病程。

2）长期应用抗生素的意义。

3）预防本病的重要性和具体方法，如在拔牙、切除扁桃体及做其他手术前应告诉主管医生自己有过心内膜炎病史，并接受预防性应用抗生素治疗；平时保持口腔卫生和皮肤卫生等，以减少病原体侵入的机会。

4）自我监测的目的和方法，以评估治疗效果，识别合并症的早期征兆以及本病复发的征兆。一般在停止治疗后两周内出现体温再度升高、食欲缺乏和乏力等应考虑复发。

（二）心理疏导

对于患者提出的各种顾虑，应做出清晰的解释，鼓励患者树立信心，经验表明，一个有信心的患者既可顺从治疗，又能增加治疗效果，促进恢复。

（宿晓卿）

# 第五章　消化系统疾病

# 第一节　细菌性肝脓肿

细菌性肝脓肿是由化脓性细菌感染肝脏后，未及时治疗而形成脓肿，亦称化脓性肝脓肿。临床以突发寒战、高热、肝区疼痛、肝区压痛和叩击痛为主要表现。本病多见于男性，近年来性别差异已不明显，可发生于任何年龄，中年以上者约占70%。

## 一、病因和发病机制

细菌性肝脓肿最常见的致病菌是大肠杆菌和金葡菌，其次为链球菌、类杆菌属。胆管源性以及经门静脉播散者以大肠杆菌最为常见，其次为厌氧性链球菌。经肝动脉播散以及"隐源性"者，以葡萄球菌尤其是金葡菌最为常见。病原菌可经下别途径侵入肝脏。

### （一）胆管系统

这是目前最主要的侵入途径。如胆囊炎、胆管炎及胆管结石（特别是泥沙样结石）等所致的胆管梗阻并发急性化脓性胆管炎，细菌可沿胆管上行，而形成肝脓肿。近年来有人报道恶性梗阻性黄疸患者应用内镜逆行胆管内放置内支撑管引流，也易发生急性化脓性胆管炎。

### （二）门静脉系统

腹腔感染、肠道感染及痔核感染等可引起门静脉属支的化脓性门静脉炎；如果脱落的脓毒性栓子进入肝脏，可形成肝脓肿。但随着抗生素的广泛应用，这种途径的感染已大为减少。

### （三）肝动脉

体内任何部位的化脓性感染并发菌血症时，病原菌可经肝动脉入肝。如患者全身抵抗力低下，细菌在肝内繁殖而引发多发性肝脓肿。

### （四）淋巴系统

肝脏相邻部位感染时，病原菌可经淋巴系统侵入肝脏而引发细菌性肝脓肿。

### （五）肝外伤后继发感染

开放性肝损伤时，细菌可从创口直接侵入肝脏引发肝脓肿，特别是合并有肝内小胆管断裂时，更易发生细菌性肝脓肿。

## 二、病理

化脓性细菌侵入肝脏后，可使肝脏发生炎症性改变，形成许多小脓肿，由于肝组织破坏，小的脓肿可融合成一个或数个较大的脓肿。细菌性肝脓肿可以是多发的，也可以是单发的。多发性的肝脓肿常见于血源性感染者，单发性常见于肝外伤血肿感染和隐源性脓肿。

### 三、临床表现

**（一）寒战高热**

起病较急，疾病初期主要症状是寒战、高热，体温常可高达 40℃，多表现为弛张热，伴有大量出汗、脉搏加快。

**（二）恶心、呕吐、乏力和体重下降**

由于全身毒性反应和大量消耗，患者可出现消化道症状，到后期可出现体重下降。

**（三）肝区疼痛**

性质多属钝痛或胀痛，持续性，有的可伴右肩牵涉痛，右下胸部及肝区叩击痛。巨大的肝脓肿可使右季肋部呈饱满状态，有时甚至可见局限性隆起，局部皮肤可出现凹陷性水肿。严重时，可出现黄疸。

肝右叶脓肿可破溃而形成膈下脓肿或穿入胸腔形成脓胸；左叶脓肿则偶可穿入心包；脓肿如向腹腔穿破，则发生急性腹膜炎。少数情况下，胆管性肝脓肿可穿破血管壁，引起大量出血，从胆管排出，在临床上表现为上消化道出血。

### 四、实验室及其他检查

**（一）血常规**

白细胞及中性粒细胞计数显著增高。

**（二）诊断性穿刺**

可抽出黄白色脓液，标本送细菌培养和药物敏感试验。

**（三）血液细菌培养**

在急性期约 1/3 患者呈阳性。

**（四）X 线胸片**

显示右膈升高，活动受限，常有胸腔积液，肝影增大，偶见膈下气液面。

**（五）超声波检查**

B 超是最有效的检查方法，能显示脓肿的位置、大小和数目。为确定穿刺点提供依据。

**（六）CT 检查**

典型肝脓肿平扫为低密度灶，其中心区域 CT 值略高于水而低于正常肝组织（4～26 Hu，平均 17 Hu），密度均匀或不均匀，以圆形或椭圆形为主，巨大脓肿的腔形态不规则。病灶边缘多数不清楚，或边缘部分清晰部分模糊，个别病例边缘清晰，脓肿周围往往出现不同密度的环行带，称环征或靶征，可以是单环、双环甚至三环，环可以是完整的或不完整的。单环代表脓肿壁，周围水肿带不明显；双环代表脓肿壁（内环）和周围水肿带，外环的密度低于内环；三环的出现表明除了水肿带（外环），脓壁有两层结构，外层（中环）一般为纤维肉芽组织，强化最明显，内层（内环）由炎症组织构成，强化不及肉芽组织，如内层由坏死组织构成，则不出现强化，多房脓肿，显示房内单个或多个分隔。病灶内气体比较少见。如出现大量气体与坏死组织相间，形如泡沫状或蜂房状，预示病例临床症状凶险。脓肿早期或蜂窝织炎阶段，脓肿未液化或小部分液化，其密度近似软组织密度而明显高于水，很容易和肿瘤占位相混淆。同层动态增强扫描对早期脓肿的诊断有帮助。病灶边缘模糊，有时可见到周围充血水肿形成的环征；病灶常有明显强化（高于肝组织），密度不均，低密度代表坏死，呈蜂窝状；增强后脓肿边缘与正常组织呈等密度，两者分界不清，整个病灶较增强前有缩小趋势。同时要注意结合临床病史。

（七）肝动脉造影

可发现脓肿使局部血管弯曲并移位，脓肿为无血管区，其周围显示"月晕"。此法有助于脓肿与肝癌的鉴别，故必要时可选用。

（八）肝穿刺

可在触痛最明显的肋间穿刺，最好在 B 超引导下进行。抽出脓液即可确诊。

## 五、诊断

根据病史，临床上的寒战高热、肝区疼痛、肝大，以及 X 线和 B 超检查的结果，即可诊断本病。必要时可在肝区压痛最剧处或超声探测导引下施行诊断性穿刺，抽出脓液即可证实本病。

由于大量新型抗生素的广泛应用，具有典型症状的肝脓肿在临床上逐年减少。因而可造成临床诊断上的困难，尤其在肝脓肿的早期，脓肿液化不全时 B 超、CT 尚难分辨，易发生误诊。诊断时患者注意有胆管疾病、肠道疾病以及全身感染性疾病的病史，体质虚弱者或使用免疫抑制剂的患者更容易发病。部分病例起病急，全身毒血症状明显，以发热、肝区疼痛、肝大、肝区压痛或叩击痛为主要临床表现。大部分患者可出现右侧膈肌升高、活动受限或出现胸膜反应（包括胸膜摩擦音、肋膈角变钝、肺底啰音）。黄疸可在早期出现，常见于多发性及胆源性肝脓肿，一旦出现则提示预后差。部分患者临床表现不典型，常为单发性肝脓肿，多表现为持续性腹胀，发热多不高，进展缓慢，容易误诊。患者周围血白细胞可明显增高，血清碱性磷酸酶增高，转氨酶可无明显变化。胆源性肝脓肿患者血清胆红素可增高。

## 六、鉴别诊断

（一）阿米巴性肝脓肿
见表 5-1。

表 5 - 1　阿米巴性与细菌性肝脓肿的鉴别

| | 阿米巴性肝脓肿 | 细菌性肝脓肿 |
|---|---|---|
| 病史 | 有阿米巴痢疾史 | 常继发于胆管感染或其他化脓性疾病 |
| 症状 | 起病较缓慢、病程较长 | 起病急骤，全身脓毒血症症状明显，有寒战、高热等 |
| 体征 | 肝大显著，可有局限性隆起 | 肝大不显著，多无局限性隆起 |
| 脓肿 | 较大，多数为单发性，位于肝右叶 | 较小，常为多发性 |
| 脓液 | 呈巧克力色，无臭味，可找到阿米巴滋养体，若无混合感染，脓液细菌培养阴性 | 多为黄白色脓液，涂片和培养大都有细菌 |
| 血常规 | 白细胞计数可增加 | 白细胞计数及中性粒细胞均明显增加 |
| 血培养 | 若无混合感染，细菌培养阴性 | 细胞培养可阳性 |
| 粪便检查 | 部分患者可找到阿米巴滋养体或包囊 | 无特殊发现 |
| 诊断性治疗 | 抗阿米巴药物治疗后症状好转 | 抗阿米巴药物治疗无效 |

（二）右膈下脓肿

多继发于腹膜炎或上腹部大手术后。全身症状重，腹部体征较重。B 超和 CT 可发现右膈下积液。X 线检查右侧膈肌升高，活动受限。

（三）肝癌

往往有肝炎、肝硬化病史，病程较慢，无急性感染表现。体检发现肝表面坚硬、高低不平而无明显压痛。血清甲胎蛋白测定常呈阳性，B 超、CT、肝动脉造影等检查有助于鉴别。

（四）胆管感染

多有胆囊炎、胆石症史，有右上腹绞痛及黄疸，压痛主要在胆囊区，肝大及肝压痛不明显。B 型超声检查肝区无病变，胆囊有肿大、结石等改变。

## 七、治疗

必须在积极处理原发病和充分引流脓液的基础上进行加强抗菌治疗和支持治疗。抗生素的使用应强调早用、足量、敏感、联合用药和足够疗程。对有明确脓腔、发热等毒性症状明显的患者应及早在 B 超引导下肝穿刺抽脓或加置管引流，必要时行手术切开引流。防止有关并发症的发生。

（一）支持疗法

包括加强营养、输液、纠正水电解质紊乱，给予多种维生素，反复多次输给少量新鲜血和血浆，纠正低蛋白血症、改善肝功能等，提高机体自身抵抗力。

（二）抗菌治疗

抗生素的使用应强调早用、足量、敏感、联合用药和足够疗程。在脓肿形成前期有可能治愈，而多发性小脓肿也应以抗菌药物治疗为主。通常在脓汁培养出致病菌，并做药敏试验前，就应选择可能敏感的抗生素。细菌性肝脓肿多为混合感染，致病菌的种类与感染途径和机体状况有关：从胆管和门静脉侵入的多为大肠杆菌等革兰阴性杆菌和厌氧性链球菌；经肝动脉侵入的多为革兰阳性球菌，特别是金葡菌；在创伤后和免疫抑制状态的患者致病菌以链球菌和葡萄球菌较为多见；克雷伯杆菌、变形杆菌和铜绿色假单胞菌是长期住院和使用抗生素治疗的患者发生肝脓肿的重要致病菌。有报告细菌性肝脓肿中 36% ~ 45% 为厌氧菌感染，约 25% 患者为需氧菌、厌氧菌混合感染。以往的无菌性脓肿多数为厌氧菌引起，若常规采用厌氧菌培养技术可提高培养阳性率。厌氧菌中常见者为脆弱类杆菌、微需氧链球菌等。先根据治疗经验，参考感染途径，选用主要针对金葡菌为主的革兰阳性菌或大肠杆菌为主的革兰阴性菌的抗生素或两者兼顾，还应包括抗厌氧菌的药物。

临床上可酌情采用以下联合治疗方案：在药敏结果出来之前可选用大剂量青霉素（1 200 ~ 2 000 U）或哌拉西林 + 阿米卡星，阿米卡星）+ 甲硝唑；或克林霉素 + 阿米卡星或庆大霉素 + 甲硝唑。以后可根据疗效和细菌药敏结果调整用药。第 3 代头孢菌素类（头孢他啶、头孢哌酮等）或喹诺酮类（诺氟沙星、环丙沙星等）亦可酌情选用，是否作为第一线药物使用应视病情和药敏结果而定。胆源性肝脓肿应注意药物在胆汁中的有效浓度，青霉素类、头孢菌素类在胆汁中可达到较高浓度，而氨基糖苷类及氯霉素则较低。新的单环内酰胺类抗生素如亚胺培南（伊米配能）及其复方制剂"泰能"抗菌谱广，对革兰阳性菌和阴性菌、需氧菌和厌氧菌、产 β 内酰胺酶菌株及多重耐药菌株均有抗菌活性，适用于重度感染，特别是病因未明的重度感染和危重院内感染，但不宜作为第一线药物广泛使用，以免引起微生态平衡紊乱。近年来抗生素耐药问题日益突出，第三代头孢类及其他常用抗生素耐药菌株增加，多重耐药问题尤其值得重视，因此，有计划地合理使用抗生素甚为必要。强调抗生素的使用必须在积极处理原发病和充分脓液引流的基础上进行。

（三）穿刺引流

对有明确脓腔、发热等毒性症状明显的患者应及早在 B 超引导下肝穿刺抽脓或加置管引流。对多发性脓肿可分别定位穿刺。每次抽脓应尽量将脓抽尽，脓液稠厚可用生理盐水或 5% 碳酸氢钠溶液或甲硝唑溶液冲洗，直至冲洗液清亮，然后向脓腔内注入适量抗生素（如阿米卡星 0.5 g）。每 3 ~ 5 天复查 B 超，决定是否再次治疗。若脓腔较大，可在初次抽脓后在穿刺部位做 0.5 cm 小切口置入引流管。如果超声检查显示杂乱的回声区（纤维化所致），脓肿明显缩小、脓腔消失，说明已治愈。近有报告在 B 超引导下经皮肝穿刺多管引流治疗细菌性肝脓肿优于置单管引流，双管引流一管置于脓腔最高点，一管置于脓腔最低点，利于引流、冲洗脓腔和局部给药，创伤小、疗效好。经皮肝脓肿置管引流治疗的成功率在 70% 以上。经皮置管引流并非适用于所有的细菌性肝脓肿患者，大量腹水和凝血功能异常是其主要的禁忌证。对多个脓肿有时穿刺引流不彻底或置管引流引起出血时，应考虑手术引流。

（四）介入治疗

1. 抗生素区域动脉灌注治疗

按 Seldinger 法经股动脉将导管超选择性插至与病灶相应的肝动脉分支内。将导管接上三通接头后固定于股内侧，每 6 ~ 8 小时自导管推注有效抗生素（如头孢唑林 2 g，或氨苄西林 3 g），推药后导管内保留肝素盐水（30 U/ml），持续 8 ~ 12 天，若影像学检查显示病灶已液化，即行 B 超引导下经皮肝穿刺脓肿引流（双介入治疗），并经引流导管予抗生素溶液低压冲洗至脓腔消失。此法能提高病变局部抗菌药物浓度以控制炎症，又可引流脓液促进脓肿吸收。据报告与单穿刺引流组相比，介入组脓肿消退时间显著缩短。此法需一定技术条件，不宜作为常规治疗手段。

2. 超声引导脓腔内注射硬化剂

经皮肝穿刺抽脓至病灶内无液性暗区，由原穿刺针注入下述 1 种硬化剂：①无水乙醇。保留量 1 次不超过 30 ml，乙醇可使细胞凝固坏死；②10% 氯化钠溶液。保留量 1 次不超过 40 ml，高渗盐水使腔壁细胞完全脱水、细胞坏死。有报告注入硬化剂疗法治疗 46 例肝脓肿，平均每例治疗 2 ~ 3 次，脓肿基本吸收。此法安全性高，亦适用于其他肝囊性病变。

（五）手术治疗

1. 脓肿切开引流术

对于较大的脓肿，估计有穿破可能，或已有穿破并发腹膜炎、脓胸以及胆源性肝脓肿或慢性肝脓肿，在应用抗生素治疗的同时，应积极进行脓肿切开引流术。常用的手术途径有以下几种。

1）经腹腔切开引流术：这种方法可达到充分而又有效地引流。手术方法是在右肋缘下做斜切口（右肝脓肿）或做经腹直肌切口（左肝脓肿），入腹后，探查肝脏，确定脓肿部位，用穿刺针吸得脓液后，沿针头方向用直血管钳插入脓腔，排出脓液，再用手指伸进脓腔，轻轻分离腔内间隔组织，用生理盐水冲洗脓腔，吸净后，腔内放双套管或多孔橡皮管引流，引流管周围用大网膜覆盖。引流管从切口引出并固定于皮肤切口缝线上。脓液送细菌培养。

2）经前侧腹膜外脓肿切开引流术：位于肝右叶的前侧和左外叶的肝脓肿，与前腹膜已发生紧密粘连，可采用此种手术方法。方法是做右肋缘下或右腹直肌切口时，不切开前腹膜，用手指在腹膜外推开肌层，直达脓肿部位，处理方法与经腹切开引流相同。

3）经后侧腹膜外脓肿切开引流术：主要适用于肝右后叶的脓肿。患者取左侧卧位，沿右侧第 12 肋骨稍偏外侧做一切口，切除一段肋骨，显露膈肌，用手指沿肾后脂肪囊向上分离，将穿刺针沿手指方向刺入脓腔，抽得脓液后，用长弯血管钳顺穿刺方向插入脓腔，排出脓液，冲洗脓腔后，放一根双套管或多孔橡皮管引流，切口部分缝合。

2. 肝右叶切除术

适应于慢性脓肿，切开引流后脓肿壁不塌陷，长期残留无效腔，创口经久不愈者；脓肿切开引流后残余无效腔，创口经久不愈者；脓肿切开引流后残余无效腔或窦道长期不愈者；肝内胆管结石合并左外叶多发性脓肿，肝组织已严重破坏而失去正常功能者。

手术治疗中，必须注意：①脓肿已向胸腔穿破者，应同时引流胸腔；②胆管感染引起的肝脓肿，应同时引流胆管；③血源性肝脓肿，应积极治疗原发感染灶。

多发性细菌性肝脓肿一般不适于手术治疗。

（六）中医中药

多与抗生素和手术治疗配合应用，以清热解毒为主，可根据病情选用五味消毒饮或柴胡解毒汤（柴胡、黄芩、金银花、连翘、紫花地丁、赤芍、丹皮、白芍、甘草）等方剂加减。

### 八、护理与防控

（一）术前护理

1）密切监测生命体征和腹部体征变化，肝脓肿若继发脓毒血症、重症胆管炎或出现感染性休克征象，可危及生命，应立即抢救；注意脓肿是否破溃引起膈下脓肿、胸腔内感染、化脓性腹膜炎等严重并发症。

2）肝脓肿系慢性消耗性疾病，应给予高蛋白、高热量、富含维生素和膳食纤维的饮食，保证足够的液体摄入量；必要时反复多次输注鲜血或人体白蛋白制剂，以增强机体抵抗力，预防并发症。

3）疼痛监护：协助患者取舒适体位，以缓解疼痛；指导应用放松技巧，如按摩、深呼吸等；适当采用分散注意力的简单方法，如听音乐、数数等；遵医嘱给予镇痛药物，并注意观察药物疗效及不良反应。

4）高热监护：给予物理降温或药物降温，并加强对体温的动态观察；遵医嘱正确合理地应用抗菌药物，观察药物的疗效及不良反应；多饮水或静脉补充液体，以防患者脱水。

（二）术后护理

1）若患者术后生命体征平稳可改半卧位，以利于引流和呼吸；鼓励患者尽早下床活动，以利于肠功能的恢复；禁食期间，静脉补充水、电解质及各种营养物质，待肠功能恢复后可进流食，逐渐恢复正常饮食；遵医嘱及时有效地应用抗菌药物，防治感染。

2）动态监测生命体征和腹部体征的变化；观察切口有无红肿、渗血、渗液等情况。

3）引流管监护：目的是彻底引流脓液，促进脓腔闭合。护理时应注意：①妥善固定引流管，防止扭曲、滑脱。②协助患者取半卧位，以利于引流和呼吸。③严格遵守无菌原则，每日用生理盐水多次或持续冲洗脓腔，观察和记录脓腔引流液的色、质和量；每日更换引流袋。④当脓腔引流液少于 10 ml 时，可拔除引流管，改为凡士林纱条引流，适时换药，直至脓腔闭合。

（三）健康指导

1. 饮食指导

鼓励患者多进食高热量、高蛋白、富含维生素和膳食纤维的食物。

2. 技能指导

指导患者及家属识别体温异常的表现，并教会高热的家庭护理方法。

（杨玉丛）

# 第二节　阿米巴性肝脓肿

阿米巴性肝脓肿是肠道阿米巴感染的并发症。阿米巴原虫是从结肠溃疡侵入门静脉所属分支而进入肝内的。阿米巴性肝脓肿绝大多数是单发的，主要应与细菌性肝脓肿鉴别。

## 一、病因和发病机制

溶组织阿米巴是人体唯一致病型阿米巴。阿米巴包囊随被污染的食物或饮水进入体内，当机体抵抗力正常时，并不侵犯肠黏膜，而是随粪便下移，达直肠则变成包囊，排出体外；如机体或肠道局部抵抗力降低，则滋养体侵入肠壁使肠黏膜形成溃疡，阿米巴滋养体可经由破损的肠壁小静脉或淋巴管进入肝脏；大多数滋养体到达肝脏后即被消灭。少数存活者在门静脉内迅速繁殖而阻塞门静脉小支，造成肝组织局部缺血坏死。此时若得不到适时治疗，病变继续发展，使变性坏死的肝组织进一步溶解液化而形成肝脓肿。

## 二、病理改变

阿米巴性肝脓肿多为单发的，脓腔多较大。脓肿分三层：外层早期为炎性肝细胞，随后有纤维组织增生形成纤维膜；中间层为间质；内层中央为脓液。脓液内充满溶解和坏死的 T 细胞碎片和血细胞。典型的阿米巴性肝脓肿呈果酱色（即巧克力色），较黏稠，无臭，一般是无菌的。

## 三、临床表现

多有阿米巴肠病或腹泻病史，一般发生于腹泻后 1～2 周或一个月。

1. 发热

早期多有畏寒发热，一般为 38～39℃，热型不规则，以间歇热或弛张型居多，脓肿形成后常为低热或无发热。继发感染或脓肿穿破时可出现稽留性高热及寒战。

2. 肝区疼痛及肝大

多为肝区持续性钝痛。有时向右肩部放射，肝区叩击痛及局部压痛明显。

3. 全身症状

患者常伴乏力、食欲缺乏、恶心等。可出现轻度黄疸。

并发症：主要为继发细菌感染和脓肿破溃。细菌感染多见于慢性病例，常见细菌为葡萄球菌、链球菌、大肠杆菌或肺炎链球菌等。继发细菌感染后即形成混合性肝脓肿，症状明显加重，毒血症症状明显，体温可高达 40℃，呈弛张热，血液中白细胞计数及中性粒细胞显著增高。吸出脓液为黄色或黄绿色，有臭味，镜检有大量脓细胞。如治疗不及时，脓肿逐渐增大，脓液增多，腔内压不断升高，即有脓肿破溃的危险，尤其靠近肝表面的脓肿更易发生破溃。根据不同部位的脓肿，向上可穿入膈下间隙形成膈下脓肿；或再穿破膈肌形成脓胸；也可穿破至肺、支气管，形成肺脓肿或支气管胆管瘘。左肝叶脓肿可穿入心包，引起心包积脓。向下穿破则产生急性腹膜炎。阿米巴性肝脓肿破入门静脉、胆管或胃肠道者罕见。

### 四、实验室及其他检查

1. 血常规

白细胞计数和嗜中性粒细胞增高，血红蛋白降低，血沉增快。

2. 大便检查

伴有阿米巴肠病者可找到溶组织阿米巴滋养体或包囊。

3. 肝功能检查

ALT、γ-谷氨酰转肽酶、碱性磷酸酶轻度增高。

4. 血清学检查

应用间接血凝、酶联免疫吸附或间接荧光试验等方式可检测到血清阿米巴抗体，阳性率在90%以上。

5. X线检查

X线检查胸腹部透视见右膈运动受限制，膈肌升高。

6. 肝核素扫描

肝核素扫描可见肝区占位性病变。

7. CT检查

CT检查见肝区含液性占位性病变。

8. 肝脏试验性穿刺

在超声定位下肝脏试验性穿刺可抽到脓液，并进行脓液培养或找阿米巴。

9. B超检查

B超检查肝区有脓腔液平段，对诊断及确定脓肿位置、数目和大小均有很大价值，并可引导穿刺确诊。

10. 诊断性治疗试验

对于脓肿较小未能经穿刺明确诊断者，可应用甲硝唑试验治疗，若应用甲硝唑治疗3~4天体温明显下降，自觉症状显著改善者，诊断基本确立。

### 五、诊断

1）有痢疾样病史，慢性发热，肝区疼痛，肝大，局限性压痛。X线证实有右侧横膈肌抬高，运动受限。B超检查肝区内有液平。

2）大便内找到溶组织阿米巴滋养体或包囊；或乙状结肠镜检查在肠壁分泌物中找到阿米巴原虫；或十二指肠引流液中找到阿米巴滋养体。

3）患者阿米巴间接血凝试验阳性。

4）肝穿刺抽脓得到典型棕褐色脓汁；从脓汁中找到阿米巴滋养体。

5）治疗试验：甲硝唑或氯喹治疗1个疗程后，发热、肝大、肝区痛等迅速消退。

6）本病应与细菌性肝脓肿、肝囊肿、肝癌液化、肝包虫病鉴别。

## 六、治疗

阿米巴性肝脓肿首先应考虑非手术治疗。以抗阿米巴药物、穿刺抽脓及支持治疗为主，多数患者可获良好疗效。对非手术效果不佳者可手术治疗。

（一）抗阿米巴药物治疗

1. 甲硝唑

甲硝唑 0.4 ~ 0.8 g，3 次/天，口服 7 ~ 10 天。或甲硝唑 1 g 加入静脉点滴，1 次/天。

2. 氯喹

氯喹 0.5 g，2 次/天，服 2 天后改为 0.25 g，2 次/天，服 14 ~ 20 天。

（二）抗生素治疗

在未做穿刺或手术，又无脓液做细菌学检查及药物敏感试验的结果以前，可参照常见的病原菌配组抗生素治疗。根据近年来的一般统计，25% 左右的病原菌为大肠杆菌；25% 为其他属肠肝菌科的细菌，如肺炎杆菌、变形杆菌、产气杆菌、阴沟杆菌、沙雷氏菌等。30% 左右为革兰阳性球菌，其中 20% 左右为链球菌，约 10% 为葡萄球菌。20% 左右为厌氧感染，有混合细菌感染与单一细菌感染的发生比率约为 3:1，较佳的配伍为甲硝唑、氨基糖苷类药物和青霉素类或头孢毒素类药物。

（三）手术治疗

手术治疗方法及适应证如下。

1. 闭式引流术

适用于多次穿刺吸脓无效者。在严格无菌操作下，选择脓肿距体表最近处，采用套管式穿刺针，施行闭式引流术。注意置入塑料管应妥善固定，以防滑脱。

2. 切开引流

下列情况，应考虑手术切开引流：①经抗阿米巴药物治疗及穿刺排脓后高热不退；②脓肿穿破入胸腔或腹腔，并发脓胸及腹膜炎。切开排脓后，放置双套管持续负压引流。

3. 肝切除术

对慢性厚壁脓肿，切开引流脓腔壁不易塌陷，而药物治疗又无效；或脓肿切开引流后形成难以治愈的残留无效腔或窦道者，可行肝切除术。

## 七、护理与防控

参见细菌性肝脓肿有关内容。

（杨玉丛）

# 第三节 急性胆囊炎

急性胆囊炎是一种急性胆囊炎性疾病，细菌感染在发病中起着重要作用。临床上以发热、右上腹部疼痛、白细胞升高为常见的临床表现，多发生于有结石的胆囊，亦可继发于胆管结石、胆管感染、胆管蛔虫病等疾病。本病多见于中年以后的女性，经产妇较多，男女比例为1:(1～2)。

## 一、病因

### (一) 化学性刺激

**1. 胆囊管梗阻**

由于结石阻塞了胆囊颈部和胆囊管，使胆囊内胆汁排出受阻，胆囊膨胀，胆汁浓缩，高浓度的胆汁可刺激损伤胆囊黏膜，引起胆囊的急性化学性炎症。胆囊缺血损伤的同时，囊壁抵抗下降，易招致细菌感染，使胆囊的病理过程加重。

**2. 胰液反流**

胰液反流入胆管后，胰液消化酶原被胆汁激活，可侵蚀胆囊壁产生化学性炎症。

**3. 其他**

如创伤、出血、麻醉、感染等因素，均可使胆汁黏稠度增加，胆囊排空延迟，导致胆汁淤滞。

### (二) 细菌感染

细菌感染常继发于胆管的阻塞或引流不畅，细菌可通过血源性、淋巴性、胆管的上升感染进入胆囊，其中以后者为最主要的感染途径。急性胆囊炎时细菌多为革兰阴性杆菌，以大肠杆菌最为常见，其次为产气杆菌、变形杆菌、铜绿假单胞菌和类链球菌。近年来，由于厌氧培养技术的普及，在感染胆汁中厌氧菌的检出率为3%～33%。

## 二、病理

### (一) 急性水肿型

此型病情最轻。大体解剖见胆囊稍胀大，胆囊黏膜仅有不同程度的充血和水肿，而浆膜层一般无炎性反应或仅轻度充血。邻近淋巴经常肿大、充血。病变较重时浆膜表面可有纤维蛋白渗出物，并可与邻近组织相粘连。

### (二) 急性化脓型

此型病情较重。胆囊炎因炎症浸润而明显增厚。囊壁可因血运障碍而形成局限性坏死区域。胆囊内积液变为浑浊，或为脓样。

### (三) 急性坏疽型

此型病情最严重，胆囊壁有穿破倾向。胆囊壁坏疽常由于结石压迫胆囊壁局部，导致血运障碍而引起。因而穿孔多位于胆囊底部或胆囊颈的哈氏囊处，这是由于这些部位易发生胆石压迫或嵌顿，并导致坏死和穿孔之故。老年患者较易罹患坏疽性胆囊炎。老年人常有胆囊壁肌层的退行性变，加以动脉粥样硬化的存在，胆囊壁受压时易引起缺血、坏死和穿孔。

### 三、临床表现和诊断

（一）临床表现

多见于女性，发病年龄多在 20 ~ 50 岁。常有胆管蛔虫、胆结石等病史。

轻型患者仅有低热、倦怠、消化不良及右上腹中度疼痛与压痛。90% 以上患者有胆绞痛，多发生在饱餐或进较油腻的食物之后，开始疼痛主要在上腹部，逐渐转至右上腹，呈持续性疼痛伴有阵发性加剧。约有 50% 的患者疼痛放射至右肩胛下角。如有结石梗阻于胆囊管，则疼痛更剧。此外，常伴有恶心、呕吐，可有发冷、发热、寒战、黄疸、嗳气、口苦、咽干、大便秘结、食欲锐减等，病程一般不长，多持续数小时至数日。如有胆囊积脓，疼痛和压痛可持续数周，有些病例因胆结石退回胆囊，自胆总管排出或蛔虫退出胆管，因而梗阻解除，症状可减轻或消失。

（二）实验室及其他检查

1. 实验室检查

血白细胞计数可轻度增多（ $< 15 \times 10^9$/L），尿液尿胆原量常增加，血清淀粉酶常增高（一般不超过 500 U/L），黄疸呈阻塞性。

2. 腹部 X 线平片检查

可见扩大的胆囊阴影、胆囊壁钙化阴影，相当于胆囊区有阳性结石。进行静脉胆管系统 X 线造影，如胆囊不显影，则支持急性胆囊炎的诊断。

3. B 超检查

胆囊液性暗区增大，胆囊壁增厚，有时胆囊内可见结石反射光团。

（三）诊断和鉴别诊断

1. 诊断标准

1）右上腹痛并放射右肩胛部，伴有恶心、呕吐和发热。

2）右上腹压痛，肌紧张，墨菲征阳性；若胆囊管梗阻可扪及触痛的肿大胆囊；若胆囊壁坏死穿孔可出现腹膜刺激征。

3）白细胞计数及中性粒细胞值显著升高。

4）B 超显示胆囊肿大，囊壁增厚，水肿呈双边影。

判定：具备第 1 ~ 3 项可诊断，兼有第 4 项可确诊。

2. 鉴别诊断

1）急性胰腺炎：急性胰腺炎患者腹痛和压痛多在上腹正中或偏左侧，血清淀粉酶升高幅度较急性胆囊炎为高，B 超显示胰腺肿大水肿、边界不清等急性胰腺炎征象而没有急性胆囊炎征象，CT 检查对诊断急性胰腺炎较 B 超更为准确。

2）急性溃疡穿孔：多数患者有溃疡病病史，腹部板样强直，压痛、反跳痛明显，肠鸣音消失，腹部 X 线平片或透视显示腹腔内有游离气体，鉴别诊断多不困难。

3）高位急性阑尾炎：发病开始时腹痛在上腹部或脐周围，随后转移至右上腹或右侧腹部而与急性胆囊炎相混淆，B超检查没有急性胆囊炎征象，有助于两者鉴别。

4）右肾结石：肾绞痛位于右上腹部，有可能误诊为胆绞痛，肾结石多伴腰背痛，放射至会阴部，肾区有叩击痛，往往有肉眼血尿或显微镜下血尿，发热不多见，X线腹部平片可显示阳性结石，B超显示肾结石或伴有肾盂扩张。

5）心绞痛：有时与急性胆绞痛、胆囊炎相混，心电图检查有助于二者鉴别。

（四）并发症

急性胆囊炎可有下列的并发症，出现并发症提示病情严重。

1. 急性胆囊穿孔

如胆囊向周围组织穿破，则形成局限性胆囊周围脓肿。如穿破入腹腔，则引起急性弥漫性化脓性（或胆汁性）腹膜炎。如向腹壁穿破，则引起胆汁性胆囊外瘘。

2. 结石嵌顿胆囊颈、胆囊管或胆总管

可引起胆绞痛。胆总管下端梗阻或反射性Oddi括约肌痉挛时还伴有阻塞性黄疸。

3. 上行性胆管炎与肝脓肿

含有致病菌的胆囊胆汁流入胆总管（特别是有梗阻）时，可逆行入肝管与肝内胆管，引起上行性化脓性胆管炎与多发性细菌性肝脓肿。

4. 急性化脓性胰腺炎

含有致病菌的胆囊胆汁流入胆总管后，可逆行进入胰导管，引起急性化脓性胰腺炎，特别是胆总管下端有狭窄或阻塞时。

### 四、治疗

（一）内科治疗

1. 一般治疗

卧床休息、禁食。静脉滴注葡萄糖盐水及钾盐等。

2. 抗生素治疗

选择适当抗生素，种类和剂量视病情而定。常用氨苄西林8 g/d静脉滴注；庆大霉素20万U/d静脉滴注；阿米卡星0.4～0.6 g/d静脉滴注或肌内注射。也可选用氯霉素和头孢菌素类。在厌氧菌，尤其是脆弱类杆菌感染时，可用林可霉素0.9～1.8 g加入葡萄糖溶液内静脉分次滴入。

3. 解痉止痛

阿托品0.5～1 mg肌内注射，或加异丙嗪25 mg肌内注射，皮下注射苯巴比妥钠0.1 g，每4～6小时1次。疼痛严重者可使用哌替啶50 mg或优散痛7.5 mg肌内注射，忌单独使用吗啡，必要时可与阿托品同用。

4. 利胆

33%硫酸镁10 ml和去氢胆酸0.5 g，每日3次，饭后口服。

（二）手术治疗

胆囊一旦发炎，即使急性症状消失，多数易复发。近年来，对急性胆囊炎多主张早期手术，可以避免许多并发症和后遗症。理由是急性胆囊炎的病理变化与临床表现症状并不完全一致。早期手术可以解除坏疽、穿孔、腹膜炎等危险，降低死亡率。而且早期手术，因组织水肿粘连的不牢固易于分离。但是早期手术并不等于紧急手术，必须在术前有一定的准备时间，这样就会大大提高手术的安全性。一般发病在 72 小时以内者，应早期手术。发病超过 72 小时者，应先采取非手术疗法，因此时胆囊周围组织严重的充血、水肿、粘连、解剖关系不清，极易出血，操作困难，应继续观察治疗，待炎症完全消退后 4~6 周，择期行胆囊切除术。在内科保守治疗急性胆囊炎时，如出现下列情况应采取手术治疗：经非手术治疗无效，出现胆囊肿大、毒性症状加重；胆囊坏死、穿孔，伴弥漫性腹膜炎，全身与局部的症状较重者；以往频繁发作，影响生活和工作，B超和X线造影已证实胆囊结石或胆囊未显影者；并发重症急性胰腺炎者；60 岁以上的老年患者，容易发生严重并发症者，应多采取早期的手术处理。

（三）腹腔镜胆囊切除术

腹腔镜胆囊切除术（LC）已成为常规胆囊切除术的最佳选择。以往将急性胆囊炎视为 LC 的相对禁忌证，认为镜下手术时间长、并发症高。随着腹腔镜器材及手术水平的不断提高，目前认为发病时间长、高热、腹膜炎不是手术绝对禁忌证，仅增加手术难度而已，只要掌握好正确的手术时机，LC 治疗急性胆囊炎仍是安全、可靠的。因此，如果外科医生技术熟练均可先试行 LC，必要时再中转开腹。但 LC 是由传统三维视觉变为对着荧光屏操作的二维视觉，视野局限，并且缺少了手术者手部的直接感觉，因此要求的技术性更强。即使对于有较多肝胆外科专科经验的医生，急诊腹腔镜技术应用在急性胆囊炎中仍然具有较大风险与挑战性，应慎重选择。

## 五、护理

（一）非手术治疗的监护和术前准备

1）给高糖、高蛋白、低脂饮食。

2）采取非手术治疗时应严密观察病情，注意血压、脉搏变化，体温超过 39℃ 应对症处理。服中药时观察粪便中有无结石排出。

3）稳定患者情绪。起病急，剧烈的疼痛刺激常给患者心理造成较大的恐慌。护士对患者的主诉可采取同感性倾听，以亲切适当的语言予以安慰，解释病情和手术方式，降低或消除因对麻醉、疼痛、疾病预后等问题所产生的焦虑和压力，说明尽快手术的重要性和必要性。

4）卧床休息。协助患者更换体位、按摩背部，绞痛发作时用手重压痛区可使绞痛减轻，增加安全及舒适感。术后帮助翻身，早期起坐。

5）协助解痉的药物应用，如阿托品、硝酸甘油酯等，禁用吗啡。避免因 Oddi 括约肌收缩，增加胆道压力。及时评价止痛效果。

6）给予维生素 K 等止血药。

7）补液和调整电解质。急性期患者可因未能进食、呕吐、胃肠减压持续引流等原因易造成脱水和电解质不平衡。须迅速建立静脉输液途径，适量补充液体和电解质，以保持体液平衡。

8）黄疸患者有瘙痒时，注意皮肤护理。

9）术前安胃管，备无菌引流瓶。

（二）术后监护

1）术后根据麻醉方法取一定的卧位，然后改半卧位，休克者取休克卧位。

2）立即接好引流管，引流装置的接管及引流瓶不可高于患者的腋中线，并保持无菌。

3）测体温、脉搏、血压、呼吸。

4）禁食。按医嘱行胃肠减压。肠蠕动恢复和排气后开始进流食，如无不良反应，逐渐改为半流食等。

5）禁食和给流食期间应按医嘱静脉输液。

6）按医嘱继续使用抗生素。

7）观察病情变化，包括体温、黄疸、腹部体征、休克表现。

8）术后置腹腔引流者，注意保持引流通畅，观察引流液性状及量，及时更换敷料。

9）对于胆囊造口者，应在病情好转后，多在术后第 2 周行胆囊造影，如胆总管远端通畅，可拔除造瘘管。更换敷料直至瘘口愈合。

10）对放置 T 形管引流患者执行 T 形管引流护理常规。

### 六、防控

1）术前须建立教育目标，预防术后并发症。特别要告诉患者术后可放置引流管。鼓励患者学习术后翻身、起坐、深呼吸及 T 形管护理知识，并让患者复述、实践、理解和掌握术后 T 形管自我护理及控制不适的方法。

2）指导患者定时定量采用低脂肪饮食。患者应尽量不吃肥肉等高脂肪饮食。为预防复发，可根据结石成分选择饮食，如对胆固醇结石者应指导避免食用胆固醇含量高的食物，如蛋黄、鱼卵、家禽类皮及动物的内脏。改变煮调方式，不吃油炸食品。避免食用花生、核仁类及减少食油用量。如胆汁引流过多，应增加含钾食物。

3）指导患者对异常现象的观察。胆囊切除术后常有大便次数增多现象，数周或数月后逐渐减少。若持续存在或有腹胀、恶心、呕吐、黄疸、白陶土样大便、茶色尿液，全身不适或伤口红肿痛热等症状出现都应及时到医院检查。

（孟莉娜）

# 第四节　急性胰腺炎

急性胰腺炎是多种病因导致胰酶在胰腺内被激活后引起胰腺组织自身消化、水肿、出血甚至坏死的炎症反应。临床以急性上腹痛、恶心、呕吐、发热及血尿淀粉酶增高为特点，是常见的消化系统急症之一。按病理组织学及临床表现可分为急性水肿型胰腺炎和急性坏死型胰腺炎两种类型。前者多见，约占急性胰腺炎的90%，临床经过一般较轻，常数日内自愈，预后较好；而后者虽少见，但病情危重，可发生多种器官功能衰竭，并出现局部并发症（如胰腺坏死、脓肿、假性囊肿等），死亡率较高。

## 一、病因和发病机制

（一）病因

1. 胆管疾病

约半数急性胰腺炎由胆管疾病引起，其中胆石症是最常见的原因。胆管疾病引起急性胰腺炎可能与下列因素有关：壶腹部出口处有结石或寄生虫堵塞或因炎症致 Oddi 括约肌痉挛，使胆汁反流入胰管；胆管炎症等引起 Oddi 括约肌松弛，使富含肠激酶的十二指肠液反流入胰管；胆管炎症时，细菌毒素、游离胆酸、非结合胆红素及溶血卵磷脂等可通过胆胰间淋巴管交通支激活胰腺消化酶。

2. 大量饮酒和暴饮暴食

急性胰腺炎在发病前常有饮食过度或同时饮酒，可因短时间内大量食糜进入十二指肠，刺激乳头引起十二指肠乳头水肿和 Oddi 括约肌痉挛，致胰液引流受阻，胰管内压力上升；乙醇还可刺激胃酸分泌，胃酸刺激胰泌素和胆囊收缩素分泌，促使胰液和胰酶分泌增多，胰腺分泌过度旺盛；长期酗酒使胰液内蛋白质含量增高，易发生沉淀而形成蛋白栓，致胰液排泄障碍；当有剧烈呕吐时，十二指肠内压力骤增，致十二指肠液反流入胰管，从而引起急性胰腺炎。

3. 胰管阻塞

各种原因（如胰管结石、炎症、肿瘤、狭窄等）引起的胰管堵塞造成胰液排泄障碍，胰管内压力增高，可使胰腺泡破裂，胰液溢入间质，引起急性胰腺炎。

4. 手术与创伤

腹腔手术特别是胰胆或胃手术、腹部钝挫伤等可直接或间接损伤胰腺组织与胰腺的血液供应引起胰腺炎。逆行性胰胆管造影后，少数可因重复注射造影剂或注射压力过高而发生胰腺炎。

5. 感染

急性胰腺炎继发于感染性疾病者多数较轻，常为亚临床型，随感染痊愈而自行消退。如急性流行性腮腺炎、传染性单核细胞增多症、柯萨奇病毒、Echo 病毒和肺炎支原体感染等，同时可伴有特异性抗体滴度升高。沙门菌或链球菌败血症时，可出现胰腺炎。如蛔虫和华支睾吸虫进入胰管，带来细菌与肠液，引起胰管梗阻与感染。

6. 其他病因

高脂蛋白血症、妊娠及一些药物，如皮质类固醇、噻嗪类利尿剂等均可引起急性胰腺炎。

（二）发病机制

关于急性胰腺炎的发病机制，近年来，许多学者提出了防御机制与致病因素失衡学说。该学说认为，在胰腺内具有不同形式的自身防御机制，能有效地防止胰酶的激活和对胰腺组织的自体消化。当防御机制遭到破坏或由于某些原因胰液分泌异常亢进或胰酶在胰腺管道中被激活时，才引起胰腺组织的自体消化，导致胰腺炎的发生。

## 二、病理

当胰液排出受阻，混合的胰胆液逆流，使胰管压力增高，扩张，胰管上皮受损，大量胰酶激活而对胰组织起消化作用，于是胰腺发生充血、水肿及急性炎症反应。此时，为水肿型胰腺炎。如果梗阻因素未及时解除，病变发展，或发病初期即伴有胰腺细胞的大量破坏，则胰腺可发生广泛的自体消化，如胰蛋白酶、糜蛋白酶消化蛋白组织；磷脂酶 A 可使逆流胆汁中的卵磷脂变为溶血卵磷脂，致胰腺组织坏死；脂肪酶分解中性脂肪，产生脂肪酸，与血钙结合形成脂肪酸钙，即皂化斑；弹力纤维酶分解血管壁弹力纤维；胶原酶使胶原纤维溶解等，上述变化结果导致胰腺出血和坏死，使之失去正常形态。胰液侵犯后腹膜和腹腔可发生血性腹腔积液，大小网膜、肠系膜、腹膜后脂肪广泛溶解。胃肠道亦有水肿、出血等严重病理改变。

此外，在胰腺组织坏死分解过程中，胰腺周围及腹腔内大量渗液，使血容量锐减，从而导致休克。随后又可继发化脓性感染，由肠道革兰阴性菌或厌氧菌等引起化脓性腹膜炎、胰周围组织脓肿及败血症等。同时，大量细菌毒素损害、休克、组织缺血缺氧、又可导致多器官功能衰竭，如急性肾衰竭、急性呼吸窘迫综合征、中毒性脑病、心力衰竭、肝功能衰竭等。急性炎症被控制后，部分病例可形成胰腺假性囊肿、慢性胰腺炎及复发性胰腺炎等。

综上所述，急性胰腺炎，特别是出血坏死型胰腺炎的病理演变过程极为凶险，绝不能与一般化脓性炎症等同视之。

## 三、临床表现

### （一）病史

详细询问病史，患者既往有无胆管疾病，如胆管结石、感染、蛔虫等；有无十二指肠病变；有无酗酒及暴饮暴食的习惯。询问患者腹痛的部位、性质，有无明显诱因，是否伴有发热、恶心、呕吐、腹胀，既往有无类似症状发作。进行过何种检查，目前治疗情况如何。

### （二）身体状况

1. 腹痛

腹痛为本病的主要表现，多数为急性腹痛，常在胆石症发作不久、大量饮酒或暴饮暴食后发病。腹痛常位于腹中部，亦有偏左或偏右者，疼痛剧烈呈持续性钝痛、刀割样痛、钻痛或绞痛，可向腰背部呈带状放射，取弯腰抱膝位可减轻疼痛。水肿型患者腹痛3~5 天缓解，出血坏死型患者剧痛持续时间较长，当有腹膜炎时则疼痛弥散全腹。应注意少数年老体弱者有时腹痛轻微，甚或无腹痛。

2. 恶心、呕吐与腹胀

多数患者有恶心、呕吐，常在进食后发生。呕吐物常为胃内容物，剧烈呕吐者可吐出胆汁或咖啡渣样液体，呕吐后腹痛无缓解。呕吐属反射性，系腹痛或胰腺炎症刺激的一种防御性反射，呕吐也可由肠道胀气、麻痹性肠梗阻或腹膜炎引起。多同时伴腹胀，重症者常腹胀明显。

3. 发热

轻型胰腺炎可有中度发热，一般持续 3 ~ 5 天。重症者发热较高，且持续不退，尤其在胰腺或腹腔有继发感染时，常呈弛张高热。发热系胰腺炎症或坏死产物进入血循环，作用于中枢神经体温调节中枢引起。

4. 低血压或休克

重症胰腺炎常发生低血压或休克，可在起病数小时突然发生，表现为烦躁不安、脉搏加快、血压下降、皮肤厥冷、面色发绀等，甚至可因突然发生的休克而导致死亡，提示胰腺有大片坏死。其机制与有效循环血容量的减少、剧烈疼痛、胰蛋白酶激活各种血管活性物质（如缓激肽）使得末梢血管舒张等有关。

5. 水电解质及酸碱平衡紊乱

多有轻重不等的脱水，呕吐频繁者可有代谢性碱中毒。出血坏死型每有明显脱水与代谢性酸中毒，常伴有血钾、血镁降低。因低钙血症引起手足搐搦者，为重症与预后不佳的征兆。

6. 体征

水肿型患者仅有较轻的上腹压痛，可有轻度腹胀和肠鸣音减弱。出血坏死型患者可出现腹肌紧张，全腹压痛和反跳痛等急性腹膜炎体征。伴麻痹性肠梗阻时，明显腹胀、肠鸣音减弱或消失。腹腔积液多呈血性，含高浓度的淀粉酶。少数患者在两侧胁腹部皮肤呈暗灰蓝色，称 Grey – Turner 征；脐周围皮肤青紫色，称 Gullen 征。这是因胰酶、坏死组织及出血沿腹膜间隙与肌层渗入腹壁皮下所致。当形成胰腺假性囊肿或周围脓肿时，上腹可能触及包块。少数病例可出现轻至中度黄疸，是由原有胆管疾患，胰头炎症水肿、胰腺脓肿或假性囊肿压迫胆总管或由于肝细胞损害所致。低血钙可引起手足搐搦，提示预后不良。

**四、并发症**

（一）局部并发症

1）脓肿形成：多见于出血坏死型，起病 2 ~ 3 周出现腹部包块，系胰腺本身、胰腺周围脓肿形成。此时高热不退，持续腹痛。

2）假性囊肿：胰腺被胰酶消化破坏后，胰液和坏死组织在胰腺本身或胰腺周围被包裹而形成，囊壁无上皮，仅见坏死、肉芽、纤维组织。常发生在出血坏死型胰腺炎起病后3 ~ 4周，多位于胰腺体尾部，如有穿破则造成慢性胰源性腹腔积液。

3）慢性胰腺炎：部分水肿型胰腺炎，反复发作最终致慢性胰腺炎。

（二）全身并发症

出血坏死型胰腺炎可并发败血症、血栓性静脉炎、急性呼吸窘迫综合征、肺炎、心律失常、心力衰竭、肾衰竭、糖尿病及 DIC，少数发生猝死。

### 五、实验室及其他检查

**（一）淀粉酶测定**

血清淀粉酶起病后 6 ~ 12 小时开始升高，12 ~ 24 小时达到高峰，一般持续 3 ~ 5 天下降，超过 500 U（Somogy 法）即有确诊价值。尿淀粉酶升高较晚，下降较慢，持续 1 ~ 2 周，超过 256 U（Winslow 法）或 500U（Somogyi 法）提示本病。

**（二）血常规**

白细胞计数升高，严重者可有粒细胞核左移。

**（三）血清脂肪酶测定**

此酶升高较晚，发病后 48 ~ 72 小时开始升高，可持续 7 ~ 10 天，急性胰腺炎时常超过 1.5 U（Cherry – Crandall），对就诊较晚的患者有诊断价值。

**（四）C 反应蛋白（CRP）**

CRP 是组织损伤和炎症的非特异性标志物，有助于评估急性胰腺炎的严重程度，CRP > 250 mg/L 提示广泛的胰腺坏死。

**（五）影像学检查**

腹部 X 线片可显示肠麻痹；B 超可显示胰腺肿大、脓肿或假性囊肿；CT 对胰腺炎的严重程度估计有较大价值。

**（六）其他**

可根据病情酌选其他的检查项目，如血钙降低，常提示病情严重；有胸水、腹腔积液患者，胸、腹腔积液中淀粉酶含量增高；血糖、血胆红素、心电图等都有价值。

典型病例诊断不难，有剧烈上腹痛、恶心、呕吐等症状，且血清或尿淀粉酶升高者，可初步诊断本病。如腹痛剧烈、发热、血清淀粉酶持续不降，出现休克、腹腔积液、低血钙、高血糖、低血氧和氮质血症者，可诊断为出血坏死型胰腺炎。

### 六、治疗

大多数急性胰腺炎属于轻症，经 3 ~ 5 天积极治疗多可治愈。治疗措施包括：①禁食及胃肠减压以减少胃酸与食物刺激胰液分泌，减轻呕吐与腹胀。②静脉输液，积极补足血容量，维持水电解质酸碱平衡。③解痉止痛，疼痛剧烈者可用哌替啶。④抗生素。⑤抑酸治疗以往强调常规使用 $H_2$ 受体拮抗剂或质子泵抑制剂以抑制胃酸的分泌，进而减少促胰液素和胆囊收缩素的分泌，减少胰液的分泌，现在认为作用不大，并非必要。

重症胰腺炎必须采取综合性措施，积极抢救治疗，除上述措施外，还包括如下几种。

**（一）内科治疗**

**1. 监护**

如有条件转入重症监护病房（ICU），针对器官功能衰竭及代谢紊乱采取相应的措施。

**2. 维持水、电解质平衡，积极补充有效血容量**

重症胰腺炎胰周组织液渗出严重可导致大量液体丢失，应积极补充液体及电解质

（钾、钠、钙、镁等离子），维持有效血容量。伴休克者应给予白蛋白、鲜血或血浆代用品。

3. 营养支持

重症胰腺炎患者在相当长一段时间内不能进食，加上机体处于高分解状态，故营养支持甚为重要。早期一般采用全胃肠外营养（TPN），如无肠梗阻，应尽早行空肠插管，过渡到肠内营养（EN）。营养支持可增强肠道黏膜屏障，防止肠道内细菌移位引起胰腺坏死合并感染。

4. 解痉止痛

剧烈疼痛可使血管收缩，胃肠道、胆管、胰管紧张度增高，这些均不利于胰酶的排泄，同时疼痛也可导致或加重休克。所以止痛不仅是治标，也有治本的意义，应积极控制。选用止痛药时要考虑到对胆管括约肌的影响，常用的有以下几种：

1）哌替啶：常用哌替啶镇痛而不用吗啡，因吗啡可使 Oddi 括约肌收缩痉挛，加重疼痛。方法：根据病情 2 ~ 3 小时或 4 ~ 6 小时肌内注射 50 ~ 100 mg。

2）氯丙嗪：本品是一种强烈的磷脂酶 $A_2$ 抑制剂，在实验性急性胰腺炎中有显著疗效，在人体急性胰腺炎也有有益的镇痛效果。

3）普鲁卡因：取 0.1% ~ 0.25% 普鲁卡因 500 ml 静脉滴注，每日 1 ~ 2 次；用 0.25% 普鲁卡因 50 ml 肾囊封闭；用 1% 普鲁卡因 20 ml 左侧腹腔神经节封闭；疼痛严重者亦可予 $T_{8 \sim 10}$ 硬膜外麻。

4）甘露醇、地塞米松：20% 甘露醇 250 ml 静脉滴注，每日 2 ~ 4 次，首次可加地塞米松 8 mg，间歇期加呋塞米。30 分钟腹痛减轻，1 ~ 2 小时达高峰，持续 4 小时左右。

5）酚妥拉明：有人用本品治疗 42 例，疗效满意，认为其止痛作用迅速可靠。用法：每分钟 0.3 ~ 0.5 mg 静脉滴注，疗程 3 ~ 7 天。

6）吲哚美辛：Ebbehoj 等将确诊为急性胰腺炎的患者 30 例分为 2 组。治疗组 14 例给吲哚美辛栓剂 50 mg，每日 2 次，对照组给安慰剂。2 组患者均收治 7 天，同时给予补液，注射阿片制剂等常规治疗。结果表明，吲哚美辛组患者疼痛程度减轻，疼痛日数减少，阿片制剂用量也明显减少，住院日数也相应缩短，但治疗前后的血清淀粉酶无明显变化。作者认为急性胰腺炎时腹腔积液中有大量前列腺素，而吲哚美辛是一种前列腺素合成酶的强效抑制剂，故吲哚美辛可用于治疗急性胰腺炎。

5. 抑制胰腺分泌

1）禁食及胃肠减压：轻型水肿型者可短期禁食，不需胃肠减压，待腹痛消失后可给流质饮食，逐渐恢复正常饮食。病情重者，有肠麻痹、肠胀气明显或需手术者应胃肠减压。

2）抗胆碱药物

（1）阿托品：0.5 mg，肌内注射，每 6 小时 1 次。有肠麻痹、严重腹胀时不宜使用。

（2）普鲁本辛：15 ~ 30 mg，口服或肌内注射，每日 3 次。

（3）山莨菪碱：山莨菪碱可抑制胃酸和胰腺分泌，松弛平滑肌，解除血管痉挛，改善微循环；还可减少胰腺细胞溶酶体和线粒体的破坏，提高细胞对缺血、缺氧的耐受性，从而阻断胰酶激化的途径，防止胰腺自身消化。用法：每 10 ~ 20 分钟滴注 10 ~ 20 mg，当肢体变得温暖，心率每分钟 120 次或血压接近正常时可逐渐减量，延长给药时间。临床症状消失，血尿淀粉酶恢复正常后，方可停药，疗程为 7 ~ 10 天。

3）组胺 $H_2$ 受体拮抗剂：西咪替丁可减少胃酸分泌，抑制胃泌素及胆囊收缩素 - 促胰酶的释放，从而降低胰腺外分泌及急性胃黏膜出血。用法为每日 600 ~ 1 000 mg，静脉滴注。

4）乙酰唑胺：0.25 ~ 0.5 g，口服，每日 2 ~ 3 次，此药为碳酸酐酶抑制剂，减少胰腺水肿和碳酸氢钠分泌。

6. 抑制胰酶活性药物

可不同程度抑制逸脱的胰蛋白酶、弹性蛋白酶、磷脂碱激肽酶等的活性。病情较重者应早期大量静脉给药，常用的有以下几种：

1）抑肽酶：属碱性多肽，能抑制胰蛋白酶、糜蛋白酶、血管舒缓素、纤维蛋白活酶等，适用于早期患者。常用剂量为每日 20 000 U/kg，静脉滴注，疗程 5 ~ 8 天。

2）福埃针：能抑制胰蛋白酶、血管舒缓素、纤维蛋白溶酶、凝血酶、C - 脂酶及激肽素生成。常用剂量为 100 ~ 200 mg，静脉缓慢滴注，以免产生血管刺激反应。

3）胞磷胆碱：能阻断磷脂酶 $A_2$ 的活性，减少多器官损害。用法：将 500 mg 加入 5% 葡萄糖液 500 ml 中静脉滴注，每日 2 次，持续 1 ~ 2 周。

4）胰岛素：能阻断胰脂酶消化腹内脂肪细胞。用法：胰岛素加入 5% 葡萄糖液 1 000 ml 中，滴速根据腹痛控制的情况而定，24 小时内可滴 2 000 ml。

5）5 - 氟尿嘧啶：有抑制胰腺泡细胞分泌胰酶的作用，在适当的病例可以选用。近年来的报道意见不一，有的认为有效，多数报告均缺乏严格的对照。据最近的实验研究，5 - 氟尿嘧啶在相当高的浓度时确有作用，但通常静脉给药方法不易达到此浓度或者患者不能耐受。如果能给动脉局部灌注，其效果可能要好些。给药途径可试行股动脉插管到腹腔动脉，经肝总动脉或更好是胃十二指肠动脉给药，但多数情况下不具备此条件。周围静脉给药以短时间内给完比均匀持续小量为好，每日可以 2 次，每次 0.5 g。

6）叶绿素 A：近年来临床及动物实验均证明叶绿素 A 的某些衍生物有抑制胰蛋白酶活性的作用，应用于治疗急性与慢性胰腺炎疗效显著。剂量：每日用 5 ~ 20 mg，加入 200 ~ 500 ml 5% 葡萄糖液或生理盐水内，分次静脉输注；或叶绿素 A 10 ~ 15 mg 加入 5% 葡萄糖液中静脉输注。

7）乌司他丁：是另一种新的蛋白酶抑制剂，对胰蛋白酶、透明胶质酸酶、磷酸肌酸酶等都有抑制作用。用法：20 万 ~ 25 万 U 加入糖盐水或复方生理盐水中静脉滴注，每日 1 次。不可与其他抑肽酶类同用。据报道对急性胰腺炎总疗效 86.8%，轻症 90.9%，重症为 77.8%。

7. 抗菌药物

水肿型胰腺炎以化学性炎症为主，抗菌药物并非必要，但因多数急性胰腺炎与胆管疾病有关，故多应用抗菌药物。出血坏死型患者常有胰腺坏死组织继发感染或并发胆管系统感染，应及时、合理给予抗菌药物：①氧氟沙星，每次 200 ~ 400 mg，每日 2 ~ 3

次，口服；静脉给药每日 400 mg。②环丙沙星，每次 250~500 mg，每日 2~3 次，口服；静脉给药每日 400 mg。③克林霉素（氯洁霉素），每日 0.6 g，静脉滴注。④亚胺培南—西拉司丁钠，对革兰阳性、阴性菌及厌氧菌均有效，1.0 g/d，静脉滴注。⑤头孢噻肟钠、头孢唑肟钠、哌拉西林钠可作为二线药物选用。并应联合应用甲硝唑或替硝唑，两者对各种厌氧菌均有强大杀菌作用。

8. 改善患者的微循环

有研究认为胰腺缺血是引起急性胰腺炎的始发因素，实验研究和临床病理形态学研究显示，患胰有间质水肿、毛细血管扩张和通透性增加、出血和血栓形成、毛细血管前微动脉痉挛、血液黏滞度增加，这些变化严重地影响了胰腺的血液灌注，使胰腺组织缺血坏死。因此，改善微循环十分重要，微循环的改善可防止残存的具有生机的胰腺组织继续坏死。具体措施有：①减轻或消除胰腺间质水肿，用白蛋白。②降低血液黏滞度，可用低分子右旋糖酐。③其他改善微循环的药物，如硝苯地平、复方丹参、脉络宁等。

9. 腹膜透析

对急性出血坏死型胰腺炎伴有腹腔内大量渗出液，或并发急性肾衰竭者可行透析，清除有很强生物活性的酶、肽类和炎症、坏死产物，早期透析效果较好。

10. 积极抢救多器官衰竭

如出现急性糖代谢障碍可用胰岛素治疗；并发 DIC 时可根据凝血因子原时间使用肝素；发生急性呼吸窘迫综合征时早期气管切开，使用呼吸终末正压人工呼吸器。应用大剂量激素可防止肺泡内皮细胞损伤及稳定胰腺细胞的溶酶体膜。应用大剂量利尿剂以减轻肺间质水肿，严重呼吸衰竭时可静脉注射呼吸兴奋剂。

11. 中医中药

国内报道中药治疗轻型急性胰腺炎有良好效果。亦有用于重症胰腺炎（如胃肠减压时通过胃管灌注），据报道可改善病情，促进肠鸣、增加排便次数。常用的有清胰汤。

（二）内镜下 Oddi 括约肌切开术

作为胆管紧急减压引流及去除嵌顿胆石的非手术治疗方法，可去除胆源性急性胰腺炎病因，降低病死率。内镜治疗应在起病初期尽早施行（一般在起病头 2~3 天）。

（三）外科手术治疗

外科手术治疗适用于下列情况：出血坏死型胰腺炎经内科治疗无效时；胰腺炎并发脓肿、假囊肿或肠麻痹坏死；胰腺炎并发胆结石、胆管炎者；胰腺炎与其他急腹症，如胃肠穿孔、肠梗阻等难于鉴别时。

急性胰腺炎的预后取决于病变程度以及有无并发症。轻型急性胰腺炎预后良好，多在一周内恢复，不留后遗症。重症急性胰腺炎病情重而凶险，预后差，病死率为30%~60%，经积极救治后幸存者可遗留不同程度的胰功能不全，少数演变为慢性胰腺炎。

### 七、护理

（一）一般护理

1. 休息与体位

患者应绝对卧床休息，以降低机体代谢率，增加脏器血流量，促进组织修复和体力恢复。协助患者取弯腰、屈膝侧卧位，以减轻疼痛。因剧痛辗转不安者应防止坠床，周围不要有危险物品，以保证安全。

2. 禁饮食和胃肠减压

多数患者需禁饮食 1~3 天，明显腹胀者需行胃肠减压，其目的在于减少胃酸分泌，进而减少胰液分泌，以减轻腹痛和腹胀。应向患者及家属解释禁饮食的意义，患者口渴时可含漱或湿润口唇，并做好口腔护理。

（二）病情观察与护理

1）观察腹痛性质和腹部体征，剧烈腹痛伴恶心、呕吐，腹胀严重时，常为麻痹性肠梗阻，可按医嘱行胃肠吸引和持续减压，以减少胃酸对胰腺分泌的刺激，减轻腹胀。此类患者尤其应注意口腔护理，以防止继发感染。

2）休克在重症胰腺炎早期即可出现，因而抢救休克是治疗护理中的重要问题，应严密观察体温、脉搏、呼吸、血压及神志变化。快速输平衡盐溶液、血浆、人体白蛋白、右旋糖酐等增溶剂，可以恢复有效循环血量及纠正血液浓缩，并密切观察中心静脉压以随时了解血容量及心脏功能。留置尿管，随时了解尿量及尿比重变化，进行血气分析监测，随时纠正酸碱失调，如患者呼吸频率增快（30 次/分），$PaO_2$ 下降，增大氧气流量仍不改善时，应及时进行机械辅助呼吸功能，提高肺部氧的交换量。当血容量已基本补足，酸中毒纠正时，如血压仍偏低，可适当给予升压药，如多巴胺等治疗。

3）观察呕吐的量、性质，呕吐严重时应注意水、电解质紊乱，可根据病情按医嘱补充液体和电解质，常用的为 5%~10% 葡萄糖液和生理盐水静脉滴注，并保证热量供应，低钾时可用 10% 氯化钾 1~2 g 静脉滴注。

4）观察皮肤、巩膜是否有黄疸，并注意其动态变化。阻塞性黄疸时常有皮肤瘙痒。应注意皮肤的清洁卫生，可擦止痒剂，以免搔伤后引起感染。

5）经内科治疗无效，出现弥漫性腹膜炎或中毒性休克者，应采用手术治疗，并做好术前术后的护理。

（三）对症护理

1）持续腹痛不缓解应给止痛药物，注意药物反应。大量呕吐时要严格禁饮食，同时安置胃肠减压，补充水分及电解质，尤其注意钾、钙、镁补充。根据血清淀粉酶的升降给予抗碱能药物或蛋白酶抑制药，注意此类药物只能静脉途径补入，切勿渗到组织间引起血管外组织损伤。患者高热、白细胞增高时应给予广谱抗生素控制感染。

2）有大量腹腔渗液时，应给予腹腔引流或置管冲洗，同时注意无菌操作。保持管道通畅，置管位置要适当，固定要牢靠，管道的皮肤出、入口要经常更换敷料、消毒，防止感染。

3）个别患者起病急骤，瞬即发生休克，故应备好各种抢救物品。

## 八、防控

帮助患者及家属了解本病主要诱发原因，教育患者应避免暴饮、暴食及酗酒，平时应食用低脂、无刺激的食物防止复发。有胆道疾病、十二指肠疾病者宜积极治疗。指导患者及家属掌握饮食卫生知识，劝患者应戒酒以避免复发。

水肿型胰腺型预后良好，若病因不去除常可复发。出血坏死型胰腺炎轻症病死率为20%~30%，全胰腺坏死者为60%~70%，故积极预防病因，减少胰腺炎发生是极为重要的。

（董伟）

# 第五节　感染性腹泻

感染性腹泻是一类非常多见的疾病，近年来，某些感染性腹泻发病有增加的趋势。由于老年人感染性腹泻症状不典型，且易被伴随疾病所掩盖，易出现水盐代谢失衡及酸中毒，合并心脑血管疾病，脑血栓、心肌梗死。因此，应引起重视。

## 一、病因

引起感染性腹泻的病原体有细菌、病毒和寄生虫等。痢疾杆菌或伤寒菌的感染则可引起急性细菌性痢疾和伤寒；肠道寄生虫溶组织阿米巴侵犯结肠，可致阿米巴痢疾。老年人抗病能力低下，原来在肠道不致病细菌可引起肠炎或霉菌性肠炎，由于某种药物的作用，而致菌群失常，也可引起肠炎和腹泻。

## 二、临床表现

主要为大便次数增多，稀水样便、稀便、黏液便、脓血便，腹痛或伴里急后重感，恶心、呕吐、发热等表现。由于老年人反应迟钝，故表现症状不典型。如急性菌痢，老年人发热、呕吐发生率较青壮年高，而里急后重、脓血便发生率低于青壮年。老年人有些感染性腹泻可引起呼吸道症状，如轻咳嗽、咳痰，常被误认为单纯的呼吸道感染。

## 三、实验室及其他检查

血液检查、大便涂片镜检和培养、血电解质等生化检查可协助诊断。

## 四、诊断和鉴别诊断

根据病史、症状特点结合实验室等检查，一般可做诊断，应与非感染性腹泻等相鉴别。

## 五、治疗

积极去除诱因，酌情对症治疗，腹痛可用阿托品等。

### （一）病因治疗

应尽早进行。急性肠道感染可选用黄连素 0.3~0.5 g 或呋喃唑酮 0.1 g，每日 3 次口服。吡哌酸对革兰阴性菌作用较好，0.5 g，每日 3~4 次；庆大霉素、复方新诺明、氨苄西林、诺氟沙星、依诺沙星、培氟沙星、甲硝唑、谷维素等均可选用。酮康唑、伊曲康唑对真菌性肠炎有效。菌群失调性肠炎应立即停用原来用的抗生素，按药敏试验选择抗生素，扶植正常菌群。

### （二）补液治疗

脱水患者应予补液，并注意纠正水、电解质和酸碱平衡紊乱，防治心律失常等并发症的发生。

## 六、护理

1）加强心理护理，腹泻可由生理及心理因素造成，精神紧张及不安，易刺激自主神经，造成肠蠕动增加及黏液分泌亢进。因此，必须使患者情绪稳定，保证患者安静、舒适地休息。

2）注意腹部保暖，避免腹部压迫、按摩和腹压增高等机械性刺激，以减弱肠道的运动，减少大便次数，同时也有利于腹痛症状的减轻。

3）饮食应清淡、少渣、易消化、富有营养的高蛋白、高热量、高维生素和矿物质饮食。根据病情给予禁食、流质、半流食、软食，少量多餐、肉毒杆菌食物中毒有吞咽困难者给予鼻饲；营养不良的患者可给要素饮食或消化道外供给高能营养。腹泻时可摄入米汤、菜汤、鱼汤、水果汁、蒸蛋、鱼肉、新鲜菜泥、土豆泥、豆腐、面条、粥等食物，避免进食生冷、多糖、多脂肪、可可、巧克力、咖啡、含碳酸的产气饮料、过热、过酸、辛辣刺激性食物，忌食牛奶及乳制品，以防肠胀气。

4）注意肛门周围皮肤的护理，如排便频繁者，便后宜用软纸擦拭，注意勿损伤肛门周围皮肤；保持内裤、床单清洁、干燥；有脱肛者，可用手隔以消毒纱布轻揉局部，以助肠管还纳，每日用温水或 1:5 000 高锰酸钾水坐浴，然后局部涂以无菌凡士林保护局部皮肤，并应注意保持清洁。

5）每日准确记录出入量及大便次数、性状，定时测量体重，注意饮食情况等。

6）防治传染性疾病，一旦考虑细菌感染，应采取隔离措施。护理患者后洗手消毒，患者衣服、排泄物、便器、食具应严格消毒，防止交叉感染。

7）注意粪便的颜色、性状、气味和量。如食物中毒的粪便稀薄伴有未消化的食物残渣；细菌或阿米巴痢疾的粪便带脓血和黏液；急性坏死性肠炎的粪便呈血水或洗肉水样；胰腺疾病的粪便量多带泡沫、气多而臭且有油光色彩；霍乱或副霍乱粪便为米泔水样等。观察腹泻的伴随症状，如是否伴有呕吐、里急后重、发热、腹部压痛以及是否有口渴、皮肤弹性减弱、体重减轻、营养不良、乏力、倦怠、恶心、腹胀等水、电解质失衡的表现。

8）对轻度及中度脱水患者遵医嘱给予口服补液或静脉补液，保持水、电解质及酸碱平衡。在明显腹痛时，可按医嘱应用阿托品、山莨菪碱、颠茄、洛哌丁胺（易蒙停）等，以缓解腹痛和止泻，增加患者舒适感。避免精神紧张、烦躁，必要时可用镇静剂。

一般止泻药有活性炭、鞣酸蛋白、碱式碳酸铋（次碳酸铋）等，是收敛性止泻药，其颗粒表面积大，可吸收水分和有毒物质。用药时要注意记录大便次数、性状和量，了解患者对药物的反应，一旦腹泻得到控制即应停药。用药过程中大便颜色变黑是正常现象，勿认为是消化道出血，事先向患者解释清楚，以免误解。

腹泻患者，应以病因治疗为重点，如用止泻剂时应注意：①明确病因治疗时，轻泻不必止泻。腹泻有将胃肠的有害物质清除出体外的保护作用；②诊断不明而又未能排除严重疾病时，应慎用止泻药，不能因症状控制而放松应有的检查步骤；③尽量避免服用可成瘾的药物，必要时也只能短暂使用。

### 七、防控

1）帮助患者找出导致腹泻的原因和诱因，指导患者及家属应注意饮食卫生。
2）告诉患者及家属腹泻时饮食、饮水注意事项。
3）指导患者遵医嘱按时、按量用药，用够疗程，进行彻底治疗。
4）向患者及家属解释腹泻引起脱水的严重后果，患者一旦出现口渴，皮肤干燥、弹性下降，尿量减少，高热，心悸，烦躁等症状，应立即就医。

（董伟）

# 第六节　肠结核

肠结核是结核杆菌侵犯肠道引起的慢性特异性感染。多见于青壮年，20～40 岁占 60%～70%，女性多于男性，约为 3:1。

### 一、病因和发病机制

肠结核主要由人型结核杆菌引起，少数由牛型结核杆菌所致。结核菌侵犯肠道主要是经口感染，也可由血行播散或由邻近的结核病灶蔓延至肠壁。当入侵的结核杆菌数量较多、毒力较大，并有机体免疫力降低、肠功能紊乱引起局部抵抗力削弱时才会发病。

### 二、病理

肠结核好发部位是回盲部，因回盲部有生理性潴留作用，肠内容物在此停留较久，增加了感染机会，而且该处肠壁有丰富的淋巴组织，易受病菌侵犯。本病病理变化分三型：①溃疡型约占 60%，机体感染结核杆菌后，如变态反应强、感染菌量多、毒力大，可形成溃疡型肠结核；②增生型约占 10%，若机体免疫力增强，感染较轻，则表现为结核性肉芽肿和纤维组织增生；③混合型约占 30%。

### 三、临床表现

（一）症状

本病一般见于青壮年，女性略多于男性。

1. 腹痛

腹痛多位于右下腹，因肠结核好发于回盲部。常有上腹或脐周疼痛，系回盲部病变引起的牵涉痛，经仔细检查可发现右下腹压痛点。疼痛性质一般为隐痛或钝痛。有时在进餐后加重，便后即有不同程度缓解。增生型肠结核或并发肠梗阻时，有腹绞痛，常位于右下腹或脐周，伴有腹胀、肠鸣音亢进、肠型与蠕动波。

2. 腹泻与便秘

腹泻是溃疡型肠结核的主要临床表现之一。粪便多呈糊样，一般不含黏液脓血，不伴有里急后重。有些患者可间有便秘，大便呈羊粪状，隔数日再有腹泻，可能与胃肠功能紊乱有关。在增生型肠结核多以便秘为主要表现。

3. 结核中毒症状

溃疡型肠结核常伴有全身结核中毒症状，如午后低热或不规则热、盗汗、消瘦、乏力等。当病灶进展扩散时也可出现高热，呈稽留热型或弛张热型，可伴有畏寒，但极少寒战。增生型肠结核患者全身情况较好，结核中毒症状不明显。

4. 其他消化道症状

有食欲减退、恶心、呕吐、腹胀等症状。

（二）体征

单纯肠结核有右下腹或脐周压痛和腹块。当并发局限性腹膜炎时，有腹壁柔韧感等结核性腹膜炎体征。并发肠梗阻时，可见肠型及蠕动波，听诊时有肠鸣音亢进、音调增高。

约 1/3 的病例于右下腹可扪及肿块，肿块位置深、靠后、中等硬度、不易推动，压痛轻微或不明显。肿块的形成可以是增生型肠结核本身因肠壁增厚而被扪及，也可能因溃疡型肠结核伴有局部性结核性腹膜炎症与邻近肠曲或与肠系膜淋巴结相互粘连而形成的团块。

### 四、并发症

（一）肠梗阻

增生型肠结核易并发肠梗阻，多为慢性、部分性肠梗阻，进行性加重，严重者也可发生完全性梗阻。

（二）肠穿孔

溃疡型肠结核易发生，多为亚急性及慢性穿孔。可在腹腔内形成脓肿，溃破后形成肠瘘，急性穿孔较少见。有时穿孔发生在梗阻极度扩张的近端肠曲，因并发腹膜炎及感染性休克而死亡。

### 五、实验室和其他检查

1. 常规检查

溃疡型肠结核可有中度贫血，在无并发症的患者白细胞计数一般正常。血沉多明显增快，可作为随访中估计结核病活动程度的指标之一。结核菌素试验呈阳性对本病的诊断有帮助。溃疡型肠结核的粪便多为糊样，一般不混有黏液脓血。显微镜下可见少量脓细胞与红细胞。

2. X线检查

X线钡餐或钡剂灌肠造影检查，对肠结核的诊断具有重要意义。对并发肠梗阻或病变累及盲肠以下结肠的患者，最好进行钡剂灌肠检查。

溃疡型肠结核的X线主要表现是：①病变肠段多有激惹现象，钡剂进入该处排空迅速，充盈不佳，而两端正常肠段充盈良好，称之为X线钡影"跳跃现象"（Stierlin征）；②病变肠段若能充盈，其黏膜皱襞粗乱，肠壁边缘不规则，有时呈锯齿状；③可见肠腔变窄、肠段收缩变形、回肠正常角度消失等。

增殖型的X线主要表现是：盲肠或其附近段充盈缺损，黏膜皱襞紊乱，肠壁僵硬，结肠袋消失，可有不完全性肠梗阻的现象。

3. 结肠镜检查

可观察整个结肠及回盲部，并可做肠黏膜活检，帮助确定病变范围。

### 六、诊断标准

1）青壮年患者有肠外结核，特别是有开放性肺结核证据，病变活动性虽已控制，但患者的健康状况继以减退，不能以肠外结核完全解释者。

2）临床上有腹痛、腹泻与（或）便秘及有结核性中毒症状者。

3）右下腹压痛或回盲部肿块，伴有压痛或出现原因不明的肠梗阻表现。

4）胃肠X线检查可见回盲部的激惹现象或钡剂充盈缺损与狭窄征象。

5）大便中查到结核菌，且此菌不是肠道外者。

6）抗结核治疗两周以上而病情好转者。

判定：5）加1）、2）、3）、4）中任何1项可诊断。6）加1）、2）、3）、4）中任何1项也可诊断。

### 七、鉴别诊断

肠结核需与以下疾病相鉴别：

（一）克罗恩（Crohn）病

本病的临床表现和X线发现常酷似肠结核，鉴别要点包括：①无肺结核或其他肠外结核的证据；②有明显发作和缓解交替出现的现象；③粪便反复检查不能找到结核杆菌；④X线征象主要在回肠末端有边缘不齐的线条状阴影，肠曲病变呈节段性分布；⑤肠梗阻、粪瘘等并发症比肠结核更为常见；⑥小肠黏膜活检对诊断有帮助；⑦抗结核药物治疗无效。

（二）右侧结肠癌

发病年龄较大，常在 40 岁以上，无肠外结核证据。病程进行性发展，无结核毒性表现。X 线表现主要有钡剂充盈缺损，涉及范围较局限，不累及回肠，纤维结肠镜检查常可确定结肠癌诊断。

（三）肠阿米巴病

鉴别要点有：①有相应的感染史，但无结核全身中毒症状；②粪便含有血、脓和黏液，常可找到阿米巴原虫；③X 线检查无肠结核征，但横结肠和降结肠有溃疡性结肠炎症；④结肠镜检查发现阿米巴炎症和溃疡，且从渗出物中可找到阿米巴原虫；⑤抗阿米巴治疗有效。

（四）其他

以腹痛、腹泻为主要表现者应和慢性细菌性痢疾、慢性阑尾炎、溃疡性结肠炎、肠道恶性淋巴瘤鉴别；慢性腹痛牵扯上腹者应和消化性溃疡、慢性胆囊炎、胆石症等鉴别。

## 八、处理

肠结核的治疗目的是消除症状、改善全身情况、促使病灶愈合及防治并发症。肠结核早期病变是可逆的，因此须强调早期治疗；如果病程已至后期，即使给予合理、规范的抗结核药物治疗，尚难完全避免并发症的发生。

（一）休息与营养

休息与营养可加强患者的抵抗力，是治疗的基础。活动性肠结核须卧床休息，积极改善营养，必要时可给静脉内高营养治疗。

（二）对症治疗

腹痛明显者可用抗胆碱能药物，严重腹泻应用止泻药。对贫血和营养不良者应加强支持治疗，积极纠正水、电解质及酸碱失衡。

（三）抗结核药物治疗

抗结核药物治疗的原则为早期、联合、适量、规律和全程用药。早期活动性病灶内结核杆菌生长代谢旺盛，局部血运丰富，药物浓度高，抗结核药物可发挥最大的杀菌或抑菌作用。联合用药可减少耐药菌产生。用药剂量不足，组织内达不到有效药物浓度，疗效不佳且易产生继发性耐药；用药剂量过大易产生不良反应。由于结核病灶中存在不同代谢状态的结核菌群，规律、全程用药才能使药物在体内长期保持有效的浓度，彻底治愈结核。

1. 常用药物

1）链霉素（S）对结核杆菌有良好的抗菌作用。常用剂量为 0.75 g，1 次/天，主要不良反应为对第八对脑神经有损害作用，可引起听觉丧失。

2）异烟肼（H）对结核杆菌有较好的抗菌作用，用量较小，毒性相对较低。常用剂量为 0.3 g，1 次/天或 0.6～0.8 g，2 次/周，主要不良反应有胃肠道症状和血液系统症状。

3）对氨基水杨酸（P）对结核杆菌的对氨基苯甲酸合成起抑制作用而抑制其生长。

常用剂量 2 ~ 3 g，3 ~ 4 次/天，主要不良反应为胃肠道症状，偶见皮疹。

4）利福平（R）对宿主细胞内、外结核杆菌均有明显的杀菌作用，易渗入机体组织和体液中。常用剂量为 0.45 ~ 0.60 g，1 次/天，主要不良反应为胃肠道症状、白细胞减少及多种变态反应。

5）乙胺丁醇（E）为二线抗结核药，可用于经其他抗结核药治疗无效的病例。常用剂量为 0.75 g，1 次/天，主要不良反应为球后视神经炎。

6）吡嗪酰胺（Z）对处于细胞内缓慢生长的结核杆菌有效。常用剂量为 0.25 ~ 0.50 g，3 次/天，主要不良反应为肝功能损害。

2. 联合抗结核方案

标准化疗包括异烟肼、链霉素和对氨基水杨酸，疗效好但疗程为 1 年至 1 年半，患者常由于不能坚持全程用药而治疗失败。自从利福平问世以来，多采用短程化疗，疗程缩短至 6 ~ 9 个月，疗效甚佳。目前一般采用 3 ~ 4 种药物联合强化治疗，如异烟肼、利福平、乙胺丁醇，可加用链霉素或吡嗪酰胺，治疗 2 个月，然后继续异烟肼和利福平联合治疗至少 7 个月。对经组织学、细菌学证实的肺外结核，国际抗结核协会和 WHO 推荐如下方案。

1）2SHRZ/4HR：即 2 个月链霉素、异烟肼、利福平、吡嗪酰胺，然后 4 个月异烟肼和利福平。

2）2EHRZ/4HR，即 2 个月乙胺丁醇、异烟肼、利福平、吡嗪酰胺，然后 4 个月异烟肼和利福平。

3）2HRZ/4HR：即 2 个月异烟肼、利福平、吡嗪酰胺，然后 4 个月异烟肼和利福平。

4）$2HRZ/4H_3R_3$：即 2 个月异烟肼、利福平、吡嗪酰胺，然后 4 个月异烟肼和利福平。$H_3R_3$ 代表异烟肼和利福平每周 3 次间歇给药。

5）2SHR/7HR：即 2 个月链霉素、异烟肼、利福平，然后 7 个月异烟肼和利福平。

6）9HR：即 9 个月异烟肼、利福平。

对化疗后复发的患者，则应在严格督导下治疗 9 个月。若对患者进行了规律性化疗但疗效不佳，应考虑有多种耐药菌存在，必须更改化疗方案，方案中应包括可能敏感的药物 3 种以上，最好使用患者以前未用过的药物，疗程至少 1 年。

（四）手术治疗

并发完全性肠梗阻、急性肠穿孔及经内科治疗不能停止的肠出血可行外科手术治疗。

## 九、预后

预后取决于诊断和治疗的早晚。目前已有高效的抗结核化疗药物，早期联合应用和有足够的疗程，并加强全身支持疗法，可达到完全临床治愈的目的。

## 十、护理与防控

1）高热时卧床休息，减少活动，以保存体力。

2）给予清淡饮食及补充适当水分。

3）提供合适的环境温度及适宜的衣服和盖被。

4）评估发热的类型及伴随症状。

5）体温过高时，应酌情物理降温和药物降温。

6）出汗多时，及时更换衣服、被服，注意保暖，并协助翻身，注意皮肤和口腔的清洁护理。

7）应重视防治肠外结核，特别是肺结核。牛奶污染是肠结核感染来源之一，应加强灭菌消毒措施。

（董伟）

# 第六章　神经系统疾病

# 第一节 单纯疱疹病毒性脑炎

单纯疱疹病毒性脑炎（HSE）是单纯疱疹病毒（HSV）引起的中枢神经系统病毒感染性疾病，是散发性致命性脑炎最常见的病因。国外 HSE 发病率为（4～8）/10 万，患病率为 10/10 万，国内尚缺乏准确的流行病学资料。HSV 常累及大脑颞叶、额叶及边缘系统，引起脑组织出血性坏死和变态反应性脑损害，又称为急性坏死性脑炎或出血性脑炎。

## 一、病因

HSV 的核心为线型双链 DNA，故 HSV 为 DNA 病毒，可分为两个抗原亚型，即 I 型和 II 型。HSV - I 常引起唇、颊、鼻、耳及口腔黏膜等非生殖器部位疱疹感染，是绝大多数（95% 以上）儿童及成人 HSE 的病原。HSV - II 存在于女性的阴道中，引起生殖器部位的感染，是新生儿全身疱疹感染和脑炎的病因。

## 二、病理

主要是脑组织水肿、软化、出血性坏死。这种改变呈不对称分布，以颞叶、边缘系统和额叶最明显，枕叶也可受累。

镜下见脑膜和血管周围有大量淋巴细胞形成袖套状，小胶质细胞增生，神经细胞广泛变性和坏死。神经细胞和胶质细胞核内有嗜酸性包涵体，包涵体内含有疱疹病毒的颗粒和抗原。

晚期可有脑组织萎缩。

## 三、临床表现

任何年龄均可发病，10 岁以下和 20～30 岁有两个发病高峰。急性起病多见。25% 的患者有口唇单纯疱疹病史。前驱期有呼吸道感染史，发热、乏力、头痛、呕吐及轻度行为、精神或性格改变。

（一）神经症状

表现为头痛、记忆力减退、抽搐、偏瘫、脑膜刺激征、大小便失禁、去大脑强直等。

（二）精神症状

表现为人格改变、记忆及定向力障碍、行为异常、幻觉、妄想、谵妄、欣快及虚构等。

（三）意识障碍

早期出现嗜睡与不同程度的意识障碍。急进型单纯疱疹病毒脑炎早期有严重意识障碍，短期内因脑水肿而致脑疝死亡。

本病病程长短不一，严重者可在数日内死亡，也有迁延达数月者。有极少数病例经治疗后 1~3 个月又复发。

### 四、实验室及其他检查

（一）脑脊液检查

HSV-Ⅰ型脑炎常见脑脊液压力增高，脑脊液淋巴细胞增多或淋巴与多形核细胞增多［（0.5~1.0）×$10^8$/L］，可高达 1×$10^9$/L，蛋白正常或轻度增高（通常 800~2 000 mg/L），糖和氯化物含量正常；重症病例可见脑脊液黄变和红细胞，糖含量减少。

（二）脑脊液病原学检查

①HSV-IgM、HSV-IgG 特异性抗体检测：采用 ELISA 和 Western 印迹洗，病程中 2 次及 2 次以上抗体滴度呈 4 倍以上增加即可确诊。②脑脊液中 HSV-DNA 检测：部分病例用 PCR 能检测出病毒 DNA，可早期快速诊断。③脑脊液一般不能分离出病毒。标本最好在发病后 2 周内送检。

（三）脑电图

常可发现一侧或双侧颞叶、额区周期性弥散性高波幅慢波，也可出现颞区尖波和棘波。

（四）脑组织活检

脑活检的诊断价值可达 96%，如果由有经验的医生施行，并发症率仅 2%。检查项目包括：①组织病理学检查 Cowdry A 型核内包涵体；②电镜证实 HSV 颗粒；③免疫荧光技术发现 HSV 抗原；④病毒培养。活检标本还应进行细菌和真菌培养以排除其他致病因素。

（五）影像学检查

1. CT 检查

异常改变为病变好发部位的边界不清的低密度区，造影剂部分可增强，还可见到肿块效应与脑水肿；疾病早期 CT 可能正常。

2. MRI 检查

对脑的含水量改变很敏感，能多维成像，病程早期即可见异常改变，特别是 $T_2$ 加权的高信号改变，$T_1$ 加权像则显示低信号病灶，以颞叶为常见，其次为额叶，偶见于枕叶，均同时累及白质和灰质，并与侧脑室不相关联。

3. 放射性核素（$^{99}$锝）脑扫描

显示坏死区吸收异常或弥漫性吸收异常，阳性率约占半数。

海马及边缘系统局灶性低密度区，可扩展至额叶或顶叶，注射造影剂可显示增强效应。低密度病灶中散布点状高密度提示颞叶出血性坏死，更支持 HSE 诊断。MRI 可发现脑实质 $T_1$ 低信号、$T_2$ 高信号病灶。但影像学检查也可正常。

### 五、诊断和鉴别诊断

单纯疱疹性脑炎的主要诊断依据是：①起病急，病情重，发热等感染征象突出；②

口唇皮肤黏膜疱疹（1/4）病例为有力佐证；③脑实质损害表现以意识障碍、精神症状和癫痫发作为主；④脑脊液常规检查符合病毒感染特点；⑤脑电图广泛异常，颞叶更为突出；⑥影像学（CT、MRI）示额、颞叶病灶；⑦双份血清和脑脊液抗体检查有显著变化趋势；⑧病毒学检查阳性。

本病须与中枢神经系统细菌感染、真菌感染和其他病毒感染如乙型病毒脑炎、腮腺炎病毒脑炎、麻疹病毒脑炎等鉴别。

### 六、治疗

#### （一）一般治疗

首先应加强供给充足蛋白质、糖、脂肪、无机盐、维生素、水分，以保证营养。对昏迷、瘫痪患者应加强护理，预防压疮的发生。

#### （二）降颅内压药

多有颅内压增高现象，常用20%甘露醇250 ml，每4～6小时1次，静脉点滴（每次在30分钟内滴完）；也可采用甘油、呋塞米、山梨醇等，可交替使用，同时应注意肾功能变化及水、电解质平衡，特别应注意钾的补充。

#### （三）类固醇

多数学者主张早期、大量、短程使用糖皮质激素治疗，效果满意。首选地塞米松10～20 mg，加入10%葡萄糖液500 ml静脉点滴，每日1次，急性期过后（3～7日）逐渐减量、可口服泼尼松、甲泼尼龙，共用10～14日。儿童用量酌减。

#### （四）抗病毒治疗

1. 金刚烷胺

该药是1966年上市的并经美国FDA批准的第一个抗病毒药。其作用机制是阻止病毒穿入细胞或脱去外膜，低浓度药物与病毒的血细胞凝集相互作用，抑制病毒装配；高浓度则抑制早期感染，包括抑制病毒被膜与次级溶酶体膜融合。不良反应中以中枢神经系统表现最常见，包括焦虑、失眠和精神错乱等。

2. 利巴韦林

利巴韦林是合成鸟嘌呤核苷制剂，属于广谱抗病毒药物，1986年被美国FDA批准上市。该药对DNA和RNA病毒的核酸合成起抑制作用，但对HIV感染无效。

成人口服每天0.8～1 mg，分3～4次服用。主要不良反应是可逆性贫血，一般发生在用药1周后。

3. 阿糖胞苷（Ara－C）

机制是通过抑制合成脱氧核糖核酸（DNA）必要成分的酶系统，从而抑制病毒DNA合成，发挥抗病毒作用。此药能透过血－脑屏障，对HSE和若干其他病毒脑炎有一定疗效。但不良反应较大，如骨髓抑制等，有时甚至造成继发性感染或全身出血，所以国内多数主张用较小剂量，1～2 mg/（kg·d）（国外介绍用量为每日4～8 mg/kg），静脉滴注或分次（间隔12小时）肌内注射，连用5～10日，必要时停药5日后再重复应用。此药早期应用对降低HSE病死率，改善症状，减少、减轻后遗症有一定作用。近年来已逐渐被其他不良反应较轻的抗病毒药代替。

#### 4. 环胞苷（CyclLO－C）

环胞苷为 Ara－C 的衍生物，在体内转变为阿糖胞苷，作用与 Ara－C 相似，但不良反应较轻。成人每日 50～200 mg，溶于 5% 葡萄糖液或生理盐水 500 ml 中静脉滴注或分次（间隔 12 小时）肌内注射，5～10 日为 1 个疗程。

#### 5. 阿糖腺苷（Ara－A）

阿糖腺苷为同类药物中疗效较好者，不良反应亦较轻。能很好地透过血—脑屏障。成人每日 15 mg/kg 左右，1 个疗程为 10 日。但因溶解度较低，每毫升液体的浓度不超过 0.7 mg（一般按 200 mg 药物，加于 500 ml 输液中静脉滴注），本药半衰期较短（仅1.5 小时），故每日须持续滴注 12 小时以上（每日 1 次或 2 次滴注）。用药时应注意大量液体随之进入体内，影响水、电解质平衡。已配好的药液不宜冷藏，以免析出结晶。不良反应有恶心、呕吐、腹泻、震颤、眩晕、皮疹等，但发生率较低；偶可有肝、肾功能受损，但多数较轻，停药后可恢复。本品不宜与别嘌醇合用。

#### 6. 阿昔洛韦

阿昔洛韦是 20 世纪 80 年代研制的新型抗病毒药。其机制是此药进入体内后通过受病毒感染的细胞内病毒胸腺嘧啶激酶的作用，转化为三磷酸化合物，选择性抑制病毒DNA 聚合酶，抑制病毒 DNA 的复制，因而阻断了病毒的生长、繁殖。本药分子量小，易透过血—脑屏障。有人报道本药对 HSE 的疗效明显优于阿糖腺苷。临床上如遇到散发性脑炎，病情重疑为 HSE 又无条件做病毒学检查者，亦可用本药为首选药物，但亦应早期应用。阿昔洛韦仅作用于活动期病毒，对潜伏期或静止期的病毒无抑制作用。成人每天 10～15 mg/kg，分 2～3 次静脉滴注，1 个疗程 10 日；有报道首日量 10 mg/kg 后改为每日 5 mg/kg，亦获显著疗效者。国内有人推荐成人每次 250 mg，每日 1～2 次，1个疗程 10 日。本品血浆半衰期约 2.5 小时，静脉滴注需缓慢。有肾功能不全患者应相应减少剂量。或延长给药间隔时间。本药不宜与其他肾毒性药物合用。不良反应有皮疹、荨麻疹、头痛、恶心等。静脉给药渗漏时可致局部皮肤坏死；偶致肝、肾功能受损。

#### 7. 伐昔洛韦（缬昔洛韦，VCV）

伐昔洛韦是阿昔洛韦的 L－缬氨酸酯，是 ACV 一种前体药物。该药能迅速代谢为具有抗病毒活性的阿昔洛韦及人体必需氨基酸 L－缬氨酸。伐昔洛韦的重要特征是口服伐昔洛韦释出的阿昔洛韦其绝对生物利用度大于口服阿昔洛韦所达到的生物利用度（3～4.5 倍）。进食不影响伐昔洛韦的阿昔洛韦生物利用度。伐昔洛韦经胃壁吸收比口服阿昔洛韦好，可能是通过活化可饱和的转运蛋白迅速摄入肠刷状缘膜，在动物组织中伐昔洛韦流入肠刷状缘膜囊泡的速度比阿昔洛韦快 6～10 倍，转运蛋白对伐昔洛韦有立体选择性。使用剂量为 500 mg，每天 2 次，给药 5～10 天。

#### 8. 更昔洛韦（丙氧鸟苷，DGPH）

更昔洛韦是抗疱疹病毒的阿昔洛韦类新药，为一种新的鸟嘌呤衍生物。其结构类似阿昔洛韦，但比阿昔洛韦具有更强更广谱的抗病毒作用、更低的毒性和更好的溶解度。对阿昔洛韦耐药并有 DNA 聚合酶改变的 HSV 突变株对更昔洛韦亦敏感。抗 HSV 的作用疗效是阿昔洛韦的 25～100 倍。使用剂量是 5～10 mg/（kg·d），1 个疗程 10～14

天，静脉滴注。主要不良反应是中性粒细胞减少，并与剂量相关，是可逆的。其他不良反应有肾功能损害、骨髓抑制和血小板减少。

9. 膦甲酸钠（PFA）

膦甲酸钠是焦磷酸盐的类似物，为非核苷类抗病毒药物。作用机制是直接作用于病毒核酸聚合酶的焦磷酸结合部位，抑制 DNA 和 RNA 的合成。有广谱抗病毒作用，适宜治疗所有人类疱疹病毒类和 HIV 的感染，特别对 HSV－1 和 HSV－2 均有抑制作用，细胞毒性小。使用剂量是 40 mg/kg，连用 14 天。不良反应是肾损害、电解质异常、头痛、疲劳等。

10. 泛昔洛韦（FCA）和喷昔洛韦（PCV）

泛昔洛韦是开环核苷类抗疱疹病毒药，是一种 6－脱氧喷昔洛韦双乙酸酯，系喷昔洛韦的前体药，口服后迅速代谢为具抗病毒活性的代谢产物喷昔洛韦。喷昔洛韦对 HSV－1、HSV－2、EBV 和带状疱疹病毒有抑制作用，但对 CMV 作用很弱。在病毒感染的细胞中，喷昔洛韦在病毒胸苷激酶的作用下，生成单磷酸酯，经细胞酶进一步磷酸化，生成活性代谢产物喷昔洛韦三磷酸酯，与病毒 DNA 聚合酶相互作用，从而抑制病毒 DNA 的合成。体外实验中喷昔洛韦对 HSV 和带状疱疹病毒的抑制作用比阿昔洛韦更持久。在细胞培养内，喷昔洛韦与阿昔洛韦或更昔洛韦合用对 HSV－1 和 HSV－2 的抗病毒活性有加成作用；与人 IFN－α、β、γ 合用对抗 HSV－1 和 HSV－2 的活性有协同作用；与膦甲酸合用对 HSV－1 有协同作用，对 HSV－2 有加成作用。但喷昔洛韦和索立夫定是竞争抑制剂，合并用药减弱了喷昔洛韦抗 HSV 的作用。该药抗病毒活性持续时间长，血药浓度高，口服 15 分钟即可达到血药峰浓度。使用剂量为口服泛昔洛韦 250～500 mg，每天 3 次，共 7 天。不良反应为头痛、恶心和腹泻等。

11. 索立夫定（BVAU）

索立夫定是新一代抗病毒核苷类似物，也是具有高度选择性的抗疱疹病毒制剂。该药是胸腺嘧啶核苷的类似物，能优先被病毒编码的胸苷激酶磷酸化，对 HSV－1 和 VZV 有特异性的抑制作用，对 HSV－2 或 CMV 活性很低或几乎没有活性。作用机制是该药能明显抑制〔³H〕－胸腺嘧啶核苷整合入 HSV－1 和 VZV 感染细胞的 DNA 片段，而对感染细胞摄取〔³H〕－胸腺嘧啶核苷没有影响。体外抗病毒实验中，该药对 EBV 也有抑制作用。使用剂量为口服 50 mg，每天 3 次，治疗 7 天。不良反应中偶见红细胞、白细胞、血细胞比容和血红蛋白下降，以及转氨酶、乳酸脱氢酶（LDH）和 γ－谷氨酰转移酶（γ－GTP）、血液尿素氮、肌酐和尿蛋白升高，亦可能发生恶心、呕吐、厌食、腹泻、上腹部疼痛和胃痛。有不良反应后应立即停药。用氟尿嘧啶（替加氟、去氧氟尿苷、5－氟尿嘧啶等）治疗的患者禁止同时服用索立夫定，合并用药能引起严重的血液学紊乱，甚至可引起患者死亡。对本品有过敏史的患者禁用。

12. 西多福韦

该药是开环核苷酸类似物，能抑制病毒 DNA 聚合酶，对人 CMV 有很强的抑制作用，对其他疱疹病毒如 HSV－1、HSV－2、VZV、EBV、HHV－6 及腺病毒、人乳头瘤状病毒也有很强的活性。作用机制是该药被细胞吸收后，在细胞胸苷激酶的作用下转化为活性代谢物单磷酸酯、二磷酸酯和与磷酸胆碱的加成物。西多福韦二磷酸酯通过抑制病毒 DNA 聚合酶，竞争性地抑制脱氧胞嘧啶核苷 −5' −三磷酸酯整合入病毒的 DNA，缓解 DNA 的合成，并使病毒的 DNA 失去稳定性，从而抑制病毒的复制。体外试验表明，尽管西多福韦对 HSV −1 和 HSV −2 的作用是阿昔洛韦低的 1/10，但对缺乏胸苷激酶的 HSV −1 突变病毒株的作用则比阿昔洛韦强。从 HIV 感染者分离的对阿昔洛韦产生耐药性的 HSV −2 病毒株，西多福韦对其有很强的抑制作用。免疫印迹分析表明，西多福韦能阻滞 HSV 特异性蛋白的表达，1 μg 能抑制 Vero 细胞释放 HSV −1 达 90% 以上。治疗剂量为 1 周 1 次静脉注射 5 mg/kg，共 2 周。其后隔 1 周注射 3 ~ 5 mg/kg，可再用数次。不良反应有呕吐、头痛、发热和潮红、蛋白尿、中性粒细胞减少、血清肌酐升高等。

（五）免疫治疗

1. 干扰素及其诱生剂

干扰素是细胞在病毒感染后产生的一组高活性糖蛋白，有广谱抗病毒活性，对宿主细胞损害极小；可用 α − 干扰素，治疗剂量为 $6 \times 10^6$ IU/d，肌内注射，连续 30 日；亦可用 β − 干扰素全身用药与鞘内注射联合治疗。干扰素诱生剂如聚肌苷聚胞啶酸（Poly：C）和聚鸟苷聚胞啶酸（Poly：C）、青枝霉素、麻疹活疫苗等，可使人体产生足量的内源性干扰素。

2. 转移因子

转移因子可使淋巴细胞致敏转化为免疫淋巴细胞，剂量为 1 支皮下注射，每周 1 ~ 2 次。

（六）苏醒剂

昏迷者可用乙胺硫脲（克脑迷）、氯酯醒、安宫牛黄丸等，以利清醒，同时应用广谱抗生素预防呼吸道及泌尿系感染，对高热者给予物理降温及解热镇痛剂。

（七）人工冬眠治疗

对于高热、躁动不安及大剂量解痉剂不能控制的癫痫患者，应采用亚冬眠治疗（氯丙嗪 50 mg、哌替啶 50 mg、异丙嗪 50 mg 混合），每次用 1/4 ~ 1/2 量肌内注射或静脉注射。呼吸循环衰竭者禁用。可配用冰帽及四肢大血管区冰敷降温，以使患者体温维持在 35 ~ 36℃，采用本法治疗不能超过 2 周。

（八）增加机体抵抗力

维生素 C 3.0 g 加入 10% 葡萄糖液 500 ml 静脉滴注；或 0.3 g，每日 3 次，口服；病情危重者可输给新鲜血 100 ml/次，每周 1 ~ 2 次。也可肌内注射丙种球蛋白或胎盘球蛋白，共同增强机体的抵抗力。

## 七、预后

预后取决于治疗和疾病的严重程度，未经抗病毒治疗、治疗不及时或治疗不充分，以及病情严重的患者预后不良，死亡率为 60% ~ 80%。发病数日内及时给予足量的抗病毒药物（阿昔洛韦），预后大为改观，病死率可降为 20% ~ 28%。因此，强调早期诊断和早期治疗。

### 八、护理

1）注意居住环境的清洁卫生，室内勤通风，可定期用巴氏消毒水消毒居住环境；穿着宽松舒适的衣物，勤换衣物，对衣物、碗筷以及其他生活物品进行消毒；适当锻炼，增强身体素质，避免久卧，警惕出现下肢深静脉血栓；出现运动功能障碍的患者，家属可以帮助其进行康复训练。

2）注意补足每日所需营养物质，清淡饮食，避免进食油腻、辛辣刺激性食物。建议多吃维生素含量丰富的食物如蔬菜、水果等，有利于疾病康复。

3）养成良好的生活习惯，治疗期间建议戒烟、戒酒，避免熬夜，早睡、早起，保证充足的睡眠时间。

4）病毒性脑炎可导致精神上行为发生改变，家属应该积极给予心理安慰治疗，帮助患者正确认识自己的疾病，消除患者紧张、焦虑、抑郁等情绪。

5）病毒性脑炎若不及时诊治，致死率及致残率均较高，对于易感人群如儿童、长期应用免疫抑制剂的人群出现持续高热，退烧药效果不佳，同时合并中枢神经系统症状如恶心呕吐、头痛、头晕、嗜睡等症状，应该高度警惕病毒性脑炎，应该及时就医诊治。

### 九、防控

减少公共场所出行，病毒流行季节注意佩戴口罩。家长应该嘱咐儿童注意手卫生。对于免疫力低下的人群，可以接种多种病毒疫苗，预防感染。

（董伟）

# 第二节　脑膜炎

## 病毒性脑膜炎

病毒性脑膜炎又称无菌性脑膜炎，可伴有脉络膜炎，而脑实质损害轻。引起该病的有肠道病毒（柯萨奇 A、B 组病毒，Echo 病毒）、非瘫痪型的脊髓灰质炎病毒、腮腺炎病毒、淋巴细胞脉络膜脑膜炎病毒、腺病毒、美加州病毒、传染性肝炎病毒（黄疸期）、传染性单核细胞增多症、支原体属肺炎及脑心肌炎病毒等。

### 一、病因和发病机制

本病可由多种病毒引起，常见有各种肠道病毒、腮腺炎病毒、传染性单核细胞增多症病毒、水痘—带状疱疹病毒、虫媒病毒、单纯疱疹病毒等。病毒经胃肠道、呼吸道、皮肤或结合膜进入机体，在侵入部位和局部淋巴结内复制后，于病毒血症的初期经血源性途径播散至中枢神经系统以外的组织（如皮肤、肝脏、心内膜、腮腺等），偶尔进入中枢神经系统。中枢神经系统的感染发生在病毒血症的后期，即病毒在中枢神经系统以外部位多次复制后，经脉络丛进入脑脊液。

## 二、临床表现

该病多为散在发病，亦可呈地区性流行。不同病原其季节性亦不同。肠道病毒所致者多于夏末初秋，呈小流行；腮腺炎病毒所致者则多散发于春季；淋巴细胞脉络膜脑膜炎以冬季较多见，但单纯疱疹病毒脑膜炎无明显季节性。突然起病，发热，头痛或相应病毒所致的全身症状，并出现脑膜刺激征。可有易激惹、嗜睡，有时恶心、呕吐、畏光、眩晕、腹痛、颈背痛、喉痛，少数重症患者有抽搐、昏迷或显著意识障碍，不自主运动，共济失调或肌无力。有些柯萨奇病毒感染出现明显的皮疹；腮腺炎病毒所致的脑膜炎，可伴腮腺炎；疱疹病毒所致脑膜炎者可伴发疱疹。

## 三、实验室及其他检查

### （一）脑脊液检查

脑脊液压力正常或稍高，外观无色透明，白细胞增高，一般为（1～100）×$10^7$/L。起病数小时以中性多核白细胞为主，8 小时后主要为淋巴细胞。腮腺炎病毒性脑膜炎则始终以淋巴细胞为主。糖及氯化物多正常，细菌培养及涂片染色均为阴性。脑脊液中 IgM、IgA、IgG 正常或轻度升高。乳酸脱氢酶和乳酸含量正常。

### （二）血清学检查、病毒分离及 PCR 检查

该检查可明确诊断。

## 四、诊断

1）病前有发热及各种原发病，如呼吸道或胃肠道感染，以及腮腺炎、疱疹、麻疹、水痘等症状。

2）急性或亚急性发病，有明显头痛、呕吐、发热及脑膜刺激征。

3）多无明显的脑实质局灶损害体征。

4）脑脊液绝大多数无色透明，细胞计数自数十至数百，少数可逾千。除早期可有中性粒细胞增多外，余均以淋巴细胞为主。蛋白含量少数可轻度增高，糖及氯化物多正常，免疫球蛋白多有异常。

5）可有原发病的体征及实验室检查所见。有的体液及排泄物可分离出病毒。

## 五、鉴别诊断

### （一）结核性脑膜炎

结核性脑膜炎是较常见的亚急性或慢性脑膜炎，但也有急性起病并迅速发展的病例。脑脊液中蛋白含量常高于病毒性脑膜炎，一般为 10～500 mg/L，但也有脑脊液常规检查、糖和氯化物含量均正常者，且由于出现脑实质受累的症状，临床易误诊为病毒

性脑膜炎。脑脊液离心沉淀进行抗酸染色检查有助于诊断。

（二）肺炎支原体引起的无菌性脑膜炎

该病常有数日至 3 周的呼吸道感染，脑脊液检查与病毒性脑膜炎不能区别，确诊需要支原体培养阳性和恢复期血清标本抗体滴度升高。

（三）钩端螺旋体脑膜炎

有急性、慢性两种类型，常作为钩端螺旋体病神经系统损害的一部分出现，慢性者罕见。脑脊液检查早期为中性粒细胞增多，确诊需依靠抗体检测和血培养阳性。

### 六、治疗

治疗主要包括对症及支持治疗，抗病毒药物治疗。

（一）对症及支持治疗

卧床休息，给予富含多种维生素饮食。发热、头痛可用退热镇痛药。有颅内压增高者用甘露醇等脱水剂。剧烈呕吐者应予静脉补液，预防压疮及继发感染。注意纠正水、电解质紊乱。干扰素及诱生剂如聚肌胞等能提高人体抵抗力，可试用。肾上腺皮质激素的应用长期以来存有争议，近年来许多临床报道认为肾上腺皮质激素治疗病毒性脑膜炎有效，能促进患者的恢复，预防和减轻脑水肿，降低颅内压。现多主张早期应用，尤以地塞米松静脉滴注的疗效最佳。

（二）抗病毒治疗

一般先选用较安全的药物，如板蓝根注射液，每次 2～4 ml（相当于生药 1～2 g），肌内注射，每日 1～2 次；大蒜素注射液（每毫升含 30 mg），每次 90～150 mg 加入 5% 或 10% 葡萄糖液 500～1 000 ml，静脉滴注，每日 1 次，连续 5～10 日；吗啉胍，每次 0.2～0.3 g，口服，每日 3 次，小儿每日量 10 mg/kg 分 3 次用；或银翘解毒片每次 4～6 片，每日 2～3 次。对上述治疗无效或病情严重者则需在严密观察下选用阿昔洛韦或阿糖腺苷等。

（三）抗生素

由于在急性期常难与细菌性脑膜炎相鉴别，因此经验性治疗常需选用某种抗生素。一旦排除细菌性脑膜炎，则可中止抗生素治疗。

### 七、护理与防控

参见化脓性脑膜炎。

## 化脓性脑膜炎

化脓性细菌引起的脑膜炎症称之为化脓性脑膜炎，是严重的颅内感染之一。好发于婴幼儿、儿童和老年人。

### 一、病因和发病机制

化脓性脑膜炎的病原菌具有年龄特征，新生儿最常见的是大肠杆菌、B 族链球菌和流感嗜血杆菌等；成年人以脑膜炎链球菌、肺炎链球菌和葡萄球菌多见。当机体抵抗力降低时，细菌经血液循环或邻近感染病灶进入颅内，部分病例感染途径不清。

## 二、病理

不同病原菌引起的急性化脓性脑膜炎病理改变基本相同。①软脑膜及大脑浅表血管扩张充血，蛛网膜下腔大量脓性渗出物覆盖脑表面，并沉积于脑沟及脑基底池。②脓性渗出物颜色与病原菌种类有关，脑膜炎链球菌及金葡菌呈灰黄色，肺炎链球菌为淡绿色，流感嗜血杆菌呈灰色，铜绿假单胞菌为草绿色。③脓性渗出物阻塞蛛网膜颗粒或脑池，影响脑脊液的吸收和循环，造成交通性或梗阻性脑积水。④镜下可见蛛网膜下腔大量多型核粒细胞及纤维蛋白渗出物，少量淋巴细胞和单核细胞浸润，用革兰染色，细胞内外均可找到病原菌。邻近软脑膜的脑皮质轻度水肿，重者可发生动、静脉炎和血栓形成，导致脑实质梗死。

## 三、临床表现

患者常于发病前有鼻、咽喉、耳的感染或手术史，"流脑"接触史，腰穿及脊髓麻醉史，头外伤史，肺炎史或肺部感染的症状及皮肤化脓性感染病灶。有感染灶者，可能为脑膜炎的感染来源。

各种病原菌所致的化脓性脑膜炎，其临床表现大致相仿。一般起病急，有发热、嗜睡、精神错乱、头痛、呕吐等。病情重者可出现惊厥和昏迷。体检可见面色苍白发灰，双目凝视，感觉过敏，脑膜刺激征阳性（在新生儿、幼儿与昏迷患者中，脑膜刺激征常不明显）。如脑水肿严重，可有颅内压升高现象，如频繁呕吐、心率减慢及血压升高等，严重者可发生脑疝，出现瞳孔大小不等，对光反应迟钝，呼吸不规则，甚至呼吸衰竭。

## 四、实验室及其他检查

（一）脑脊液检查

1. 脑脊液常规检查

典型患者的脑脊液压力增高，外观混浊；白细胞计数显著增加，多在 $1 \times 10^9/L$ 以上，以中性粒细胞为主；糖含量降低，常小于 1.11 mmol/L；蛋白质含量增加，多在1 g/L以上。

2. 脑脊液的病原学检查

1）细菌培养及涂片找细菌：涂片做革兰、亚甲蓝 2 种染色找病菌是早期、快速、简便、实用的方法。细菌培养应争取在抗生素治疗之前，加药敏试验能指导临床用药。

2）特异性抗原检测：其原理是利用当地常见的化脑细菌株提纯抗原（多糖抗原）制备抗体。利用已知的抗体（诊断血清）测定标本中的细菌抗原快速诊断。目前有多种检测方法。

（二）外周血常规

白细胞计数明显升高，分类以中性粒细胞为主；严重感染病例白细胞计数有时反而减少。

**（三）头颅 CT、MRI 检查**

出现局灶性神经系统异常体征或疑有并发症时应进行 CT 或 MRI 检查，以便及时诊断和处理。

**（四）其他**

血培养不一定能获阳性结果，但阳性有助明确病原菌。皮肤淤斑涂片找细菌是脑膜炎双球菌脑膜炎的病因诊断方法之一。

## 五、诊断

早期正确的诊断和治疗是决定预后的关键。因此对于有发热并伴有一些神经系统异常症状体征的患儿应及时进行脑脊液检查，以明确诊断。有时在疾病早期菌血症时脑脊液常规检查可正常，此时脑脊液或血中细菌培养已可为阳性，因此 1 天后应再次复查脑脊液。在就诊前已经过短程、不规则抗生素治疗的化脓性脑膜炎患儿，其脑脊液细胞数可能不多且以淋巴细胞为主，涂片及培养细菌均可为阴性，此时必须结合病史、治疗过程和临床症状体征等谨慎判断。

即刻进行腰穿的禁忌证：①颅内压增高征明显；②严重心肺功能受累和休克；③腰穿部位皮肤感染。对颅内压增高的病儿必须进行腰穿时，可先静脉注射甘露醇，减低颅内压后 30 分钟再行腰穿，以防发生脑疝。

## 六、鉴别诊断

**（一）病毒性脑膜炎**

感染中毒症状不重，脑脊液外观清亮或微混，细胞数在 $3 \times 10^8$/L 以下，淋巴细胞增多，蛋白正常或略高，糖及氯化物含量正常。细菌学检查阴性。

**（二）结核性脑膜炎**

常有结核病接触史，起病较慢。结核菌素试验阳性，可伴有肺部或其他部位结核病灶。脑脊液外观呈毛玻璃样混浊，细胞数多在 $5 \times 10^8$/L 以下，蛋白含量增高，糖及氯化物含量减少，静置 24 小时可见薄膜，将薄膜涂片可查到抗酸杆菌。

**（三）流行性脑膜炎**

临床表现酷似，鉴别要点主要靠流行病学资料和细菌学检查，有典型淤斑者，流行性脑膜炎可能性较大。

## 七、治疗

**（一）一般治疗**

注意合理喂养，流质饮食，给易消化、营养丰富的食物。维持水、电解质和酸碱平衡。保持呼吸道通畅，及时吸痰等，保持皮肤黏膜的清洁。

**（二）抗生素治疗**

1. 用药原则

①尽量明确病原体，根据药物敏感试验选择用药。②考虑到药物对血—脑屏障的穿

透能力，必须使用穿透能力差的药物时可同时加用鞘内注射。③足够的剂量和恰当的用药方法，脑脊液中达不到有效浓度的药物，应鞘内注射。④恰当的疗程，一般为 2～4 周。⑤脑脊液复查是指导治疗的重要依据。

2. 病原菌未明者

应选择对常见的脑膜炎双球菌、肺炎球菌和流感杆菌都有效的抗生素，如青霉素加氯霉素、青霉素加氨苄西林等。

3. 病原菌明确后的治疗

1）流感嗜血杆菌性脑膜炎：对青霉素敏感又无并发症者可用氨苄西林，如耐药则改用第二、三代头孢菌素，疗程不少于 2 周。

2）脑膜炎双球菌性脑膜炎：无并发症者用青霉素每日 30 万 U/kg，静脉注射 7～10 天，对青霉素耐药者可改用二、三、四代头孢菌素。

3）肺炎链球菌脑膜炎：无合并症且对青霉素敏感者可用青霉素每日 30 万～60 万 U/kg 静脉分次注射，不少于 2 周，对青霉素耐药者选用头孢三嗪，高度耐药者选用万古霉素和（或）氯霉素。

4）B 族链球菌脑膜炎：选用氨苄西林或青霉素，疗程不少于 14 天。

5）大肠杆菌、铜绿假单胞菌、金葡菌脑膜炎：选用头孢呋辛，疗程不少于 3 周或至脑脊液无菌后 2 周，也可联合应用氨苄西林及庆大霉素等。

（三）对症及支持疗法

保证足够的能量和营养供给，注意水、电解质平衡；急性期应用肾上腺皮质激素，以减轻脑水肿、防止脑膜粘连；降低颅内压；控制惊厥；纠正呼吸循环衰竭等。

（四）防治并发症

1. 硬脑膜下积液

化脓性脑膜炎治疗过程中，如发热不降或更高，出现明显的颅内高压症，颅骨透照检查阳性，则要及早作硬脑膜下穿刺，以明确是否并发了硬膜下积液。少量积液能自行吸收，液量多时需反复穿刺。首次穿刺最好不超过 10～15 ml，以后每次放液不超过 20 ml，以免颅内压骤然降低引起休克。每日或隔日放液 1 次，直至积液消失。

2. 脑室管膜炎

除全身抗感染治疗外，可做侧脑室控制引流，减轻脑室内压，并注入抗生素。

3. 脑性低钠血症

限制液体入量并逐渐补充钠盐纠正。

（五）中医中药

1. 辨证论治

1）风热上扰

发热微恶寒，头痛胀欲裂，无汗或少汗，胸闷胸痛，口渴。舌红苔白微黄，脉浮数。

治法：疏风解表。

方药：银翘散加减。

2）热盛动风

身热壮盛，头晕胀痛，手足躁扰，甚则瘈疭，狂乱痉厥。舌红苔燥，脉弦数。

治法：清热解毒凉肝息风。

方药：羚角钩藤饮加减。

3）热邪伤阴

本证多为病之恢复期，身热未净或无热，口舌干燥而渴，无汗形瘦，时有烦躁。

治法：养阴清热。

方药：沙参麦门冬汤加减。

4）肝肾亏损

本证多见于化脑后期，手足发热，口干，低热久留不退，神倦，耳鸣耳聋。舌干绛，脉虚大。

治法：滋养肝肾。

方药：六味地黄汤加减。

2. 中成药

1）羚翘解毒丸：每服1丸，每日服2~3次。用于邪在卫分。

2）紫雪丹：每服2g，每日服2次。用于邪在卫气分。

3）安宫牛黄丸：每服1丸，每日服2次。用于热入营血。

4）局方至宝丹：每服1丸，每日服2次。用于热入营血。

3. 针灸治疗

1）体针：治法为解表泄热，息风开窍。选穴：曲池、大椎、合谷、血海、少商、中冲、百会、印堂、人中、外关、十宣。抽搐、角弓反张取阳陵泉、太冲；呕吐加内关、膻中、太冲、中脘。

2）耳针：选穴为肾上腺、内分泌、皮质下、肝、肺、枕、心、神门。


**八、护理**

1）使患者保持安静，取侧卧位，以防止呕吐物吸入气管而窒息。减少不必要的刺激，室内温、湿度要适宜。

2）保证足够的液量和热量，给予富有营养、清淡、易消化的流质或半流质饮食，呕吐频繁，不能进食者，应静脉输液，静脉输液量可按每日60~80 ml/kg计算，其中含钠液占1/5~1/4，液量不宜过多，速度不宜过快，电解质浓度不宜太高（有电解质紊乱者例外），以免发生脑水肿、脑疝。对病危昏迷患者，给予鼻饲，以保证营养的供给。

3）呼吸困难者给氧。

4）保持呼吸道通畅，及时清除呼吸道分泌物，必要时行气管插管或气管切开。

5）昏迷患者执行昏迷护理常规。

6）做好患者的生活护理，保持口腔、皮肤的清洁干燥，避免发生并发症。

7）密切观察病情变化，如体温、脉搏、呼吸、血压、瞳孔、面色及肢体活动等情况的变化。观察精神状态、颅内压增高征象等，发现异常及时报告医生及时处理。

8）备好抢救物品，如：氧气、吸痰器、压舌板、开口器、舌钳，及镇静剂、脱水剂、强心剂等。如有惊厥应采用急救措施，镇静止惊、吸痰、给氧气吸入，牙关紧闭者用开口器撑开口腔，用舌钳将舌牵出，防止咬伤或舌后坠而窒息。

9）执行医嘱，及时准确应用抗生素。静脉滴注青霉素时，溶液配制应新鲜，最好应用钠盐制剂。应用青霉素钾盐时剂量不宜过大，滴速不宜过快，以免发生高血钾，并应注意青霉素过敏反应，加强巡视，如发现患者呼吸困难、发绀、面色苍白、皮疹等应及时通知医生，并协助抢救。

10）注意监测患者体温，根据患者年龄和体温情况调节病室的温度和湿度。体温超过39℃给予物理降温和（或）药物降温，减少大脑对氧的消耗，防止高热惊厥。

11）评估患者的意识水平、行为、烦躁程度；检查瞳孔大小、对光反射，眼外肌的运动，对声响的反应，肌肉的张力；评估生命体征；床旁备吸引器；治疗护理操作集中进行，避免声、光刺激；必要时给镇静、止惊药；评估视、听能力，若有感觉丧失，为患儿制订合适的康复训练计划。

12）评估患者体液状态，观察有无脱水或水分过多的表现，监测血清电解质的变化；准确记录出入量；能口服时逐渐减少静脉补液量。

13）硬脑膜外积液较多并出现颅内压增高症状时，协助医生做硬脑膜下穿刺术，术后穿刺部盖以无菌纱布，注意有无液体渗出。

14）患者要定期做腰椎穿刺，以掌握脑脊液变化，作为药物治疗的参考。腰穿后患者应去枕平卧4~6小时，切忌突然坐起，以免引起脑疝。

**九、防控**

居室要保持空气新鲜，阳光充足，要加强体格锻炼，经常坚持户外活动，提高机体抵抗力，以减少各种感染性疾病的发生。对上呼吸道感染、中耳炎、鼻窦炎及皮肤感染的患儿，应及时彻底治疗。

结核性脑膜炎

见结核病中"结核性脑膜炎"。

隐球菌性脑膜炎

新型隐球菌分布广泛，主要存在于土壤和鸽等鸟类的粪便中，也可以从正常人体分离出来，对中枢神经系统具有特殊的亲和力。病菌多从呼吸道侵入，先在肺部形成病灶，再经血管扩散到脑或全身；也可以经消化道、皮肤、黏膜或头部血管侵入，个别患者可经腰穿或手术等直接植入而引起脑膜和脑的感染。半数以上感染发生于健康人群，亦好伴发于长期使用免疫抑制药、糖皮质激素或抗生素治疗、化疗、放疗、艾滋病、系统性红斑狼疮、严重营养不良和结核病等各类慢性消耗性患者。重症晚期患者的病死率和病残率仍较高，多死于颅内压增高和脑疝。

### 一、临床表现

该病多呈亚急性起病，少数慢性起病，表现为发热，颅内压增高症状，脑膜刺激征；常出现脑神经损害，导致视力下降、听力下降、眼肌麻痹、吞咽困难和面舌瘫等症状；脑实质受损和脑内肉芽肿形成时，可出现嗜睡、烦躁不安和智能障碍等精神症状，还可有肢体瘫痪和感觉减退等局灶性定位体征，严重者可有意识障碍。

### 二、实验室及其他检查

#### （一）实验室检查

脑脊液检查多数可见压力增高，但慢性病例可在正常范围内，细胞数轻至中度增加，一般为 $(0.1 \sim 5.0) \times 10^8/L$，以淋巴细胞增加为主，约 93.6% 的患者糖降低，75.3% 的患者氯化物降低，94.7% 的患者蛋白质增高。检查脑脊液细胞时，常规 MGG 染色即可发现隐球菌，其黏多糖荚膜不着色，使菌体间保持等距离，颇为特殊。一般常规脑脊液墨汁染色涂片镜检，其中第 1 次即发现隐球菌者约占 66%，第 2 次发现阳性者约占 17.3%，其余须经 3 ~ 20 次涂片才可发现阳性。如将脑脊液加隐球菌抗血清，然后离心，再做墨汁染色涂片镜检测阳性率可提高至近于 100%。必要时尚可做真菌培养，经 2 ~ 4 日，最迟 10 日可有隐球菌落出现。

#### （二）影像学检查

做颅脑 CT 检查可观察到较大的肉芽肿或低密度软化灶，亦可发现梗阻性脑积水。MRI 检查则可发现脑实质肉芽肿在 $T_1$ 加权像上呈等或略低信号区。$T_2$ 加权像则从略低信号到明显高信号均有可能，周围的水肿则为高信号。胸部 X 线检查约 65.2% 可见异常，可类似于肺结核灶，亦可为肺炎样改变，少数可并发肺不张、胸膜改变或肺部占位影。

### 三、诊断和鉴别诊断

在全身慢性消耗性疾病或免疫功能损害的基础上，出现亚急性或慢性起病的脑膜炎的症状，以及与结核性脑膜炎相似的脑脊液常规、生化改变时，应考虑本病的可能。

本病与结核性脑膜炎、脑脓肿、经部分治疗的化脓性脑膜炎以及其他真菌性脑膜炎的脑脊液改变很相似，因此，在找到病原体以前很难鉴别，常需反复多次检查才能最后确诊。

### 四、治疗

#### （一）抗真菌治疗

特别强调早期治疗的重要性，必要时可多途径用药、合并用药。药量及疗程要足够，脑脊液检查须 3 次连续无菌后，才能考虑停药。

1. 两性霉素 B

两性霉素 B 是一种多稀类抗真菌的抗生素，通过对细胞膜脂醇的作用达到破坏菌体的目的，为首选药物，口服不易吸收，需静脉滴注，首次剂量 1 ~ 5 mg/d，加入 5%

葡萄糖液 500 ml 中，6 小时滴完，以后每日逐渐增加 2 ~ 5 mg，最大剂量可达 1 mg/（kg·d），注射浓度不能超过 0.1 mg/ ml，总量 2 ~ 3 g。为提高疗效，有时尚需合并或改用脑室内或鞘内给药法：每周 2 ~ 3 次，总疗程一般需 20 ~ 30 次，开始每次剂量 0.1 mg，以后逐渐递增，每次可增加 0.1 mg，直至 1 mg，注射时先溶于注射用水 1 ~ 2 ml 中，再缓慢地反复用脑脊液 3 ~ 5 ml 稀释后注入。必要时尚可加入地塞米松 2 ~ 4 mg，颅内压增高者慎用。不良反应有头痛、寒战、高热、恶心、呕吐、肾功能损害、电解质紊乱、贫血、静脉炎等。

2. 两性霉素 B

其性质及用法基本与两性霉素 B 相同，而不良反应较轻，肾功能损害较少而低血钾则较多见、较持久。

3. 5 – 氟胞嘧啶

5 – 氟胞嘧啶为口服的抗真菌药物，对新型隐球菌脑膜炎有一定疗效。成人剂量为每日 4 g，或 50 ~ 150 mg/（kg·d），分 4 次服用，连服 3 个月以上，不良反应有呕吐、腹泻、肝功能损害等。可与两性霉素 B 合用。

4. 克霉唑

克霉唑治疗隐球菌有一定疗效，成人剂量 2 ~ 4 g/d，或 30 ~ 60 mg/（kg·d），分 3 次口服。

5. 大蒜素

每日 20 ~ 60 mg 静脉滴注，2 周至 4 个月为 1 个疗程。

6. 咪康唑

本品系抗真菌药咪唑的衍生物，属广谱抗真菌剂，毒性低，较安全。一般开始给予 200 mg 加入 5% 葡萄糖液 250 ~ 500 ml 静脉滴注，以后根据患者耐受情况加大剂量，由于不易向脑脊液移行，可直接做鞘内注射，剂量为 20 mg/次，每日或隔日 1 次。静脉滴注易致静脉炎，不良反应有恶心、呕吐、低钠血症等。

（二）对症及支持治疗

1）降低颅内压，保护视神经和防止脑疝发生是隐球菌性脑膜炎最重要的对症治疗方法，当甘露醇、甘油果糖、呋塞米等降低颅内压药物难以奏效时，可采取骨片减压术和脑室穿刺引流术（脑室扩大的情况下）。

2）因病程长、病情重、消耗大而应予高热量和高维生素饮食。卧床或昏迷者注意口腔、皮肤和胸部护理，防止压疮、下呼吸道感染和尿路感染。大剂量脱水降颅压治疗时注意水、电解质平衡。

（三）外科治疗

脑和脊髓的肉芽肿或囊肿可引起颅内压增高，占位病变压迫脑室系统时，可导致梗阻性脑积水，此时药物疗效有限，应考虑手术治疗。

**五、护理与防控**

参见化脓性脑膜炎。

（董伟）

## 第三节  急性炎症性脱髓鞘性多发性神经病

急性炎症性脱髓鞘性多发性神经病（AIDP）又称为吉兰—巴雷综合征（GBS），是可能与感染有关和免疫机制参与的急性（或亚急性）特发性多发性神经病。

### 一、病因和发病机制

病因未明。一般认为与病毒感染或自身免疫异常有关。多数患者病前有感染，如上呼吸道感染，胃肠道感染，带状疱疹、水痘、巨细胞病毒、腺病毒、Echo 病毒等感染，但至今未找到病毒感染的直接证据。认为本病是免疫反应性疾病的论据有很多，例如某些患者在疫苗接种后起病，血清中发现有循环免疫复合物及抗周围神经髓鞘抗 $GM_1$ 抗体等。近年来，研究已发现空肠弯曲菌的脂多糖与人类神经节苷脂（如 $GM_1$）的糖分子结构相似，通过"分子模拟"可诱发易感个体抗神经节苷脂抗体的产生。因此，"分子模拟"可能是 GBS 发病机制中的一个重要因素。

### 二、病理

本病共同病理改变为炎性脱髓鞘性神经炎，无原发的炎性反应病灶，神经组织表现为变性，髓鞘有不同程度的解体，伴有散在的局灶性轴突碎裂和非特异性的炎性变化，神经束内及神经束间有淋巴细胞、浆细胞浸润，病变神经的髓鞘能再生，在同一条神经纤维内可同时见髓鞘脱失及再生髓鞘。病情较长者脑白质血管周围有炎细胞浸润，肝、肾、肺也有细胞浸润，肌肉呈去神经性萎缩。

### 三、临床表现

1）多发生在青少年，男性多于女性，全年均可发病，北方以 6～10 月最多见。劳累、雨淋常为诱因。

2）多急性起病，亦可慢性发病，反复发作。

3）运动障碍：首发症状常为四肢远端瘫痪，迅速向近端发展，造成四肢软瘫，肌张力低，腱反射减弱或消失，可累及肋间肌、膈肌引起呼吸肌麻痹，或侵及延髓引起呼吸困难而危及生命，亦可使颅神经受累。晚期可出现肌萎缩。

4）感觉障碍：较运动障碍轻，多为主观感觉障碍如肢体远端麻木、烧灼感、神经根性痛、感觉过敏，而客观检查感觉障碍常不明显。部分病例出现手、袜套型感觉障碍。肌肉压痛多见。

5）自主神经障碍：口腔分泌物增多、血压升高、多汗、流涎、心动过速或过缓、心律不齐及皮肤营养障碍。少数患者出现括约肌障碍。

6）有心肌炎、心力衰竭、肺部感染、肺不张等并发症。

### 四、实验室及其他检查

（一）脑脊液检查

白细胞常少于 $10 \times 10^6/L$，$1 \sim 2$ 周蛋白升高呈蛋白细胞分离，3 周达高峰，如细胞超过 $10 \times 10^6/L$，以多核为主，则需排除其他疾病。细胞学分类以淋巴、单核细胞为主，并可出现大量吞噬细胞。

（二）电生理检查

病后可出现神经传导速度明显减慢，F 波反应近端神经干传导速度减慢。

### 五、临床分型

按临床病情轻重分型以便于治疗。

轻型：四肢肌力 3 度以上，可独立行走。

中型：四肢肌力 3 度以下，不能行走。

重型：Ⅸ、Ⅹ 和其他脑神经麻痹，不能吞咽，同时四肢无力到瘫痪，活动时有轻度呼吸困难，但不需要气管切开人工呼吸。

极重型：在数小时至 2 天，发展到四肢瘫，吞咽不能，呼吸肌麻痹，必须立即气管切开人工呼吸。伴严重心血管功能障碍或暴发型亦并入此型。

再发型：数月至 10 多年可有多次再发，轻重如上述症状，往往比首发重，应倍加重视，也可由轻型直到极重型。

慢性型或慢性炎症脱髓鞘多神经病：由 2 个月至数月乃至数年缓慢起病，经久不愈，颅神经受损少，四肢肌肉萎缩明显，脑脊液蛋白持续增高。

变异型：纯运动型 GBS；感觉型 GBS；多脑神经型 GBS；纯全自主神经功能不全型 GBS；其他还有 Fisher 综合征（以眼肌麻痹、共济失调、深反射消失为主要表现），少数 GBS 伴一过性锥体束征和 GBS 伴小脑共济失调。

### 六、诊断和鉴别诊断

（一）诊断

本病的诊断依据是：①病前 $1 \sim 4$ 周有感染史；②急性或亚急性起病；③四肢对称性松弛性瘫痪，可有脑神经损害；④常有脑脊液蛋白－细胞分离现象；⑤以及上述电生理改变。

（二）鉴别诊断

1. 急性脊髓灰质炎

本病多在儿童中流行，起病时多有发热；肢体瘫痪常不对称，且无感觉障碍；早期即出现明显肌肉萎缩；脑脊液蛋白及细胞均增多；肌电图可有失神经支配现象。

2. 全身型重症肌无力

可呈四肢松弛性瘫痪；起病慢，症状有波动，且晨轻暮重；疲劳试验及新斯的明试验阳性；脑脊液正常。

3. 周期性瘫痪

常有反复发作病史；松弛性肢体瘫痪多近端重于远端；无感觉障碍及脑神经损害；脑脊液正常；发作时多有血钾降低及心电图示低钾改变，补钾后明显好转。

## 七、治疗

本病的治疗关键在于维持正常的呼吸功能，促进神经功能恢复。

（一）一般治疗

保持呼吸道通畅，防止继发感染。密切观察呼吸情况，呼吸困难者应尽早行气管切开，给予呼吸机辅助呼吸。加强肢体功能锻炼，勤翻身，防压疮，适量给予神经营养药物。

（二）对轻型、中型、重型 GBS 的治疗

1. 肾上腺皮质激素

是否使用肾上腺皮质激素治疗本病尚有不同意见，多数认为应根据具体情况选择性应用较妥，并应注意其不良反应。常用地塞米松 10 ~ 15 mg 或氢化可的松 200 ~ 300 mg，稀释后静脉滴注，每日 1 次，连用 10 ~ 14 日，也可用促肾上腺皮质激素（ATCH）25 ~ 50 U 静脉滴注或肌内注射，每日 1 次，7 ~ 14 日为 1 个疗程。病情好转后逐渐减量，然后改为泼尼松口服维持量，持续 1 个月左右。

2. 抗生素

合并呼吸道感染，或使用肾上腺皮质激素期间，预防感染可酌情使用抗生素。

3. 神经营养药及血管扩张药

应用大剂量维生素 $B_1$、维生素 $B_{12}$ 肌内注射；严重病例合并用细胞色素 C100 U、ATP40 mg、辅酶 A100 单位加入 10% 葡萄糖液 500 ml，静脉滴注，每日 1 次，连用 2 ~ 3 周。同时合并用地巴唑、烟酸及氢溴酸山莨菪碱等药。肌肉松弛、肌张力明显低下者，用加兰他敏2.5 ~ 5 mg，肌内注射，每日 1 次，连续 2 ~ 3 周。

4. 血浆置换疗法

血浆置换疗法是近年来开展的新疗法，国外应用较多，从患者静脉放出血液，离心分为血细胞血浆两部分，弃去血浆，将洗涤过的血细胞与血浆交换液体一并输回体内，每次交换出血浆量为 40 ~ 50 mg/kg，5 ~ 8 次为 1 个疗程。但应注意有出血、血栓、感染、低血压、心力衰竭、过敏反应等并发症。

5. 血浆输入疗法

血浆输入疗法可提高机体免疫力，有利于疾病恢复。方法：健康人血浆 200 ml 静脉输入，每周 1 ~ 2 次。

（三）极重型的治疗

采取综合治疗，其中以气管切开，人工呼吸器辅助呼吸，避免心、脑、肾发生损害，预防并发症（肺炎、心衰、压疮），支持疗法及护理措施是治疗本病的关键。

1. 气管切开的作用

极重型 GBS 用糖皮质激素治疗无效，应采用气管切开人工呼吸器辅助呼吸，气管切开可减少呼吸道生理无效腔及呼吸道阻力，并有利于抽吸分泌物，保持呼吸道通畅，

而且可以向气管内滴入药液,加强呼吸道湿化及抗炎作用,同时可随时准备气管切开应用人工呼吸器。

2. 气管切开与人工呼吸器应用时机

当患者出现呼吸急促、表浅、多汗、烦躁不安是呼吸不足的早期表现,应高度提高警惕,一方面吸氧,一方面做好气管切开的准备,若咳嗽无力、痰多黏稠、面部潮红、血压升高、心动过速,经反复吸痰、吸氧仍不能缓解症状时应立即行气管切开,清除呼吸道分泌物,气管内给氧,应用呼吸兴奋剂,如呼吸不能维持者,则应立即应用人工呼吸器。一定争取在患者发绀前应用。有条件单位可根据肺活量或血气分析等指标来决定气管切开时机及人工呼吸器应用时机。

3. 熟练掌握人工呼吸器的性能

严密观察呼吸器运转情况,注意患者的呼吸动度,听呼吸音,若使用呼吸器后患者能安静入睡、血压正常,为缺氧改善的表现,如发现呼吸器运转正常,而患者出现憋气、发绀等症,应注意有无气管套管的气囊破裂或滑脱,或因气管套管固定太松、患者过胖、咳嗽移动造成的脱管,或气管内分泌物结痂引起的气管阻塞等原因造成的通气不足,应立即查明原因,进行相应的处理,如立即翻身、捶背、吸痰及分泌物、更换气囊、重新插管等措施,避免患者发生意外。待到患者自主呼吸恢复,有相当的咳痰能力、肺部炎症基本控制,可停用呼吸器,然后堵管,如无问题 1~2 天可以拔管。

4. 支持疗法及护理措施

气管切开后的护理是一项极其重要而又繁重的任务,除每日换药、按时消毒内管外,患者要经常翻身、叩背、吸痰、体位引流,以便有利于痰液排除。为保持气管内的湿润,避免痰液阻塞或气管内结痂,应定时行超声雾化吸入,同时采用气管内局部应用抗生素(青霉素、庆大霉素为主)防止肺部感染,避免压疮发生。此外,保持肢体处于生理功能位置,防止挛缩畸形。如有脏器损害应及时处理,早期鼻饲给足够热量,注意水及电解质的补充,是保证疾病恢复的重要条件。

(四)恢复期的治疗

继续应用维生素 B 族、γ-氨酪酸、地巴唑、中药等治疗。加强肢体功能锻炼,有条件可进入正规的康复医院。

八、护理

(一)一般护理

1)给予舒适的卧位,保证充足休息。病室环境安静。

2)急性期如有吞咽困难及呛咳的患者,给予插胃管,以高蛋白、高维生素、高热量且易消化的鼻饲流汁。恢复期先给予进糊状饮食并耐心细致的喂食。根据患者体质及消化道功能情况给予充足的热量、蛋白质及水分,以保证其营养。

3)根据患者生活自理能力缺失的程度,协助其必要的生活需要,如进食、擦澡、更衣、洗漱、排便甚至抓痒等都需要护理人员帮助解决。

4)病情严重者语言能力缺失,不能呼唤护士,因此护士应设法使其能准确表达生理、心理的需要,可用文字、手势或眼神来表达自己的要求。

5）为患者护理操作时，注意保暖为患者盖好被子，以免感冒加重病情。

6）保持大、小便通畅，定时为患者处理大、小便。尿潴留者先在腹部加压或以清水冲洗会阴部以诱导其排尿，无效时则采用间歇导尿，便秘者可用软化剂、缓泻剂或灌肠。

7）备好气管插管、气管切开用物、呼吸机、氧气及抢救药品等。

8）加强口腔护理，每日 3~4 次。

9）做好皮肤护理，预防呼吸道感染，每 2 小时协助患者翻身拍背。

10）向患者及家属讲明翻身及肢体运动的重要性，使患者保持肢体功能位，防止足下垂，对瘫痪肢体进行被动活动。保持床单平整、干燥。

11）急性期尤其呼吸困难时，禁用镇静剂。

12）对呼吸肌麻痹行气管切开者，按气管切开护理常规护理。

13）患者因瘫痪及多处运动功能受损，常产生焦虑、恐惧、失望，护士应多给予安慰和引导，当患者需要帮助时，及时周到细致地给予护理，使患者在精神上有依托，对疾病康复充满信心，主动地配合治疗护理。

（二）病情观察与护理

1）本病常因侵犯呼吸肌及膈肌而使患者出现呼吸肌无力，为急危重症。因此，应严密观察病情。注意患者呼吸动态、节律及频率异常情况，有无缺氧、发绀表现，如患者出现烦躁不安、面部冷汗、心率加快、血压不稳应立即报告医生，给予氧气吸入并辅助人工呼吸。

2）根据病情定时观察血压、脉搏、心率、患者吞咽功能及声音嘶哑程度，有无进食呛咳情况。并观察患者四肢瘫痪及感觉障碍程度。

3）对使用呼吸机的患者应密切观察呼吸机运行情况，及时排除故障，保证有效通气。

4）护士应熟悉患者所用的药物，对药物的使用时间、方法及不良反应应向患者解释清楚。密切观察药物不良反应，使用激素时，应注意消化道出血，防止应激性溃疡；不要轻易使用安眠、镇静药。

（三）并发症护理

本病主要并发症为肺炎、肺不张。除应用抗生素抗感染治疗，保持呼吸道通畅至关重要。除有效吸痰，还可进行体位引流排痰，患者取侧卧头低足高位（抬高床尾10 cm）。吸痰与排痰前肺部听诊，根据肺不张的部位进行叩背，然后吸痰或进行药物超声雾化吸入。心脏并发症常见的有中毒性心肌炎，表现心悸、脉速及心律不齐等，需细心观察。治疗护理尽量集中，保证患者充分休息，以减轻心脏负担。静脉输液成人40~50 滴/分钟，儿童不超过 30 滴/分钟，以防发生心衰和肺水肿，也可按医嘱应用毛花苷 C、能量合剂等。

## 九、防控

加强营养，增强体质，避免感冒。坚持瘫痪肢体的功能锻炼，定期复查。

（董伟）

# 第四节 脑脓肿

化脓性细菌侵入脑组织引起化脓性炎症，并形成局限性脓肿，称脑脓肿。

## 一、病因和发病机制

脑脓肿常见的致病菌为葡萄球菌、肺炎球菌、大肠杆菌等，有时为混合感染。感染途径主要有：

1. 来自邻近的感染病灶

中耳炎、乳突炎、鼻窦炎等感染病灶直接波及邻近的脑组织引起。

2. 血行感染

常由脓毒血症或远处感染灶的感染栓子经血行播散而形成，脓肿常位于大脑中动脉分布区域，且常为多发性脓肿。

3. 外伤性感染

由于开放性颅脑损伤，化脓性细菌直接从外界侵入脑部，清创不彻底或感染得不到控制所致，脓肿多见于伤道内或异物存留部位。

4. 隐源性感染

指临床上无法确定其感染来源，此类脑脓肿的发病率有增多趋势。

## 二、临床表现

（一）急性感染症状

除原发感染灶的症状外，初期多有发热、发冷、头痛、呕吐、全身无力、嗜睡、颈强直或脑膜炎症状等。此期一般持续 2~3 周，少数可延长至 2~3 个月。在隐源性脑脓肿患者可完全没有全身急性感染的症状。而暴发型脑脓肿患者，常因毒力较强的致病菌侵入脑内，全身急性感染症状凶险，可因急性脑炎性水肿引起颅内压增高，导致脑疝而危及生命。

（二）颅内高压症

多数头痛呈持续性、阵发性加重，剧痛时伴呕吐、缓脉、血压升高，半数病例有视盘水肿。

（三）脑局灶体征

常同脓肿部位有关，位于额叶呈性格改变、淡漠、局限或全身性癫痫、对侧肢体瘫痪、优势半球有运动性失语，顶叶有深浅感觉或皮质感觉障碍、优势侧可见失明和失认等；颞叶常见感觉性失语、同向偏盲或轻偏瘫；小脑易出现水平性眼球震颤、共济失调等。

（四）脑疝形成和脓肿破溃

这两种情况均可使病情急剧恶化，出现危象。脑疝多在脑脓肿形成后发生。脓肿破溃多数为接近脑表面或脑室的包膜较薄的脓肿。在周身用力、腰穿、脑室造影、不恰当的脓肿穿刺等情况下，促使脓肿突然破溃，发生急性化脓性脑室炎及脑膜炎。患者突然高热、昏迷、抽搐，血常规和脑脊液白细胞剧增，脑脊液可呈脓性，如不及时救治，常很快死亡。

### 三、实验室及其他检查

（一）实验室检查

白细胞计数明显增多，核左移。血沉增快。

（二）头颅 X 线片

可发现乳突、鼻窦和颞骨岩部炎性病变、金属异物、外伤性气颅、颅内压增高和钙化松果腺侧移等。

（三）头颅超声波检查

大脑半球脓肿可显示中线波向对侧移位或出现脓肿波。

（四）脑电图检查

在脓肿处可呈现局灶性慢波，主要对大脑半球脓肿有定位意义。

（五）腰椎穿刺

早期脑压稍高，脑脊液白细胞增多，一般（50～100）×10⁶/L，伴有化脓性脑膜炎时则较高。当脓肿形成后，脑压增高明显，而白细胞正常或淋巴细胞增多为主，脑脊液蛋白含量增加，一般 $1～2$ g/L 或更高，糖和氯化物大多正常，脑脊液中淋巴细胞增多或细胞数少而蛋白含量增加的细胞蛋白分离现象，脓肿破入脑室，脑脊液多为脓性，细胞数和蛋白增多，糖和氯化物降低，可培养出细菌。脓肿形成后腰穿易诱发脑疝，故仅在鉴别诊断所必须时或有明显及脑膜炎症状时方宜施行。应用细腰穿针进行，测压后留取脑脊液不应超过 3 ml，送验常规和生化，术毕可静脉应用高渗脱水剂及其他降颅内压措施。

（六）脑血管造影

脑血管造影显示大脑半球相应脓肿区无病理血管的占位影像。

（七）脑室造影

小脑脓肿可做脑室造影。侧位片显示导水管和第四脑室向前移位，正位片显示导水管和第四脑室移向对侧。

（八）CT 检查

CT 检查是诊断脑脓肿的主要方法，适用于各种部位的脓脑肿。由于脑 CT 检查方便、有效，可准确显示脓肿的大小、部位和数目，故已成为诊断脑脓肿的首选和重要方法。在脑脓肿有特征性改变，即脓肿周围显示高密度的环形带和中心部的低密度改变。并能精确地显示多发性和多房性脓肿、脓肿周围脑水肿程度以及脑室系统移位情况，并能及时了解手术效果、术后恢复情况及有无复发。

（九）MRI

依脓肿形成的时期不同其表现不同，需结合患者年龄和病史来诊断，并注意与胶质瘤或转移瘤相鉴别。

（十）钻孔穿刺

钻孔穿刺具有诊断和治疗的双重价值。

## 四、诊断

根据病程较短，出现颅内压增高或神经系统体征之前曾有颅内感染史，结合 CT 检查可确诊。

## 五、治疗

在脓肿尚未局限以前，应积极进行内科治疗。虽然仅少数化脓性脑膜炎患者可得以治愈，但大多数炎症迅速局限。当脓肿形成后，手术是唯一有效的治疗方法。一旦因严重颅内压增高已出现脑疝迹象时，则不论脓肿是否已局限，都必须施行紧急手术以解除危象。脑脓肿的诊治过程必须遵循两个原则：一是要抓紧，凡较重病例均需按急症处理；二是对不同来源、不同部位和不同发展阶段的脓肿，辨证地选用治疗方法。

（一）急性化脓性脑炎

此阶段最重要的处理是抗炎症和抗脑水肿，合理地应用抗生素和脱水药物等综合措施，促使化脓病灶炎症的缓解和局限。

1. 抗生素的选择

原则上选用对相应细菌敏感的抗生素，在原发灶细菌尚未检出前，应选用广谱易透过血—脑屏障的抗生素，用药要及时、足量。

常用抗生素剂量：青霉素 500 万~1 000 万 U/d；庆大霉素 16 万~32 万 U/d；氯霉素 2.0 g/d；氨苄西林 4.0~6.0 g/d；卡那霉素 1~1.5 g/d。采用分次静脉滴注效果较好。若上述药物效果不好，可通过细菌培养或药敏结果调整抗生素，或选下列抗生素静脉滴注：头孢哌酮 6.0~12.0 g/d；头孢曲松 2.0~4.0 g/d；头孢他啶 4.0 g/d。为提高药物在脑脊液内浓度，可鞘内同时给药，常用药物及每次剂量：庆大霉素 1 万~2 万 U；青霉素 1 万~2 万 U；链霉素 50~100 mg；氨苄西林 40 mg；先锋霉素 Ⅴ 50 mg；头孢哌酮 50 mg；头孢曲松 50 mg；多黏菌素 1 万~2 万 U。

2. 肾上腺皮质激素

除非在很严重的脑水肿作短期的紧急用药外，一般脑脓肿并发的脑水肿，尽可能不用或少用肾上腺皮质激素，以免削弱机体免疫机制，使炎症难以控制。

3. 全身的辅助疗法

不能进食或昏迷患者超过 3 天者，应给予鼻饲，补充营养及维生素类，提高抗病能力。通过血气分析及血液电解质、二氧化碳结合力等检查，指导临床，纠正水、电解质和酸碱平衡失调。病重体弱者可给予输血、血浆、白蛋白、水解蛋白、氨基酸及脂肪乳等支持疗法。

（二）脓肿形成阶段

除继续应用上述对症治疗外，应及时选择恰当的手术方式和时机。强调早期和争取在脑干尚未出现不可逆的继发性损害以前，清除病灶，解除脑受压。

1. 反复穿刺抽脓术

简便安全，既可诊断又可治疗，适用于各种部位的脓肿，特别是对位于脑功能区或深部脓肿（如丘脑、基底节）、老年体弱、先天性心脏病及病情危重不能耐受开颅手术者适用。而且穿刺法失败后，仍可改用其他方法。因此，随着脑 CT 的应用，穿刺法常作为首选的治疗方法，甚至用于多发性脑脓肿。

穿刺抽脓宜缓慢，吸力勿过度，以免吸破脓肿壁。据脓肿大小，1~3 天可重复穿刺抽脓，以后每次间隔时间可延长至 5~7 天。小脑脓肿忌向中线穿刺，以免损伤脑干。穿刺时尽量把脓液抽吸出来，并反复、小心地用生理盐水做脓腔冲洗，防止脓液污染术野。最后向脓腔内注入含抗生素的硫酸钡混悬液，做脓腔造影，以便以后摄头颅正侧位片随访和作为再穿刺的标志，也可不做脓腔造影，单纯注入抗生素，而用脑 CT 随访来指导穿刺。

2. 脓肿穿刺置管引流术

适应于穿刺抽脓因脓液较多或脑脓肿开放引流不畅以及脓肿切除困难改为引流者。可在脓肿内置管（导尿管、硅胶管、塑料管等）引流，并固定在头皮上，以便引流和冲洗。脓腔消失后拔出。

3. 脓肿切除术

为最有效的手术方式。适应证：脓肿包膜形成好，位置不深且在非重要功能区者；反复穿刺抽脓效果不好的脑脓肿，尤其是小脑脓肿应较早切除；多房或多发性脑脓肿；外伤性脑脓肿含有异物和碎骨片者；脑脓肿破溃入脑室或蛛网膜下，应急症切除；脑疝患者，急症钻颅抽脓不多，应切除脓肿，去骨瓣减压；开颅探查发现为脑脓肿者；脑脓肿切除术后复发者。

脑脓肿切除术的操作方法与一般脑肿瘤开颅术相类似，要点是术中尽量完整切除脓肿，防止破溃、炎症扩散及切口感染。

（三）根治原发病灶，预防脑脓肿复发

如中耳炎、乳突炎等需行根治术。

**六、护理**

（一）一般护理

1. 卧位

病情重或有颅内压增高者应注意卧床休息，取自由体位，床头抬高15°~30°。

2. 饮食

恶心明显、呕吐频繁者，应禁食，给予输液，一般可自由进食，多选用易消化、含高维生素、高热量的饮食。

3. 严格记录出入量

脑脓肿颅内压增高常伴有呕吐或由于应用脱水剂治疗，常出现水及电解质失调，应根据出量多少适当补液。出入量记录必须准确，并随时记录。

4. 保持大便通畅

对大便干结者，应给予口服缓泻剂或肛门注入开塞露，严禁大量高压灌肠，以免加重颅内压增高引起脑疝。

5. 其他

加强皮肤及口腔护理。

（二）病情观察与护理

1）注意观察意识、瞳孔、体温、脉搏、呼吸、血压的变化，以便及时发现脓肿破溃或颅内压增高，脑疝的出现。

2）注意观察头痛与呕吐情况，如有撕裂性剧烈头痛，位于枕颈部或全头痛，并伴有喷射性呕吐，应考虑颅内压增高，及时降低颅内压。呕吐频繁者应禁食，可用针灸止吐，并将患者头偏向一侧，防止引起吸入性肺炎。

3）脓肿破溃引起急性脑膜炎、脑室管膜炎，常因不恰当的脓肿穿刺、腰穿脑室造影、用力咳嗽等引起。表现为突然高热、头痛、昏迷、脑膜刺激征、角弓反张、癫痫发作等，脑脊液呈脓性，要注意观察，如出现以上症状，应立即通知医生并做好抢救准备。

（三）脓肿切除术的护理

1. 术前护理

1）全面了解病情，对病史、临床表现、辅助检查、诊断、营养状况均应全面掌握。

2）注意观察病情变化，严密观察脑疝的先兆症状，如疑脑疝发生，应即刻手术。

3）改善营养状况，为手术创造条件：应给予高热量、高蛋白、高维生素易消化的饮食。对电解质紊乱的患者，应有计划地输液和补充电解质。

4）做好患者的心理护理，取得患者配合。

5）配合医生完成手术前的各项检查，做好青霉素及普鲁卡因皮试，术前一日剃头、备皮，禁食 6 小时以上，术前 30 分钟肌内注射阿托品 0.5 mg，鲁米那钠 0.1 g。

2. 术后护理

1）病情观察：患者返回病室，应每 2 小时测体温、脉搏、呼吸、血压一次。严密观察意识、瞳孔及肢体功能等，以便及时发现是否有术后继发血肿。

2）术后患者麻醉未清醒前取侧卧位，床头抬高 15°～30°，以利静脉回流，减轻脑水肿。常规给予氧气吸入，保持呼吸道通畅，及时吸痰，以防吸入性肺炎的发生。

3）脑水肿期的观察及护理：脓肿切除后由于脑组织损伤而导致脑水肿，一般 3～4 天达到高峰后逐渐消退，应注意给予脱水剂时要快速滴入。

4）高热的护理：如患者出现高热时应给予物理降温，可头枕冰帽或腋下、腹股沟处置冰袋，也可用药物降温。

5）癫痫的护理：对有癫痫发作的患者要注意观察抽搐的部位、持续时间、发作间期、有无意识障碍和运动障碍，并根据医嘱给予抗癫痫药物。

## 七、防控

①身体各种严重感染要及时治疗，防止病变的再次发生；②出院后进行病情跟踪观察，特别是出现颅内压增高症状应引起高度重视；③加强营养增强抵抗力，改善全身性状况。

（宿晓卿）

# 第五节　脑寄生虫病

## 脑囊虫病

脑囊虫病（即猪囊尾蚴病）是链状绦虫（猪带绦虫）的幼虫寄生于人脑部所引起的疾病。囊虫（即猪囊尾蚴）也可以寄生于身体其他部位，以皮下、肌肉、眼、口腔等处多见；肺、心脏、骨骼也可见到。在神经系统中，囊虫病多见于脑膜、大脑皮质、脑室系统、脑白质，偶见于椎管内，寄生于脑部占60%～96%。囊虫病主要流行于我国华北、东北、西北地区，长江以南地区发病率较低。脑囊虫病好发于青壮年，国内报道14～50岁发病占80%，男性多于女性，约为5:1。

## 一、病因

囊虫病是一种全身感染性疾病，常为患者误食猪带绦虫的虫卵后，经胃液消化孵化出蚴虫，钻入胃肠壁血管，随血液循环寄生于人体各组织。其感染方式有3种：

（一）内在自身感染

患有链状带绦虫病的患者，由于呕吐或肠道逆蠕动，使绦虫妊娠节片回流至胃内，虫卵在十二指肠内孵化逸出六钩蚴，钻出肠壁进入肠系膜小静脉和淋巴循环至全身，发育成囊尾蚴。

（二）外源自身感染

链状带绦虫病患者的手指沾染了虫卵，经口感染。

（三）外源异体感染

患者自身无链状带绦虫病，因生食或半生食感染链状绦虫的肉类，或吞服被链状绦虫卵污染的生水、蔬菜、瓜果等，引起感染。

据文献报道，外源异体感染的囊虫对脑部有特殊的亲和力。

## 二、病理

猪囊虫病患者因吞食污染虫卵的蔬菜或瓜果而得病。虫卵于十二指肠内孵化成幼虫，穿过肠壁经血液循环播散，可于皮下组织、肌肉及脑部引起广泛病损。脑猪囊虫病的发病率颇高，占囊虫病患者的 60% ~ 80%。脑部病变以大脑皮质最多见，软脑膜、脑室、脑池及椎管内亦可侵及。囊尾蚴于脑实质内引起局限性炎症，急性期为水肿、坏死，慢性期为萎缩、机化，形成纤维结节性包囊。囊虫寄生于脑室或浮游于脑脊液中，引起局部室管膜炎及瘢痕，产生脑室变形及阻塞性脑积水。囊虫的毒素刺激亦可致脑脊液分泌增加，使脑积水和颅内压增高更严重。囊虫的寿命自数年至数十年不等，死后形成钙化灶，但仍为机械性刺激和化学性刺激的根源，对人体并非无害。

### 三、临床表现

有吃未煮熟患绦虫病的猪肉史，粪便内发现过绦虫的妊娠节片。

按其临床特点，可分为以下几种类型。

（一）脑膜脑炎型

本型较为多见，临床表现有精神异常，如急性错乱、谵妄、蒙眬状态、幻觉、忧郁、木僵、痴呆、一时性兴奋等，可有昏迷、瘫痪、失语、癫痫发作、脑神经麻痹等神经症状。由于囊虫可寄生于脑的任何部位，故临床上可同时出现多灶性的局限症状与体征，此为本病的特征之一。常见小脑性共济失调、不规则的锥体束征和锥体外系征，亦可有延髓麻痹，感觉障碍，不规则且少见。

（二）癫痫型

由于囊虫大多位于运动皮质区，故癫痫发作常为突出症状。发作形式可为一般的大发作、小发作、精神运动性发作或局限性发作等。发作后常有一时性的肢体瘫痪，脑神经麻痹或失语症，有时甚至失明。一旦出现癫痫发作，常反复发生，很少有自动停止者。

（三）脑瘤型

有头痛、呕吐、视盘水肿、癫痫等颅内压增高症状和颅内积水。患者于急速转动头部时，则出现眩晕、恶心、呕吐，甚至摔倒，出现循环、呼吸功能紊乱症状。

（四）脊髓型

由于囊虫侵入椎管内压迫脊髓产生脊髓受压症状群，如截瘫、感觉障碍、大小便潴留等。检查可见有皮下囊虫结节。眼底检查在玻璃体内可见大小不等的圆形或椭圆形浅灰色包囊，周围有虹晕光环。此外可有失明、眼肌麻痹、复视、偏盲、瞳孔改变、视盘水肿等眼症状。

### 四、实验室及其他检查

（一）血常规

少数患者白细胞计数可在 $10 \times 10^9/L$ 以上，多数患者白细胞计数正常，嗜酸粒细胞可为 15% ~50%。

（二）脑脊液

脑脊液压力正常或升高，脑膜炎型白细胞增高，可为 $15 \times 10^6/L$，以淋巴细胞为主，嗜酸粒细胞可增高，蛋白定量正常或轻度增高，糖、氯化物正常。

（三）免疫学检查

人体被囊虫感染后，可产生相应的抗体，应用囊尾蚴抗原检测人体内特异性抗体，对本病的诊断具有定性价值。

1. 间接血凝集试验

以钝化的囊尾蚴为抗原，致敏于羊红细胞表面，按倍数比例稀释受检查血清进行滴定，滴定度：血为 1:20 以上阳性，脑脊液为 1:4 以上阳性。

2. 补体结合试验

将受检查者血清或脑脊液 + 囊尾蚴抗原 + 羊红细胞 + 兔抗羊红细胞，未见溶血为阳性。

3. 凝胶扩散沉淀试验

用受检者血清或脑脊液与稀释的囊尾蚴抗原作用，出现白色环形沉淀为阳性。

4. 酶联免疫法（ELISA）

检查血中囊虫循环抗原或抗体的存在，阳性率可为 99% ~ 100%。

（四）特殊检查

1. 脑电图

对癫痫患者有诊断价值，一般可见弥漫性和局灶性异常波，表现为高幅、低幅漫波，尖慢或棘慢复合波。

2. 头颅或肌肉 X 线平片

可发现颅内或肌肉内有钙化点，阳性率可为 4.5% ~ 36%。

3. 头部 CT 检查

随着 CT 诊断技术的发展，脑囊虫病应用 CT 检查，不仅能确定囊虫的位置、数量、大小、钙化，而且可显示脑水肿、脑积水以及脑室形态改变，由此可做出较为准确的定位或定性诊断。CT 主要表现为散在或集中的 0.5 ~ 1.0 cm 圆形或卵圆形阴影，有高密度、低密度、高低混合密度病灶，增强扫描头节可强化。

4. MRI 检查

MRI 检查可了解囊虫的存活或死亡，从而指导治疗。脑实质囊虫颇具特征性，囊虫呈圆形，大小为 2 ~ 8 mm 的囊性病变，其内有偏心的小点状影附在囊壁上，代表囊虫头节，MRI 显示率高。

5. 脑组织活检

手术或 CT 立体定位取病灶脑组织进行活检，可发现囊虫。

**五、诊断和鉴别诊断**

（一）诊断

1）患者具有脑部症状和体征，如癫痫、颅内压高、精神障碍等，并排除其他原因造成的脑损害，或在治疗中出现脑部症状和体征者。

2）脑脊液压力、细胞数一项增高或兼有蛋白或糖增高或查到嗜酸性细胞者。

3）脑脊液或血免疫学（IHA、ELISA 等）检查阳性者。

4）头颅 CT 检查有典型囊虫图像改变者（如单发或多发圆形或椭圆形密度减低区

或增高区，有的囊内可见头节影）。

（二）鉴别诊断

需与原发性癫痫、脑瘤及其他脑寄生虫病、精神病、慢性脑膜炎等鉴别。皮下结节应与多发性神经纤维瘤、多发性皮脂囊肿、风湿性结节等鉴别。

## 六、治疗

（一）绦虫病的治疗

1. 吡喹酮

本品为广谱驱虫药物，对带绦虫、膜壳绦虫、裂头绦虫病疗效均好，为治疗绦虫病的首选药物。剂量按 15 ~ 25 mg/kg 计算（儿童以 15 mg/kg 为宜），1 次口服。服药后偶有头昏、眩晕、乏力等不适，数日内可自行消失。

2. 甲苯达唑

甲苯达唑 300 mg 每日 2 次，疗程 3 ~ 5 天，孕妇忌服。

3. 阿苯达唑

阿苯达唑 800 mg 每日 1 次，疗程 3 天，孕妇忌服。

4. 硫氯酚（别丁）

硫氯酚成人 3 g，空腹分两次服完，不服泻药。

5. 氯硝柳胺（灭绦灵）

氯硝柳胺 2 g 分两次空腹口服，间隔 1 小时，药片宜嚼碎。

6. 二氯甲双酚

二氯甲双酚每次 2 g，连服 3 次，不服泻药，肝病患者忌用。

7. 巴龙霉素

巴龙霉素每日 30 ~ 35 mg/kg，疗程 1 ~ 5 天。

8. 南瓜子与槟榔

1）空腹口服 50 ~ 90 g 南瓜子仁粉，2 小时后服槟榔煎剂（槟榔片 80 g 加水 500 ml，煎至 150 ~ 200 ml 滤液），再过 30 分钟服芒硝 30 g 水煎液。一般 3 小时内即有完整活动的虫体排出。

2）南瓜子炒熟去皮或不去皮研粉留用。清晨空腹开水送服带皮瓜子粉 100 g（去皮为 60 ~ 70 g），2 小时后再用开水 1 次冲服槟榔丑粉（槟榔、二丑）35 g。又 2 小时服硫酸镁 30 g。

（二）囊虫病的治疗

1. 驱虫治疗

1）吡喹酮：每次 20 mg/kg，每日 3 次，连服 2 ~ 3 天。颅内压增高明显者应采用每日 10 mg/kg，每日 3 次，连服 4 ~ 6 天。

2）阿苯达唑：每日 14 mg/kg，连服 10 天。

2. 对症治疗

对颅内压高者，适当应用脱水剂，20% 甘露醇 250 ml 静脉滴注，每日 3 ~ 4 次；地塞米松 10 mg 静脉滴注，每日 1 ~ 2 次；50% 甘油盐水 60 ml 口服，每日 3 ~ 4 次。

（三）外科治疗

当颅内压增高引起视力恶化或意识障碍时，应做单侧或双侧颞肌下减压术，伴有脑积水者首先做脑室引流或分流术。脑室囊虫病，尤其是单发性者，开颅摘除效果最佳。游离于脑室内的囊虫可以整个取出，术中注意勿将囊壁损坏，以免囊液刺激或绦虫头遗留颅内引起复发。摘除第四脑室囊虫，不能勉强牵拉，应尽可能避免撕破囊胞。为此，可一面用脑压板分开小脑扁桃体及正中孔，一面压迫双侧颈静脉或向侧脑注入生理盐水，使囊虫徐缓地从正中孔逸出，而后仔细检视第四脑室内有无囊虫残留，并证实脑脊液能畅通地从正中孔流出，才能结束手术。脑池及蛛网膜下腔型囊虫病，大多位于颅底，且为多发，实际上不能用手术全部切除，可根据病情摘除较大的和可及的囊虫。对交通性脑积水可行分流手术或脉络丛烧灼，以缓解颅内压增高。

## 脑血吸虫病

血吸虫异位于脑部引起的疾病称之为脑血吸虫病。血吸虫包括日本血吸虫、曼氏血吸虫、埃及血吸虫，我国流行的是日本血吸虫。它主要寄生于门静脉系统内，阻塞肝及肠系膜静脉系统，引起一系列临床症状，更重要的是它可异位于全身各脏器和组织内，以异位于肺和脑为主。脑血吸虫病多见于青壮年，国内统计中枢神经系统血吸虫为1.74%～5.1%。血吸虫病主要流行于长江流域和南方十三省、市，日本、菲律宾等地也有流行。

**一、病因和发病机制**

粪便中血吸虫卵污染水源，在中间宿主钉螺内孵育成尾蚴，人接触疫水后经皮肤或黏膜侵入人体，在门静脉系统发育为成虫，数月内出现症状，亦可迁延1～2年出现症状，原发感染后数年可复发。日本血吸虫寄居肠系膜小静脉，异位寄居于脑小静脉引起脑损害，或经血液循环进入脑内。

**二、病理**

患者接触钉螺内发育出的尾蚴，尾蚴经皮肤进入人体，最后进入肝内发育为成虫，成虫不断产生虫卵，引起肝脏病变。虫卵进入脑内引起四种病理变化。

（一）脑膜病变

病变区附近的硬脑膜粗糙增厚，硬脑膜与蛛网膜粘连，软脑膜增厚失去透明性，沿软脑膜血管有乳白色炎性渗出物或出现细小颗粒结节。

（二）虫卵结节

软脑膜下，皮质内、皮质白质交接处及白质内均可出现淡黄色或乳白色小结节，此乃虫卵沉积及周围组织反应所形成的虫卵结节，亦称为假结核。假结核由浆细胞、多核巨细胞、嗜酸粒细胞及纤维组织构成，中心常有干酪样坏死，有时发生钙化。结节可分散存在，直径2～4 mm，也可密集成串，形成巨大肉芽肿。

（三）脑水肿

发生于假结核及肉芽肿周围，甚至整个半球。病损以顶叶最多，次为颞叶、枕叶，少数可见于小脑。

（四）其他

虫卵亦可引起脑血管栓塞，引起脑组织出血、软化及胶质增生。

### 三、临床表现

脑血吸虫病的临床表现分急性型和慢性型两类。

（一）急性脑血吸虫病

当大量尾蚴进入人体，旺盛发育至成虫，并大量产卵，其代谢产物及虫卵刺激机体引起过敏性、中毒性反应，出现全身中毒症状及脑水肿。症状类似急性脑炎，表现为昏迷、抽搐、大小便失禁及瘫痪。此外还可见高热、咳嗽、荨麻疹、腹痛、腹泻、肝脾大等急性血吸虫病症状。

（二）慢性脑血吸虫病

于感染后半年至数年渐缓发病，主要系虫卵肉芽肿所引起，按主要症状可分为癫痫型、脑瘤型、卒中型及脊髓压迫症型。癫痫型最多见，以局限性癫痫发作为多，常自身体某部如口唇、上肢或下肢开始，继之扩展至同侧上下肢或全身抽搐，可不伴有颅内压增高症。脑瘤型为血吸虫肉芽肿及脑水肿引起，除头痛、呕吐及视盘水肿外往往伴有局灶症状，如局限性癫痫、偏瘫、失语等，临床症状与脑瘤极相似，手术前常诊断为脑瘤。卒中型为脑血管急性虫卵栓塞所引致，发病急骤，出现偏瘫、失语及意识障碍。脊髓压迫症型则为脊髓异位寄生所致，我国流行的日本血吸虫病不多见，而埃及和孟氏血吸虫病则常发生脊髓的异位寄生。

### 四、实验室及其他检查

（一）粪便检查

粪便检查血吸虫卵阳性。

（二）脑脊液检查

脑脊液检查压力增高，白细胞轻度增高，蛋白增高。

（三）免疫学试验

皮内试验、尾蚴膜试验、环卵沉淀试验、补体结合试验，呈阳性反应。

### 五、诊断

根据患者病史、临床表现，结合上述辅助检查可作诊断。

### 六、鉴别诊断

本病须与原发性癫痫、脑瘤、脑炎、脑脓肿、脑血栓性静脉炎等鉴别。

## 七、治疗

（一）酒石酸锑钾疗法

适用于体质较好者，总量 12 mg/kg，最高不超过 0.7 g，每次 0.1 g，每日上下午各静脉注射 1 次。经杀虫治疗后，绝大多数可获治愈，无须手术处理。

（二）对症治疗

降低颅内压、抗癫痫。

（三）手术治疗

重症，经上述治疗无效者，须手术治疗。术后仍然进行锑剂治疗。

<h2 style="text-align:center">脑型肺吸虫病</h2>

脑型肺吸虫病是卫氏并殖吸虫和墨西哥并殖吸虫寄生脑部引起的疾病。在我国华北、华东、西南和华南 22 个省、自治区均有流行。

## 一、病因和病理

人类通常食用生的或未煮熟的水生贝壳类如淡水蟹或蝲蛄（均为肺吸虫第二中间宿主）被感染，幼虫在小肠脱囊而出，穿透肠壁在腹腔移行，穿过膈肌达肺内发育为成虫。成虫可从纵隔沿颈内动脉周围软组织上行入颅，侵犯脑部。

病理为脑实质内互相沟通的多房性小囊肿呈隧道样破坏，多见于颞、枕、顶叶，邻近脑膜炎性粘连增厚；镜下可见病灶组织坏死和出血，坏死区见多数虫体或虫卵。

## 二、临床表现

曾在流行区居住，有吃生蝲蛄、蟹的病史。肺部有肺吸虫感染史。

可有发作性或持续性头痛、呕吐、癫痫、瘫痪、失语、视力障碍、项强、克氏征及布氏征阳性。

## 三、实验室及其他检查

（一）血象

血象嗜酸性粒细胞增多。

（二）痰、粪便

痰、粪便可查出肺吸虫卵。

（三）眼底检查

眼底检查视盘水肿。

（三）脑脊液检查

脑脊液检查压力升高，蛋白、白细胞增高。

（五）肺吸虫病试验

1）补体结合试验阳性。

2）皮内试验：以 1:250 肺吸虫抗原 0.1 ml 做皮内注射，有风疹样块 1.4 cm×1 cm 以上，伪足至少一个，局部红晕直径达 2.5 cm 者为阳性。

（六）其他

手术时在脓肿周围可找到成虫。在吸出的脓肿液体中，可找到肺吸虫卵。

## 四、诊断

根据患者病史、临床表现，结合上述辅助检查可作诊断。

## 五、鉴别诊断

须与脑肿瘤、结核性脑膜炎、脑炎、原发性癫痫、脑囊虫病等相鉴别。

## 六、治疗

（一）药物治疗

1. 吡喹酮

剂量为每日 25 mg/kg，分 2~3 次口服，连服 2 天，总剂量 100 mg/kg。对斯氏肺吸虫病可用吡喹酮 25 mg/kg，连服 2 天，总剂量 150 mg。

2. 硫氯酚（别丁）或硫双二氯苯酚

疗程短，毒性小，使用方便，疗效较好。

（二）手术治疗

1. 手术适应证为

①病变属扩张型者；②病变局限于一处，定位明确，能完全切除者；③临床表现说明成虫仍然生存，如脑脊液中找到虫卵，反复有脑炎脑膜炎样症状发作者。

2. 手术禁忌证为

①急性脑膜脑炎阶段，不宜手术；②萎缩性病变，无颅内压增高者。

手术原则为将病变切除，尽可能彻底清除病灶及其内虫体。病灶多发或过于广泛时，才作部分切除。穿刺法吸出脓液虽可减轻症状，但不能将成虫杀死，不是理想的方法。仍应将脓肿及四周瘢痕组织整块切除。

### 脑棘球蚴病

脑棘球蚴病又称脑包虫病，是细粒棘球绦虫幼虫（棘球蚴）引起颅内感染性疾病，约占棘球蚴病的 2%。本病主要见于畜牧地区，我国西北、内蒙古、西藏、四川西部、陕西、河北等地均有散发。任何年龄都可罹患，农村儿童多见。

## 一、病因

狗为细粒棘球绦虫的终宿主，羊、马、猪、猫等为中间宿主，细粒棘球绦虫主要寄生于狗的小肠内，虫卵随粪便排出体外，污染地面、水草、蔬菜等，若羊或人等中间宿主吞食后，虫卵在十二指肠孵化出六钩蚴（棘球蚴），穿过肠壁进入血液循环，大多数在肝脏和肺脏内沉积下来，发育成肝包虫和肺包虫。幼虫可经肝、肺至心脏，再由心脏向外传播至体内各处，引起全身多系统感染。至颅内发育成脑包虫，脑内主要以顶叶、额叶最多，小脑、脑室、颅底少见。脑包虫病分为两型：

（一）原发型

系幼虫经肝、肺、心、颈内动脉至颅内者，多为一囊，偶有两囊或一囊在脑，另一囊在肝。此型脑包虫病以顶叶多见，儿童为主。

（二）继发型

系原发型包虫破裂至左心房或左心室，囊内容物中的头节等60%～70%经颈内动脉达颅内，此型脑包虫为多发性。以青年和成年多见。

## 二、病理

包虫囊为微白色半透明包膜，其中充满五色透明液体，容积可达数毫升。包虫囊由角化层与发生层组成，发生层可发育，分裂出许多育囊、子囊和原头蚴，可在邻近组织形成新囊肿。包虫囊在脑内引起压迫或阻塞脑脊液循环，导致颅内压增高。

## 三、临床表现

患者曾居住牧区，与狗、羊或其他家畜有密切接触史。发病率低（1%～2%），多见于儿童，以顶叶为常见，临床表现为癫痫发作与颅内压增高症状。包囊多为单个，多数位于皮层下，病变广泛者，可累及侧脑室，并可压迫、侵蚀颅骨，出现颅骨隆凸。脑血管造影示巨大球形无血管区，围绕囊肿的脑血管有移位、牵张现象，病灶轮廓清楚或模糊。组织局部反应可形成外囊膜，并可产生线条状不规则钙化影。

## 四、实验室及其他检查

1）囊液抗原皮内试验及脑脊液补体结合试验阳性。
2）头部超声波检查可见中线波偏移及液平段波型。
3）颅骨X线平片有时可见病变附近骨质变薄，局部外凸及颅内压增高征，偶见钙化。
4）脑血管造影可见巨大球形无血管区，环绕该区血管有牵张、移位，常呈弧形、球状。

## 五、诊断

本病多见于牧区，患者有与狗、羊密切接触史，临床症状以慢性颅内压增高和癫痫为特征。血象可见嗜酸性粒细胞增多，以囊液作抗原进行皮内试验，阳性率在80%～95%，但可出现假阳性。补体结合试验及间接血凝试验阳性有助于诊断。最后需行脑血管造影或CT检查，证实颅内有囊肿性病变，而后开颅探查确诊。

脑血管造影显示巨大球形无血管区，围绕囊肿的脑血管有移位，牵张现象。一般避免作脑室造影，因有穿刺误入囊内，使包虫囊液扩散的危险。脑包囊虫病于CT检查中显示边界清楚的蛋形囊肿，造影剂增强有轻度强化，周围有中等程度水肿反应带。根据囊肿没有明显的边缘增强，可与脑脓肿鉴别。由于囊肿没有实质部分，可与胶质瘤囊变鉴别，因此，CT 是诊断脑包囊虫病的最可靠方法。

## 六、治疗

采用颅骨环钻术开颅，将囊肿完整摘除，切忌盲目穿刺。国内经验认为不宜先穿刺排空囊液，而宜同时应用三个冲洗器在囊肿与脑组织之间加压注入漂浮法，便于顺利摘出囊肿。如手术中囊液外溢引起过敏性休克，可用糖皮质激素静脉注射。

## 脑寄生虫病的护理与防控

### 一、多吃清淡的饮食

出现脑寄生虫病之后，患者需要改变不良的饮食习惯。在平时尽量避免吃辛辣和油腻的食物，多吃清淡的饮食，对于身体的健康有很大的帮助，尽量选择一些性质比较清淡的饮食，同时要使用清淡的烹饪方法。

### 二、尽量吃熟食

很多寄生虫都存在于生食中，所以坚持吃熟食的好习惯，可以防止寄生虫进入人体之中。不管是食用哪一种食物，尽量将食物煮熟透之后再进行食用。而且在切菜的时候，也需要生熟菜板分开。

### 三、少吃海鲜类食物

海鲜类食物中含有比较丰富的营养，所以很多人都喜欢吃海鲜类食物。特别是喜欢吃半生不熟或者直接生吃海鲜类食物，这是十分不好的。没有经过处理的海鲜食物中，含有非常多的寄生虫，对于人们的身体健康有极大的损害。所以在平时尽量少吃没有经过处理的海鲜类食物，是比较好的选择。

脑寄生虫病的存在，对于人们的身体健康产生的极大的影响。因此，不能忽视这种疾病，需要在发病的初期采取积极的治疗。只有坚持早发现早治疗，才能够尽快地回归到健康的身体状态。出现脑寄生虫病之后，一定要养成良好的饮食习惯，尽量吃清淡的饮食。除此之外，还要避免吃海鲜类食物和生食，只有这样才能够实现比较积极的治疗效果。

（褚文平）

# 第七章　临床常用诊疗护理技术

# 第一节　氧气吸入技术

氧气吸入是一项改善呼吸功能的护理措施，更是一项重要的急救措施。通过给氧，可提高血氧含量及动脉血氧饱和度，纠正各种原因造成的缺氧状态，促进代谢，维持机体生命活动。

## 一、给氧方法及操作步骤

### （一）鼻导管法

鼻导管为一橡胶管，插入的一端有多个小孔。将鼻导管从患者鼻孔经鼻腔底部插入一定深度给氧的方式为鼻导管法。

1. 用物准备

治疗盘内放弯盘、鼻导管、治疗碗（内盛生理盐水）、扳手、棉签、胶布。

2. 操作方法

1）向患者解释吸氧的目的：简要介绍插管步骤，告诉患者插管过程中可能稍有不适，望其配合。操作者洗手，检查氧气筒内是否有氧气和有无漏气，并挂上安全标记。

2）安装氧气表：先打开总开关，使少量氧气流出，将气门处的灰尘吹净，随即关好，然后将表向后倾斜，接在气门上，再用扳手旋紧。

3）湿化瓶内冷开水或蒸馏水应为 1/3 ~ 1/2。

4）掌握氧气开关方法：关流量表，开总开关，开流量表。

5）连接鼻导管，检查氧气流出是否通畅，全套装置是否漏气，关闭流量表。

6）将备齐的用物和氧气筒推至床旁，向患者做解释。

7）用湿棉签清洁鼻腔，检查鼻腔有无分泌物堵塞及异常。将鼻导管连接于氧气导管上，然后调节氧流量表，成人轻度缺氧者每分钟 1 ~ 2 L，中度缺氧者每分钟 2 ~ 4 L，严重缺氧者每分钟 4 ~ 6 L，小儿每分钟 1 ~ 2 L，检查氧气流出是否畅通。

8）将鼻导管前端放入盛有生理盐水的治疗碗中湿润后，从鼻孔轻轻插入 1 cm 左右。

9）观察患者有无不适，然后将导管环绕患者耳部向下放置并调节松紧度，或用胶布将鼻导管固定于鼻翼两侧及面颊部。嘱患者不要张口呼吸，以免影响氧浓度。

3. 鼻导管法的优、缺点

1）优点：操作简便，固定较好不易脱出，适合于持续吸氧患者。并可通过吸入氧流量计算吸入氧浓度，公式为：吸入氧浓度（%）=21 + 吸入氧流量（L/min）×4。

2）缺点：鼻导管长时间放置会刺激局部黏膜，且易被鼻腔分泌物堵塞，故每 8 小时需更换鼻导管一次。

（二）面罩法

先检查面罩各部功能是否良好，然后将面罩边缘充气，连接呼吸气囊及氧气，打开流量表，流速一般为每分钟 3 ~ 4 L。

（三）鼻塞法

用鼻塞代替鼻导管，鼻塞大小以恰能塞入鼻孔为宜。连接鼻塞与长胶管，接通氧气，将鼻塞置于鼻孔。

（四）口罩法

以漏斗代替鼻导管，连接氧气管，调节好流量。将漏斗置于口鼻处，其距离 1 ~ 3 cm，用绷带适当固定，以防移动。此法较简便，且无导管刺激呼吸道黏膜的缺点。但耗氧量大，一般每分钟 4 ~ 5 L。多用于婴幼儿及气管切开术后的患者。

（五）氧帐法

氧帐虽有能控制温度、湿度、氧浓度等优点，但帐内氧浓度不易维持恒定，需定时换气，否则有二氧化碳蓄积之虑。对于高浓度氧治疗的患者，此法常不理想，因为必须给予高流量（大约 20 L/min）才能提高帐内氧浓度，且往往需要 30 分钟才能达到 60%。若氧帐漏气，氧浓度便会下降，同时护理不便，价格昂贵，目前已很少应用。改进式的氧帐，节省了耗氧量（10 ~ 20 L/min），在患者肩部及颈部用胶布固定，使之不漏气，氧浓度可为 60% ~ 70%，但清醒患者不能很好耐受，且有重复吸入、二氧化碳蓄积的缺点，临床上应用也不广。

（六）氧枕法

以氧枕代替氧气筒，先将枕内充满氧气，枕角的橡胶管连接于鼻导管，输给患者枕内的氧气。其适用于短途转运中的重危患者给氧。

（七）人工呼吸机给氧法

此法用于无自主呼吸的危重患者或极度衰竭的患者，控制潮气量及呼吸频率，或虽有自主呼吸，但通气不足需要机械辅助以增大潮气量的患者。使用时需熟悉人工呼吸机的性能与掌握使用方法。

（八）气管插管加压给氧

气管插管加压给氧用于突然呼吸骤停或突然窒息的患者，行气管插管，连接呼吸气囊或呼吸机加压给氧。此法用于紧急抢救的患者。

（九）氧气管道法

氧气管道法是一种用管道供氧的方法。医院设氧气总供应站，通过管道输送到各用氧单位（如急诊室、病室、手术室等）。供应站设总开关、压力表和有关装置，负责供应管理。各用氧单位必须有一般用氧装置，如病室患者用氧，病床床头设一氧气开关，通过湿化瓶，供患者用氧。用时可先打开床头氧气开关，再打开氧气流量开关，调节流量，接上导管供患者用氧，其余方法同鼻导管法。

**二、氧气治疗中的注意事项**

1）要有高度的责任心，严格执行操作规程，做好"四防"，即防火、防热、防震、防油。

2）用氧过程中，需调节流量时，应先分离导管或移开面罩进行调节，防止大量氧气突然冲入呼吸道，损伤肺部组织。

3）给氧一般应从低浓度、低流量开始（1~2 L/min），尤其是肺部疾患所致的呼吸衰竭更为重要，因其常伴有二氧化碳潴留，故在吸氧开始阶段，易引起呼吸抑制。

4）用氧过程中，要经常观察缺氧状况有无改善，氧气装置有无漏气，是否通畅。持续用氧应经常检查鼻导管管口是否被鼻腔分泌物堵塞，并每8~12小时更换导管一次，由另一侧鼻孔插入，以免局部黏膜因受氧的刺激而发生糜烂。

5）氧气筒内的氧气压力为150 kg/cm$^2$，筒内压力很高，因此，在搬运时切勿震动、倾倒撞击，以免引起爆炸。氧气助燃，使用时周围应禁烟火，至少离明火5 m，离暖气1 m。氧气表及螺旋口上勿涂油，也不可用带油的手装卸，以免引起燃烧。

6）氧气筒内氧气不可用尽，压力表上指针降至5 kg/cm$^2$时，即不可再用，以防止灰尘进入筒内，于再次充气时引起爆炸危险。

7）对未用或已用空的氧气筒，应分别悬挂"满"或"空"的标志，以便于及时调换氧气筒，并避免急用时搬错而影响抢救速度。

8）给氧是抢救患者常用的技术操作，护理人员不但要熟练掌握给氧的方法，而且要了解氧对人体的重要性和缺氧对人体的危害性，还要善于发现缺氧的早期症状，严格掌握给氧的浓度、流量和时间，做到及时准确地给氧，才能使患者转危为安。

9）给患者供氧，必须按医嘱执行，不可随意乱用，例如，严重的肺源性心脏病合并肺性脑病有二氧化碳麻醉状态的患者，如大量给氧则会抑制呼吸中枢而导致死亡，因此必须慎重。

（张慧）

# 第二节 静脉输液港植入技术

静脉输液港植入技术是将一种静脉输液装置，即植入式静脉输液港（VPA），简称"输液港"，植入皮下以长期留置，保证长期静脉输液的技术。该静脉输液装置是留在体内的完全管道系统，主要由两部分组成。一部分为注射座，置于皮下；另一部分是三向瓣膜式硅胶导管中心静脉。该输液装置使用期限长，可使用19年（按穿刺隔膜能让19 G的无损伤穿刺针穿刺1 000次，蝶翼针连笔使用7天来计算），可用于输注各种药物、补液、营养支持治疗、输血、血样采集等。

## 一、适应证和禁忌证

（一）适应证

1）需长期或重复静脉输注药物的患者。

2）外周血管穿刺困难的患者。

3）缺乏外周静脉通道。

（二）禁忌证

1）任何确诊或疑似感染、菌血症或败血症的患者。

2）患者体质或体型不适宜植入式静脉输液港。

3）确定或怀疑对输液港的材料有过敏的患者。

4）经皮穿刺导管植入法禁忌证：①严重的肺阻塞性疾病；②预穿刺部位曾经做过放射治疗；③预插管部位有血栓形成迹象或有血管外科手术史。

### 二、静脉输液港穿刺操作规程

（一）评估

1）评估患者病情、年龄、意识、同侧肢体活动能力、输液港周围皮肤情况，告知患者治疗目的，询问用药史、过敏史等。

2）静脉用药的目的，药物的量、性质、作用及不良反应。

3）患者对静脉输液港日常维护的认识、依从性及合作程度。

（二）用物准备

1）治疗盘：内备治疗包1个，包内含镊子、无菌换药盘、孔巾、无菌透明敷贴、无菌棉球（或棉块）、无菌纱布、输液港专用无损伤针、充满无菌生理盐水的10 ml注射器、带有导管夹延长管、无菌（无滑石粉）手套2副、肝素盐水、生理盐水、5%碘伏、75%乙醇。

2）输液泵（必要时）、输液架。

3）治疗车下层准备以下物品：污物桶3个，一个放置损伤性废弃物（用过的注射器针头等），一个放置感染性废弃物（用过的注射器、棉签等），一个放置生活垃圾（用过的注射器、棉签等的外包装）。

（三）环境准备

环境整洁、安静，光线充足或有足够的光照，按需要拉床帘等进行遮挡。

（四）操作步骤

1）同密闭式输液法。

2）协助患者取舒适卧位，暴露穿刺部位，评估穿刺部位皮肤情况，必要时使用表面麻醉剂。

3）打开治疗包，戴手套，应用无菌技术。

4）将无损伤针接好延长管，用10 ml注射器中的无菌生理盐水排气，然后夹闭延长管。

5）用75%乙醇棉球清洁、脱脂，以输液港为圆心，向外用螺旋方式擦拭，其半径为10～12 cm，待75%乙醇干后，再用5%碘伏棉球消毒3次待干。

6）更换无菌手套，铺孔巾。

7）用一手找到输液港注射座的位置，此手的拇指与食指、中指形成三角形，将输液港固定，确定此三指的中点。

8）将输液港拱起，轻柔地从输液港中心处垂直刺入穿刺隔（不要过度绷紧皮肤），直达储液槽基座底部。

9）依实际情况确定纱布垫的厚度，将剪裁好的无菌纱布垫在无损伤针尾下方，用无菌透明敷贴固定无损伤针，并注明时间。

10）打开延长管夹子，抽回血，以确定针头位置无误。

11）用脉冲方式以生理盐水冲洗输液港，夹住延长管并分离注射器，连接输液器，放开夹子输液，调节流速。

12）连接输液泵压力要小于 25 psi（1 psi = 6.89 kPa）。

13）观察注射部位有无渗血、渗液等渗漏现象。

14）输液完毕，拔除针头后，皮肤穿刺点按压止血，用无菌敷料覆盖。

15）脱手套，洗手并记录，按医疗垃圾分类处理废弃物。

16）向患者及家属解释日常护理要点并确认。

（五）注意事项

1）严格执行查对制度和无菌技术操作规范。

2）必须选择输液港专用的无损伤针穿刺。

3）输注两种有配伍禁忌的药物之间或输液结束后进行冲管，可将输入的药物从导管腔内清除，防止药物之间发生配伍禁忌或药物残留。每次输液结束后必须先进行冲管，然后封管。治疗间歇期进行输液港的维护，可防止血液回流，减少血管通路堵塞的危险。

4）根据患者的情况正确选用冲、封管液体，常用的封管液有：①0.9% 氯化钠溶液，每次 10~20 ml，输液期间每隔 6~8 小时冲管 1 次；治疗间歇期每隔 4 周冲管 1 次。②肝素稀释液，浓度为 100 U/ml，每次用 2~5 ml，冲管后再使用。

5）使用脉冲式冲管，正压封管法。冲管过程中发现推注不顺畅时，不能强行冲管，以免将血栓推进循环系统中，应查找原因，是否与体位有关，或存在堵管等其他问题。

6）冲、封管过程中注意观察输液港座周围皮肤有无肿胀、疼痛；患者是否有寒战、发热等不适症状出现。

### 三、并发症的护理

（一）气胸/血气胸

气胸/血气胸主要发生在置港过程中，主要为穿刺过程中损伤胸膜或血管破裂出血所致。患者常表现为突发一侧胸痛，有时伴有背痛、呼吸困难、憋气、烦躁。

处理：应立即停止穿刺，给予镇痛、吸氧，酌情给予胸腔穿刺/闭式引流，必要时使用抗生素治疗。置港过程中应安慰患者，指导患者放松双肩，穿刺过程中避免咳嗽，上肢制动，同时注意观察患者呼吸情况。

（二）输液不畅或无法回抽的处理

最常见的表现是回抽无回血或推注阻力很大，不能输液。

处理：明确蝶翼针是否完全穿过硅胶膜进入港座底部，如怀疑是由于蝶翼针插到港体侧壁上或是蝶翼针插入过深、过浅导致，则应重新插入；如回抽仍无回血可能是导管末端贴于血管壁上，让患者活动上肢、咳嗽或改变体位，并可注入 5 ml 生理盐水，使导管头端漂浮于血管内，再用 20 ml 注射器回抽，若仍不成功，则可使用纤维蛋白溶解药物（如 5 000 U/ ml 的尿激酶 3 ml 静脉注射，20 分钟后回抽，同法应用尿激酶 1～3 次）。如果导管发生堵塞，不应强行冲洗，因压力过大可能导致导管断裂。

（三）感染

感染具体包括局部感染和全身感染。

1. 局部感染

主要发生在穿刺部位、隧道和囊袋，表现为局部红、肿、热、痛甚至皮下积脓等。

处理：分泌物培养，局部感染部位用碘酒、乙醇消毒，更换敷料并可局部使用抗生素。

2. 全身感染

主要表现为发热、血象升高等，此时需监测外周血与导管血培养，观察生命体征，输液港导管内应用抗生素，必要时全身应用抗生素。

预防：在输液港使用过程中，要严格执行无菌操作及输液港操作规程，进行输液港无损伤针穿刺前注意评估局部皮肤情况，输液前后严格消毒各连接处。长期输液者严格按要求更换无损伤针及敷贴，无损伤针每 7 天更换 1 次，每周更换 1～2 次敷贴，保持敷贴平整、干燥，固定良好。同时注意观察局部皮肤有无红肿，认真听取患者主诉，有无发热等症状。

（四）港外漏

港外漏又称为"旋转综合征"，是指输液港座偏移原来位置发生倒置或裸露在皮肤外面，主要是由于患者皮下组织的松弛导致港座旋转，脱离原来的位置。

预防：手术医生根据输液港的型号分离皮下组织，掌握好皮下埋置的厚度，是可以预防的。护士穿刺前应仔细评估输液港注射座局部皮肤及其形状，如发现皮肤较薄或皮肤异常时停止使用输液港，通知医生，及时处理，可以给予二次缝合或更换港座置入部位。

（五）Pinch－off 综合征

Pinch－off 综合征又称为"导管夹闭综合征"，主要是由于导管经锁骨下静脉穿刺置管时进入第 1 肋骨和锁骨之间的狭小间隙，受第 1 肋骨和锁骨挤压而产生狭窄或夹闭而影响输液，持续的夹闭活动最终可致导管破损或断裂。导管发生不全断裂，锁骨区域会有液体外渗而引起肿胀和不适，多数表现为液体不滴或滴速减慢，只有患者在胳膊或肩部上抬或保持某种体位时方可输液；导管完全断裂，可表现为无法抽回血，并且推注困难，断裂的末端导管可能会脱落至右心房从而引起突发胸痛，甚至危及患者生命。

预防：关键在于置港时远离锁骨和第 1 肋间的位置，或置港选择颈内静脉或其他静脉穿刺。

（六）液体外渗

输液港液体外渗可以发生在其任何部位，多见于导管与港座相连接处，与术中固定不牢固有关，从而导致导管锁脱落，连接点断裂。另外，输液过程中不正当的反复穿刺硅胶膜导致压力过大亦可导致连接部位液体外渗。还有导管头端纤维蛋白鞘形成，逐渐包裹整个输液港导管，造成输液时液体通过纤维蛋白鞘和导管之间腔隙反流导致液体外渗。

预防：由经过培训的医护人员进行输液港的植入及蝶翼无损伤针的穿刺，输液过程中注意观察输液港局部有无肿胀、疼痛，液体有无外渗，询问患者有无憋胀感，如怀疑液体外渗时应立即停止输液，行 X 线胸片检查是否异常，防止输液港液体外渗。

（七）导管脱落或断裂的预防与处理

1. 预防

①应使用 10 ml 以上注射器，执行各项推注操作；②应正确实施冲、封管技术。

2. 处理

①出现导管脱落或断裂时，应立刻通知医生，并安抚患者；②医生应根据患者的具体情况采取不同的方法，修复或将断裂的导管拔除。

### 四、健康指导

1）告知患者按期维护，静脉输液港的维护应由经过专门培训的医护人员进行。

2）教会患者自行观察输液港注射座周围皮肤情况，保持局部皮肤清洁、干燥，注意观察输液港位置，港体植入处周围皮肤有无肿胀及分泌物，如有异常应及时就诊。

3）植入部位不能以重力撞击，以免港体移位、翻转或损伤。

4）避免做可能引起港体周围皮肤张力增大的运动，如上肢的外展及扩胸运动；插针后避免剧烈活动，以防插针脱出、移位。

5）植入输液港的患者不能接受 MRI 检查。

（李志）

# 第三节　血液净化技术

## 血液透析技术

血液净化（BP）是把患者的血液引出体外，并通过一种净化装置，去除血液中的致病物质和代谢废物，使血液得以净化和达到治疗疾病的作用。这个过程统称为血液净化。血液净化的方法包括：血液透析、血液透析滤过、血液灌流、血浆置换、连续性血液滤过等，不同的治疗方法有不同的适应证。血液透析疗法、血液透析滤过疗法在临床上主要应用于各种原因引起的急、慢性肾衰竭的患者；血液灌流主要用于各种中毒（农药、药物）；血浆置换疗法俗称人工肝，主要应用于重症肝功能衰竭的替代治疗，亦可用于各种难治的自身免疫性疾病、血栓性血小板减少性紫癜等疾病的治疗等；连续性血液滤过疗法主要用于救治急性重症肾衰竭及多脏器功能衰竭。

### 一、水和溶质清除作用原理

（一）水的清除

水的清除统称为超滤。有以下两种清除方式：半透膜两侧溶液中水可由渗透压低侧向渗透压高侧移动，称为渗透；另一种是人为地加大膜一侧液面压力，使膜两侧有流动差（跨膜压），加速分子跨膜移动（从加压侧向不加压侧），称为对流。渗透作用的水清除量与半透膜两侧溶液渗透压差有关；而对流作用的水清除量则与半透膜两侧静水压差有关。

（二）流质的清除

1. 弥散

是指各种物质的分子或颗粒都呈无规律的热运动，又称布朗运动。这些物质可由高浓度向低浓度方向移动，逐渐达到两处浓度相等。

2. 对流

是指溶质随着溶剂（水）的跨膜移动而移动，它的移动速度比扩散快得多。

3. 吸附

通过正、负电荷的相互作用或范德华力的作用，溶质与固定吸附剂（临床常用树脂和活性炭）结合而被清除称为吸附。当吸附剂上固定某种溶质的抗体，溶质作为抗原与吸附剂上抗体结合而被清除，称为免疫吸附。另外，一些特殊半透膜或吸附剂，能特异性地与需清除物质分子表面的一些化学基团结合，从而特异性地清除致病物质。

4. 分离

利用孔径较大的半透膜或离心的方法，将血浆与血细胞分离，弃除血浆（带有致病物质），再把细胞成分和与弃去血浆等量的置换液一起回输体内，称为分离。

### 二、血液透析装置

血液透析是根据膜平衡原理将患者血液与含一定化学成分的透析液同时引入透析器内，在透析膜两侧流过，分子透过半透膜做跨膜移动，达到动态平衡。患者体内积累的小分子有害物质得到清除，人体所需的某些物质也可由透析液得到补充，所以，血液透析能部分地代替正常肾脏功能，延长患者生命。

血液透析俗称"人工肾"，即将血液与透析液分置于一人工合成的半透膜两侧，利用各自不同的浓度和渗透压互相进行扩散和渗透的治疗方法。血液透析可将患者体内多余的水及代谢废物排出体外，并从透析液中吸收机体缺乏的电解质及碱基，以达到纠正水、电解质及酸碱失衡的目的。

（一）透析机

1. 基本构造

由于透析机的基本功能是把血液从体内引出来，通过体外循环在透析器内与透析液进行物质交换，然后将血液输入体内，故其基本结构分为两大部分，体外循环系统和透析液系统。为了保证透析过程中患者的安全，两个系统均附加多种精密的监控装置，致使透析机变得复杂及专业化。

1）体外循环系统：包括血泵、肝素泵、血流量表、动脉压表、静脉压表和空气探测器。主要配件是透析器和动、静脉血液管道。

2）透析液系统：包括比例泵、透析液流量计、加温装置、漏血探测器、负压泵和电导度计。

2. 体外监护报警装置

即动脉压报警、静脉压报警、漏血报警、空气报警、透析液温度报警、透析液浓度报警和负压报警等 7 种报警装置组成了透析机的监护系统。这 7 种报警装置预先定好上限和下限，超过限度即自动发生报警，产生视觉和听觉信号，报警未排除，机器会自动不再继续进行透析。

3. 体外循环系统

血液透析的体外循环从动脉（实际是扩张的静脉远心端）穿刺针开始，通过血液管道与透析器相连，再从透析器通过血液管道回到静脉穿刺针。透析器前的部分称动脉血路；透析器后的部分称静脉血路。动脉血路上的第一个侧管通动脉压测量器；接着是血泵。第二个侧管通肝素泵。动脉血路进透析器之前有一个除泡器；透析器后的静脉血路上还有一个大的除泡器，可以收集空气，并引出 3 个侧支，其作用：①测量静脉压；②注射或输液通道；③调节液面。静脉除泡器之后，有空气探测器和钳夹装置，最后在静脉穿刺针处结束体外循环。

1）血泵：普通内瘘动、静脉压差很小，因此需要血泵为动力，以达到有效透析所必需的血流量 200～300 ml/min（范围 0～400 ml/min）。

2）血流量测定：小分子物质的清除率与血流量有关，因此，其测量有重要意义。

3）体外循环的压力：体外循环的压力在血泵前是负的；在血泵后是正的。

（1）动脉压：动脉压在血泵前测量，故为负压，它取决于血泵速度，动脉血流量，动脉针在血管内的位置、长度和内径。负压应尽可能小，以避免将血管壁抽进穿刺针管腔内，并且避免空气进入管道系统。

（2）静脉压：静脉压在血泵后测量，故为正压，它取决于血泵速度及回流血液在透析器、静脉针和血管内的阻力。血液通过透析器时压力下降，但使用平板型和空心纤维透析器，压力仅轻度下降。静脉压如缓慢升高则是由于肝素化不足，除泡器滤网被纤维素阻塞；突然升高是静脉血路受压扭曲。静脉压缓慢下降见于血压下降；突然下降见于动脉血流减少或阻断。

4）空气探测器：空气栓塞的发生率为 0.05%，原因为泵前输液或透析时关闭了空气报警。以超声空气探测器为最灵敏。

4. 透析液系统

1）透析液供给装置：现代化透析液供给装置均采用自动混合装置，分为中央式透析液供给系统或单机透析液混合装置，前者通过管道把混合好的透析液供给每架机器，但透析液成分不能个体化，还易污染；后者可根据患者需要改变透析液成分，一旦失灵，只影响一位患者，可用备用机器随时替换。由活塞式比例泵或电导度控制混合系统将净化水与浓缩透析液按比例混合制成透析液。由电导度监护装置控制，防止不合比例的透析液进入透析器。

2）电导度：溶液电导度是由它的总离子浓度和温度决定的。电导度的校准是用 $Na^+$ 和 $Cl^-$ 的浓度（mmol/L）来决定的，且必须严格，如超过规定值的 ±5% 则报警。

3）流量控制器：流量控制器由一个阈门构成，预先调好的流量是 500 ml/min。

4）加温器：透析液应维持在 37℃，温度显示器的精确度要求 ±1℃，报警界限不要超过 35℃。热消毒水温约 90℃。

5）除气装置：是除气装置是利用加温和负压除去透析液中的溶解气体，以免其透过半透膜进入血液侧，形成泡沫或堵塞部分透析器。

6）漏血探测器：是漏血探测器利用光度计持续监视透析器流出的透析液，如透析膜破裂，血液进入透析液，则光密度增加，发生报警。

7）透析液负压：为增加超滤以清除水分，可在透析液流出侧安装一个负压泵，使透析液侧产生负压，通过调节负压来调节超滤。现代化透析液供给装置尚可仅产生负压，而不让透析液进入透析器，以进行单纯超滤。

（二）影响透析效能的因素

1. 透析器性能

透析器性能包括膜面积、膜材料、膜厚度、溶质清除率、超滤系数等。

2. 血液和透析液的流量

在一定范围内血流量和透析液流量越高，清除率也越高。当常规血液透析时血流量 200~300 ml/min，透析液流量为 500 ml/min，此时溶质清除率已接近最大，如进一步增加血流量和透析液流量，溶质清除量增加较少。如采用高效透析器和高通量透析器，则血流量和透析液流量可分别增加到 300~400 ml/min 和 600~800 ml/min。

3. 透析时间

在一定范围内透析时间越长，溶质清除量也越大，但随着透析的进行，溶质血浓度逐渐降低，且透析膜表面也不断有纤维蛋白等黏着而影响透析膜清除效率，故一般常规血液透析的时间为每次 4~6 小时。由于常规血液透析对中、高分子溶质清除效率不如小分子溶质，故透析时间的延长对中、高分子溶质清除量增加较为明显。

4. 跨膜压

跨膜压（TMP）越大，则水清除越多，经对流作用清除的溶质也越多。一般最高 TMP 不超过 550 mmHg，以防止透析膜破裂。由于透析过程中小分子溶质主要靠弥散清除，而中、大分子溶质清除更多依赖于对流作用。故超滤量的增加主要提高中、大分子溶质清除量。如不伴超滤时，尿素和维生素 $B_{12}$ 的清除率分别为 150 ml/min 和 20 ml/mim，伴超滤时，两者的清除率分别为 152.5 ml/min 和 29 ml/min，尿素清除率仅升高 1.67%，而维生素 $B_{12}$ 清除率则升高了 45%。

5. 溶质分子量

在弥散过程中溶质清除量与溶质分子量有关，溶质分子量越小则清除率越高。因为扩散是溶质布朗运动的结果，分子量越小，运动速度越快，与半透膜撞击次数越多，清除量也越大。而在对流过程中溶质清除量与分子量无关，在膜截留分子量以下溶质的清除取决于溶液转运速率。一般分子量 35 000 u 以上溶质不能被清除。

### 三、血管通路的建立

血管通路指体外循环血液引出和回流的通路。对血管通路方式的选择主要依据肾衰竭的类型（即估计透析时间的长短）、透析的紧急性、患者自身血管条件等因素。理想的血管通路要求有充足的血流量，一般在 250～400 ml/min。不同血液净化技术对血流量的要求不同。

#### （一）动静脉内瘘

适用于慢性肾衰竭维持性血液透析患者。由动脉与邻近静脉吻合而成，最常选用桡动脉和头静脉，因为该部位易于反复穿刺及维护。动静脉内瘘吻合术后数周，静脉管壁由于压力的作用而增厚，可耐受反复穿刺。一般内瘘成熟需 6～8 周。当邻近血管条件差时，可进行自身血管移植或选用人造血管。动静脉内瘘引起动静脉短路，使心脏负荷增加 1/100～1/5，应尽可能在透析前择期做动静脉内瘘，时机选择在内生肌酐清除率（Ccr）低于 25 ml/min，预计 1 年内将做血液透析治疗者。

#### （二）中心静脉插管

适用于急性肾衰竭等需紧急透析、慢性肾衰竭动静脉内瘘术前或内瘘堵塞等引起内瘘失功能时。常选择股静脉、颈内静脉和锁骨下静脉做中心静脉插管。操作简便，不易出血，不加重心脏负荷，对血流动力学影响小。一般保留 2～3 周。常见的并发症为血栓形成、血流量不足和感染。

由于血管条件所限，又需做长期透析者，也可选择颈内静脉或锁骨下静脉穿刺，体外段导管埋置于皮下隧道。这种方法的感染并发症显著低于一般的中心静脉插管，可留置数月至数年。

### 四、适应证和禁忌证

#### （一）适应证

1. 急性肾衰竭

凡有下列指标之一者，即可进行透析：

1）无尿或少尿 2 天以上。

2）尿素氮（BUN）>35.7 mmol/L 或每日上升 >8.92 mmol/L 的高分解代谢者或 Scr 880 μmol/L。

3）血 $K^+$ >6.0 mmol/L。

4）$CO_2CP$ >13.4 mmol/L（30vol%），或碱储备 <15 mmol/L。

5）有严重水肿、肺水肿、脑水肿。

6）输血或其他原因所致溶血、游离血红蛋白 >800 g/L。

7）临床出现明显尿毒症症状者。

2. 慢性肾衰竭

临床出现恶心、呕吐、肾性贫血、重症高血压、体液潴留、心功能不全及神经系统症状者，如有下述指标之一者即可进行透析：

1）Ccr <10 ml/min。

2）BUN > 28.6 mmol/L。

3）Scr > 707.2 μmol/L。

3. 急性药物或毒物中毒

应用血液透析治疗急性中毒的主要条件是：

1）毒物能够通过透析膜而被透出，即毒物是小分子，不与蛋白结合，在体内分布比较均匀，而未固定局限某一部位。

2）毒性作用时间不能太快，否则来不及准备透析。

3）透析时间应争取在服毒后16小时以内。

透析有效的中毒药物：

1）镇痛剂：水杨酸盐、对乙酰氨基酚。

2）醇类：乙醇、甲醇。

3）镇静剂：巴比妥盐、格鲁米特、安宁、丙咪嗪。

4）抗生素：青霉素、半合成青霉素、磺胺药、氯霉素、四环素、异烟肼。

5）其他：地高辛、环磷酰胺、甲氨蝶呤。

以上是可由透析去除的药物，但并不是说这些药物中毒时非得用透析治疗。上述任何一种药物透析时因药物进入透析液，因而可能达不到有效的治疗浓度。

4. 其他

1）顽固性、全身性水肿。

2）高血钾及其他电解质紊乱。

3）急性左心衰竭、肺水肿。

4）银屑病。

5）精神分裂症。

6）肝性脑病。

（二）禁忌证

1. 严重的心功能不全及严重心律失常

有时可因腹膜透析过度。

2. 高热

体温在39℃以上需降温后方可进行透析。

3. 休克

需纠正休克后方可进行透析。

4. 严重的出血倾向

可因腹膜透析过度，如病情需要也可用体外肝素化来进行血液透析。

5. 其他

尿毒症终末期已出现不可逆性并发症。年龄大于70岁者，应慎重。

### 五、操作技术与疗效

（一）操作技术

1. 透析器的选择

多数选用空心纤维透析器及多层平板透析器。

2. 透析液选择

急性肾衰竭病例，选用碳酸氢盐进行常规透析较好。优点为从代谢观点看是比较符合生理的治疗，对心血管功能稳定性较好，血压控制较好，减少透析中及两次透析间的症状；缺点为透析液制备比较麻烦，需要新的附加设备，花费较大。碳酸氢盐透析适用于透析前有严重代谢性酸中毒，老年或心血管不稳定者，肝功能不全，存在与肺功能不全有关的缺氧症时。

3. 肝素化方法

通常有全身肝素化及局部肝素化两种方法。

1）全身肝素化：本法较简单，为常用的肝素化法，透析前按每千克体重 1 ~ 1.5 mg 计算，静脉内 1 次注入。透析器预充液内加肝素 10 mg，透析开始后每小时加入肝素 10 mg。这种方法适用于没有出血倾向和手术创面的患者。根据病情可略加大或减少肝素用量。如在透析中静脉压增高，气泡驱除器中气泡增加，提示肝素用量不足，即将出现凝血现象，此时应立即在透析器中加肝素 10 mg，透析结束前 1 小时停止使用肝素。

2）体外肝素化：在透析开始即从透析器的动脉端连续注入肝素，使透析器内凝血时间维持在 40 ~ 60 分钟；与此同时，在透析器的静脉端注入鱼精蛋白，以中和肝素，使体内凝血时间维持在 15 分钟以内。这样，既可防止透析器中凝血，又可防止肝素过多进入人体内引起出凝血障碍。体外肝素化发生透析器内凝血或透析后肝素反跳等并发症的机会较全身肝素化法高。

3）小剂量肝素化法：对于有出血倾向和曾经有过出血病史的患者，是一种安全、有效的肝素化方法。在透析开始时首次注入小剂量肝素 5 ~ 10 mg，后每小时注入 5 ~ 10 mg，使体内凝血时间维持在 20 ~ 30 分钟。

由于在透析过程中，有众多的因素影响着凝血过程，因此，肝素的应用必须考虑到以下两个方面：

1）每个患者对于肝素的敏感性以及肝素在每个患者体内的代谢速率都不尽相同，因此，无论是负荷量肝素还是维持量的肝素都应做到个体化。

2）除了患者的个体因素外，在透析过程中，透析器及其管道的血相容性程度以及血流量大小对于凝血过程也有相当大的影响。譬如：同样的肝素用量，在血流量为 200 ml/min 的情况下有满意的抗凝效果，而当血流量降低到 100 ml/min 时则可能出现透析器内凝血。反之，如果透析器的血相容性相当好而血流量又能达到 300 ml/min 以上的话，甚至可以不用肝素而完成 3 ~ 4 小时的血液透析。

（二）疗效

1. 急性肾衰竭

对于急性肾衰竭患者，血液透析可有效维持水、电解质和酸碱平衡，纠正高钾血症、水钠潴留和代谢性酸中毒，并为抗生素、营养疗法的实施和原发病的治疗创造条件。目前在透析患者中，急性肾衰竭的死亡原因主要为严重的原发病和并发症，而死于急性肾衰竭直接相关并发症如水钠潴留引起的急性左心衰竭、高钾血症和代谢性酸中毒者很少。

2. 慢性肾衰竭

影响血液透析治疗慢性肾衰竭疗效的因素较多。剩余肾功能较好、无明显其他脏器病变、营养状态较好者，预后较好。与透析本身有关的因素主要是透析剂量和实施方法。目前已有部分患者依赖血液透析存活 20 年以上。

（三）透析充分性

血液透析充分性是指在摄入一定量的蛋白质的情况下，使血中毒素清除适量，并在透析间期使之保持在一定的低水平值，充分纠正酸碱和电解质失衡状态，透析后患者感到舒服和满意。

（四）透析剂量及处方

透析处方指为达到设定的溶质和水清除目标所制订的各项透析方案。包括透析器的选择、血流量和透析液流量、脱水量和速度、抗凝剂应用、透析频率和每次透析时间。一般每周透析 3 次，每次 4～6 小时，每周透析时间为 12～15 小时。体重高、食欲好、残余肾功能差时，应选用较大透析膜面积的透析器，并提高血流量和透析液流量。透析脱水量和速度的设定主要根据透析间期体重的增长、心功能和血压等。一般单次透析脱水量为干体重的 3%，不超过 5%。

### 六、透析故障及处理

（一）血流量

血流量≤100 ml/min 为流量不足，其原因为：①动静脉管道不通畅；②血容量不足而致低血压；③肝素量不足；④透析器或透析液温度过低。可做相应处理，诸如监察管道、补充血容量、增加肝素用量和调节温度等。

（二）透析液流量不足

常见原因为负压泵功率小，流量计阻塞和透析液管道或平板阻塞等。查出原因后做相应处理。

（三）负压升高

透析时负压升高，常见于透析液管道折叠、阻塞、流量下降，以至破膜，应及时处理。

（四）静脉压异常

静脉压力过高系指超过 8.00 kPa，如≥13.3 kPa 则有凝血危险。常见原因为患者心功能不佳、肝素不足或血液高凝状态、透析管道内纤维蛋白析出阻塞滤网，应定时检查及时排除故障。静脉压力降低而血流不畅，常因患者血压下降、动静脉瘘不畅所致。

（五）机器性故障

常见原因：

1. 电源断电

停电时需停止透析，将手摇曲柄置于血泵轴上，用手转动，使血液返回体内。

2. 透析器破膜

负压过大或静脉端阻塞，跨膜压力超过 66.5 kPa 即可引起透析膜破裂。此时透析液呈血色，可见血液自空心纤维喷出，透析液出现泡沫。所有现代化机器均有高度敏感的漏血探测器，通过光电管监测，发出警报，自动停止透析。更换透析器后再行透析。

3. 加温异常

温度过低可致凝血（≤35℃），过高可致溶血（≥43℃），前者常由于控制热敏电阻损坏、加热器失灵或加热棒表面有沉淀物所致，应即时处理，后者应立即停止加温。

4. 透析液浓度异常

透析液浓度由电导度计控制，偏离≤3% 不报警，≥10% 可引起致死性高钠血症和严重的低钠血症。随着备有电导度监护装置的现代化透析机问世，这种并发症已极少出现。

### 七、并发症的处理

（一）透析膜破裂

需换用新的透析器。

（二）透析液温度过高

立即停止透析，透析器内血液不能输回体内，病重者则需要输新鲜红细胞。

（三）硬水综合征

此征的发生主要是血压不稳定，皮肤刺激征及有明显的胃肠道症状，由于对人体内环境的稳定干扰很大，一旦发生须立即中断治疗，以防造成不良后果。

（四）失衡综合征

失衡综合征是在透析中或透析结束后数小时出现的暂时性中枢神经系统及骨骼系统的急性医源性症状的总称。其原因目前普遍认为主要是由于血液中溶质浓度（主要是尿素）急速降低，使血液和脑组织间产生渗透压差，低钠透析液造成的钠平衡失调和透析液碱化剂的组成，血液 pH 值的变化和 $HCO_3^-$ 在血液与脑脊液间的浓度差也是不可忽视的原因。此外，由于高效能透析器超滤量过大、过快等，故需要继续治疗者应适当输血以及平时加强营养，特别要注意高效价动物蛋白的摄入量。静脉点滴高张葡萄糖液，提高透析中葡萄糖含量以防止该征的发生。

（五）出血

动脉外瘘管脱落，连续血路及穿刺针松脱，都可产生出血。

（六）凝血与溶血

此与肝素量、透析液温度及透析时间有关。故在透析过程中，要严密观察血流情况与温度的控制。

（七）心血管方面意外

在血液透析过程中患者发生血压下降、虚脱、休克其主要原因是动静脉瘘管增加了心脏负担，循环血量的改变以及输血所致的热原反应，透析液成分误差，血容量突然增加等原因造成。故要严密观察患者的体温、脉搏、呼吸及面色等情况的变化，并及时纠正出入血量的失衡，立即采取急救措施。

## 八、危急情况的处理

（一）失血

透析的过程也是一种体外循环的过程。由于透析器以及管道系统接头众多，加之血流量较大，所以，一旦任何部位发生滑脱都可以造成大出血而使患者在数分钟内迅速死亡。在透析过程中，一旦发现有上述危急情况出现时应迅速用血管钳阻断血流。随之关闭血泵，只要处理及时，患者可望脱险。

（二）空气栓塞

在透析过程中由于输液时操作不慎，或结束回血时操作不慎，可致空气逸入静脉内而造成栓塞。如发现有空气逸入静脉，应立即用血管钳阻断静脉管道。如大量空气逸入，患者可迅即死亡。如逸入量不多患者可出现呼吸困难、胸闷、烦躁、心动过速等症。此时可立即将患者置于头低足高位，左侧卧位。以防脑栓塞。并按急性心力衰竭处理。

（三）溶血

常由以下原因造成：①透析液配制失误，浓度低于正常。甚至有误用纯水透析的。②透析液温度过高，甚至超过50℃。在透析过程中，如果发现静脉管道中的血流变成半透明状，或者成为红葡萄酒样。则应高度怀疑溶血。此时应立即阻断血液，停止透析，患者可望得救。如证实为溶血，除立即去除直接因素外，还应输新鲜血并给予5%碳酸氢钠静脉滴注。

（四）心脏骤停

在透析过程中，如出现心力衰竭、严重心律失常、休克等情况时可发生心脏骤停。一旦出现心脏骤停这一危急情况，应立即按复苏术进行抢救，其次才是停止透析、回血。

## 九、血液透析患者的护理

血液透析患者的监护是在透析全过程中对患者进行连续的全面观察，其中对临床表现、生命体征和血液体外循环进行严密监测最为重要。护理人员应及早发现病情和不良反应，及时处理，保证透析安全，减少透析并发症，使患者逐渐康复，提高生活质量。

（一）血液透析前的准备

1. 首先要做好患者及家属的心理护理

尿毒症患者在血液透析前精神负担很大，对自己以后的生命、预后、事业、经济等忧心忡忡，要耐心做好思想工作，树立治疗疾病的信心。

2. 建立动静脉内瘘管

常用的动静脉内瘘配对血管：①桡动脉—头静脉；②桡动脉—肘前静脉；③胫后动脉—大隐静脉；④肱动脉—肘前静脉。血管选择的顺序是先上肢、后下肢、先左后右，最好选择质地柔软、通畅、管径较大无炎症的静脉。

3. 其他

准备好动静脉瘘局部皮肤，对患者讲明目的、要求，取得合作。了解患者的一般情况，准确测量体重、体温、脉搏、呼吸、血压。根据患者的病情，决定透析方式、脱水量、肝素用法及用量，配好预冲液及透析液。透析室内空气、地面严格消毒，备齐抢救药品及器械等。连接好透析器。

（二）透析过程中的监护

1）熟练掌握透析机各监护系统的性能，操作程序，以及故障的排除。

2）血管的固定与连接必须良好，随时检查，防止由于肢体活动后接管滑脱。

3）根据肝素化的方法控制肝素量，体外凝血时间维持在 30 分钟以上。

4）密切注意进出血量是否平衡，回流管路的阻力是否增加（除泡器压力与膨胀度）。

5）核对肝素剂量是否足够，空气除泡器内的泡沫是否增加，有无纤维析出。并严密观察滤网血流的宽度，以及回流管内的血液有否分层。

6）每 15～30 分钟测量脉搏、呼吸、血压一次；每 30 分钟测量体温一次，每小时记录透析液的温度、浓度、流量、负压、静脉压、血流量及透析液 pH 值一次。血生化 1～2 小时检查一次，出凝血时间 1 小时检查一次。

7）要密切观察血漏报警的发生，如血漏报警不能排除应停止透析，避免造成严重后果。

（三）透析后及透析间期的护理

患者在透析后及透析间期，应密切观察并发症的发生。

1）透析结束后要立即测血压和体重，嘱患者卧床休息，以防发生体位性低血压。

2）透析后要注意保持内瘘管通畅，穿刺点的压迫力量要适当，防止发生血肿的栓塞。护士及患者均应知道不在造瘘侧肢体测血压和采集血标本，禁止在插管处近端结扎肢体，以保证血液正常流动。指导患者预防血栓形成，如睡觉时不要压迫术侧肢体，术侧肢体不穿过紧衣服；不用术侧上肢背包、扛行李及提取重物。术侧上肢不过度活动、运动；保持术侧肢体体位舒适。透析术后早期教会患者锻炼术侧肢体，促进内瘘愈合。教会患者如何在内瘘部位触脉搏和震颤，以检查动静脉血流是否通畅，如果脉搏和震颤消失可能是通路堵塞，需要立即就医。

3）血液透析常规使用肝素，要特别注意观察穿刺部位的出血情况。一般内瘘压迫止血 10～20 分钟即可，桡动脉、足背动脉穿刺应加压止血 30 分钟以上，并用纱袋或绷带等压迫止血数小时，如有出血倾向，可用鱼精蛋白中和。

4）注意水分控制，为减少透析并发症的发生，患者在两次透析之间的体重增长（即水分摄入）应控制在体重的 4% 以内。

5）透析过程中常丢失一定量的蛋白质、各种氨基酸和维生素等，因此，对慢性维持性透析的患者应注意营养补充。每周透析 2 次和 3 次的患者，每日每千克体重蛋白质摄入量为 1.0 g 和 1.5 g。用含必需氨基酸的高生物价蛋白如蛋、牛奶、瘦肉、鱼补充。有高血压、水钠潴留或心功能减退者要限制钠盐。高钾血症是造成心脏骤停的原因，应尽量少进含钾高的蔬菜、水果、坚果类、蘑菇、茶、可可、巧克力、速溶咖啡等。高磷血症可造成骨质变软，故应控制磷的摄入量，一般每日 <900 mg，含磷高的食物有奶制品、蛋白、心脏、肝脏、虾仁、肉松、豆制品、坚果类、花生、芝麻等。应适当补充水溶性维生素和微量元素。

6）做好心理护理。慢性维持性透析的患者，常因代谢性或器质性脑病而出现神经精神症状，也可因环境及心理影响而出现悲观、抑郁等症状。心理护理是其治疗过程中必不可少的重要环节。所以医护人员要了解患者的内心世界，同情理解患者，与患者交朋友，取得患者的信任。利用血液透析治疗与患者接触的机会进行交谈，注意倾听患者的叙述，帮助患者解除心中的苦闷、忧伤等情绪。同时，正确地宣教有关透析和肾移植治疗的知识，使患者看到未来，看到希望，树立信心，争取合作。

## 血液滤过技术

血液滤过是模拟肾小球的滤过功能而设计的，即将患者的动脉血引入具有良好通透性并与肾小球滤过膜面积相当的半透膜滤器中，使血液中的水分、氮质、中分子物质等被滤出，从而达到清除体内过多水分，排除氮质、中分子物质和酸性产物的目的。由于流经滤器的血流量仅为 200～300 ml/min（为正常肾血流量的 1/6～1/4），故在动脉端用血泵加压，并在半透膜对侧造成负压，从而扩大跨膜压（≤66.5 kPa），使流过滤器的 35%～45% 的血浆液体（无蛋白质）被滤出，滤过率为 60～90 ml/min（为正常肾小球滤过率的 1/2～3/4）。滤过率的大小取决于血流量、跨膜压、滤过膜面积和筛过系数。血液滤过 1 次的滤液总量约为 20 L，为了保持机体内环境的平衡，在滤器前（后）补回置换液约 18 L。现已研究模拟肾小管重吸收功能，超滤液经过处理（除去有害物质等）后重新输回体内，以免丢失蛋白质、氨基酸和生物活性物质。

### 一、血液滤过机

主要由血泵、负压泵、输液泵组成，用以保持和调整超滤液和置换液的平衡。其他诸如肝素泵、空气探测器、漏血探测器和各种压力监护器、加温装置与血液透析机相同。

### 二、滤器

基本结构与透析器相同，分空心纤维型和小型积层平板型。滤过膜是用高分子聚合材料制成的非对称膜（即微孔基础结构所支持的超薄膜），中、小分子的清除率相差不多，具备如下特点：①制备材料无毒、无致热源、与血液生物相容性好；②截留分子量明确，使小、中分子顺利通过，而大分子物质（如蛋白质等）不丢失；③高通透性和高滤过率；④蛋白质不易黏着其上，避免形成覆盖膜，影响滤过率；⑤物理性能高度稳定，能耐受一定压力。常用材料诸如赛璐珞醋酸纤维（A）、聚丙烯腈（PAN）、聚酰胺（PA）、聚甲基丙烯酸甲酯（PMMA）、聚砜（PS）和聚碳酸酯（PC）等。

### 三、置换液（平衡液）

基本配方为钠 140 ~ 150 mmol/L，钾 0 ~ 2 mmol/L，氯 104 ~ 118 mmol/L，钙 1.875 ~ 2.125 mmol/L，镁 0.5 ~ 1 mmol/L，乳酸钠 40 ~ 45 mmol/L（或醋酸钠 35 ~ 40 mmol/L），葡萄糖 0 ~ 11.1 mmol/L。

由于血液滤过清除小分子物质（如尿素氮、肌酐）比血液透析差，故需要滤出相当量的超滤液才能达到治疗目的。但究竟需要滤出多少为宜，可采用下述方法确定。

（一）标准固定量

每次 20 L，每周 3 次。

（二）尿素动力学计算法

$$每周交换量（L） = \frac{每日蛋白质摄入量（g）\times 0.12 \times 7}{0.7（g/L）}$$

0.12 为每克蛋白质产生尿素氮克数；7 为每周天数；0.7 为超滤液中平均尿素氮浓度。

每周交换量除以 3 即为每次交换量。

（三）体重计算法

$V/2 = 0.47 \times BW - 3.03$

$V/2$ 为血尿素氮降低 50% 时，每次治疗的超滤量；BW 为体重（kg）。

（四）残余肾功能计算法

血液滤过的目的是使患者的血浆清除率最少维持在 5 ml/min。每日的超滤液应为 7.2 L（5 ml × 60 × 24），否则不能达到上述要求（指患者残余肾功能为零者）。每周的超滤量至少为 50.4 L，一般按 60 L 计。置换液与超滤液的比例为 1:1，故置换液的最少用量为 60L，可按每周 3 次，每次 20L。

### 四、方式

（一）前稀释法

将置换液在滤器前的动脉壶输入。血液进入滤器前经置换液稀释，致血流阻力小，滤过量稳定，不易在滤过膜上形成蛋白覆盖层，但是血液稀释后清除率低，要输入大量的置换液（50 ~ 70 L/次），目前已少用或不用。

（二）后稀释法

将置换液在滤器后的动脉壶输入。减少了置换液用量（20 ~ 35 L/次），提高了血浆清除率，目前采用此法为多。

（三）连续动静脉血液滤过（CAVH）

不用血泵和血滤机，将滤器直接与患者动静脉接通，利用动静脉血流压力差和重力作用进行持续超滤，超滤量和清除率不高，但由于长时间连续进行，可达到一定的疗效，血管稳定性好、病情重者最为适合。

## 五、适应证

基本上与血液透析相同，但对下列情况优于血液透析。

### （一）高血容量所致的心力衰竭

由于血液滤过能迅速等渗地清除体内过多的水分，故其既能有效减轻心脏的前负荷，又能维持血压稳定，对强心、利尿剂反应不佳的上述患者疗效甚佳。

### （二）顽固性高血压

可能和有效地清除体内过多水分、加压物质有关，至少由于血液滤过进行时能保持心血管系统和细胞外液容量的相对稳定，从而避免了对肾素—血管紧张素系统的激惹。

### （三）低血压和严重水钠潴留

血液滤过与血液透析过程中低血压的发生率分别为5%与25%～50%，其原因：①能保持细胞外液的钠略高于细胞内，使细胞内水分向细胞外转移，故清除水分的同时仍维细胞外液容量的稳定；②减少过高的血容量的同时去甲肾上腺素浓度升高，周围血管阻力增加，保持血压稳定；③低氧血症轻于血液透析；④避免醋酸盐的不良反应；⑤血浆渗透压稳定；⑥返回体内的血液温度低，可刺激加压反射；⑦滤器的滤过膜较透析器的滤过膜的生物相容性好。

### （四）尿毒症性心包炎

由于对中分子物质及水分的清除较血液透析为佳，故治疗心包炎的疗效较血液透析为佳。血液滤过治疗中并发心包炎者未见报告。

### （五）周围神经病变

由于中分子物质的排除，左下肢腓总神经传导速度，可经血液滤过治疗明显改善，且血液滤过治疗中周围神经病变发病率低。

### （六）高脂血症

其增高幅度较血液透析为低，可能是中分子量的脂蛋白酶抑制因子能被血液滤过清除之故。

### （七）急性肾衰竭

CAVH除了具备血液滤过的优点外，且由于在床边进行，故对心血管功能不稳定、多脏器功能衰竭和病情危重的老年患者有独特的优点。

## 六、并发症

均由于输入大量置换液和产生大量超滤液所致。如置换液污染而致的热源反应和败血症；置换液中含铝等微量元素及钙浓度低等引起的铝中毒和透析骨病；超滤液中虽仅含微量蛋白，但长期大量的丢失，其量也甚可观，加之氨基酸和激素的丢失也应引起注意。

## 腹膜透析技术

腹膜透析自1923年应用于临床后，曾因感染难以控制而一度废用。后来由于抗生素的发现，加之操作技术上的逐步提高，腹膜透析又广泛用于治疗尿毒症。近年来发现腹膜对中分子尿毒素的清除率比人工膜为佳，纠正水、电解质平衡安全有效，且可辅助血液透析的不足。

### 一、腹膜透析的原理

腹膜是一具有半渗透性的生物膜，不仅有扩散和渗透作用，而且有分泌和吸收功能。腹膜透析即利用腹膜作为透析膜。将配制的透析液灌注入腹膜腔，根据膜两侧溶质渗透浓度的不同，可使溶质从浓度高的一侧向浓度低的一侧移动（弥散作用）。而水分则从渗透浓度低的一侧流向高的一侧（渗透作用），达到动态平衡，使体内代谢的废物和过多电解质及水分进入透析液排出体外。如此，间歇不断地更换透析液即可达到清除体内聚积的代谢物质和纠正水、电解质及酸碱失衡的目的。

### 二、适应证和禁忌证

#### （一）适应证

腹膜透析指征与血液透析相同，但腹膜透析尚可用于不宜做血液透析者。尤其适用于老年及儿童肾衰竭、心血管功能不稳定及有出血倾向者。此外，对水中毒、高钾血症、氮质血症、代谢性酸中毒也为本疗法的适应证。重症药物或毒物中毒者为迅速排除毒物亦可做腹膜透析。

#### （二）禁忌证

腹膜透析无绝对禁忌证，但在下列情况下不宜进行：①广泛腹膜粘连；②腹腔内脏外伤；③近期内腹部大手术；④结肠造瘘或粪瘘；⑤膈疝；⑥腹膜广泛感染；⑦腹腔内弥漫性恶性肿瘤；⑧严重肺部病变伴肺功能不全；⑨妊娠。

### 三、透析前准备

#### （一）准备腹膜透析管

近来均采用小孔硅胶管，分成两大类。

1. 临时性腹膜透析管

长 30～35 cm，管外径 4.9 mm，末端 7～9 cm 处的侧壁上有 4 行直径 0.9 mm 的小孔，孔间距 5 mm。此类腹膜透析管用于急性短时间的腹膜透析。

2. 永久性腹膜透析管

以 Tenkhoff 管为代表，在管上增加 1 个或 2 个涤纶套，一个套置于皮下，另一个位于腹膜外，结缔组织长入涤纶套内，从而使腹膜透析管固定牢固，并可阻止细菌进入腹腔。腹膜透析管使用前要消毒，并消毒 Y 形接管、地瓶、穿刺套管针等。

#### （二）准备透析液

目前，有袋装的商品透析液，其中每升含 $Na^+$ 131.8 mmol，$Cl^-$ 99.1 mmol，$Ca^{2+}$ 2 mmol，$Mg^{2+}$ 0.75 mmol，醋酸盐 36.7 mmol，葡萄糖 20 g，总渗透压 374.3 mOsm/L。当无现成的商品透析液而又急需透析时，可以用输液制剂临时配制：5% 葡萄糖盐水 500 ml，5% 葡萄糖液 250 ml，等渗盐水 250 ml，5% 氯化钙 5 ml，10% 氯化钠 3 ml，

4% 碳酸氢钠 60 ml，其中含 $Na^+$ 144 mmol/L，$K^+$ 4 mmol/L，$Cl^-$ 122.9 mmol/L，$Ca^{2+}$ 1.7 mmol/L，$HCO_3^-$ 28.5 mmol/L，葡萄糖 37.5 g/L。

（三）患者准备

嘱患者排空膀胱，灌肠，准备腹部皮肤。

### 四、操作方法

（一）置管法

在手术室植入或在床边用套管针穿刺置入。

1. 穿刺法

局麻下用特殊的套针（Trocar）进行。穿刺前应先将 1 000～2 000 ml 腹膜透析液注入腹腔，可以减少穿刺时损伤腹腔脏器的机会。如原有腹水者可不注入。穿刺点以腹直肌外缘处穿刺较好。操作步骤为：在脐下 3 cm 处局麻，用尖刀做 0.5 cm 皮肤切口，然后用套针向腹腔内垂直刺入，并令患者鼓起腹部，经两次落空感（第 1 次为白线筋膜，第 2 次为腹膜）后进入腹腔，拔出针芯即可见透析液（或腹水）流出。随即将装有导丝的腹膜透析管放入套针并送向直肠子宫陷凹，待腹膜透析管末端进入该腔，患者常诉有排尿或排便感，此时伸出导丝，在腹壁打一皮下隧道，将腹膜透析管皮外段从隧道内穿出，缝合原切口，即可开始透析。此方法可在床旁进行。

2. 切开法

切口选择在正中线或正中旁线脐下 3 cm 处，长 2～4 cm；也可选择右下腹麦氏点或左下腹相应位置。在局麻下切开皮肤，钝性分离皮下组织。剪开腹直肌前鞘，用直角钩牵开腹肌，剪开腹直肌后鞘，将腹膜做一小切口，以仅能通过透析管为度，并在其周围做荷包缝线，暂不结扎。

导管植入前，以少量肝素溶液冲洗管腔、向腹腔内灌入透析液 500～1 000 ml（有腹水者例外）用金属管芯插入导管管腔内，以助 Tenckhoff 透析管从手术口向直肠膀胱陷凹（女性为直肠子宫陷凹）徐徐放入。插入腹腔内的长度，约相当于脐至耻骨联合距离。如导管位置恰当，则患者感便意而无痛苦，且回抽通畅。此时便可以收紧腹膜的荷包缝线，结扎腹膜切口，然后缝合腹直肌鞘，固定涤纶套于腹直肌鞘前。在皮下脂肪层做一隧道，至原皮肤切口的外上方（隧道长 5～7 cm），在此处做第二切口（0.5 cm），将导管皮外段从此口拉出。第 2 个涤纶环放在距皮肤出口 2 cm 处，然后缝合皮肤。此法比较安全，尤其适用于肠麻痹患者。但操作较复杂，对患者损伤亦较大，应在手术室进行。

3. 腹腔镜法

自 1981 年此法应用于临床以来，和其他两种插管方法比较，腹腔镜法早期透析效率最高，插管并发症发生率最低，尤其在发生流出道梗阻和漏液方面，优于穿刺法和切开手术法。

（二）腹膜透析液的配制

腹膜透析液有市售的袋装透析液，也可自制。分别为等渗、高渗、含钾、无钾、乳酸盐及醋酸盐等多种类型。

1. 透析液的处方原则

1）电解质的组成和浓度与正常血浆相近。

2）渗透压稍高于血浆。

3）根据病情适当地加入药物，如抗生素、肝素等。

4）高压消毒，无内毒素，无致热原。

2. 透析液的基本配方

标准腹膜透析液成分见表7-1。

醋酸透析液有扩血管作用，抑制心肌收缩，且对腹膜刺激较大，可引起纤维性腹膜炎，降低超滤率。乳酸盐对腹膜刺激小，没有醋酸盐的不良反应，但有肝损害者不宜用。碳酸氢钠需临时加入，以防止发生碳酸钙结晶而堵管或引起化学性腹膜炎，适用于肝损伤者。

表7-1 标准腹膜透析液成分

| 葡萄糖 | 1.5 ~ 4.25 g/L |
| 钠 | 132 ~ 141 mmol/L |
| 氯化物 | 95 ~ 102 mmol/L |
| 镁 | 0.25 ~ 0.75 mmol/L |
| 钙 | 1.25 ~ 2.5 mmol/L |
| 醋酸、乳酸根或碳酸氢根 | 35 ~ 40 mmol/L |
| 渗透压 | 340 ~ 390 mOsm/L |
| pH 值 | 5.0 ~ 7.0 |

醋酸透析液有扩血管作用，抑制心肌收缩，且对腹膜刺激较大，可引起纤维性腹膜炎，降低超滤率。乳酸盐对腹膜刺激小，没有醋酸盐的不良反应，但有肝损害者不宜用。碳酸氢钠需临时加入，以防止发生碳酸钙结晶而堵管或引起化学性腹膜炎，适用于肝损伤者。

在紧急情况下，若无现成透析液，可用静脉注射液配制，见表7-2。

表7-2 静脉注射液配制腹膜透析液配方

| 透析液 | 用量（ml） |
| --- | --- |
| 5% 葡萄糖盐水 | 500 |
| 5% 葡萄糖 | 250 |
| 0.9% 氯化钠 | 250 |
| 4% 碳酸氢钠 | 60 |
| 10% 氯化钾 | 3 |
| 5% 氯化钙 | 5 |
| | 1 068 |

（三）腹膜透析方法

目前使用的腹膜透析方式有 4 种，1 种为急性腹膜透析，3 种为慢性腹膜透析。

1. 急性腹膜透析（APD）

每 30 分钟到 2 小时，腹膜透析液被灌入和排出腹腔，通常治疗时间为 48～72 小时。

2. 持续性不卧床腹膜透析（CAPD）

每次灌入透析液 2 000 ml，白天每次在腹腔保留 4～6 小时，交换 3 次，夜间保留一夜，24 小时共交换 4 次。透析总量为 8 000 ml。

CAPD 的标准治疗方案是，每天交换透析液 4 次，每次 2 L（8 L/d）。交换时间，上午 8 点，中午 12 点，下午 5 点，就寝时（晚 10 点）。透析液选择，白天 3 次用含糖1.5% 的透析液，晚间 1 次用含糖 4.25% 的透析液。也可以按患者的具体情况选用。

CAPD 不论在医院、家庭或外出旅行时均可进行，是当今慢性肾衰竭患者首选的腹膜透析方法。其具有简单、方便、价格低、不依赖机器等优点，是慢性肾衰竭患者家庭最常用的方法。其缺点是腹膜炎的发生率稍高于间歇性腹膜透析和持续循环式腹膜透析。现代的 CAPD 连接器的使用以及其他连接辅助装置和较好技术的应用，已减少了CAPD 的缺点。

3. 持续循环式腹膜透析（CCPD）

CCPD 是一种借助于机器进行腹膜透析的方法。患者白天腹腔保留透析液，睡前与透析机连接，进行 4～5 次透析。翌晨，把最后一袋透析液留在腹腔中，然后脱离透析机自由从事日常活动。

CCPD 标准方案，每天交换透析液 5 次，每次 2 L（共 10 L）。交换时间，晚 10 点开始，翌晨 8 点关机，夜间每 2.5 小时交换 1 次，共 4 次，进液 10 分钟，留置 2 小时，放液 20 分钟，白天保留 14 小时。透析液的选择，夜间各次均用含糖 1.5% 的透析液，白天用含糖 4.25% 的透析液。

CCPD 的优点是夜间进行治疗，不影响白天活动，连续次数较少，减少了腹腔感染的机会。在透析前将透析处方的参数输入机器中，不需额外操作，保证患者夜间睡眠不受干扰。另外，CCPD 治疗，腹疝和导管周围漏液的发生率低于 CAPD，可能与白天交换液量少、腹腔压力低有关。

CCPD 的缺点是治疗费用高于 CAPD。

4. 间歇性腹膜透析（IPD）

每次灌入透析液 1 000～2 000 ml，在腹腔保留 45～60 分钟，然后将液体放出，丢弃，再放入透析液，一天共透析 8～12 L。夜间不做。

IPD 的优点是减少透析日数（3～4 透析日/周），只需 36～45 小时/周，患者不易感到疲劳。腹膜炎的发生率相对较低。腹疝和导管周围漏液的发生率也较低。

IPD 的缺点是溶质的清除受限，在透析最初的数月至数年，透析不充分的现象可不明显。当最终肾功能完全丧失时，患者就会表现出透析不充分的症状、体征。此外，IPD 如用腹膜透析机价格昂贵，也需要大量一次性循环管道。IPD 适用于卧床不起的行动不便或需家庭护理的患者。

（四）透析过程管理

1）各种管道连接需严格遵守无菌操作。

2）透析室每日用紫外线照射及来苏水拖地 2 次。

3）透析液加温到 38℃ 左右。

4）输液皮条、地瓶、管道每日更换消毒。

5）记录透析液进出量。

6）每日第一次腹腔流出液做血常规、细胞计数、涂片及细菌培养。

7）每日查血尿素氮、肌酐、血电解质、血糖、血渗透压。

8）每日观察血压、体重、体温、患者症状。

### 五、透析并发症

（一）腹痛

发生原因有灌注或排出液体过快，透析液温度过低；腹腔感染；应用高渗性透析液；腹腔灌注量过多等。处理方法是去除病因，可在透析液中加入 2% 利多卡因 3 ~ 5 ml/L。无效时酌情减少透析次数。

（二）腹膜炎

发生原因有透析管道内及管道周围操作时污染，细菌由管道内及管道周围进入腹腔；透析液污染；远处感染灶经血液播散至腹腔；阴道内细菌上升性感染等。

腹膜炎诊断标准为：①透析液混浊；②腹部疼痛及压痛；③透析液细菌培养阳性，具有以上两条即可诊断。处理方法是进行腹腔冲洗，腹腔内快速注入含 1.5% 葡萄糖的透析液，快速引流出，每次 1 ~ 2 L，加肝素 1 000 U，腹水转清后可加入抗生素，保留 1 ~ 3 小时，然后恢复正常透析。

（三）水、电解质紊乱

可发生水潴留及肺水肿、高张性脱水、低血钾和高血钾、高氯性酸中毒、代谢性碱中毒等。应注意电解质测定，调节透析液中各种电解质及葡萄糖的含量。

（四）肥胖、高酯血症

肥胖、高脂血症是由于腹膜透析液中葡萄糖吸收造成。应用乳酸盐透析液代替醋酸盐透析液可减少肥胖和高脂血症的发生。

（五）其他并发症

有透析性骨病、心血管并发症、肺部并发症、腰背部痛等。

### 六、腹膜透析的护理

1）腹膜透析患者较血液透析患者丢失更多的蛋白质、氨基酸及水溶性维生素，故应指导患者用高热量、高生物效价、优质蛋白、高维生素、低钠低钾饮食。

2）反复示教腹膜透析管道的护理方法、操作方法及注意事项，使患者出院后能顺利进行自我透析。如保持室内环境清洁，正确的洗手技术，操作时戴口罩，检查透析液有效期、葡萄糖含量、有无渗漏和杂质。按正确步骤进行腹膜透析，夹闭管道或打开透析液时要执行无菌操作技术。

3）根据病情适当限制液体入量：尽量集中静脉给药，以减少液体摄入量。抬高水肿肢体，增加静脉回流、减轻水肿。建议患者穿宽松的衣服，避免穿紧身衣裤，防止静脉淤血。经常变换体位以利引流，抬高床头并协助患者翻身，引流不完全可引起膈肌上升导致肺部并发症。长期透析者应定期查血尿素氮、肌酐和电解质水平、肝功能、血常规等，如出现低血钾应中断透析报告医生。

4）当患者出现体液不足症状时提醒医生注意透析液浓度，输入低渗透析液，以免患者出现严重脱水；如患者体重增加 1 kg 以上，明显水肿，出现肺水肿或脑水肿症状，提示水分过多，需增加透析液渗透压。

5）腹膜透析全过程需严格无菌操作，腹膜透析室要严格消毒。保持引流袋低于腹部，以防引流液倒流。透析液在腹腔内停留期间，要夹闭透析管道。腹膜透析管的出口部位和相关切口应当按外科手术伤口护理。保持透析管皮肤出口处清洁干燥，用无菌纱布覆盖，并注意消毒。向患者讲解感染的诱发因素及其症状、体征。告诉患者出现感染症状时及时就医。怀疑有腹腔感染时，遵医嘱应用敏感抗生素加肝素做腹膜腔灌洗；如果应用氨基糖苷类抗生素，应监测血浓度，注意其肾毒性及耳毒性。

6）对腹痛患者，在床旁透析时，注意排净空气，以免空气进入腹膜腔，引起不适；保持透析液适当的温度，凉的透析液易引起痉挛性疼痛。

## 其他血液净化方法

### 一、单纯超滤

单纯超滤是模拟肾小球的滤过功能而设计的，即将血液引入透析器后，不用透析液，单纯依赖负压，扩大跨膜压，以超滤方式达到清除体内水分的目的。其优点是在短期内可脱去大量水分而不发生低血压现象，故其既能有效减轻心脏的前负荷，又能维持血压稳定，对强心、利尿剂反应不佳的上述患者疗效甚佳。其缺点是对尿毒症毒物清除很少，不能调节电解质及酸碱平衡；主要用于治疗体内水过多的各种情况。

### 二、序贯透析

序贯透析是在单纯超滤前或后进行血液透析。它具有既清除了过多水分，又清除尿毒症毒物的双重优点。

### 三、连续动静脉血液滤过

连续动静脉血液滤过是一种简单的血液滤过方法。其特点是不用机器，利用动静脉压力差使血液通过高通透性的小型滤器，除去体内过多水分；同时以对流方式清除溶质。按需要补充部分置换液；是治疗水潴留和急性肾衰竭的一个简易方法。

### 四、血液透析滤过

血液透析滤过是血液透析和血液滤过的结合，也就是弥散和对流同时进行。故在单位时间内对中、小分子的清除优于弥散血液透析和血液滤过，具有治疗时间短、效果好及耐受性良好的优点。换句话说，血液透析滤过除兼有血液透析和血液滤过两者的优点外，并由于血液透析滤过的总清除率比单独的血液透析和血液滤过均高，而属短时、高效透析的一种形式。但它需要高流量特殊滤器、大量置换液及有电脑控制的容量超滤及液体平衡装置；且价格昂贵。

### 五、血液灌流

血液灌流是借助体外循环，通过具有广谱解毒效应的吸附装置，消除血液中外源性或内源性毒物，达到血液净化的一种治疗方法。血液灌流对抢救药物等的中毒患者有良好的效果。由于能吸附某些中分子物质及尿酸、肌酐等，因此对尿毒症心包炎具独特的治疗作用。但不能排出水分，不能调节电解质平衡，消除尿毒症的作用亦小，如与血液透析合并使用有提高疗效、缩短治疗时间、延长透析间隔的作用。有时血液灌流器还可以与血流滤过串联使用。最新的发展之一是其吸附剂具免疫吸附作用，从而可以应用于治疗某些免疫性疾病。

### 六、血浆置换术

该术是 1975 年以后进入临床使用的血液净化技术。其原理是让血液通过血浆分离滤器或离心器，将血细胞与血浆分离，弃去有毒血浆，将有形成分与新鲜血浆或冰冻血浆、白蛋白等置换液一起输回人体。

（一）适应证

①抗—基膜抗体介导的肾炎；②非抗—基膜介导的新月体性肾炎；③其他类型的肾小球肾炎，诸如 IgA 肾病、Ⅱ型膜增殖型肾炎；④狼疮性肾炎；⑤韦格内肉芽肿；⑥多动脉炎；⑦溶血尿毒症综合征；⑧血栓性血小板减少性紫癜；⑨多发性骨髓瘤性肾病；⑩肾移植，移植前可用以清除多种白细胞抗原的淋巴毒抗体，移植后用以治疗急性和慢性排异和移植肾复发性肾炎；⑪重症肌无力；⑫银屑病等。

（二）血浆置换量

每一次循环，最大体外血循环量应控制在全身血容量的 15% 以内。若一次量过多，可影响有效循环血容量甚至发生休克。每次治疗，循环次数以 6～10 次为宜，最终换出血浆量 1.5～2 L。目前对置换血浆换出量的多少尚无一致意见。Berkman 认为，一般病例一次换出一个血浆容量约 40 ml/kg，这样可降低血浆成分的 65% 左右。国内学者认为置换一个血浆容量的血浆后，可使血液所含的异常物质浓度降到原浓度的 30%。第二次置换一个血浆容量的血浆，则可降到原浓度的 10%，由此可见，第一个血浆容量去除的异常物质最高。

患者的基础疾病不同，耐受情况各异，所以，在决定血浆置换量时应注意个体差异。

（三）置换液的选择

置换液的种类很多，常见的有以下几种：

1. 晶体液、生理盐水、平衡液

晶体液、生理盐水、平衡液可以在短时间内维持一定的血容量，价格较便宜。但晶体液缺乏胶体渗透压，对有效循环血容量的维持不持久。故只适用于做少量置换时选用。在做血浆置换时，晶体液的总量应小于置换总量的30%。

2. 血浆增容剂

血浆增容剂如6%羟乙基淀粉、右旋糖酐，有暂时性维持胶体渗透压的作用，价格适中。但多量使用可以影响凝血机制。

3. 白蛋白

白蛋白可以维持胶体渗透压，具有不传播疾病，几乎过敏反应的优点，是较为理想的置换液。白蛋白溶液不含凝血因子，其价格昂贵，不宜大量使用。

4. 新鲜冰冻血浆

新鲜冰冻血浆含有凝血因子及白蛋白，是最理想的胶体液。但在输注中，易发生过敏反应。所以应尽可能地输注同型血浆，以减少过敏反应的发生。如置换中输入大量的血浆，因其中富含枸橼酸钠，可引起代谢性碱中毒、低钙抽搐，并有传播肝炎的危险。

各种置换液都有优缺点。所以可将晶体液、胶体液结合使用。根据国内学者的实践，建议将胶体液血浆及白蛋白的量控制在总补充液的40%～50%，既可达到维持胶体压的目的，同时也减少了输注胶体液的不良反应，降低了成本。

（四）并发症

①低血压；②过敏反应；③血管舒张反应；④肝素不良反应；⑤感染；⑥凝血因子异常；⑦血浆胆碱酯酶下降。

（张慧）

# 第四节 导尿技术

导尿是由尿道插入一导管至膀胱内，以便引流膀胱内的尿液、滴注药物至膀胱内、固定尿道及预防尿道阻塞的方法。导尿是一种有潜在伤害的操作，应尽量避免使用，必须使用时，要严格掌握无菌技术。

导尿的主要危害有：①泌尿道感染，是最常见的导尿并发症。其中以老年人、病情危重者及女性易合并，且发生率与导尿管留置的时间直接相关。②其他危害，具体包括下尿路创伤、膀胱张力丧失、膀胱痉挛及形成瘘与溃疡、皮肤完整性受损等。

## 一、评估患者并解释

了解病情及诊断，估计患者的合作程度；了解患者的导尿目的。

导尿目的：

1）当其他措施无效时，导尿是解决尿潴留最后的方法。

2）下腹或骨盆手术前及术中排空膀胱，避免误伤膀胱或术后膀胱减压。

3）昏迷、尿失禁、会阴或肛门附近有伤口不宜自行排尿者，以保持局部清洁干燥。

4）为下尿路阻塞或麻痹（神经性膀胱炎）患者提供排尿的方法。

5）膀胱内注入药物。

6）测量膀胱容量、压力以及检查残余尿容量，鉴别无尿及尿潴留。

7）抢救危重或休克患者时，正确了解尿量，以观察肾功能。

## 二、用物准备

无菌导尿包（小方盘，内盛数个消毒液棉球袋，镊子，纱布，手套，孔巾，弯盘，气囊导尿管，内盛4个消毒液棉球袋，带无菌液体的10 ml注射器，润滑油棉球袋，标本瓶，纱布，集尿袋，外包治疗巾），弯盘，一次性垫巾或小橡胶单和治疗巾1套，手消毒液。

## 三、实施步骤

1. 女患者导尿术

女性成人尿道短，为4～5 cm，富有扩张性，直径0.6 cm左右，尿道口在阴蒂下方呈矢状裂。

1）在治疗室准备好用物，洗净双手，戴口罩，治疗车推于患者床旁。

2）关闭门窗或用屏风遮挡患者，向患者解释操作的目的，取得其合作。

3）站于患者右侧，松开被尾，患者平卧屈膝，将远端裤腿脱下，盖于近侧腿上，远侧用盖被遮挡。

4）将小橡胶单、治疗巾垫于患者臀下，放好弯盘，于近外阴处，消毒双手，核对检查并打开导尿包，一只手戴上手套。

5）外阴初步消毒（用镊子夹取消毒液棉球消毒外阴），顺序为阴阜（用棉球一个）、对侧及近侧大、小阴唇（每侧各用棉球一个）、尿道口。消毒小阴唇及尿道口时需用戴手套的手分开大阴唇，用过的棉球置于弯盘内，消毒完毕脱下手套置于弯盘内并将其移至床尾处。

6）消毒双手后检查导尿包，在患者两腿之间打开导尿包，打开治疗巾形成无菌区。

7）戴好无菌手套，将孔巾铺在患者外阴部，以扩大无菌区。

8）将一弯盘移至会阴下方，用润滑油棉球润滑导尿管前端，按需要连接集尿袋的引流管，同时将消毒液棉球夹到弯盘内。

9）将无菌纱布叠放于阴唇上方，左手拇指、食指分开小阴唇，暴露尿道口，右手持镊子夹消毒液棉球消毒，由内向外，分别消毒尿道口、双侧小阴唇、尿道口，自上而下各用一棉球擦洗消毒，尿道口消毒2次。每个棉球只用一次，用后污棉球放于床尾弯盘内。

10）嘱患者张口呼吸，右手持镊子将导尿管对准尿道口缓缓插入4～6 cm，见尿液流出后再插入 1 cm 左右，松开左手，固定导尿管，使尿液流入弯盘，若需做培养，用无菌标本瓶留尿后盖好瓶盖。将弯盘内的尿液倒入量杯，观察尿液性质。

11）导尿完毕，用纱布按在尿道口，轻轻拔出导尿管，擦净外阴，撤去洞巾，脱去手套，消毒双手后协助患者整理衣服被褥，安置患者休息。

12）如需留置导尿者（应先剃去阴毛），导尿管末端反折，用无菌纱布包好，用蝶形胶布固定导尿管。必要时记录尿量及尿液性质。

2. 男患者导尿术

男性成人尿道长 18～20 cm，有两个弯曲，即活动的耻骨前弯和固定的耻骨下弯；3 个狭窄部，即尿道内口、膜部和尿道外口。

1）物品准备

治疗碗内放置无菌纱布一块，其余同女患者导尿术。

2）操作方法

（1）初步消毒前操作步骤同女患者导尿术。

（2）术者站于患者右侧，一手持镊子夹取消毒棉球依次消毒阴阜、阴茎、阴囊，然后戴手套的手用无菌纱布裹住阴茎将包皮向后推，暴露尿道口，自尿道口向外向后旋转擦拭尿道口、龟头及冠状沟。

（3）将污棉球、纱布置弯盘内，移至床尾，脱下手套。

（4）消毒双手后打开导尿包和治疗巾，戴好手套，铺孔巾时，铺在外阴处并暴露阴茎。

（5）按女患者导尿术中准备用物后再次消毒，一手用纱布包住阴茎向后推，暴露尿道口，另一手以镊子夹消毒棉球再次消毒尿道口、龟头、冠状沟。污棉球、镊子放床尾弯盘内。

（6）插管时将阴茎提起与腹壁呈 60°角使尿道耻骨前弯曲变直，用镊子夹尿管头端，另一端留在弯盘内，将尿管缓缓插入 20～22 cm，或见尿后再插入 1～2 cm。若插管时遇有阻力，可能系肌肉收缩所致，可稍停片刻，嘱患者做深呼吸，再徐徐插入，切忌暴力，以免损伤尿道黏膜。视病情需要，留取标本，以备送检。

（7）导尿完毕，取出尿管，用纱布擦净尿道口，整理用物，穿好衣裤，安置患者休息。

（8）如需留置导尿管者，用蝶形胶布固定尿管，尿管末端反折，用无菌纱布包裹。

### 四、注意事项

1）用物必须严格消毒灭菌，并按无菌操作进行，杜绝医源性感染。

2）保持导尿管的无菌，为女患者导尿时，如误入阴道，应更换导尿管重新插入。

3）插管时，动作要轻柔，以免损伤尿道黏膜。

4）遇尿道狭窄患者，可选用新的小号导尿管，变换方向试插，也可用注射器自导尿管注入液状石蜡，增加润滑度，以增加成功率。尿道痉挛者，可注入 2% 普鲁卡因 2 ml，5 分钟后再行导尿。

5）膀胱高度膨胀患者及极度衰弱者，首次放尿不应超过 1 000 ml。因大量放尿，可导致腹腔内压力突然降低，大量血液滞留于腹腔血管内，引起血压突然下降，产生虚脱。另外，膀胱突然减压，可引起膀胱黏膜急剧充血，发生血尿。

6）导尿前，应向患者了解有无尿道狭窄和损伤史，并注意选择导尿管。

7）留置导尿者，应注意尿道口护理，应用抗生素进行膀胱冲洗，以减少感染机会。

（张慧）